科学出版社"十四五"普通高等教育本科规划教材

中医妇科学

主审 夏桂成 谈 勇
主编 任青玲 韩凤娟 刘宏奇

科学出版社
北 京

内 容 简 介

本教材是科学出版社"十四五"普通高等教育本科规划教材，共有十七章。第一章到第六章为总论部分；第七章到第十一章为各论部分，以经、带、胎、产、杂病为纲目进行阐述，每章附有思维导图，便于理解记忆，培养学生的中医临床思维；第十二章到第十七章为附论部分，介绍了女性生殖生理及现代临床需掌握的知识。全书涵盖了中医妇科学的基本知识点和妇科疾病的病因病机、诊断与治疗。最后附有方药汇总。

本教材可供全国高等院校中医学、中西医临床医学、针灸推拿学等专业学生使用，也可供从事中医妇科工作的临床医师、教师与科研人员阅读参考。

图书在版编目（CIP）数据

中医妇科学 / 任青玲，韩凤娟，刘宏奇主编. —北京：科学出版社，2023.5
科学出版社"十四五"普通高等教育本科规划教材
ISBN 978-7-03-073985-8

Ⅰ.①中… Ⅱ.①任… ②韩… ③刘… Ⅲ.①中医妇科学–高等学校–教材 Ⅳ.①R271.1

中国版本图书馆CIP数据核字（2022）第222614号

责任编辑：刘 亚 / 责任校对：刘 芳
责任印制：赵 博 / 封面设计：图阅盛世

科学出版社 出版
北京东黄城根北街16号
邮政编码：100717
http://www.sciencep.com

三河市骏杰印刷有限公司印刷
科学出版社发行 各地新华书店经销

*

2023年5月第 一 版 开本：787×1092 1/16
2023年5月第 一 次印刷 印张：23 1/2
2025年4月第 三 次印刷 字数：602 000

定价：98.00 元
（如有印装质量问题，我社负责调换）

编委会名单

主　审　夏桂成　谈　勇
主　编　任青玲　韩凤娟　刘宏奇
副主编（按姓氏笔画排序）
　　　　　马小娜　王　昕　王小红　闫　颖　李　琼　蒋贵林
编　委（按姓氏笔画排序）

马小娜（北京中医药大学）	王　昕（辽宁中医药大学附属医院）
王小红（福建中医药大学）	王艳萍（长春中医药大学）
孔桂茹（青海大学附属中医医院）	师　伟（山东中医药大学附属医院）
任青玲（南京中医药大学附属医院）	刘宏奇（山西中医药大学附属医院）
刘新敏（中国中医科学院广安门医院）	刘慧聪（上海中医药大学）
闫　颖（天津中医药大学）	李　红（福建医科大学省立临床医学院）
李　琼（贵州中医药大学）	李　翡（陕西中医药大学）
张　阳（辽宁中医药大学附属医院）	陈　萍（河南中医药大学）
陈　赟（南京中医药大学）	赵宏利（浙江中医药大学附属杭州市中医院）
蒋贵林（江西中医药大学附属医院）	
韩　璐（新疆医科大学附属中医医院）	韩凤娟（黑龙江中医药大学）
储继军（安徽中医药大学）	谢　萍（成都中医药大学附属医院）
翟凤霞（广州中医药大学第一附属医院）	

秘　书　朱时纯（南京中医药大学）
　　　　　辛　辉（山西中医药大学附属医院）
　　　　　郭　滢（黑龙江中医药大学）

编写说明

本教材是科学出版社"十四五"普通高等教育本科规划教材,是中医临床医学专业和开设中西医结合妇科学课程相关专业的主要教学用书。教材的编写与既往教材相比,重在以学生为中心,便于在教学过程中让学生尽快掌握中医妇科学基本知识和技能,并培养正确的中医思维方式。

教材分总论、各论和附论三部分。第一章到第六章为总论部分,分别为导论、女性生殖脏器解剖与特殊生理、妇科疾病病因病机、妇科疾病诊断概要、妇科疾病治法概要、预防与保健;第七章到第十一章为各论部分,以经、带、胎、产、杂病为纲要,统一体例进行阐述,每章附有思维导图;第十二章到第十七章为附论部分,第十二章介绍女性生殖器官解剖,第十三章介绍女性生殖系统生理,第十四章介绍正常妊娠,第十五章介绍正常分娩,第十六章介绍妇科检查及妇产科常用特殊检查,第十七章介绍计划生育。全书涵盖了中医妇科学的基本知识点和妇科疾病的病因病机、诊断与治疗。教材最后设有方药汇总便于学生系统掌握中医妇科学的经典方剂及临床应用。

编写过程中,我们吸取了以往出版的《中医妇科学》《中西医结合妇科学》《妇产科学》等相关教材、著作的经验及内容,同时也做了部分修订,以求更适合本科生学习使用,更新了部分妇科学的知识,进一步实现教材的创新性、实用性。编写出版之际,适逢党的二十大召开,贯彻二十大精神,踔厉奋发,守正创新。新增了第八章第一节带下过多中宫颈人乳头瘤病毒感染、第十一章第九节早发性卵巢功能不全两个中医妇科优势病种。

为更好地适应新教育理念,本教材非常重视课程思政内容,教学内容穿插课程思政要素,力求思政融入课程全过程。重视临床能力培养,强调理论知识和实践技能相结合,重视病因病机分析和治疗方案相结合,提升解决临床问题的能力。重视中医经典传承,引入经典选读,避免学生过分注重西医思维而淡化中医思维。

本教材主要适合全国高等中医药院校及西医药院校中医学、中西医临床医学、针灸推拿学等专业的学生使用,也可供从事中医妇科临床的医务工作者学习参考,并可作为中医临床医师资格考试的复习指导用书。

　　为保证本教材的专业性、权威性、先进性，邀请了全国多名在妇科学方面确有建树的中医妇科学、中西医结合妇科学、妇产科学专家组成编委会。在编写过程中得到了各位编委及编委所在院校的大力支持，在此向所有给予本书编写工作帮助和支持的领导和老师们，表示诚挚的感谢，感谢你们的辛苦付出！由于编写时间紧迫以及学科、疾病的不断发展，本教材中出现疏漏之处在所难免，殷切期望各院校师生在使用过程中不断发现问题，提出宝贵意见，以臻完善。

编委会
2023年4月

目 录

总 论

第一章　中医妇科学导论 …………… 2
　第一节　中医妇科学定义与范围 …… 2
　第二节　中医妇科学发展简史 ……… 2
第二章　女性生殖脏器解剖与特殊生理 … 9
　第一节　女性生殖脏器解剖 ………… 9
　第二节　女性特殊生理 ……………… 11
第三章　妇科疾病病因病机 ………… 19
　第一节　妇科疾病常见病因 ………… 19
　第二节　妇科疾病主要病机 ………… 22
第四章　妇科疾病诊断概要 ………… 26
　第一节　妇科疾病诊法 ……………… 26
　第二节　妇科疾病辨证方法 ………… 31
第五章　妇科疾病治法概要 ………… 36
　第一节　常用内治法 ………………… 36
　第二节　常用外治法 ………………… 41
第六章　预防与保健 ………………… 44

各 论

第七章　月经病 ……………………… 48
　第一节　月经不调 …………………… 49
　　月经先期 ……………………… 49
　　月经后期 ……………………… 54
　　月经先后无定期 ……………… 58
　　月经过多 ……………………… 61
　　月经过少 ……………………… 65
　　经期延长 ……………………… 68
　第二节　经间期出血 ………………… 71
　第三节　崩漏 ………………………… 74
　第四节　闭经 ………………………… 81
　第五节　痛经 ………………………… 88
　第六节　经行前后诸证 ……………… 93
　　经行乳房胀痛 ………………… 93
　　经行头痛 ……………………… 96
　　经行眩晕 ……………………… 99
　　经行浮肿 ……………………… 101
　　经行泄泻 ……………………… 104
　　经行情志异常 ………………… 106
　　经行口糜 ……………………… 109
　　经行吐衄 ……………………… 112
　　经行风疹块 …………………… 114
　　经行发热 ……………………… 116
　第七节　经断前后诸证 ……………… 119
　第八节　经断复来 …………………… 123
　第九节　绝经后骨质疏松症 ………… 126
第八章　带下病 ……………………… 135
　第一节　带下过多 …………………… 135
　第二节　带下过少 …………………… 142
第九章　妊娠病 ……………………… 146
　第一节　妊娠恶阻 …………………… 147
　第二节　异位妊娠 …………………… 150

第三节　胎漏、胎动不安 …………… 156
第四节　堕胎、小产 ………………… 160
第五节　滑胎 ………………………… 163
第六节　胎萎不长 …………………… 166
第七节　鬼胎 ………………………… 168
第八节　子满 ………………………… 171
第九节　子肿、子晕、子痫 ………… 174
　　子肿 ……………………………… 175
　　子晕 ……………………………… 178
　　子痫 ……………………………… 180
第十节　妊娠小便淋痛 ……………… 182
第十一节　妊娠小便不通 …………… 185
第十二节　胎气上逆 ………………… 187
第十三节　妊娠咳嗽 ………………… 190

第十章　产后病 ……………………… 195
第一节　产后血晕 …………………… 196
第二节　产后痉证 …………………… 199
第三节　产后发热 …………………… 201
第四节　产后腹痛 …………………… 207
第五节　产后恶露不绝 ……………… 209
第六节　产后身痛 …………………… 212
第七节　产后自汗、盗汗 …………… 216

第八节　产后大便难 ………………… 218
第九节　产后小便不通 ……………… 221
第十节　产后小便淋痛 ……………… 225
第十一节　产后缺乳 ………………… 227
第十二节　产后乳汁自出 …………… 230
第十三节　产后情志异常 …………… 232

第十一章　妇科杂病 ………………… 237
第一节　癥瘕 ………………………… 237
第二节　不孕症 ……………………… 242
第三节　脏躁 ………………………… 247
第四节　阴痒 ………………………… 249
第五节　阴疮 ………………………… 252
第六节　阴挺 ………………………… 254
第七节　阴吹 ………………………… 257
第八节　多囊卵巢综合征 …………… 260
第九节　早发性卵巢功能不全 ……… 264
第十节　盆腔炎性疾病 ……………… 270
　　急性盆腔炎 ……………………… 270
　　盆腔炎性疾病后遗症 …………… 273
第十一节　子宫内膜异位症与
　　　　　子宫腺肌病 ……………… 277

附　　论

第十二章　女性生殖器官解剖 ……… 286
第一节　骨盆与骨盆底 ……………… 286
第二节　外生殖器与内生殖器 ……… 290
第十三章　女性生殖系统生理 ……… 295
第十四章　正常妊娠 ………………… 306
第一节　妊娠生理 …………………… 306
第二节　妊娠诊断与产前检查 ……… 312
第十五章　正常分娩 ………………… 316
第一节　决定分娩的因素 …………… 316
第二节　分娩机制 …………………… 320

第三节　分娩的临床经过与处理 …… 322
第四节　产褥期的临床表现与处理 … 329
第十六章　妇科检查及妇产科常用特殊
　　　　　检查 ……………………… 332
第一节　妇科检查 …………………… 332
第二节　妇产科常用特殊检查 ……… 334
第十七章　计划生育 ………………… 346
第一节　避孕 ………………………… 346
第二节　绝育 ………………………… 350
第三节　避孕失败的补救措施 ……… 351

教材方药汇总 …………………………………………………………………………………… 355

总 论

第一章　中医妇科学导论

第一节　中医妇科学定义与范围

中医妇科学是运用中医学基础理论和方法，认识和研究女性生殖系统的解剖、生理、病因病机、诊治规律，以防治妇女特有疾病的一门临床学科。它是中医临床医学的重要组成部分，是高等中医药院校主干课程之一。

中医妇科学的研究范围主要包括中医妇科理论，月经病、带下病、妊娠病、产后病和妇科杂病等的辨病、辨证及防治。随着现代疾病谱的变化，妇产科疾病与以往中医古籍中记载的相比出现了一些变化，围绕女性生长发育、生殖、产育而产生的疾病始终困扰着广大妇女。中医药治疗妇科疾病历史悠久、长期的医疗实践证明其特色优势明显。我们不仅要传承中医经典著作中的有效治法方药，还要用中医药解决现代常见、多发及疑难的妇科疾病，继往开来，守正创新。

第二节　中医妇科学发展简史

中医妇科学源于医疗实践，又在临床实践中得以发展。从中医妇科学的源流来看，首先重视产育，逐步设立产科和妇科，长期以来为中华民族的繁衍做出了巨大贡献。

一、夏、商、西周时期

夏、商、西周时期，已有妇科学的萌芽。我国在远古时期已十分重视生殖问题。殷周时期的甲骨文中就记载了有关生育疾患和预测分娩时间的卜辞，所记载的21种疾病中，就有"疾育"（妇产科病）。《史记·楚世家》记载了剖腹产手术："陆终生子六人，坼剖而产焉。"当时成书的《周易》在《易经·爻辞》中最早记载了不孕不育症，"妇孕不育，凶"，"妇三岁不孕"。《诗经》和《山海经》中分别记载了一些"食之宜子"或"使人无子"的药物。夏商周时期，性与生育的卫生开始受到重视，人们已经认识到有血缘关系的近亲结婚不利于后代。《列女传》记载了最早的"胎教"："太任者，文王之母也……乃其有娠，目不视恶色，耳不听淫声，口不出傲言。"这是最早的"母胎医学"观点，有优生优育的意义。夏商西周时期对孕产的重视，可以说是妇科学的萌芽。

二、春秋战国时期

春秋战国时期，出现了妇科医生，为中医妇科学的形成奠定了基础。《史记·扁鹊仓公列传》记载："扁鹊……过邯郸，闻贵妇人，即为带下医。""带下医"即指妇科医生。《左传》已有较多妇产科方面的史料，如《左传·隐公元年》有："（郑）庄公寤生，惊姜氏……"这是关于难产的记载。其后《左传·僖公十七年》载有："梁嬴孕，过期，卜招父与其子卜之，其子曰：将生一男一女。"这是过期妊娠和双胎诊断的最早记载。马王堆帛书《胎产书》是我国目前已知最早的以胎产命名的产科专著，该书比较详细地论述了胎儿在母体中的发育变化，这是人体胚胎发育史上最早的论述。

三、秦汉时期

秦汉时期，中医妇科学已有雏形。秦代有妇产科病案，据《史记·扁鹊仓公列传》记载，太仓公淳于意首创"诊籍"，其中"韩女内寒月事不下"（闭经）及"王美人怀子而不乳"（司马贞《史记索隐》载："乳，生也。"不乳，指过期妊娠），是最早的妇产科病案。秦汉时期成书的《难经》，创立了左肾右命门学说，首论命门功能，该书系统地论述了冲、任、督、带脉的循行、功能和病证，尤其是肾与命门及冲、任、督、带的理论成为中医妇科学重要的理论基础。《神农本草经》是我国现存最早的药物学专著，该书所收365种药物中直接指明治疗妇产科疾病的药物有88种，为后世妇科用药提供重要依据；在该书紫石英条下首见"子宫"之名，禹余粮条下首见"癥瘕"之名。

西汉末年成书的我国现存的第一部医学巨著《黄帝内经》（以下简称《内经》），其在解剖方面，明确记载外生殖器官有毛际、阴户、廷孔；内生殖器官有女子胞、子门等；在生理方面，《素问·上古天真论》提出女子从7岁到"七七"之年（49岁）的生长、发育和生殖的规律，沿用至今。在病因病机方面，突出正邪相争的发病观和体质因素，尤其强调"妇人之生，有余于气，不足于血"，揭示了妇人以血为本，容易发生气有余血不足的病机特点；在诊断方面，已有男女诊法有异以及四诊的应用，还有"面王以下者，膀胱子处也"的特有诊法；在治疗方面，载有因"天时而调血气"的调经原则以及石瘕、肠覃"可导而下"的治疗原则；《素问·腹中论》中记载了妇科第一首方"四乌鲗骨一藘茹丸"，治疗血枯经闭，至今仍常用之加味来止血、止带，也有用之疏通输卵管堵塞，被认为是通涩兼用、补肾活血、通补奇经的方药。在妇科临床病证方面，已有经、带、胎、产、杂病的一些主要病种，并重点研究了崩漏和闭经；提出带下病的病机是"任脉为病"；已有"以脉候胎"的妊娠诊断方法，以及孕期用药原则，如"有故无殒，亦无殒也""衰其大半而止"；对产后病，提出新产或产后大出血禁泻的原则，又提出产后发热和产后大出血两大产褥期疾病，并着重强调产后固护胃气的重要性；对杂病，则论述了督脉为病的病机。由此可见，《内经》在女性的生理、妇科疾病的病理及治则方面，从理论到临床已经有所认识。

东汉张仲景所著《金匮要略》设有"妇人妊娠病脉证并治""妇人产后病脉证治""妇人杂病脉证并治"三篇，是现存中医古籍中最早设妇科专篇的医著，开创了妇科辨证论治的先河。妊娠病篇有妊娠诊断及妊娠恶阻、妊娠腹痛、胞阻、妊娠小便难、妊娠水肿、妊娠眩晕、伤胎等病证的证治与鉴别诊断，并创立养胎、安胎的治法方药；产后病篇论述新产妇人"三病"、产后发热、产后腹痛、产后中虚烦呕及热利伤阴的证治及病机，揭示了产后病多虚多瘀的特点；妇人杂病篇论述病因、证候、诊治原则和月经先期、痛经、月经后期、月经过多、崩漏、闭经、带下病、阴寒、阴疮、梅核气、脏躁、转胞、阴吹、癥瘕证治。《金匮要略》妇人三篇所论病种已包括了经、带、胎、产、杂病五大类，所载方剂剂型多样，一些方剂现在临床仍在应用。书中还列有用狼牙汤沥阴，蛇床子散纳药，开创了妇科病外治法的先河。另外一位杰出医家华佗，在妇产科方面有很深的造诣，《华佗传》中记录了其诊治死胎、双胎的事例。汉代还出现了女医义妁（《汉书·酷吏传》）和淳于衍（《汉书·外戚传》），她们都是宫廷中的妇产科医生。

总之，秦汉时期，妇科学有了很大发展，从妇科学理论、辨证论治和用药等方面进行研究，尤其是《金匮要略》妇人三篇，已基本形成对妇女经、带、胎、产、杂病的辨证论治体系，具备了中医妇科学的雏形。

四、魏晋南北朝

魏两晋南北朝时期，出现了较多妇科专科著作，对月经病的研究更为深入。

晋代王叔和所撰《脉经》中的第九卷，记载妇女妊娠、产后、带下、月经疾病及妇女杂病的脉法和辨证，首先提出"月经"之名，如"今月经当下""妇人月经一月再来者"。"月经"较前人所称的"月事""月水""月信"更为恰当，一直沿用至今。王叔和将闭经的病因病机分为虚实两大类，并首先提出了根据脉象变化推断崩漏的预后。王叔和还总结了妇女脉诊的新经验，如"尺中肾脉也，尺中之脉，按之不绝，法妊娠也"；"三部沉浮正等，按之无绝者，有娠也"，以及临产"离经脉"。又提出了"并月""居经""避年""激经"和"五崩"的证候。其学术观点大多被后世医家所接受。陈延之的《小品方》是南北朝时期的一部代表性医学方书，该书卷一讨论妇女经、带、胎、产病，并保存了大量方药。在其序文中，引用的参考书目有《治妇人方》13卷。又据《隋书·经籍志》记载南北朝时期有《范氏疗妇人药方》11卷和徐文伯《疗妇人瘕》1卷。由于当时战乱连绵，上述著作未见流传下来。北齐徐之才著《逐月养胎方》，论述了胎儿逐月发育的情况及孕妇各月饮食起居应注意的问题和针灸禁忌，成为中医人体胚胎理论知识的主要内容。南齐《褚氏遗书·求嗣门》有反对早婚早育的记载，这在当时是十分可贵的。

五、隋　唐

隋唐五代时期，妇科迅速发展，开始从内科分化出来，趋向专科发展。隋代《诸病源候论》，是当时中医病因病理学巨著。该书从37～44卷专论损伤胞宫、冲任是妇科疾病主要的病机。书中还首次出现很多妇科病名，而且在"妊娠欲去胎候"中已有治疗性堕胎法。唐代昝殷所著《经效产宝》，是我国现存理论和方药较完备的妇产科专著，书中扼要论述了经、带、胎、产、杂病的病因病机和临床证候，不但有重要的学术价值，其中不少精辟见解还有重要的历史价值。这一时期，一些著名的综合性著作中，也设立了妇科专篇、专卷。如孙思邈在其所著《备急千金要方》中，专设"妇人方"3卷。孙思邈对妇科疾病有深入而独到的见解，如将不孕症概括为"全不产"（原发性不孕症）和"断绪"（继发性不孕症）两大类，对不孕症的病因也提出了自己的见解，认为男女双方的"劳伤痼疾"，均可导致不孕，这在当时有十分重要的积极意义。孙思邈已认识到产褥卫生的重要意义，他在《备急千金要方》中指出："妇人产讫，五脏虚羸……故产后满百日，乃可合会，不尔、至死虚羸，百病滋长，慎之。"体现了重视产褥卫生积极预防疾病的思想。此外，孙氏还认识到"产褥众"是导致妇科疾病的重要原因之一，主张节制生育，这是优生优育思想的体现。

历史发展至唐代，中医妇科学趋向专科发展的框架已基本形成，为以后的独立分科创造了条件。

六、宋　代

两宋时期，最突出的成就是妇产科独立分科。宋代设"太医局"培养专门人才，在其规定设置的九科之中就有产科。据《元丰备对》载："太医局九科学生，额三百人……产科十人……"并设有产科教授。这是世界医事制度上妇产科最早的独立分科。设立了专科，对妇产科的发展起到了积极的促进作用，妇产科专著亦更多，如杨子建的《十产论》，详细记载了各种异常胎位的助产方法。朱端章的《卫生家宝产科备要》收集了宋以前的产科论著，明确记述产后"三冲"危急证，即冲心、冲胃、冲肺的证候和治疗方法；齐仲甫的《女科百问》，将妇产科的内容归纳为100个问题逐一解答。尤其是当时三世业医的陈自明，其藏历代大量医籍，存众多祖传经验方，并结合自己的临床经验，汇集和系统总结了南宋以前40余种医籍中有关妇产科的理论和临证经验，于公元1237年编著《妇人大全良方》，全书分8门（薛己本多候胎门），共260余论，首先提出"妇人以血为基本"的学术观点，并继承和发展了《诸病源候论》突出冲任损伤的病机。该书是妇产科史上的划时代著作，后经明代薛己校注刊行，流传更广。王肯堂的《女科证治准绳》也以此作为主要蓝本，可见其对妇产科影响之深远。妇产科专著的大量出版，尤其是《妇人大全良方》的问世，与太医局产科及产科教授的设置，将妇产科推进新的历史时期，标志着中医妇科学已经形成。

七、金元时期

金元时期，四大医家的独特见解和临床体验，从不同角度丰富了妇科学内容。

刘完素在学术上倡导"火热论"，提出"女子不月，先泻心火，血自下也"。其在《素问病机气宜保命集·妇人胎产论》中提出："妇人童幼天癸未行之间，皆属少阴；天癸既行，皆从厥阴论之；天癸已绝，乃属太阴经也。"率先提出妇人不同生理阶段应分别从肾、肝、脾论治，具有指导意义。

张子和的学术思想为"贵流不贵滞"，以祛邪为主。其在《儒门事亲》中常用汗、吐、下三法以祛邪，同样以汗、吐、下三法逐瘀以通经。他还提出"凡看妇人病，入门先问经"的精辟见解。其著作中记载了"一妇人临产……子死于腹……急取秤钩，续以壮绳……钩其死胎"的病案，这是牵引助产的成功案例。

李东垣倡导内伤学说，在《兰室秘藏》中指出："妇人血崩，是肾水阴虚，不能镇守胞络相火，故血走而崩也。"为后世医家提出以"滋阴固气"止崩奠定了理论基础。李东垣重视脾胃，在《脾胃论》中提出论治带下病宜益脾胃、升阳泻火、清除湿热，以扶脾治虚为主的理论。其所创制的补中益气汤不但多用于治疗气虚不摄、脾胃虚弱的妇科病证，而且成为治疗"子宫脱垂"的经典方剂。

朱丹溪早在《格致余论·受胎论》中指出："阴阳交媾，胎孕乃成，所藏之处，名曰子宫，一系在下，上有两歧，一达于左，一达于右。"首次明确描述了子宫形态。并对真假阴阳人也有认识，如在《格致余论·受胎论》中指出："以女涵男有二,一则遇男为妻，遇女为夫；一则可妻而不可夫。"指出"男不可为父""女不可为母"的不孕不育病因。其倡导的"阳常有余，阴常不足"论亦涉足妇科领域，《格致余论·论秦桂丸》中说："今妇人无子者，率由血少不足以摄精也……然欲得子者，必须调补阴血，使无亏欠，乃可推其有余以成胎孕。"并认为痰湿亦为月经带下病因,指出:"肥胖饮食过度之人,而经水不调者,乃属痰湿。"朱丹溪提出的痰湿论为妇科的病理复杂性探讨开辟了新的途径。对于妊娠安胎,朱丹溪提出"产前当清热养血""产前安胎,黄芩、白术为妙药也"等观点,对后世影响颇大。对于妊娠转胞,朱丹溪创"丹溪举胎法"以救其急;对子宫脱垂,有以五倍子做汤洗濯下脱之子宫以皱其皮使其缩复的"皮工"疗法;对难产引起"膀胱阴道瘘"的治疗,主张"令气血骤长,其胞自完",提出了补气血治疗该病的理论。

八、明　代

在明代,肾主生殖的理论在妇科领域得以发展。这一时期出现了许多妇科专著和综合性医著,如王肯堂的《女科证治准绳》、万全的《万氏妇人科》、张景岳的《景岳全书·妇人规》、薛己的《女科撮要》等。在明代,房劳伤肾在社会上较突出,促进了医家对聚精寡欲和优生及肾与命门学说的研究,直接影响着妇科学术理论的深化。如万全《养生四要》提出:"养生之法有四,曰寡欲,曰慎动,曰法时,曰却疾。"在《广嗣纪要·择偶》中又指出"五不女"(螺、纹、鼓、角、脉)生殖器畸形不能婚配生育。张景岳在《类经》《景岳全书》等医籍中,阐发《内经》理论,吸取各家之长,极力提倡补肾,对命门、三焦均有专篇论述。《景岳全书·传忠录》曰:"命门为元气之根,为水火之宅,五脏之阴气非此不能滋,五脏之阳气非此不能发。"张景岳对天癸的认识也很精辟,《景岳全书·阴阳篇》说:"元阴者,即无形之水,以长以立,天癸是也。"这"无形之水"类似现代生殖内分泌激素。张景岳还根据阴阳水火之论和阴阳互根学说创制了左归丸、右归丸而传之于世,成为沿用至今的著名方剂。《景岳全书·妇人规》是张景岳妇科专卷,有较强的理论性、系统性、科学性、实用性,学术上突出肾主生殖,体现了中医妇科学在调经、治带、种子、安胎、产后调护及性养生保健、中年再振根基的学术特色。赵献可所著《医贯》,是历史上第一部研究肾的专著。其强调"命门为十二经之主",指出命门在两肾之中,认为命门的功能有一水一火,"其右旁有一小窍……是其臣使官,禀命而行,周流于五脏六腑之间而不息……此先天无形之火……其左旁有一小窍,乃真阴,真水气也,亦无形。上行脊,至脑中为髓海;泌其津液,注之于脉,以荣四末;内注五脏六腑……故曰五脏之真,唯肾为根"。明代医学对肾命学说的研究和阐发,具有进一步研究的学术价值,尤其对今天研究肾与生殖内分泌的关系颇有启迪。明代医学的进步还表现在一些医家思想解放,要求给妇产科患者做妇科检查。如《产科百问》序中说:"盖医之候病止于四术,而切脉为下。望、闻、问三事,可施诸丈夫婴儿,而每穷于女妇。某事曾否有无?某处如何痛痒?某物若何色状?问之则医危,不问则病危。"《女科证治准绳》还记述了女性生殖器动情时的变化,类似西医所指的阴蒂及其功能。总之,明代在妇科理论,尤其是肾藏精、主生殖,以及临床病证的研究方面更加深入。

九、清代与民国

在清代,由于西医学的影响出现了中西医汇通派,开创了中医教育的新局面。清代妇科专著颇多。傅山《傅青主女科》认为妇人以精血为主,辨证以脏腑、气血、冲任督带立论,注重肾、肝、脾,强调七情内伤及房劳伤肾导致妇产科疾病,创制完带汤、清经散、两地汤、定经汤及生化汤加减方,流传甚广。萧慎斋《女科经纶》、沈尧封《沈氏女科辑要》、陈修园《女科要旨》等,亦各有特色。此外,阎纯玺的《胎产心法》是近代产科专书;亟斋居士的《达生编》对产前调护、临产、难产救治及产后护理均有论述,提出的"睡、忍痛、慢临盆"临产六字真言一直是临产的要诀。清代乾隆年间，吴谦等奉政府之命编成医学教科书《医宗金鉴》，全书共90卷，其中《妇科心法要诀》6卷，是一本较好的医学入门书，也是我国最早由政府组织编写的妇产科教科书，流传甚广。

清代末期，中西医汇通派代表唐容川、张锡纯、陆渊雷等，其著述中都有论及妇科的内容。如晚清医家唐容川著《血证论》，把气血水火的概念融注于男女生理异同的机理中，对月经周期性来潮、带下的周期性变化及与生育的关系均有独到见解。此外，严鸿志《退思庐医书四种合刻》中《女科精华》《女科证治约旨》《女科医案选粹》、恽铁樵《妇科大略》，均有一定特色。

民国妇科也有所发展，如张锡纯《医学衷中参西录》认识到中西医之间的一个重要区别点为中医"不尚实验"，西医"尚实验"。张锡纯比较重视调理脾肾和活血化瘀，书中防治流产的寿胎丸，治疗月经过多的安冲汤、固冲汤、理冲汤等，为后世所常用。尤其是寿胎丸，经大量临床研究，成为现代防治自然流产的基础方，随证加减疗效卓著。张山雷著《沈氏女科辑要笺正》，强调辨证论治，认为"相体裁衣，本是医家真谛"。张山雷勇于吸收新知识，在书末附"泰西诸说"，对女性内生殖器官以子宫、子核、子管名之。

鸦片战争给中华民族带来灾难，"废止旧医以扫除医事障碍"的决议，排斥、压制、歧视中医，阻遏了中医事业的发展。有幸的是，一批有识之士对中医事业的存亡呕心沥血，魂断梦系，为振兴中医团结合作，在全国各地创办中医专科学校，培育中医药人才以继承中医药学遗产，在艰难的条件下推动中医事业前进。

十、中华人民共和国成立后

中华人民共和国成立后，党和政府制定了中医政策，中医药事业成为国家卫生事业的重要组成部分，形成了现代医教研体系。1956年，在全国创办了4所中医学院，以后陆续在全国各省开办中医学院。高等中医药院校创办后，展现了强大的生命力，成为现代医教研行列的主力，其不断继承、发扬和创新，促进了中医药学的发展。

在中医妇科医疗方面：提高临床疗效是中医妇科之根本。中医妇科调经颇具特色与优势，全国20多个省市在20世纪80年代就开始协作研究崩漏，对止血、调整月经周期、促排卵等关键问题的研究均取得进展；对痛经、子宫内膜异位症、多囊卵巢综合征、绝经前后诸证、闭经、流产等的研究广泛而深入；以中药活血化瘀为主，治疗异位妊娠取得突破性的成就，确定了异位妊娠未破损期病机是"少腹血瘀"，破损期的病机是"少腹蓄血"，增加了对这类危重急症的认识。中医对安胎有明显优势，以寿胎丸等名方加减进行临床和实验研究，证明其疗效；中医药防治妊娠期高血压疾病，中医药治疗子宫肌瘤，抗化疗、放疗不良反应均有一定效果。近20多年来，中医药治疗生殖内分泌疾病的临床及基础研究不断深入，为中医药治疗妇科优势病种提供了循证医学证据。

在中医妇科教育方面：中医妇科学的教材建设，从1964年始，在广大中医妇产科专家的努力下，连续出版了10版《中医妇科学》规划教材，运用于教学，反映了本学科高等教育日益完善和规范。中医妇科教育为国家培养了大批中医专科人才，包括本科生、硕士生、博士生和博士后，培养了一批全国著名妇科专家的学术继承人，其成为中医妇科的中流砥柱。此外，中医妇科成人教育也发展迅速，充实了不同层次的医疗机构人才需求。中医妇科医疗和教育还辐射到国外，走向世界。

在中医妇科基础研究方面：全国各地陆续整理出版了大量古代妇科医籍，以及当代中医妇科名家著作、妇科专著。理论研究则突出月经机理，带下机理，"肾主生殖"实质，"肾-天癸-冲任-胞宫"轴理论、"心-肾-子宫"轴学说在女性生殖生理中的作用，补肾活血促排卵的机理，健脾益肾安胎的机理，产后多虚多瘀的机理及活血化瘀机理等研究，均取得了一定的进展。在阴阳消长转化理论指导下，国医大师夏桂成教授完善了中医药调整月经周期节律理论体系，提出了按照月经周期不同阶段给药的中医药调整月经周期节律法，在中医妇科学理论创新上有着里程碑式的指导意义。

现代医教研三位一体的形成，进一步推动了学科的发展。近30年来，以中医药大学附属医院妇科为主，建成了一批中医妇科重点学科、重点专科、国家区域中医（妇科）诊疗中心。

第二章 女性生殖脏器解剖与特殊生理

第一节 女性生殖脏器解剖

中医古籍中早有对人体解剖的记载，如《灵枢·经水》就记载了"若夫八尺之士，皮肉在此，外可度量切循而得之，其死可解剖而视之"的内容。汉代《养生方》载有《女阴图》，其是现存最早的女性外生殖器图，对女性外生殖器的名称、位置、形态及功能记载在册，表明前人对性生殖生理有一定的认识。

一、阴 户

阴户是中医学女性外生殖器的解剖术语，又名"四边"。最早见于《校注妇人良方》："登厕风入阴户，便成痼疾。"阴户系指女性外阴，包括阴蒂、大小阴唇、阴唇系带及阴道前庭的部位。后世诸家较广泛地使用"阴户"这一术语。如《医学入门》所云"阴户肿痛不闭者""阴户肿痛不闭，寒热溺涩，体倦少食者"；《外科正宗》所云"阴户忽然肿突作痛，因劳伤血分，湿火下流""阴户开而不闭者"等关于阴户的记载，说明阴户是中医学固有的解剖术语。

《诸病源候论》云："胞门、子户，主子精，神气所出入，合于中黄门、玉门四边。"又说："玉门、四边皆解散，子户未安。"其说明了四边是与玉门并列的固有解剖名词。据其文义"四边"应指阴道口外前后左右四边，即前至阴蒂，后至大小阴唇系带，左右应是指两侧大小阴唇，似以小阴唇为主的部位。可见四边与阴户解剖范围一致，因此，四边应是阴户的别名。

二、玉 门

玉门是中医学女性外生殖器的解剖术语，最早见于《脉经》，又名"龙门""胞门"。《脉经》《诸病源候论》均云："已产属胞门，未产属龙门，未嫁女属玉门。"关于玉门位置，《备急千金要方》说："在玉泉下，女人入阴内外之际。"即位于尿道口后面，是阴道的入口。以上说明玉门、龙门、胞门的部位相当于外生殖器的阴道口及处女膜的部位。现认为根据此部位可判断已婚未婚、已产未产，故古今对此认识一致。玉门并非未嫁女的专用术语，亦可用于已婚已产者。如《备急千金要方》云："妇人阴阳过度，玉门疼痛。"又云："产后玉门不闭。"《妇人大全良方》亦云："产后阴脱，玉门不闭。"

关于阴户、玉门的功能，《妇人大全良方》曰："玉门、四边，主持关元，禁闭子精。"此说明阴户、玉门是生育胎儿，排出月经、带下、恶露的关口，也是"合阴阳"的出入口。同时，《诸病源候论》云："四边中于湿，风气从下上入阴里。"又云："玉门、四边皆解散，子户未安……若居湿席，令人苦寒，洒洒入腹。"又《校注妇人良方》云："登厕风入阴户。"以上说明阴户、玉门又是防止外邪入侵的关口。

三、阴　道

阴道是女性内生殖器之一，又名子肠，最早见于《诸病源候论》。据《诸病源候论》所云之"五脏六腑津气流行阴道""产后阴道肿痛候""产后阴道开候"和《备急千金要方》关于"治产后阴道开不闭方"的记载，可知"阴道"一词早就是医学中的固有解剖名称，且解剖位置与西医学一致，是连接胞宫与阴户的通道。

《诸病源候论》有"阴挺出下脱候"，《备急千金要方》有"阴脱"，《妇人大全良方》"产难门"有"子肠先出""阴脱"，"产后门"有"产后阴脱玉门不闭""子肠下出，不能收拾"，《三因极一病证方论》有"阴下脱，若脱肛状"的记载，可知以上所说的"阴"，也是阴道的意思，"子肠"也主要是就阴道而言，主要是说阴道壁的膨出。

四、子　门

子门是女性内生殖器之一，又名子户。最早见于《内经》，《灵枢·水胀》云："石瘕生于胞中，寒气客于子门，子门闭塞。"由此可知子门是指子宫颈口部位。其后《诸病源候论》云："子门辟，月水不时。"又《备急千金要方》云："子门闭，血聚腹中生肉瘕。"《类经》注释说："子门，即子宫之门也。"以上记载均进一步明确了这一解剖部位。

关于阴道、子门的功能，如前所述，阴道是娩出胎儿，排出月经、带下、恶露的通道，是合阴阳，禁闭子精，防御外邪的处所；子门则是"主定月水，生子之道"，即主持排出月经和娩出胎儿的关口，同时也是防御外邪入侵的第二道关口。

五、胞　宫

胞宫，又名女子胞、子处、子宫、子脏、血室、胞室等，是女性的重要内生殖脏器。关于女子胞的记载最早见于《内经》。《素问·五脏别论》称胞宫为"女子胞"，《灵枢·五色》称之为"子处"。《神农本草经》称之为"子宫""子脏"，如《神农本草经》记载有紫石英主治"女子风寒在子宫"、槐实主治"子脏急痛"等内容。"子宫"一词在历代著作中多有记载。"血室"一词出自《金匮要略》。血室有指肝脏、冲脉、子宫的不同解释，实际上"热入血室"中的"血室"就是指子宫。胞宫一词，始见于《女科百问》，该书云："热入胞宫，寒热如疟。"之后各妇产科专著里多有记载，尤其自全国第2版中医教材出版以来，"胞宫"一词为中医界所熟知，并得到了广泛应用，因此"胞宫"被确定为女性内生殖器官的代表性名称。

（一）胞宫的位置

《类经附翼》说，子宫"居直肠之前，膀胱之后"。其后则是唐容川的《医经精义》里记载了它的位置，并绘有图形。它位于带脉以下，小腹正中，前邻膀胱，后有直肠，下口连接阴道。

（二）胞宫的形态

胞宫形态的最早记载见于《格致余论》，《景岳全书》又进一步描述说："阴阳交媾，胎孕乃凝，所藏之处，名曰子宫，一系在下，上有两歧，中分为二，形如合钵，一达于左，一达于右。"其明确了胞宫的形态是形如合钵，上有两歧。可见中医学的子宫（胞宫）形态除了包括子宫的实体之外，还包括两侧的附件（输卵管、卵巢），说明中医学子宫的解剖范围与西医学子宫的解剖范围是不同的。为了不使中医学的"子宫"与西医学的"子宫"相混淆，所以中医学将子宫（西医解剖学）定名为"胞宫"，而将"子宫"定名为胞宫的别名。此外，《素问·评热病论》说"胞脉者，属心而络于胞中"，《素问·奇病论》说"胞络者系于肾"，说明胞宫还有胞脉、胞络直接与脏腑相连。从语言逻辑上来说"胞宫"上有"胞脉""胞络"更贴切，进一步说明了将子宫定名为"胞宫"是合理的。

（三）胞宫的功能

《素问·上古天真论》说："月事以时下，故有子。"《诸病源候论》说："风冷入于子脏，则令脏冷，致使无儿。若搏于血，则血涩壅，亦令月水不利，断绝不通。"《类经》说："女子之胞，子宫是也，亦以出纳精气而成胎孕者为奇。"可见胞宫有排出月经和孕育胎儿的功能。同时《内经》称女子胞为"奇恒之腑"，说明了它的功能不同于一般的脏腑。脏是藏而不泻、腑是泻而不藏，而胞宫是亦泻亦藏，藏泻有时。它行经、蓄经、育胎、分娩，藏泻分明，各依其时，充分表现了胞宫功能的特殊性。胞宫所表现出来的功能，是人体生命活动的一部分，是脏腑、经络、气血作用的结果。

第二节 女性特殊生理

女性的特殊解剖结构，产生了以月经、带下、妊娠、产育和哺乳为代表的生殖生理特征，深入了解这些特征，才能诊治妇科经、带、胎、产、杂病。

一、月经生理

月经，是胞宫定期排泄的血性物质，是性成熟女性的生理现象。一般以一个阴历月为一个周期，经常不变，如同月相之盈亏，潮汐之涨落，故有"月事""月汛""月水"之称。李时珍在《本草纲目·妇人月水》中指出："女子，阴类也，以血为主。其血上应太阴，下应海潮。月有盈亏，潮有朝夕，月事一月一行，与之相符。故谓之月信、月水、月经。"

（一）月经的生理现象

初潮 第一次月经的来潮，亦称为"初潮"。月经来潮是女子发育趋于成熟并具备生育能力的标志。一般初潮年龄在13～14岁，可因地域、气候、营养等因素的影响而有差异，可以早至11～12岁，或迟至15～16岁，近年有提前趋势。

周期 月经有明显的周期性。出血的第1日为月经周期的开始，两次月经第1日的间隔时间为一个月经周期，一般为21～35天，平均28天。周期的长短因人而异，但应有规律性。

经期 每次月经的持续时间称为经期，正常为3～7天，平均4～6天。

经量、经色、经质 一般在经期第2～3天经量较多。经量为一次月经的失血量，常难以准确测量，一般20～60mL，因个人体质的不同而有一定差异。多于80mL为月经过多。经色呈暗红，量多时经色加深，行经开始和将净时渐暗淡。经质稀稠适中，不凝固，无血块，无臭气。

绝经 妇女到49岁左右月经自然停止12个月称为绝经。绝经后一般不具备生育能力。绝经年龄一般在45～55岁，受体质、营养等因素的影响，也可早至40岁或晚至57岁。

女性在月经初潮后1～2年内，月经或提前，或推后，甚或停闭数月，这是身体发育尚未完善之故，一般可逐渐形成正常的周期。育龄期妇女在妊娠期间月经停闭，哺乳期妇女亦多数无月经来潮，这些均属于生理性停经。在绝经前，也会出现月经周期的紊乱，一般历时1～3年月经才逐渐停闭。

月经期间一般无特殊症状，有些女性可出现下腹部和腰骶部不适、乳胀，或情绪不稳定，经后自然缓解。

关于特殊月经的认识，前提是身体无病。如定期两月一至者，称为"并月"；三月一至者，称为"居经"或"季经"；一年一至者，称为"避年"；终身不行经而能受孕者，称为"暗经"。妊娠初期，有的妇女仍然会按以往月经周期出现少量阴道流血，不伴有腹痛和腰酸，亦无损于胎儿，称为"激经"，又称"盛胎""垢胎"。

（二）月经产生机理

月经的产生，是女子发育到成熟的年龄阶段后，脏腑、天癸、气血、经络协调作用于胞宫的生理现象。《素问·上古天真论》曰："女子七岁，肾气盛，齿更发长；二七而天癸至，任脉通，太冲脉盛，月事以时下，故有子。"《妇人大全良方》指出："妇人以血为基本。"《女科撮要》也指出："夫经水阴血也，属冲任二脉主，上为乳汁，下为月水。"这是对月经产生机理的基本阐释。因此，认识月经产生的机理，须从脏腑、天癸、气血、经络、子宫与月经的关系进行阐述。

1. 脏腑与月经

五脏之中，肾藏精，心主血，肝藏血，脾统血，肺主气，气帅血，在月经产生中各司其职，如肾气旺盛，使天癸泌至；心主血，肝藏充足，气机条达，则经候如期；脾胃健运，生化无穷则血海充盈，血循常道。故月经产生的机理与肾、心、肝、脾关系尤为密切。

（1）**肾** 月经的产生以肾为主导。肾藏精，主生殖。精，是由禀受父母的生命物质与后天水谷精微相融合而形成的一种精微物质。《素问·金匮真言论》曰："精者，身之本也。"《素问·上古天真论》曰："肾者，主水，受五脏六腑之精而藏之。"《素问·六节藏象论》又曰："肾者主蛰，封藏之本，精之处也。"肾藏精，是指肾具有生成、贮藏和施泄精气的功能，而以贮藏为主，使精不无故流失。精藏于肾，依赖于肾气的开阖作用发挥其主生殖的生理功能。

肾为天癸之源：天癸至，则月事以时下；天癸竭，则月经断绝。在特定的年龄阶段内，肾气初盛，天癸尚微；肾气既盛，天癸泌至，月事以时下；随肾气的充盛，呈现气血阴阳消长的月节律变化，经调而有子嗣；其后又随肾气的虚衰，天癸渐竭，经断无子。

肾为冲任之本：冲脉为血海，汇聚脏腑之血，使子宫满盈；任脉为阴脉之海，使所司精、血、津液充沛。任通冲盛，月事以时下，若冲任虚衰，则经断而无子，故冲任二脉直接关系月经的潮止。然而冲任的通盛以肾气盛为前提，故冲任之本在肾。

肾为气血之根：血是月经的物质基础，气为血之帅，血为气之母。气血和调，经候如常。然而"血之源头在于肾"（李中梓《病机沙篆》），气血久虚，常须补肾益精以生血。《冯氏锦囊秘录》

说："气之根，肾中之真阳也；血之根，肾中之真阴也。"阐明了肾有阴阳二气，为气血之根。

肾与胞宫相系：胞宫司月经，肾与胞宫相系。《素问·奇病论》云："胞络者，系于肾。"《难经》曰："命门者……女子以系胞。"又肾经与冲脉下行支相并，与任脉交会于关元，与督脉同贯脊，故肾与冲、任、督脉相关，肾与胞宫相系，而冲、任、督同起于胞中。

肾与脑髓相通：肾主骨生髓通脑，脑为元神之府，主宰人体的一切生命活动，月经的产生受脑的调节。

肾为五脏阴阳之本：肾气调节机体的代谢和生理功能活动，是通过肾中阴阳来实现的。《景岳全书·传忠录·命门余义》说："命门为精血之海……为元气之根……五脏之阴气，非此不能滋；五脏之阳气，非此不能发。"说明肾在生殖生理方面具有重要作用。所以，《傅青主女科》谓"经本于肾""经水出诸肾"。

（2）心 主血脉，主神明，为五脏六腑之大主，关系到脑的主宰功能，能够下达各脏腑，发挥其统领的作用。心气可以推动血液在经脉内运行，敷布全身。然而重要的是，"胞脉者，属心而络于胞中"（《素问·评热病论》），心通过胞脉与胞宫相通。《石室秘录》指出胞宫为"心肾接续之关"，心气下通于肾，心肾相交，水火既济，阴阳平衡，血脉流畅，月事如常，这样就将心、肾、胞宫连成一体，构成女性生殖生理、阴阳气血调节的核心环节。

（3）**肝** 藏血，主疏泄。肝具有储藏血液、调节血量和疏泄气机的作用，脏腑所化生之血，除营养周身外，储藏于肝。在月经的产生中，肝血下注冲脉，司血海之定期蓄溢，参与月经周期、经期及经量的调节。肝经与冲脉交会于三阴交，与任脉交会于曲骨，与督脉交会于百会，肝通过冲、任、督与胞宫相通，而使子宫行使其藏泻有序的功能。肝肾同居下焦，乙癸同源，为子母之脏。肾藏精，肝藏血，精血互生，同为月经提供物质基础；心主神明，肝主疏泄，肾主闭藏，开合闭藏，心神主导，共同调节子宫，使藏泻有序，经候如常。

（4）**脾（胃）** 脾为后天之本，气血生化之源。又脾主运化，其气主升，具有统摄血液，固摄子宫之权。脾气健运，血循常道而经调。胃主受纳，为水谷之海，乃多气多血之腑，足阳明胃经与冲脉会于气街，故有"冲脉隶于阳明"之说。胃中水谷盛，则冲脉之血盛，月事以时下。《女科经纶》引程若水之言："妇人经水与乳，俱由脾胃所生。"指出了脾胃在月经产生中的重要作用。

2. 天癸与月经

天癸，男女皆有，是肾精肾气充盛到一定程度时体内出现的具有促进人体生长、发育和生殖的一种精微物质。天癸来源于先天肾气，靠后天水谷精气的滋养而逐渐趋于成熟，此后又随肾气的虚衰而竭止。如马玄台注释《素问》时说："天癸者，阴精也。盖肾属水，癸亦属水，由先天之气蓄极而生，故谓阴精为天癸也。"《景岳全书·阴阳篇》说："元阴者，即无形之水，以长以立，天癸是也，强弱系之。"《类经》中指出："天癸者，言天一之阴气耳，气化为水，名曰天癸……其在人身，是为元阴，亦曰元气……第气之初生，真阴甚微，及其既盛，精血乃旺，故女必二七，男必二八而后天癸至。天癸既至，在女子则月事以时下，在男子则精气溢泻，盖必阴气足而精血化耳。"说明天癸源于先天，藏之于肾，在肾气旺盛时期，肾中真阴不断充实，在后天水谷之精的滋养下化生并成熟泌至。对妇女来说，"天癸至"，则"月事以时下，故有子"；"天癸竭，地道不通，故形坏而无子也"。说明天癸使任脉所司的精、血、津液旺盛、充沛、通达，并使冲脉在其作用下，广聚脏腑之血，冲任二脉相资，血海满溢，月经来潮。因此，天癸主宰月经的潮与止。天癸是影响人体生长、发育与生殖的一种阴精，是"肾主生殖"的精微物质。

3. 气血与月经

妇人以血为基本，月经的主要成分是血。然而气为血之帅，血为气之母，血赖气的升降出入运动而周流。气血均来源于脏腑。在月经产生的机理中，血是月经的物质基础，气能生血，又能行血、摄血。气血和调，经候如常。《景岳全书·妇人规》云："经血为水谷之精气，和调于五脏，洒陈于六腑，乃能入于脉也。凡其源源而来，生化于脾，总统于心，藏受于肝，宣布于肺，施泄于肾，以灌溉一身……妇人则上为乳汁，下归血海而为经脉。"说明了脏腑、气血与月经和乳汁化生的关系。

4. 经络与月经

经络是经脉和络脉的总称，是运行全身气血、联络脏腑形体官窍、沟通上下内外、传导信息的通路系统。与妇女的生理、病理关系最大的是奇经八脉中的冲、任、督、带。其生理功能主要是通过起源、循行路线和各自的功能对十二经脉气血运行起到蓄溢和调节作用，并联系子宫、脑、髓等奇恒之腑。

循行路线：冲、任、督三脉同起于胞中，一源而三歧。带脉环腰一周，络胞而过。冲、任、督在下腹部所经路线正是女性生殖器官所在部位，冲、任、督、带经气又参与月经产生的活动，故关系密切。

功能作用："冲为血海"，为"十二经之海"，汇聚脏腑之血；"任主胞胎"，为"阴脉之海"，总司精、血、津、液等一身之阴；督脉为阳脉之海，总督一身之阳；又任督相通，调节一身阴阳的平衡协调；督脉属肾络脑；带脉约束诸经，使经脉气血循行保持常度。在天癸的作用下，冲、任、督、带脉各司其职，调节着月经的产生和维持其正常的生理状态。

5. 子宫与月经

子宫是化生月经和受孕育胎的内生殖器官。其生理由肾、天癸、气血、冲任调节。胞宫的周期性变化主要表现为子宫的周期性出血。

综上所述，脏腑、天癸、气血、冲、任、督、带与子宫，是月经产生的生理基础。其中，肾、天癸、冲任、子宫是产生月经的中心环节，各环节之间互相联系，不可分割。

（三）月经周期的调节

1. 月经周期节律

月经具有周期性、节律性，是女性生殖生理过程中肾阴阳消长、转化，气血盈亏的规律性演变的体现。月经按照阶段的不同有行经期、经后期、经间期、经前期4个不同时期的生理节律变化，形成月经周期节律。现以28±7日为1个月经周期，阐述如下：

（1）**行经期** 行经第1～5日，此期子宫泻而不藏，排出经血。既是本次月经的结束，又是新周期开始的标志，呈现"重阳转阴"的特征。

（2）**经后期** 指月经干净后至经间期前，为周期的第6～13日，此期血海空虚渐复，子宫藏而不泻，呈现阴长的动态变化。阴长，是指肾水、天癸、阴精、血气等渐复至盛，呈重阴状态。重阴，是指月经周期阴阳消长节律中的阴长高峰时期。

（3）**经间期** 周期第14～15日，也称氤氲之时，或称"的候""真机"时期（即"排卵期"）。在正常月经周期中，此期正值两次月经中间，故称之为经间期。经间期是重阴转阳、重阴必阳之际，必阳的结果正是排卵。

（4）**经前期** 经间期之后，为月经周期的第16～30日。此期阳长阴消，重阳必阴，重阳是指月经周期阴阳消长节律中阳生的高峰时期，此时阴阳俱盛，以备种子育胎。若已受孕，精血下聚以养胎元，月经停闭；如未受孕，则去旧生新，血海由满而溢泻成为一次月经。

月经周期中4个不同时期的连续与再现，形成了月经周期的节律。

2. 月经周期的调节机理

《素问·上古天真论》中从肾气、天癸、冲任、胞宫之间的关系及其调节进行了论述，表明"肾-天癸-冲任-胞宫"对女性生长阶段的生理变化起到关键的促进作用，根据脏腑的功能活动，阴阳气血的变化，通过胞脉、胞络引发冲、任、督、带脉的气血变化，调控月经周期的节律有序变化。在周期变化过程中，阴阳气血的变化是周期活动的表现形式，五脏共同起到相互协调的作用。前所云及心为五脏六腑之大主，肾主生殖，为元阴元阳，心、肾之间在燮理阴阳方面关系默契，而子宫通过胞脉、胞络与心、肾有着直接的关联。《素问·评热病论》曰："胞脉者，属心而络于胞中。"《素问·奇病论》亦云："胞络者，系于肾。"《傅青主女科》说："盖胞胎居于心肾之间，上系于心，而下系于肾。"亦说："盖胞胎为五脏外之一脏耳。以其不阴不阳，所以不列于五脏之中，所谓不阴不阳者，以胞胎上系心包下系命门。系心包者，通于心，心者阳也，系命门者，通于肾，肾者阴也。"可见，《傅青主女科》在论述不孕不育病证进行种子治疗中，非常强调子宫与心肾的关系，并多处指出这方面的重要性。因此，心肾与子宫在对女性周期调整过程中，具有积极的作用。

"冲为血海"，特别是在子宫内的胞脉、胞络，与冲任血海有着密切的关联。张景岳在注释胞络时说："脉中之络，冲任之络也。"高世栻亦注释说："胞脉主冲任之血。"由此可见，胞脉、胞络者，实际上是冲任脉在子宫内者，故有主月经、主胎孕的作用。且血海者，阴血之海，与天癸阴水有关，属肝肾范围，但受心肾所主宰。

在月经周期的调节中，肾为元阴元阳，心为五脏六腑之大主，脑主神明，具有主宰之功，共同作用产生天癸、气血，输注冲任，任通冲盛，气血和调，作用于胞宫，依时行经，发生周期性的变化。根据中医学理论认识月经的产生及其调节机理具有重要临床意义，也是调经、调周治法的理论依据。

（四）绝经机理

关于绝经机理，《素问·上古天真论》提出："七七，任脉虚，太冲脉衰少，天癸竭，地道不通，故形坏而无子也。""七七"之年，肾气虚，任虚冲衰，天癸竭，最终导致自然绝经。

二、带下生理

女性阴道排出的一种阴液，色白或无色透明，其性黏而不稠，其量适中，无特殊臭气，津津常润，是正常生理现象，称为带下，俗称白带。《沈氏女科辑要》引王孟英说："带下，女子生而即有，津津常润，本非病也。"虽然带下生而即有，但要在发育成熟后才有明显的分泌，并有周期性变化。

1. 带下的生理现象及作用

（1）**带下属津液** 津液是机体一切正常水液的总称。津液广泛地存在于脏腑、形体、官窍等器官的组织之内和组织之间，起着滋润、濡养作用，也是维持人体生命活动的基本物质之一。津和液虽不尽相同，但津和液同源而互生，故常津液并称。就生理性带下的性状和作用而言，属液为多，故又称"阴液"或"带液"，以区别病理性带下。

（2）**带下有周期性** 月节律随肾气和天癸的调节，带下呈现周期性的变化并与生殖有关。在月经前后、经间期，带下的量稍有增多。经间期带下质清，晶莹而透明，具韧性，可拉长；其余时间略少。《血证论·崩带》云："胞中之水清和……乃种子之候，无病之月信也。"已观察出生理带下与生殖有关和有"月信"的周期性月节律现象。

（3）**带下量随妊娠而增多** 妊娠后阴血下聚，使冲任、胞宫气血旺盛，故带液较未孕时略多。

（4）**带下润泽胞宫、阴道** 带下生而即有，发育成熟后与月经同步有周期性月节律，经断后肾气渐虚，天癸将竭，带下亦明显减少，但不能断绝。若带下减少不能濡润阴道，则阴中干涩，发为带下过少病证。故带下伴随女性一生，发挥着滋润胞宫、阴道的作用。

2. 带下产生与调节的机理

带下的产生是脏腑、津液、经络协调作用于胞宫的结果。

（1）**脏腑与带下** 带下属阴液，五脏之中肾、脾与阴液关系最大。《素问·逆调论》曰："肾者水脏，主津液。"《灵枢·五癃津液别》云："五谷之津液，和合而为膏者，内渗入于骨空，补益脑髓而下流于阴股。"带下又随肾气的充盛、天癸的分泌而产生，呈周期变化。《景岳全书·妇人规》："盖白带……精之余也。"指出生理性带下由精所化，精又有滋润、濡养补益之功，故可以认为，生理性带下由肾精所化，禀肾气藏泻，布露于子宫，润泽于阴道；脾为气血津液生化之源，主运化，赖脾气之升清，将胃肠吸收的谷气和津液上输于肺，而后由肺宣发和肃降，使津液输布全身而灌溉脏腑、形体和诸窍，其下泌胞宫、阴道，为生理性带下的组成部分。

（2）**津液与带下** 《灵枢·五癃津液别》中说："津液各走其道……其流而不行者为液。"《灵枢·口问》又说："液者，所以灌精濡空窍者也。"说明带下源于津液。

（3）**经络与带下** 带下为阴液，任脉为阴脉之海，主一身之阴液，任脉出胞中循阴器，任脉与带下的生理、病理直接相关。如《素问·骨空论》曰："任脉为病……女子带下瘕聚。"《素问玄机原病式》曰："故下部任脉湿热甚者，津液溢，而为带下。"这两段所言"带下"，虽然是指病理性带下，但是均说明了任脉与带下的关系。带脉环腰一周，约束诸经，与冲、任、督三脉纵横交错，络胞而过。《傅青主女科》云："盖带脉通于任督……带脉者，所以约束胞胎之系也。"可知任、督、带三脉互相联系，任脉所司之阴液，若失去督脉的温化，则化为湿浊之邪，伤于带脉则为带下病。带脉约束带液，使带下分泌有常。

（4）**胞宫与带下** 《景岳全书》曰："盖白带出自胞宫。"《血证论》又说："带脉下系胞宫。"认为带下由胞宫渗润阴道，并能防御外邪入侵。因此，生理性带下的产生与调节，是以脏腑功能正常为基础的，是脏腑、津液、经络协调作用于胞宫的生理现象。

三、妊娠生理

妊娠是胚胎和胎儿在母体内生长发育成长的过程，是从受孕至分娩的过程。"两精相搏，合而成形"，是妊娠的开始；"十月怀胎，一朝分娩"，是妊娠的结束。

1. 妊娠机理

"天地氤氲，万物化醇，男女媾精，万物化生"（《周易》）。前贤已认识到"男女媾精"创造人的生命。女子发育成熟后，月经按期来潮，具备受孕的功能。受孕的机理在于肾气充盛，天癸成熟，冲任脉通盛，男女之精适时相合，便可构成胎孕。《灵枢·决气》曰："两神相搏，合而成形。"对于受孕的条件，《女科正宗·广嗣总论》中云："男精壮而女经调，有子之道也。"男精壮应包括精液及性功能正常；女经调应包括正常的月经及排卵。一般21～35岁生育能力旺盛，注意把握受孕佳期，适当的性生活，就容易受孕。《女科证治准绳·胎前门》引了凡曰："凡妇人一月经行一度，必有一日氤氲之候，于一时辰间……此的候也……顺而施之，则成胎矣。"男女之精相合，成为胚胎，并种植于子宫，在肾气、天癸、冲任、胞宫各个环节的协调和滋养下，逐渐发育成长。马王堆帛书《胎产书》比较详细地描述了胎儿在母体中的发育变化和产妇的调摄，其后《备急千金要方》也描述了胚胎发育的过程。妊娠后经十月怀胎，则"瓜熟蒂落"，足月分娩。

2. 妊娠期生理现象

妊娠后母体的变化，明显的表现是月经停止来潮，脏腑、经络之血下注冲任，以养胎元。因此妊娠期间整个机体出现"血感不足，气易偏盛"的生理特点。

（1）**妊娠的临床表现** 妊娠初期，由于血聚于下，冲脉气盛，肝气上逆、胃气不降，则出现饮食偏嗜、恶心作呕、晨起头晕等现象。一般不严重，经过20~40日，症状多能自然消失。

另外，妊娠早期，孕妇可自觉乳房胀大。妊娠3个月后，白带稍增多，乳头、乳晕的颜色加深。妊娠4~5个月后，孕妇可以自觉胎动，胎体逐渐增大，小腹部逐渐膨隆。妊娠6个月后，胎儿渐大，阻滞气机，水道不利，常可出现轻度肿胀。妊娠末期，由于胎儿先露部压迫膀胱与直肠，可见小便频数、大便秘结等现象。

（2）**妊娠脉象** 妊娠2~3个月后，六脉平和滑利，按之不绝，尺脉尤甚。孕60日，《金匮要略》说："妇人得平脉，阴脉小弱。"《备急千金要方》说："妊娠初时寸微小，呼吸五至；三月而尺数也。"西医学也认为在妊娠10周以后心排出量开始增加，这与中医滑脉出现的时间是一致的。目前不能单凭脉象诊断早期妊娠，必须进行妊娠试验或超声协助诊断。

（3）**胎儿发育情况** 最早记载于《内经》。《灵枢·经脉》说："人始生，先成精，精成而脑髓生，骨为干，脉为营，筋为刚，肉为墙，皮肤坚而毛发长。"此后多有论述胎儿发育者，而徐之才《逐月养胎法》所论较切合实际，即《备急千金要方》卷二所载之"妊娠一月始胚，二月始膏，三月始胞，四月形体成，五月能动，六月筋骨立，七月毛发生，八月脏腑具，九月谷气入胃，十月诸神备，日满即产矣"，说明前人对胎儿的发育、成熟进行过详细观察。

四、产育生理

预产期的计算，据史料记载，甲骨文载有预测产期之法；隋唐时期又有《推产妇何时产法》1卷，可惜已失散。明代李梴《医学入门》指出："气血充实，可保十月分娩……凡二十七日即成一月之数。"十月为270日，与现代预产期计算已相当接近。现代推算的方法是：从末次月经的第一天算起，月数加9（或减3）日数加7（阴历则加14）。妊娠全程40周，即280日。

（1）**分娩** 是指成熟胎儿和胎衣从母体全部娩出的过程。必须对临产、正产及影响正产的因素有所了解。

（2）**临产现象** 在分娩发动前数周，孕妇可有一些临产征象出现。

（3）**释重感** 妊娠末期胎头入盆后，孕妇骤然释重，呼吸变得轻松，但可能感到行走不便和尿频。《胎产心法》载"临产自有先兆，须知凡孕妇临产，或半月数日前，胎胚必下垂，小便多频数"，很符合临床实际。

（4）**弄胎（假宫缩）**《医宗金鉴·妇科心法要诀》云："若数月已足，腹痛或作或止，腰不痛者，此名弄胎。"即在产程正式发动的前一段时间内，可出现间隔与持续时间不恒定、强度不增加的"假阵缩"，有的产妇感到痛苦不适，影响休息和饮食，有时与真阵缩不易鉴别，临床上应仔细观察，以区分真假。

（5）**正产现象** ①见红：接近分娩发动或分娩已发动时，阴道有少量血性分泌物和黏液。如果血量多则应考虑是否有异常情况。②离经脉：临产时可扪得产妇中指本节有脉搏跳动，称为离经脉。《产孕集》则认为："尺脉转急，如切绳转珠者，欲产也。"说明尺脉转急是临产的征兆之一。《脉经》指出:"妇人欲生,其脉离经。夜半觉,日中则生也。"但是现在已经不再用它来预测产程。

(6) **阵痛** 从有规律的宫缩开始至子宫颈口开全的腹部阵发性疼痛,称为阵痛。开始时阵痛间隔时间约15分钟,逐渐缩短为5~6分钟,最后为2~3分钟,这一现象称为开口期,分娩正式发动。《十产论》云:"正产者,盖妇人怀胎十月满足,阴阳气足,忽腰腹阵阵疼痛,相次胎气顿陷,至于腰腹痛极甚,乃至腰间重痛,谷道挺进,继之浆破血出,儿遂自生。"指明了此阶段的表现。

(7) **分娩过程** 即产程,划分为4期,是产科助产的重要时期,临床由产科处理(详见附篇)。分娩能否顺利,取决于产力、产道、胎儿、精神因素四者的相互协调。若产力异常,如宫缩过频、过强、过短、过弱或失去节律,或胎儿发育异常、胎位异常,或产道异常,均可影响分娩的进程,造成难产。除此以外,还有一些因素也能直接或间接影响分娩顺利进行,如产妇的精神状态对正常分娩的进展有着直接影响;产妇的素体状态及产妇的年龄、产次、分娩间隔、胎盘的大小、破膜过早均在一定程度上影响分娩及易发生并发症(详见附篇)。清代《达生编》主张临产妇女要做到"睡、忍痛、慢临盆",对顺利分娩有一定的帮助。

五、产褥生理

分娩结束后,产妇逐渐恢复到孕前状态,需要6~8周,此期称为"产褥期",又称"产后"。产后1周称为"新产后",产后1个月称为"小满月",产后百日称为"大满月",即所谓"弥月为期""百日为度"。由于分娩时的产创与出血和产程中用力耗气,产妇气血骤虚。因此,新产后可出现畏寒怕冷、微热多汗等"虚"象;又分娩后子宫缩复而有腹痛及排出余血浊液等"瘀"候,故产褥期的生理特点是"多虚多瘀"。相关研究基本证实了分娩后产妇存在"虚、瘀"状态,服用"补虚化瘀"的中药复方,"虚、瘀"状态明显改善,能提高产褥生理恢复功能。恶露是产后自子宫排出的余血浊液,先是暗红色的血性恶露,也称为红恶露,持续3~4日干净;后渐变淡红,量由多渐少,称为浆液性恶露,7~10日干净;继后渐为不含血色的白恶露,2~3周干净,总量约500mL。如果血性恶露10日以上仍未干净,应考虑子宫复旧不良或感染,当予以治疗。

六、哺乳生理

顺产者,产后30分钟即可开始哺乳,让新生儿吮吸乳头,以刺激乳头尽早泌乳,促进母体宫缩,减少产后出血,建立母子感情。婴儿吸吮初乳,可增强抗病能力,促进胎粪排出。乳汁由精血、津液所化,赖气以行。《景岳全书·妇人规》说:"妇人乳汁,乃冲任气血所化。"精血津液充足,能化生足够的乳汁哺养婴儿,哺乳次数按需供给。纯母乳喂养到6月龄为宜。6个月后幼儿适当增加辅食。哺乳期大多月经停闭,少数也可有排卵,月经可来潮,故要注意采取避孕措施。必须指出的是,在停止哺乳后,务必用药物回乳,以免长期溢乳发生月经病、乳腺疾病。

月经、带下、妊娠、产育和哺乳是妇女的生理特点,更是女性一生中阴阳气血自我调节不可缺少的健康环节。其产生与调节的机理都与脏腑、天癸、气血、经络、胞宫有密切关系,而且各生理特点之间也存在着一定的内在联系,构成女性特有的生理特征。

第三章 妇科疾病病因病机

第一节 妇科疾病常见病因

引起妇科疾病的病因有寒热湿邪、情志因素、生活因素和环境因素等，痰饮、瘀血等病理产物亦可影响冲任而导致妇科疾病。此外，禀赋不足也是导致某些妇科疾病的重要体质因素。

一、寒、热、湿邪

风、寒、暑、湿、燥、火（热）是自然界的气候变化，正常情况下称为"六气"。若非其时有其气，则成为致病因素，称为"六淫邪气"，因其从外而侵，又称外邪。另外，由于体内阴阳偏胜、偏衰，脏腑、气血调节失常，亦可产生风、寒、湿、燥、热等内生之邪。

各种邪气皆可导致妇科疾病的发生。但由于妇女的经、孕、产、乳均以血为用，而寒、热、湿邪尤易与血相搏而致病，故妇科疾病中以寒、热、湿邪较为常见。

1. 寒邪

（1）**外寒** 寒为阴邪，易伤阳气；其性收引、凝滞，易使气血运行不畅。寒邪由外及里，伤于肌表、经络、血脉，或由阴户而入，直中胞中，影响冲任。若素体虚弱，腠理疏松，天气寒冷，当风受凉，以致感受寒邪，或适值经期、产后，血室正开，衣着不足，或冒雨涉水，以致寒邪由阴户上客，与血相搏结，致使冲任、胞宫、胞脉阻滞，可发生月经后期、月经过少、闭经、痛经、产后身痛、产后发热等。

（2）**内寒** 内寒的产生，多与脾肾阳虚相关，因脏腑阳气虚衰，寒从内生，或过服寒凉泻火之品，抑遏阳气，使阴寒内盛，冲任虚寒，血脉凝涩，瘀血阻滞；命门火衰，脾阳失于温煦，运化失职，开合失司，阳不化阴，又致水湿、痰饮内停，均可导致月经后期、闭经、崩漏、痛经、带下病、经行泄泻、经行浮肿、不孕症等。

2. 热邪

（1）**外热** 多为外感火热之邪。热为阳邪，其性炎上亢奋，善行数变，易动血、伤阴、生风。热邪为患，易耗气伤津，导致壮热，汗出，口渴；热扰神明则神昏谵语；热极生风，则抽搐昏迷；热迫血行，则血不循经而发生各种出血证。在经期、孕期或产后，正气偏虚，热邪易乘虚而入，直中胞宫，损伤冲任，发生月经先期、月经过多、崩漏、经行发热、妊娠小便淋痛、产后发热等；若热邪结聚冲任、胞中，使气血壅滞，热盛则肿、热盛肉腐，则导致盆腔炎或阴疮等。

（2）**内热** 多因脏腑阴血津液不足，阴不维阳；或素体阳盛，或过食辛热温补之品，或七情过激，五志化火，以致火热炽盛，热伤冲任，迫血妄行、上扰清窍、生风化燥，导致月经先期、月经过多、经行吐衄、经行头痛、经行情志异常、胎漏、子痫、产后发热、阴疮等。

从热邪致病的证候而言，有虚热、实热、热毒之分。临床上阴虚所致的内热称为虚热，常见月经先期、经期延长、漏下、产后发热伴手足心热、两颧潮红、口干咽燥等症状；若情志化火、饮食不当及阳盛血热等称为实热，可见月经过多色红质稠、带下过多色黄有味、盆腔炎腹痛痛剧灼热拒按等；热毒乃邪热炽盛，蕴积成毒，如感染邪毒产后发热壮热不寒、带下过多臭秽难闻等。

3. 湿邪

（1）**外湿** 多是感受外在的湿邪，如气候潮湿、淋雨涉水、久居湿地而致。湿属于阴邪，其性重浊黏滞，易困阻气机，损伤阳气，病情缠绵；湿性趋下，易袭阴部。湿性黏滞，易与其他邪气相合致病，湿与寒并，则成寒湿；湿郁日久化热，则为湿热；湿聚成痰，则成痰湿；湿热蕴积日久，或感受湿毒之邪，浸淫机体，以致溃腐成脓，则为湿毒。湿邪易下客阴户，直中胞宫，下注冲任，引起带下病、阴痒或盆腔炎性疾病等。

（2）**内湿** 《素问·至真要大论》指出："诸湿肿满，皆属于脾。"内湿多归咎于脾。素体脾虚，或饮食不节、劳倦过度，脾阳不足，不能运化水湿，或肾阳虚衰，不能温煦脾土，化气行水，遂致湿从内生，久而酿成痰饮，痰湿停滞，流注冲任，伤及带脉。

湿为有形之邪，湿邪为患，因其留滞的部位、时间不同，可导致经行浮肿、经行泄泻、闭经、带下病、子肿、子满、产后身痛、不孕症、阴痒、癥瘕等。

二、七情内伤

喜、怒、忧、思、悲、恐、惊统称七情，是人类对外界刺激的情绪反应，也是脏腑功能活动的表现形式。情志致病主要影响脏腑之气机，使气机升降失常，气血紊乱。《素问·阴阳别论》曰："二阳之病发心脾，有不得隐曲，女子不月。"《素问·痿论》说："悲哀太甚，则胞络绝，胞络绝，则阳气内动，发则心下崩。"指出七情内伤可导致闭经和血崩。《傅青主女科》有"郁结血崩""多怒堕胎""大怒小产""气逆难产""郁结乳汁不通""嫉妒不孕"等记载。情志因素之中，以怒、思、恐对冲任之影响较明显。

1. 怒

怒伤肝。肝藏血，主疏泄。抑郁忿怒，则肝气郁结，疏泄失常，可致月经不调、闭经、崩漏、痛经、经行吐衄、胎动不安、堕胎、缺乳、癥瘕等。肝气横逆，则伤脾气，使胃失和降，导致妊娠恶阻。

2. 思

思伤脾。脾主运化，统血，为气血生化之源。脾虚血失统摄，则可引起月经过多、月经先期、崩漏、胎漏、胎动不安、产后恶露不绝等。脾失运化，气血生化乏源，可致月经过少、闭经、缺乳等。脾虚不能运化水湿，则水湿内停，流注冲任，可致经行泄泻、经行浮肿、子肿、子满、带下病等。

3. 恐

恐伤肾。肾主封藏，藏精气，主水，司开合。惊恐过度，则气下、气乱，肾封藏失职，冲任不固，可导致崩漏、闭经、经行泄泻、经行浮肿、带下病、胎动不安、滑胎、子肿、不孕症等。

七情内伤可导致妇科疾病，而妇科疾病也可引起情志变化。如闭经、崩漏、滑胎、不孕症、盆腔炎性疾病等，患者常有情绪低落、抑郁、悲伤等反应，使病情倍加难治。

三、生活失度

生活失于常度，或生活环境突然改变，在一定条件下也可使脏腑、气血、冲任的功能失调而导致妇科疾病。常见的有房劳多产、饮食不节、劳逸失常、跌仆损伤等。

1. 房劳多产

（1）**房事不节** 适时、适度的性生活是健康成年人的需要。而性生活过早、过频，则可耗损肾精，损伤冲任。在经期、产后血室正开之时行房事，邪毒易乘虚而入，邪气蕴留阴户、阴道、子门，或直入胞宫，流注于冲任，导致妇科疾病。孕期不节房事，易伤动胎气，发生胎漏、胎动不安，甚或堕胎、小产。

（2）**孕产过多过频** 《经效产宝》指出："若产育过多，复自乳子，血气已伤。"生育过多或堕胎、小产过频，更易耗伤气血，损伤冲任，导致月经不调、闭经、痛经、滑胎、不孕、阴挺、盆腔炎性疾病等。

2. 饮食不节

（1）**饥饱失常** 饮食均衡是人的生命活动的基本保证。若饮食不足，气血生化之源匮乏，冲任失养，导致月经过少、闭经、胎萎不长等。若饮食过度，暴饮暴食，损伤脾胃，《素问·痹论》说："饮食自倍，肠胃乃伤。"脾失运化，中焦积滞乃生，脾虚痰饮内蕴，引起月经后期、月经过少、闭经、不孕症等。

（2）**饮食偏嗜** 若过食辛辣燥热之品，则热从内生，迫血妄行，引起月经先期、月经过多、崩漏、经行吐衄、胎漏、产后恶露不绝等。若过食生冷之品，可致血脉凝滞，血行受阻，气血运行不畅，发生痛经、月经过少、闭经。月经期尤应注意，《景岳全书·妇人规》谓："凡经行之际，大忌辛凉等药，饮食亦然。"妊娠期饮食过度偏嗜，或烟酒过量，或药食不慎，可影响胎元，甚或引起堕胎、小产。过食膏脂厚味，痰湿内生，停滞冲任胞宫，阻滞气血，常致月经过少、闭经、不孕、癥瘕等。

3. 劳逸失常

适度活动有助于气血的运行；正常的休息可以舒缓疲劳，调节身体。但过劳过逸，皆可致病。妇女在月经期、妊娠期和产褥期更应注意劳逸适度。《素问·举痛论》说："劳则气耗。"经期过度劳累或剧烈运动，易导致气虚冲任不固，引起月经过多、经期延长、崩漏。妊娠期劳倦过度或负重劳累，气虚系胞无力，可致胎漏、胎动不安、堕胎、小产。产后过早过劳，可导致恶露不绝、阴挺等。生活过于安逸，也可导致气血运行不畅，易致痛经、难产。《素问·宣明五气》谓："久卧伤气，久坐伤肉。"《格致余论·难产论》认为"久坐，胞胎因母气不能自运"，可致难产。

4. 跌仆损伤

跌仆及手术创伤可直接损伤冲任，引起妇科疾病。若手术直接损伤胞宫，可引起痛经、月经过少、经期延长、闭经；若妊娠期起居不慎，跌仆闪挫，或挫伤腰腹，可致堕胎、小产；若跌仆损伤阴户，可致外阴血肿。

四、体质因素

体质，中医称为"禀赋"。清代《通俗伤寒论》始有"体质"之词。体质禀受于父母，并受到后天环境、生活条件等因素的影响而逐渐形成。《灵枢·五音五味》指出："妇人之生，有余于气，不足于血，以其数脱血也。"就是对女性体质特点的高度概括。在疾病的发生、发展、转归全过程及辨证论治中，体质因素均发挥了重要作用。体质的差异，往往影响机体对某种致病因素的易感性，决定个体是否发病、影响发病后的证候表现及疾病的传变、转归。

妇科疾病的发生与体质关系密切。如先天禀赋不足，常可发生月经不调、闭经、崩漏、胎动不安、滑胎、不孕症等；素性抑郁者，易受七情内伤，发生肝郁、脾虚，引起月经先后无定期、痛经、月经前后诸证、不孕症、绝经前后诸证等。不同的体质在相同的致病条件（如前述寒热湿邪、七情内伤、生活失度）下，可以决定女性是否患病、患病种类和程度，因此，成为妇科疾病的病因之一。

此外，在现代社会中出现了一些新的病因，如免疫因素、生物因素、环境因素等都可导致妇科疾病。同时，一些病理产物，如瘀血、痰饮在一定条件下又转变为致病因素，从而导致妇科疾病的发生和发展。

第二节 妇科疾病主要病机

病机，即疾病发生、发展与变化的机理。致病因素作用于人体，在一定的发病条件下，导致脏腑功能失常，气血失调，直接或间接损伤冲任，导致妇科疾病的发生。

一、脏腑功能失常影响冲任为病

脏腑功能失常，以肾、肝、脾的病机与妇科疾病的关系尤为密切。

1. 肾

肾藏精，主生殖，为先天之本，元气之根，胞络系于肾，冲任之本在肾。若先天禀赋不足，或早婚多产，房事不节，或大病久病，均可致肾虚而影响冲任。主要有肾气虚、肾精亏虚、肾阴虚、肾阳虚和肾阴阳俱虚等病机。

（1）**肾气虚** 肾气概指肾的功能活动。肾气的盛衰亦直接影响天癸的至竭，从而影响月经与胎孕。肾气虚，则封藏失职，冲任不固，胞宫藏泻失常，可致月经先期、月经过多、崩漏、闭经、产后恶露不绝等；冲任不固，胎失所系，可致胎漏、胎动不安、滑胎；任脉不固，带脉失约，导致带下过多；冲任不固，系胞无力，则致阴挺；冲任不固，不能摄精成孕，可致不孕症。

（2）**肾精亏虚** 肾精不足，天癸不能按期而至，冲任不盛，血海不充，胞宫失于濡养，可发生月经过少、闭经、痛经、不孕症、胎萎不长等。

（3）**肾阴虚** 肾阴亏损，冲任不充，血海不能按时满盈，可发生月经后期、月经过少、闭经；冲任不足，胎失所养，致胎漏、胎动不安、胎萎不长；阴虚生内热，热伏冲任，迫血妄行，可致月经先期、经间期出血、崩漏、经行吐衄等；肾阴虚不能上制心火，亦可致心肾不交，出现绝经前后诸证。冲任亏虚，不能摄精成孕，出现不孕。

（4）**肾阳虚** 肾阳不足，冲任虚寒，胞宫失于温养，可发生月经后期、闭经、妊娠腹痛、胎萎不长、不孕症等；肾阳虚微，封藏失职，冲任不固，发为崩漏、带下病等；肾阳虚气化失司，不能温化水湿，水湿泛溢肌肤可致经行浮肿、子肿，下渗大肠可致经行泄泻；湿聚成痰，痰浊阻滞冲任、胞宫，可致闭经、不孕症。

（5）**肾阴阳俱虚** 阴损可以及阳，阳损可以及阴，病程日久可导致肾阴阳两虚，导致冲任气血不调，可发生崩漏、绝经前后诸证等。

2. 肝

肝藏血，司血海，主疏泄，喜条达而恶抑郁。肝体阴而用阳，具有贮藏血液和调节血流、血量的生理功能，肝又有易郁、易热、易虚、易亢的特点。妇人以血为本，经、孕、产、乳均以血为用。肝的病机主要有肝气郁结、肝经湿热、肝阴不足、肝阳上亢等。

（1）**肝气郁结** 肝气失于疏泄，冲任气机不畅，可发生月经先后无定期、痛经、闭经、经行乳房胀痛、经行情志异常、缺乳、产后郁证、不孕症等。若肝气横逆犯脾，致肝郁脾虚，可发生月经过多或过少等。肝气上逆，经期、孕期冲脉之气较盛，夹胃气上逆，可发生经行呕吐、妊娠恶阻；肝郁化热化火，火热之邪下扰冲任血海，迫血妄行，可致月经先期、月经过多、崩漏、胎漏、产后恶露不绝；气火上炎，发为经行头痛、经行吐衄、乳汁自出。

（2）**肝经湿热** 肝气犯脾，脾虚生湿，肝郁化热，肝经湿热蕴结，下注冲任，浸淫任带，可致带下过多、阴痒等；湿热蕴结胞中，阻滞冲任，发生不孕症、盆腔炎、癥瘕。

（3）**肝阴不足** 肝血耗损，久则肝阴不足，冲任失养，血海不盈，可致月经过少、闭经、不孕症等；肝血不足，经前、经时、孕期阴血下注冲任血海，阴血益虚，血虚生风化燥，发生经行风疹块、妊娠身痒。

（4）**肝阳上亢** 肝阴不足，阴不维阳，则肝阳上亢，可发生经行头痛、经行眩晕、经行吐衄、子晕、乳汁自出等；阴虚阳亢，肝风内动，则发为子痫。

3. 脾

脾主运化，为后天之本，气血生化之源，主中气而统血。脾的病机主要有脾失健运、脾失统摄及脾虚下陷。

（1）**脾失健运** 脾失健运，化源不足，冲任血虚，血海不能按时满溢，可致月经后期、月经过少、闭经；血少胎失血养，可致胎动不安、胎漏、堕胎、小产、胎萎不长等；脾虚运化失职，水湿不运，聚而成痰，痰湿壅滞冲任、胞宫，出现月经过少、闭经、不孕、癥瘕；湿注下焦，损及任带，发为带下过多。

（2）**脾失统摄** 脾气虚弱，中气不足，统摄无权，冲任不固，可出现月经过多、经期延长、崩漏、胎漏、产后恶露不绝、乳汁自出。

（3）**脾虚下陷** 脾虚气陷，升举无力，可致胎漏、子宫脱垂。

4. 心

心藏神，主血脉。胞脉者属心而络于胞中。心与妇科疾病有着极大的关系。

（1）**心气虚** 积想在心，忧思不解，心气不得下通，导致胞脉不通，冲任不畅，可发生月经后期、月经过少、闭经、不孕症等。

（2）**心阴虚** 心阴不足，心火偏亢，心火与肾水不能相济，心肾不交，可发生经行口糜、绝经前后诸证、产后郁证等；若心阴虚，虚热下扰冲任，迫血妄行，导致月经先期、经间期出血、崩漏；津随热泄，可发生产后盗汗等。

5. 肺

肺主气、主肃降，朝百脉，通调水道。若肺阴不足，阴虚火旺，经行阴血下注冲任，肺阴益虚，虚火灼伤肺络，则出现经行吐衄。若肺气虚，失于肃降，导致冲任气血升降失调，可发生子肿、妊娠咳嗽、妊娠小便不通、产后小便不通等。

人体是一个整体，脏腑之间具有相生、相克的关系，其发病亦可相互影响而出现复杂的病机。临床上常出现肾虚肝郁、肝郁脾虚、脾肾阳虚、肝肾阴虚、肾虚血瘀等，当情况错综复杂时，应找出主要的病机，并动态观察其变化。

二、气血失调影响冲任为病

经、孕、产、乳均以血为用，易耗伤阴血，导致气血相对不平衡的状态。《灵枢·五音五味》云："妇人之生，有余于气，不足于血，以其数脱血也。"气血失调影响冲任是导致妇科疾病的重要病机。

气为血帅，血为气母，气以行血，血以载气。气血之间相互依存、相互资生。故气病可以及血，血病可以及气。但临证时既应分清在血在气，又要注意气血的密切关系。

1. 气失调

（1）**气虚** 素体羸弱，或久病重病，忧思劳倦等，均可导致气虚。气虚冲任不固，则月经先期、月经过多、崩漏、带下病、胎漏、产后恶露不绝、乳汁自出、阴挺等。气虚卫外不固，易致产后发热、产后自汗等。

（2）**气滞** 肝气郁结，气机阻滞，胞脉、冲任不畅，可致月经后期、痛经、闭经、经行乳房胀痛；气行不畅，津液停滞，水湿不布，可见经行浮肿、子肿；气滞引起血瘀，胞脉、冲任不通，可致癥瘕、不孕症。

（3）**气逆** 情志所伤，肝气疏泄过度，则肝气横逆，上扰肺胃。肺失肃降，则气上逆，可出现妊娠咳嗽。胃失和降，胃气上逆，可致妊娠恶阻。怒则气上，肝气上逆，可致经行吐衄、经行头痛等。

（4）**气陷** 气虚升举无力而下陷，无力载胎系胞，可致胎漏、胎动不安、子宫脱垂。

2. 血失调

（1）**血虚** 素体虚弱，大病、久病之后，阴血暗耗，或经、产失血耗血；或劳倦思虑太过伤脾，或素体脾胃虚弱，化源不足；或肾精不足，精血同源，精亏血少，均可致血虚血海不盈，冲任亏虚，可致月经后期、月经过少、痛经、闭经、胎萎不长、产后身痛、缺乳、不孕症等。

（2）**血瘀** 经期、产后余血未尽，离经之血留滞冲任、胞宫；或外感邪气，邪气与血相搏结，瘀阻胞中；或情志所伤，气机郁结，气滞血瘀；或气虚运血无力而成瘀，或手术留瘀。瘀血阻滞冲任、胞宫，气血运行不畅，经遂不通，可致痛经、闭经、异位妊娠、胎死不下、产后腹痛、产后发热、不孕症等；若瘀阻冲任，新血不得归经，则月经过多、经期延长、崩漏、胎动不安、产后恶露不绝等。若瘀积日久，可结成癥瘕。

（3）**血热** 有实热、虚热之分，实热多由素体阳盛、外感热邪、肝经郁火或过服辛辣温燥之品而成，热伏冲任，血海不宁，迫血妄行，可致月经先期、月经过多、崩漏、经行吐衄、胎漏、胎动不安、产后发热、产后恶露不绝等。虚热则由素体阴虚，或经孕产乳失血耗血，阴血益亏，阴虚生内热，虚热亦可扰动血海，出现经期延长、月经先期、胎漏、产后恶露不绝等。

（4）**血寒** 分实寒、虚寒两类。实寒多因外感寒邪，或过服寒凉之药物、食物，寒客胞中，血为寒凝，冲任闭阻不通，可见月经后期、月经过少、痛经、闭经、妊娠腹痛、产后腹痛等；虚寒则为素体阳虚，寒自内生，脏腑失于温煦，冲任失养可致胎萎不长、产后身痛、不孕症等。

气血相互资生、相互依存。往往气病及血，血病及气，或气血同病，虚实错杂。临床常见气血俱虚、气滞血瘀、气虚血瘀等病机导致妇科病证。故《素问·调经论》指出："血气不和，百病乃变化而生。"

三、损伤胞宫影响冲任为病

经期或产时阴部不洁，邪毒由阴部直犯胞宫，损伤冲任，致月经不调、崩漏、带下过多、产后发热等；久居湿地，或经期冒雨涉水，寒湿侵袭胞宫，客于冲任，血为寒凝，致痛经、闭经、癥瘕；外伤（含手术创伤）、经期孕期跌仆闪挫、房事不节，或合之非道（经期性交或不洁性交），直接损伤胞宫，致冲任失调，引发月经不调、崩漏、胎动不安、堕胎小产、不孕、带下过多、盆腔炎性疾病等。

外伤直接损伤胞宫，影响冲任；脏腑功能失常、气血失调，可间接损伤冲任，导致冲任、胞宫、胞脉、胞络损伤，肾-天癸-冲任-胞宫间功能失调引发妇科疾病。因此冲任损伤是妇科疾病病机的重要环节。《医学源流论》指出："冲任二脉皆起于胞中，上循背里，为经络之海，此皆血之所从生。而胎之所由系，明于冲任之故，则本源洞悉，而后所生之病，千条万绪，以可知其所从起。"

冲任损伤的主要病机有冲任虚衰、冲任不固、冲任失调、冲任阻滞、热蕴冲任、寒凝冲任和冲气上逆等。胞宫、胞脉、胞络的病机主要有胞宫藏泻失司和胞宫闭阻。

总之，妇科疾病的病机是复杂的。脏腑、气血、冲任、胞宫之间具有密切的关系。气血来源于脏腑，经络是气血运行的通道，脏腑又需要气血的濡养。因此，上述三种病机亦可相互影响，出现气血同病、多脏受累、诸经受损的病机。临证需根据妇女经、孕、产、乳等不同阶段的生理变化与病机特点，把握主要的病因病机，全面辨析，才能做出正确的判断。

第四章 妇科疾病诊断概要

诊断和辨证是疾病治疗的基础，妇科疾病的诊断同其他各科一样，以望、闻、问、切为主要方法，辅以相关的实验室检查以及器械检查等。在具体运用时，要注意诊察经、带、胎、产、乳等生理病理的变化以及胞宫、阴道、子门、阴户等的病变，这是妇科疾病的诊断特点。辨证的方法以阴阳、表里、寒热、虚实为纲领，以确定疾病的病位、病性及演变规律等。此外，亦需灵活运用气血、脏腑、冲任督带等妇科特色的辨证思路，以清晰的临证思维方法对妇科常见的月经病、带下病、妊娠病、产后病、杂病及急症进行辨析。

第一节 妇科疾病诊法

四诊是中医的基本诊法。医生通过问诊、望诊、闻诊和切诊，全面收集就诊患者的病历资料，并进行综合分析，从而诊断疾病。由于病症、病位、体质等差异，四诊的运用有不同的重点，应四诊合参，并结合八纲辨证和现代诊法进行判断。

一、问　诊

问诊是四诊中重要的一环。通常是采集主要症状与病史资料的第一步。《景岳全书·传忠录·十问篇》将问诊视为"诊治之要领，临证之首务"。医生要掌握问诊的基本方法，并应熟悉专科的基本知识，以和蔼的态度，耐心询问，适当启发，细心听取其叙述，以便全面、客观地了解病情。但应避免主观臆测和不适当的暗示。对于危重患者，可通过其亲友了解病情，并抓紧时间进行诊治处理，以免贻误抢救。曾经其他医院诊治者，应了解既往诊治情况，参阅有关资料，以便参考。若患者有难言之隐，或因他人在场而羞于启齿，尤其是涉及性与生殖方面的病史，则应单独进行问诊，并告知相关病史对于诊断与治疗的重要性，以期得到患者的配合。

1. 问年龄

初诊患者均应询问并记录其年龄。妇科疾病与年龄有密切关系，不同年龄阶段妇女由于生理特点存在显著差异，其病理及问诊特点也各有不同，青春期肾气初盛，需注意其禀赋是否正常，肾气、天癸、冲任是否充盛而胞宫藏泻是否定期；育龄期是生育的旺盛期，经、孕、产、乳数伤于血，易致脏腑功能损伤、冲任气血失调，而发生经带胎产诸疾，在生活和工作中也往往承受较大的心理与社会压力，而容易引起肝郁之证；围绝经期及老年期，脏腑、气血、阴阳失调，易发生绝经前后诸证、癥瘕、阴挺等病症。此外，原发性闭经和绝经的辨别，不孕症、胎漏、胎动不安等对治疗方案的选择，均需根据年龄进行判断。

2. 问主诉

主诉是患者求诊的原因，即患者最感痛苦的症状、体征及持续时间。主诉应高度概括、重点突出、简明扼要。通过询问患者的主诉可以初步估计疾病的大致范围、类别和病情的轻重缓急。如有两项及以上主要症状时，还应询问其发生的顺序，如"停经40日，阴道少量流血3日，左少腹隐痛2日，剧痛3小时"。主诉包括症状、病位和病程，主诉应能引导第一诊断。

3. 问现病史

现病史是问诊的重要内容，围绕其主诉询问发病的过程。即开始出现主诉的症状至就诊时，疾病发生、发展和治疗的全过程，以及目前的自觉症状。要注意了解发病的起因或诱因，具体时间，病情变化以及主要症状、伴随症状的部位、性质、程度及持续时间，发病后的诊治经过、疗效及不良反应等。询问时应结合妇科疾病诊断和辨证，注重中医症状特点。如主诉为经行腹痛，应了解疼痛发生在经前、经时或经后，疼痛的性质为刺痛、胀痛、冷痛、灼痛、绞痛或隐痛，疼痛程度及持续时间，是否有其他伴随症状，如恶心呕吐、肢冷汗出、肛门胀坠等。此外，还需要询问其全身症状，如寒热、头身、胸腹、饮食、汗、口味、睡眠、二便、体重变化等。

4. 问月经史

对妇科患者必须详细询问月经情况。包括初潮年龄、月经周期、经期、经量、经色、经质、月经气味、末次月经日期和伴随月经周期出现的症状，如乳房胀痛、腹痛、腹泻、头痛、腰痛等。已绝经女性应了解绝经年龄，绝经后有无阴道流血、带下异常、骨质疏松或其他不适。

5. 问带下

主要了解带下的量、色、质、气味和伴随症状，如阴痒、阴肿、阴疮等。若带下量多，需询问量多出现时间，若在月经前或月经中期或妊娠期出现带下量多，而色质无异常，无臭味，此为生理性带下。

6. 问婚产史

了解婚姻和性生活情况、孕育史等。包括婚育年龄、婚次、孕次及妊娠结局（如足月顺产、早产、难产、剖宫产、自然流产、人工流产、异位妊娠等）；末次妊娠的时间和结局；孕期有无妊娠病；产后出血多少，恶露量、色、质、气味和哺乳情况等。若有生殖障碍者（如不孕、反复自然流产、曾生育出生缺陷儿等），需了解配偶年龄，是否近亲，夫妇是否同居等。此外，还需了解避孕或绝育措施及使用时间。

7. 问既往史

既往史包括既往健康情况，尤其是与现病史有关的既往病史、手术史、外伤史、预防接种史、输血及过敏史。

8. 问个人史

了解其生活和工作环境，出生地与居处，旅居史，饮食、烟酒等嗜好。

9. 问家族史

了解其家族成员有无遗传病或具有家族发病倾向的病症、传染病等（如地中海贫血、糖尿病、高血压、肿瘤、结核病等）。

二、望　　诊

望诊，是通过对体外各部位、舌象以及神态的观察，了解体内脏腑、气血变化的诊法。《灵枢·本脏》云："视其外应，以知其内藏，则知所病矣。"妇科望诊除观察神志、形态、面色、唇色、舌质、舌苔外，还应注意观察乳房、阴户形态以及月经、带下、恶露及乳汁的量、色、质变化。

1. 望形神

形态是脏腑盛衰的反映，神志是生命活动的体现。望形可以了解发育是否正常以及脏腑的虚实，望神可以了解精气的盛衰。形神合参，对诊断妇科疾病的性质和病情的轻重有重要参考价值。若面色青白，表情痛苦，躬身抱腹，多为妇科痛证；若头晕眼花，面色苍白，表情淡漠，甚至昏不识人，多为妇科血证；若面赤唇红，高热烦躁或谵语，多为妇科热证；产前、产时或产后突然四肢抽搐、角弓反张、神昏口噤，多为子痫、产后痉证。

2. 望面色

面色反映脏腑的虚实和气血的盛衰。对妇科疾病要结合病症和病之新久进行分析。如面色萎黄，为营血不足，可见于月经后期、月经过少、闭经等；面色戴红而颧赤者，为阴虚火旺，可见于绝经前后诸证等；面色青紫，多为瘀血内停，可见于痛经、闭经、癥瘕等；面色晦暗，或面颊有暗斑，兼眼眶黧黑者，多为肾气虚衰，可见于闭经、崩漏、滑胎、不孕等；面部痤疮，尤以经前为甚者，多属肝经郁火或肺胃湿热。

3. 望舌象

舌质反映脏腑寒热、虚实，邪气进退；舌苔反映邪气的性质、深浅，以及津液之盛衰。舌质红为热，舌质淡为气血两虚，舌质暗或见瘀点为血瘀；舌苔白多为寒，苔腻为痰湿，苔黄为热，苔黑而润为阳虚有寒，苔黑而燥为火炽伤津。但要结合病程之新久进行分析。新病血瘀，如异位妊娠破裂之少腹血瘀、产后胎衣滞留则未必见舌暗有瘀象，而癥瘕、子宫内膜异位症等往往病程较长，瘀结成癥，可见舌暗或有瘀点、瘀斑。故不可拘泥。

4. 望毛发

肾之华在发，发为血之余。产后血晕导致精血亏虚，可见毛发脱落，发色枯槁；痰饮壅盛，冲任阻滞者多见体毛增多，阴毛浓密，甚如男性化分布，亦有环唇须毛粗长者，多见于月经后期、闭经等患者。

5. 望月经

观察月经量、色、质的变化。经量明显增多或减少，往往是诊断月经病的依据，经色和经质改变则为辨证的依据。经量多，色深红或紫红，质黏稠者，多为阳盛实热；经量少，色鲜红，质较稀薄者，多为虚热；色淡红，质稀薄如水者，经量多则为气虚；经量少则为血虚；经量多，色暗红而有血块者，多为虚寒；经量多少不定，色紫暗有块者，多为血瘀。

6. 望带下

带下量明显增多或减少为异常，色、质、气味异常是诊断带下病的主要依据。带下量多，色白，质清稀者，多为脾虚或肾虚；带下量多，色黄，质黏稠者，多为湿热；带下量多，色赤白相兼，质稠如脓，或有臭气者，多为湿毒、热毒。

7. 望恶露

若恶露明显增多，过期不止，色淡红，质稀薄，多为气虚；恶露量少，或排出不畅，有血块，多属血瘀；若恶露紫暗如败酱，气味臭秽，伴有发热、下腹疼痛，多为感染邪毒之征。

8. 望乳房和乳汁

女性在月经初潮前开始乳房发育，出现女性第二性征。妊娠期乳房增大、乳晕着色，临产前挤压乳头可有少许乳汁溢出。若月经来潮后仍乳房平坦，乳头细小，多为肝肾不足，失于充养；若孕后胀大的乳房转为松弛缩小，可能为胎死腹中之征；产后乳房肿胀、疼痛、焮热潮红，多为乳痈；产后乳汁少而清稀，多因气虚血弱；少而稠则多属肝郁气滞；产后乳汁清稀自出，责之于气虚不摄；乳汁黄稠，滴漏不止，则多因肝热外迫；非孕期或哺乳期，挤压乳房有乳汁溢出，多伴有月经后期或月经过少、闭经；若乳房溢血，则需警惕乳房肿瘤。

9. 望阴户、阴道

主要观察阴户、阴道的形态、色泽与带下情况。若阴道如螺、纹之状，或阴户呈鼓、角之形，均属先天畸形；阴户色泽减退、变白、枯槁干涩、粗糙增厚，甚至皲裂，多为肾精亏虚，肝血不足或寒凝血瘀所致；阴户、阴道潮红，带下黄稠，多为感染湿热或诸虫而致；阴户局部肿胀，多属阴疮；阴道有物脱出，多为阴挺。

三、闻　诊

闻诊包括听声音和嗅气味两个方面。

1. 听声音

听声音包括语音、呼吸、嗳气、叹息、痰喘、咳嗽等声音。观察语言的多寡、语音的高低、气息的强弱等以辨病之寒、热、虚、实。对于孕妇，还要听胎心音，包括频率、节律、音量的大小等。要注意胎心音的强弱、频率、节律等，听胎心是判断胎儿发育及有无胎儿宫内窘迫的重要依据。

2. 嗅气味

正常之月经、带下、恶露无特殊臭气，如有秽臭，多属感染淫邪或瘀热所致；若气味腐臭秽浊，多为热毒内蕴；恶臭难闻，则要警惕宫颈癌的可能。

四、切　诊

妇科切诊包括切脉，按肌肤及胸腹等。

1. 切脉

一般情况下，妇人之脉稍弱于男子，略沉细而柔软，这是妇人生理特点决定的，若逢月经、带下、妊娠、临床、产后等变化，脉象则随之变化。

（1）**月经脉**　月经将至，或正值经期，脉多滑利有力，此乃月经常脉。若脉缓细弱无力者，多属气虚、血虚；脉沉细者，多属肾气不足；脉细数者，多属肾阴不足或阴虚内热；脉沉迟而细弱者，多属肾阳不足；脉弦者，多属肝郁气滞；脉涩者，多属血瘀；脉滑者，多属痰湿；脉沉紧者，多属实寒；脉沉迟无力者，多属虚寒；脉沉濡者，多属寒湿；脉滑数、洪数者，多属湿热、血热；脉弦数有力者，多属肝郁化热；如脉洪大而数，主冲任伏热，每见月经先期、量多；脉沉细或虚弱，主气血亏虚，每见月经过少、闭经；脉细数无力，主虚热津伤，阴亏血少，每见月经先期、量少、闭经、漏下；崩中初起，脉多浮弦数；暴崩下血，脉多虚大而芤；漏下日久，脉多细缓，若反见洪数者为逆，病多深重。

（2）**带下脉**　带下常脉与一般常脉无异。带下病而见脉缓滑者，多属脾虚湿盛；脉沉细者，多属肾虚；脉滑数或弦数者，多属湿热；脉沉细或濡缓者，多属寒湿。

（3）**妊娠脉**　孕后六脉平和而滑疾流利，尺脉按之不绝，此乃妊娠常脉。若孕后脉沉细而涩，或两尺甚弱，多为肾气虚衰，冲任不足，常见于胎动不安、胎萎不长、胎死腹中、堕胎等；妊娠晚期脉弦而劲急，或弦细而数，多为肝阴不足，肝阳偏亢，应警惕发生子晕、子痫的可能。

（4）**临产脉**　临产之时六脉浮大而滑，欲产则尺脉转急，如切绳转珠，又称离经脉。同时可扪及中指本节、中节甚至末节两侧脉动应指。《脉经》云："怀妊离经，其脉浮。"《产孕集》曰：

"尺脉转急,如切绳转珠者,欲产也。"《薛氏医案·女科撮要·保产》说:"试捏产母手中指中节,或本节跳动,方与临盆即产矣。"具有一定的临床意义。

(5) **产后脉** 分娩时耗气伤血,新血未复,故产后脉多见虚缓平和。若产后脉浮滑而数,多属阴血未复,虚阳上浮,或外感邪气。脉沉细涩弱,多属夹瘀证,脉浮大虚数多属气虚血脱。

2. 按肌肤及胸腹

(1) **按肌肤** 通过肌肤的温凉、润燥、肿胀或压痛等以辨寒、热、虚、实。

(2) **按胸腹** 按胸部主要是了解乳房形状、大小是否对称,有无结节、肿块及其大小、性质与活动度,有无触痛等,并观察有无溢乳、溢血。

按腹部主要了解腹部的软硬、温凉、肿胀或压痛,是否扪及包块及其大小、部位、性质、疼痛、活动度以及与周围脏器的关系等。腹部不温或寒冷者,多为阳气不足、寒邪内盛;灼热而痛者,多为热盛。小腹疼痛拒按,多属实证;隐痛喜按,多属虚证。下腹结块坚硬,推之不移,多属血瘀;如结块不硬,推之可移,多属气滞、痰湿。在妊娠期应了解子宫的大小与孕期是否相符,胎位是否正常。如妊娠后腹形明显大于孕月,应注意鉴别双胎、多胎、巨大胎儿或胎水肿满、葡萄胎等;若腹形明显小于孕月,多为胎萎不长,或胎死腹中。

五、病历采集与分析

病历是记录疾病的发生、发展、治疗经过与疾病转归的医疗文件,包括病史、体格检查与实验室检查、诊断与处理。

1. 病历采集

一份完整、准确的病史有助于了解疾病的发生、发展,并做出准确的诊断,从而给予患者及时、正确的治疗。同时采集病历的重要性还在于它是医患沟通、建立良好医患关系的最重要时机,采用正确的方法和良好的问诊技巧,使患者对医生产生信任,依从性好,从而配合医生诊治。

病历采集一般是直接询问患者。危急患者则可由家属或朋友代诉,初步了解病情后即行抢救,以免贻误治疗,待病情稳定后再向患者询问补充,以保证病史记录的可靠性。对于外院转诊者,应索取病情介绍资料作为重要的参考资料。对于未婚患者,若诊治需要,可先做肛腹诊和实验室检查,明确病情后再补充询问与性生活有关的问题。

体格检查通常在采集病史后进行,包括全身检查、腹部检查及盆腔检查(妇科检查)。全身检查及腹部检查与其他科基本相同。妇科检查是了解和诊断妇科疾病的主要方法及重要依据。检查范围包括外阴、阴道、子宫颈、子宫体及两侧附件。

2. 病历的基本内容

(1) **一般项目** 包括患者姓名、年龄、籍贯、民族、婚否、住址、通讯地址、联络方式、入院日期、病史记录日期。病史陈述者非患者本人时,应注明陈述者与患者的关系、病史陈述的可靠程度等。

(2) **主诉** 即促使患者前来就诊的主要症状及其持续时间,如有两项主诉可按先后顺序列出。主诉要求简明扼要,包括症状、病位及病程3个要素,一般不超过20字。通过主诉可估计疾病的大致范围,推导第一诊断。主诉一般采用症状学名称,避免使用病名,如"下腹部疼痛3天"。如患者在就诊时无任何不适,仅在常规体检时发现某些病症,主诉可直接记载,如"普查发现盆腔包块××天"。

(3) **现病史** 是病史的主要组成部分。一般以主诉为核心,按时间先后顺序描述。是从开始发病到此次就诊时疾病的发生、发展和治疗的全过程。包括:①起病时间及其最初症状,有无诱因。②主要症状的部位、性质、持续时间、严重程度及其演变过程。③有无伴随症状,伴随症状出现的时间、与主要症状之间的关系及其演变。④详细描述诊疗经过，发病后何时在何处接受过哪些检查与治疗，结果如何。注意要具体记述使用过的药物及其用法、疗程和疗效等。⑤发病以来的一般情况，包括情绪、精神、饮食、二便及体重变化等。⑥有鉴别意义的有关症状，即使为阴性也应写入现病史中；如：停经40天，下腹隐痛3天，伴腰痛，无阴道流血。⑦与本次发病有关的过去发病情况及治疗经过。

（4）**既往史** 既往健康情况，患过何种疾病，尤其是妇科疾病、结核病、肝病、心血管疾病及腹部手术史等，还要询问药物或食物过敏史及预防接种史。

（5）**个人史** 包括出生地、居住地、生活习惯、特殊嗜好、职业工种等。

（6）**月经史** 包括初潮年龄、月经周期和持续时间、经量多少及经期伴随症状、末次月经（LMP）时间。月经史可简写为"初潮年龄$\frac{持续时间}{月经周期}$"。经量多少可根据每天使用卫生巾数估计。了解经色深浅，有无血块。经期伴随症状包括：经期前后有无乳房胀痛、下腹疼痛、肢体浮肿及精神抑郁或易激动等。无论因何原因就诊，均应询问末次月经时间及其经量和持续时间，若平素月经不规则或末次月经不同于以往月经，还应询问再前次月经情况。对已绝经患者，应询问绝经年龄，绝经后有无阴道出血、分泌物增多及其他不适症状。

（7）**婚育史** 包括结婚年龄及配偶情况，是否近亲结婚，配偶健康状况，夫妇同居情况，如为再婚，应记录每次结婚年龄。足月产、早产、流产次数及现有子女数，如足月产1次、无早产、人工流产1次，现存子女1人，可简写为1-0-1-1，或仅用孕$_2$产$_1$流$_1$（$G_2P_1A_1$）表示。记录分娩方式，有无难产史，新生儿出生情况，产后有无大出血或感染史；自然流产或人工流产情况，末次分娩或末次流产时间；避孕情况。

（8）**家族史** 了解父母、兄弟、姊妹及子女的健康情况。家族成员中有无遗传性疾病（如血友病、白化病等），或可能与遗传有关的疾病（如高血压、糖尿病、肿瘤等）以及传染病（如结核、肝炎等）。

3. 病历资料分析

根据上述病历资料，结合体格检查（包括妇科检查）、实验室检查与其他检查进行归纳和综合分析，拟出四诊摘要、辨证分析，从而得出诊断（或初步诊断）。首先是疾病诊断，有时候患者有2个或以上的疾病，应按照主次列出，如：①痛经；②不孕症。并分别列出其诊断依据。其次是进行证候诊断，即辨证。证候可以是单一证候，如肾阴虚、脾阳虚、肝郁气滞等；也可以是相兼证候，如肾虚肝郁、气阴两虚、气滞血瘀等。并按照疾病诊断与证候诊断，提出具体的处理意见。包括治法、方药、调护等内容。

第二节 妇科疾病辨证方法

妇科疾病的辨证以八纲辨证为纲领，以脏腑辨证和气血辨证为主要辨证方法，个别疾病如产后发热的感染邪毒证采用卫气营血辨证。其重点在于对月经病、带下病、妊娠病和产后病的辨析。

一、月经病、带下病、妊娠病和产后病的辨证要点

1. 月经病的辨证要点

月经病的辨证主要依据月经周期、经期、经量、经色、经质的变化以及伴随月经周期而出现

的症状。

（1）**期**　月经先期而至的原因主要有气虚（脾气虚或肾气虚）和血热（阳盛血热、阴虚血热或气滞血热）；月经后期而至的原因有肾虚、血虚、血寒（实寒或虚寒）及气滞；月经先后无定期多责之于肝郁或肾虚；经期延长多为气滞、血热或血瘀。

（2）**量**　月经过少的原因与月经后期相同，不同的是此以阴血不足为最主要；月经过多的原因与月经先期相同，但此以血热或血瘀为主。

（3）**色**　一般而言，经色可以辨寒热虚实，色深者多属实，色淡者多属虚；色鲜红多属热，色暗黑多属寒。

（4）**质**　质地黏稠，夹有血块者，属实；质地稀薄而无血块者，属虚。就质黏有块而言，血块大而少者，多为气滞；血块大而多者，多为血瘀；腐肉状或膜样或黏腻痰浊样血块，多属于痰湿。或稀或黏，黏稀参半，或质稀如水，但又夹有大血块者，属虚实夹杂。

初步掌握期、量、色、质后，再结合全身症状及苔脉，可以综合辨证分析。月经先期、量多、色深红或紫红、质稠者，多属血热。月经先期、量多、色淡、质稀者，多属气虚。月经后期、量少、色暗、小腹冷痛者，多属血寒。月经后期、量少、色淡、质稀者，多属血虚。经行先后不定期、量或多或少、色淡、经行腰酸者，多属肾虚；色暗、腹胀不舒、乳房胀痛者，多属气滞。月经量多或淋漓不净、血块多、下腹疼痛、血块排出腹痛减轻者，多属血瘀。经前或经期小腹疼痛而拒按者，多属实证。经后小腹隐痛而喜按者，多属虚证。经前或经期小腹冷痛，得热痛减者，多属寒证。经前或经期小腹胀痛，痛甚于胀者，多属血瘀；胀甚于痛者，多属气滞。

2. 带下病的辨证要点

带下病的辨证主要根据带下的量、色、质与气味的变化，并结合阴户、阴道的局部症状和其他全身症状。带下量增多、色白、质清稀如水者，多属虚寒证；带下量多、色黄、质稠、气味臭秽者，多属实热证；带下量多、色白、质黏如涕如唾者，多属脾虚湿盛；带下色黄或赤、淋漓不尽者，多属肝经湿热；带下五色杂见、如脓如酱、气味恶臭，多属湿毒、热毒；带下量明显减少，甚至阴道干涩，多责之于肾精亏虚，天癸早竭，任带虚损。

3. 妊娠病的辨证要点

妊娠关乎母体与胎元两个方面。妊娠病的辨证首先要分辨是胎病及母还是母病动胎；其次要辨明胎儿情况，以明确可安胎，还是应下胎益母；再结合病因、体质等因素，以脏腑辨证和气血辨证方法进行辨证。

4. 产后病的辨证要点

产后病的辨证要注意"三审"，即先审小腹痛与不痛，以辨有无恶露停滞；次审大便通与不通，以验津液盛衰；再审乳汁的行与不行和饮食多少，以察胃气强弱。并注意妊娠期有无妊娠病、临产和分娩有无异常、产时出血的多少等情况。同时应结合脏腑、气血进行辨证。

二、妇科疾病脏腑病变的辨证要点

脏腑辨证是以脏腑的生理、病理为基础进行辨证分析。脏腑功能失调，尤以肾、肝、脾三脏的病变与妇科疾病关系密切（表4-1～表4-3）。

表4-1 从肾论证要点

证候	妇科证候	全身证候	舌象	脉象
肾气虚	月经后期、先后不定期，崩漏，闭经，经量少，经色淡暗或淡红、质稀，带下量多、质稀，胎漏、胎动不安，滑胎，不孕，阴挺	面色晦暗，头晕耳鸣，腰酸腿软，小便频数，性欲淡漠	舌淡或淡红，苔白	脉沉细弱
肾阴虚	月经先期，经色鲜红，质稠，崩漏，或闭经，绝经前后诸证，胎漏，胎动不安，胎萎不长，子晕，阴痒	头晕耳鸣，腰膝酸痛，五心烦热，颧红，咽干口燥，失眠盗汗，小便短赤，大便干结	舌红，少苔或无苔	脉沉细数无力
肾阳虚	崩漏，经色淡暗，经行浮肿，经行泄泻，绝经前后诸证，带下量多质清稀，胎动不安，滑胎，子肿，不孕	头晕耳鸣，腰膝冷痛，精神萎靡，形寒肢冷，小便清长，夜尿多，五更泄泻，性欲减退	舌淡，苔润白	脉沉迟细弱
肾阴阳两虚	月经不调，崩漏，绝经前后诸证，带下病，阴痒，胎动不安，不孕	潮热颧红，耳聋耳鸣，腰膝酸痛，小便清长，夜尿频数	舌淡红，苔白	脉细弱

表4-2 从肝论证要点

证候	妇科证候	全身证候	舌象	脉象
肝气郁结	月经后期或先后不定期，经量或多或少，经色暗红夹有血块，经行腹痛，闭经，经行乳房胀痛，经行情志异常，产后缺乳，不孕	抑郁不舒，喜太息，嗳气，纳呆，乳房、胁肋及小腹胀痛	舌淡红，苔薄白	脉弦
肝郁化火	月经提早，经量过多，经期延长，经行吐衄，崩漏；经色紫红，质稠。经行头痛、乳房胀痛，妊娠恶阻，妊娠心烦，乳汁自出	头痛眩晕，急躁易怒，胸胁刺痛，口苦咽干，目赤肿痛	舌红，苔黄	脉弦数
肝经湿热	带下量多，色黄或黄白相兼，质稠，臭秽，月经不调，面部痤疮，阴痒，外阴肿痛，阴疮等	胸闷胁痛，口苦纳呆，心烦易怒，小便黄赤，尿涩痛，大便溏	舌红，苔黄腻	脉弦数或滑数有力
肝气上逆	经行吐衄，妊娠恶阻	头昏头痛，烦躁易怒，胁肋胀痛	舌红，苔薄白	脉弦数
肝阳上亢	经行头痛，绝经前后诸证，子晕	头晕头痛，目眩，目赤颧红，失眠多梦	舌红，少苔	脉弦数
肝肾阴虚	崩漏，绝经前后诸证，子晕，带下量少，阴道干涩、灼热，阴痒	头晕腰酸，两颧潮红，手足心热，耳聋、耳目涩	舌红而干，苔薄	脉弦细数

表4-3 从脾论证要点

证候	妇科证候	全身证候	舌象	脉象
脾失统摄	月经先期、过多，经期延长，崩漏，带下量多，质稀，胎漏，胎动不安，产后恶露不绝，乳汁自出	面色萎黄，少气懒言，神疲乏力，纳呆，腹胀，便溏	舌淡，或有齿印，苔薄白	脉细缓无力
脾虚气陷	崩漏，经色淡，质清稀，产后血晕，阴挺	面色无华，短气懒言，四肢倦怠，小腹空坠	舌淡，苔白	脉沉弱
脾虚湿盛	月经后期，闭经，经行泄泻，经行浮肿，带下量多，色白质稠，子肿，不孕	形体肥胖，肢体浮肿，脘腹痞闷，口淡，纳呆，有痰涎，大便溏	舌淡胖，苔白腻	脉缓滑无力
胃失和降	妊娠恶阻	食少脘闷，食后腹胀，神疲肢倦	舌淡红，苔薄白	脉缓弱
脾肾阳虚	经行泄泻，经行浮肿，带下量多，色淡，质稀薄如水，子肿	畏寒肢冷，腰酸腿软，大便溏薄	舌淡，苔白润或白腻	脉沉缓

三、妇科疾病气血病变的辨证要点

气血辨证是以气、血的生理、病理为基础进行辨证分析。妇科疾病有病在气分和病在血分之别，而气分病和血分病又各有寒热、虚实之辨。需根据妇科证候表现，结合全身症状、舌脉与体质情况进行综合分析（表4-4、表4-5）。

表4-4 血分病辨证要点

证候	妇科证候	全身证候	舌象	脉象
血虚	月经后期、过少，经色淡，质稀，痛经，经行风疹块，闭经，胎动不安，胎萎不长，产后腹痛，产后发热，产后身痛，缺乳，不孕	面色苍白，唇色淡白，头晕眼花，指甲无华，肌肤乏润，心悸失眠	舌淡，苔薄白	脉细无力
血瘀	痛经，经量或多或少，经色紫暗，有血块，经行身痛，异位妊娠，胎死不下，产后恶露不绝，产后身痛，癥瘕，不孕	小腹疼痛或结块，肌肤甲错，口干不喜饮	舌质暗红，有瘀点或瘀斑	脉弦或弦涩
血热	月经先期，经色鲜红或紫红，质稠，经期延长，崩漏，胎漏，胎动不安，产后恶露不绝	面红唇赤，口干咽燥，发热，心烦胸闷，头痛目赤	舌红，苔黄或少苔	脉数或细数
血寒	月经后期，经量少，色暗滞有块，闭经，痛经；妊娠腹痛，产后胞衣不下，癥瘕，不孕	实寒者，面色青白，下腹冷痛，喜温，拒按；虚寒者，下腹绵绵而痛，喜温喜按	实寒者，舌暗，苔白；虚寒者，舌淡，苔白润	脉沉紧或沉迟无力

表4-5 气分病辨证要点

证候	妇科证候	全身证候	舌象	脉象
气虚	月经先期、过多，经期延长，经色淡，质稀，产后恶露不绝，产后自汗、小便不通，阴挺	面色无华，短气懒言，倦怠乏力，头晕汗多	舌淡，苔薄白	脉虚弱
气滞	月经后期、过少，经色暗有小血块，闭经，经行乳房胀痛；妊娠肿胀，产后缺乳，癥瘕	面色晦暗，胸闷不舒，少腹、两胁胀痛，或胞中结块，推之可移	舌常或暗红	脉弦
气逆	经行吐衄、妊娠恶阻	头晕头痛，烦躁，咳逆喘息，恶心呕吐	舌红	脉弦
气陷	崩漏，滑胎，阴挺	面色苍白，气短喘息，神疲乏力，小腹下坠	舌淡白	脉弱无力

附 妇科临证思维

临证思维形式，主要有分析、综合、推理与判断。常用临证思维方法有类比法、归纳法、演绎法、反证法、模糊判断法、预测法及试探法。对妇科疾病的临床诊治中，要以主要症状为中心思维线索，了解发病经过，运用临证思维方法分析病因与病机，全面进行辨病与辨证，尤其要注意疑似病症的辨析。同时强调对妇科特有疾病的特殊思维的建立，如血证和痛证等。

一、妇科血证

妇科血证以阴道流血为主要症状，大量阴道流血可导致亡血厥脱，甚至危及生命，是妇科常见的急证与危重证。临证之际，首先应分辨出血的部位。一般通过阴户、阴道的望诊，结合妇科检查，可以明确出血来自子宫腔、子宫颈或阴道。通过问诊，了解发病的经过，分析出血的原因，进行鉴别诊断。尤其需要区分月经来潮与非月经之阴道流血。

1. 月经病之血证

月经过多、崩漏均可表现为大量阴道流血。是妇科血证中较常见的病症。

月经过多者，经量增多或经期延长，但一般有较规则的月经周期，下血数日或10余日后可以自行停止。可通过宫腔镜、诊断性刮宫以排查子宫内膜炎、子宫内膜息肉、子宫内膜异常增生等，也可查血性激素以指导治疗。部分患者与放置宫内节育器有关。

崩漏之下血表现为暴下不止或淋漓不断，长达半月以上，甚至数十日不能自行停止。月经周期紊乱，大量出血可致亡血暴脱。多发生于青春期或更年期。属于功能失调性子宫出血。此时需超声检查排除占位，然后注意内膜厚度，再结合性激素水平进行诊治。另需排除炎症、妊娠等情况。

2. 妊娠病之血证

妊娠病之血证以停经后阴道流血为特征。胎漏、胎动不安、堕胎、小产、葡萄胎、异位妊娠等均可出现或多或少的阴道流血。凡育龄期女性，有性生活，月经过期而有阴道流血者，首先应考虑与妊娠相关的疾病。

胎漏、胎动不安之下血量少，后者伴有下腹隐痛、腰痛或下坠感，子宫增大与停经时间相符，胚胎或胎儿存活；堕胎、小产多由胎漏、胎动不安发展而来，阴道流血量明显增加，一般可超过平时月经量，伴有下腹阵痛，腰痛如折，如未有胎块排出，为"胎动欲堕"（难免流产）；如有胎块排出，但阴道流血不止，腹痛持续者，多为堕胎或小产不全。应做妇科检查或超声检查，并及时清除宫腔组织物。

葡萄胎属妊娠滋养细胞疾病，多在停经后出现不规则阴道流血，可有水泡状胎块排出，也可突然出现大量阴道流血及严重的恶阻症状。子宫增大超过孕周，超声检查可见子宫腔内大量雪花状暗区，未见胚胎或胎儿。

异位妊娠以输卵管妊娠最常见。多有停经史和不规则阴道流血，或有管状蜕膜排出，若发生破裂，可突然发生一侧少腹撕裂样疼痛，伴急性贫血体征，甚至发生休克。贫血程度与阴道流血量不成正比。阴道后穹隆穿刺或腹腔穿刺可抽出不凝血。

前置胎盘或胎盘早期剥离均可在妊娠中晚期发生阴道流血。

3. 产后病之血证

产后血崩以新产后大量阴道流血为主证，可引起产后血晕；产后恶露不绝则以血性恶露持续时间延长为特征，亦可同时出现恶露量多的情况。

4. 癥瘕病之血证

癥瘕可引起相应部位的出血、疼痛、胀满等症状。诊断的关键在于辨析癥瘕之善恶。子宫肌瘤是引起子宫出血的良性肿瘤，通常表现为月经过多、经期延长。其他引起阴道流血的多为恶性肿瘤，如阴道癌、宫颈癌、子宫内膜癌、子宫肉瘤、卵巢癌等。绝经后阴道流血尤须警惕恶性肿瘤的可能。

5. 阴户、阴道创伤之血证

外阴、阴道骑跨伤、性交所致处女膜或外阴、阴道损伤均可发生出血。

6. 全身性疾病之血证

白血病、再生障碍性贫血、血小板减少性紫癜以及严重肝功能损害等均可导致子宫异常出血。

二、妇科痛证

妇科痛证以下腹痛为主要症状，有急性痛证和慢性痛证两种类型。

妇科急性痛证的主要特点为起病急，疼痛剧烈，常伴有发热、恶心、呕吐及出汗等症状。若有停经史，应首先考虑与妊娠有关的疾病，临床最常见的是异位妊娠破裂、流产、妊娠合并急性阑尾炎等。若发生在妊娠晚期，有外伤史或妊娠高血压病史者，应警惕胎盘早剥，有子宫肌瘤病史者，应考虑肌瘤红色变性。非妊娠期的妇科急性痛证，主要有卵巢肿瘤或卵巢囊肿蒂扭转、破裂，如伴有发热或寒战，应考虑急性盆腔炎、子宫内膜炎或输卵管卵巢脓肿等。临证时，要注意与外科和内科急腹症相鉴别，如急性阑尾炎、胃肠炎、脾破裂等。如病情危急，应立即输液、备血，并进行手术探查，以明确诊断，挽救生命。

妇科慢性痛证又有周期性和非周期性两种。周期性慢性痛证与月经关系密切，疼痛多发生在月经期或月经前后。如原发性痛经、子宫内膜异位症、子宫腺肌病、宫颈狭窄或盆腔炎。人工流产术后也可出现周期性下腹痛，多因术后宫颈或部分宫腔粘连。

非周期性慢性痛证可见于盆腔炎性疾病后遗症、子宫内膜异位症、盆腔静脉瘀血综合征、下腹部手术后组织粘连及晚期妇科肿瘤等。临证时，要注意详细采集病史，进行妇科检查和其他检查，以明确诊断。

第五章 妇科疾病治法概要

中医妇科疾病的治疗，须遵循四诊八纲辨证施治，辨明脏腑、气血、寒热、虚实，同时灵活运用"同病异治""异病同治"的原则，明确治法，达到使患者病理状态恢复到生理状态的目的。在妇科疾病的治疗中，若以协调脏腑、气血、冲任整体为目的，应采用内服药为主，即为内治法；因女性生殖道与外界相通，若直接感受外邪，应采用局部治疗方法，即为外治法；两者亦可兼用，以使药物直达病所，提高疗效。

第一节 常用内治法

内治法是治疗妇科疾病的主要方法，其主要依据疾病发生的病因病机而确立，注重脏腑、气血、冲任的整体协调，包括调理脏腑、调理气血、调理冲任、周期疗法。

一、调 理 脏 腑

脏腑的功能活动是人体生命的根本。五脏之中，尤其重视脏腑（肾、肝、脾、心）在妇科生理、病理中的重要地位和作用。肾藏精，主生殖，为冲任之本而胞络系之；肝藏血，主疏泄，司血海；脾统血，主运化，为气血生化之源，且"带脉行于厥阴之分而太阴主之"；心主神明，为五脏六腑之大主，主血脉；故和调肾、肝、脾、心是治疗妇科疾病的重要法则。

1. 补肾滋肾

肾为先天之本，主藏精气，为人体生长、发育和生殖之根本。女性发育到一定的时期，肾气旺盛，天癸成熟，冲任通盛，才有月经和孕育的可能。因此，补肾滋肾是治疗妇科疾病的一个重要原则。具体应用时，当辨明肾气虚、肾阴虚、肾阳虚，并据此选择补益肾气、滋养肾阴和温补肾阳等不同治法。补肾药物可分为补肾填精养血药、补肾助阳药、补肾益阴药。临证时，务必精心选用。

（1）**补肾益气** 肾气虚，冲任不固，导致月经先期、月经先后无定期、崩漏、胎动不安、子宫脱垂、不孕症等疾病，治疗宜平补肾气为主。常用的代表方剂：大补元煎、固阴煎之类。常用补肾药物：熟地黄、山茱萸、枸杞、五味子、制何首乌、菟丝子、覆盆子、补骨脂、巴戟天、淫羊藿、仙茅、益智仁、芡实、肉苁蓉、鹿茸、鹿角胶、紫河车、杜仲、续断、狗脊、桑寄生、女贞子、墨旱莲、黄精、龟甲、鳖甲之类，多与补气药如人参、党参、黄芪、山药、白术、西洋参之类伍用。

（2）**滋肾益阴** 肾阴虚，冲任血少或热伏冲任，导致月经先期、崩漏、闭经、不孕症等疾病，治宜滋肾益阴为主。常用的代表方剂：左归丸、六味地黄丸、补肾地黄丸之类。常以补肾药与滋阴降火药同用，后者如知母、黄柏、泽泻、牡丹皮、麦冬、玄参之类。

（3）**温肾助阳** 肾阳虚，命门火衰，上不能暖脾土，下不能温胞宫，则治宜温补肾阳，补益冲任，所谓"益火之源，以消阴翳"。常用药：菟丝子、肉苁蓉、熟附子、肉桂、淫羊藿、仙茅、杜仲、巴戟天、鹿茸、紫石英、蛇床子、补骨脂、锁阳、鹿角霜、益智仁等。常用方：肾气丸、右归丸（饮）、内补丸、艾附暖宫丸、真武汤、温胞饮等。

补肾滋肾是治疗妇科疾病的一种中药治法。临证时，除正确选用滋肾药或温肾药外，还须注意调节肾阴阳的平衡。《景岳全书·新方八略》云："善补阳者，必于阴中求阳，则阳得阴助而生化无穷；善补阴者，必于阳中求阴，则阴得阳升而泉源不竭。"近代妇科领域，对补肾法的研究最为广泛，在"肾主生殖"理论指导下，大量的研究揭示了补肾中药对下丘脑-垂体-卵巢性腺轴功能有调节作用，并对神经-内分泌-免疫网络有重要影响，这正是补肾中药在调经、种子、安胎等妇科应用中的药学基础。

2. 疏肝养肝

肝藏血，主疏泄，司血海，体阴而用阳，喜条达而恶抑郁。妇女若肝气平和，肝血充沛，则经脉流畅，血海宁静，经孕产乳正常。若妇女数伤于血，气分偏盛，且情绪易于激动，每致肝失条达，疏泄无度，冲任不调，则经、带、胎、产、杂，诸病生焉。故疏肝养肝为治疗妇科疾病的又一重要原则。

（1）**疏肝解郁** 七情之中，若愤怒、抑郁或忧思以致肝失条达，可致月经不调、痛经、经行乳房胀痛、闭经、产后缺乳、不孕症等疾病，治宜疏肝解郁。常用药物：柴胡、郁金、川楝子、香附、青皮、橘叶、枳壳、白芍、乌药、玫瑰花、合欢皮、佛手等。代表方剂：柴胡疏肝散、逍遥散、乌药汤、四逆散等。需注意：女性素体血常不足，而一般行气药多辛燥，用量不宜过重，以免耗散阴血；或于行气药中，稍佐山茱萸、麦冬、枸杞、制首乌、地黄类滋阴养血药。

（2）**疏肝泻火** 肝郁化火，热扰冲任，或肝火上炎，导致月经先期、月经过多、崩漏、经行头痛、经行吐衄、产后乳汁自出等病，治宜疏肝泻火。常用药物：川楝子、牡丹皮、栀子、黄芩、桑叶、夏枯草、菊花、青蒿等。代表方剂：丹栀逍遥散、宣郁通经汤、清肝止淋汤等。尤宜配以生地黄、麦冬、天花粉、玉竹类养阴生津之品。

（3）**养血柔肝** 肝体阴而用阳，经、孕、产、乳均以血为用，营阴不足，阴液耗损，肝血衰少或胞脉乳络失于濡养，导致月经后期、月经过少、经行乳房胀痛、闭经、子晕、不孕症等病，治宜养血柔肝。常用药物：地黄、白芍、桑椹子、女贞子、枸杞、玉竹、山茱萸、墨旱莲、北沙参、制首乌、桑寄生、当归等。代表方剂：一贯煎、滋血汤、养精种玉汤、调肝汤、四物汤、杞菊地黄丸等。

（4）**疏肝清热利湿** 肝郁乘脾，脾虚湿盛，运化失司，水湿内生，湿热互结；或肝热与脾湿相合，下注冲任或任带二脉，导致经期延长、经间期出血、痛经、带下病、阴痒等病，治宜疏肝清热利湿。常用药物：龙胆草、车前子、败酱草、柴胡、黄芩、栀子、泽泻、茵陈等。代表方剂：龙胆泻肝汤、清肝止淋汤、四妙散等。

（5）**平肝潜阳** 肝体阴而用阳，若肝阴不足，肝阳上亢者，应于育阴之中，加入潜阳之品，常用药物：生鳖甲、珍珠母、石决明、天麻、牡蛎之类。常用方：三甲复脉汤、天麻钩藤饮等。

（6）**镇肝息风** 阴虚火旺、肝风内动者，可致妊娠痫证，宜镇肝息风。代表方剂：羚角钩藤汤之类。常用药物：补阴药、清热降火药与平肝息风药如羚羊角、石决明、钩藤、天麻、全蝎、蜈蚣、地龙、白僵蚕之类，三者常配伍应用。

肝肾同源，肝主疏泄，肾司闭藏，一开一阖，一泄一藏，相互协调，以维持胞宫的定期藏泻，实现月经与妊娠等生理功能的正常。且肝肾为冲任之本，冲为血海，与肝经关系密切；任主胞胎，与肾经直接有关，故临床上往往通过滋补肝肾以体现调养冲任。

3. 健脾和胃

凡脾虚气弱者皆宜本法主之。脾胃为后天之本，气血生化之源。而冲脉又隶于阳明。妇女脾胃健运，气血充盛，则血海满盈，经候如期，胎孕正常。若脾胃失调，生化之源不足，影响冲任就容易发生经、带、胎、产、杂各种疾病。故健脾和胃、资其化源也是妇科疾病的重要治疗原则。在具体应用时，主要有健脾益气、健脾养血、健脾除湿、和胃降逆等。

（1）健脾益气 若脾虚气弱，统摄无权，则气不摄血，冲任不固，导致月经过多、崩漏、胎漏、产后血晕、产后恶露不绝等。临证之时，首当健脾益气，气虚易致中气下陷，故佐以举陷，方如举元煎、补中益气汤等。常用药物：黄芪、党参、山药、白术、饴糖、炙甘草等。

（2）健脾养血 凡脾虚化源匮乏，血气生化之源不足、气血虚弱，冲任血海空虚，导致月经后期、月经过少、闭经、胎动不安、产后腹痛、缺乳等。治宜健脾养血。常用药物：党参、白术、茯苓、大枣、炙甘草、黄芪等健脾益气；辅以熟地黄、白芍、当归、制何首乌，共奏气血双补之效。常用方剂：八珍汤、归脾汤等。

（3）健脾除湿 脾主运化，若脾虚气弱、脾阳不振、津微不布，水湿内停，下注损伤任、带脉，或泛溢肌肤或湿渗胞中，导致带下病、胎水肿满、子肿；若湿聚成痰，壅滞冲任，闭塞子宫，导致月经后期、闭经、不孕症等。治宜健脾除湿。常用药物：苍术、白术、茯苓、大腹皮、陈皮、扁豆、法半夏、白芥子、石菖蒲、胆南星、海藻、赤小豆、砂仁、浙贝母等。常用方剂：完带汤、白术散、苍附导痰丸、参苓白术散、二陈汤等。

（4）和胃降逆 胃主受纳水谷，胃气主降，若脾虚胃弱，或中宫虚寒，或胃热内盛则胃失和降，其治虽均以和胃降逆为要，但需分清虚、实、寒、热而分调之。因虚而逆以致妊娠恶阻，常用香砂六君子汤，偏寒以干姜人参半夏丸主之；因热而逆可选橘皮竹茹汤；肝胃失和而气逆作呕，则当抑肝和胃，并视其郁热之偏盛，以苏叶黄连汤或芩连橘茹汤治之；至若久吐耗气伤阴，又当养阴和胃或益气养阴、降逆止呕兼用。常用药物：温胃的砂仁、豆蔻、藿香、吴茱萸、丁香、苏叶、炮姜等，清胃的竹茹、黄连、黄芩等及养胃阴的石斛、麦冬、天花粉、枇杷叶、芦根等。

在治疗过程中，即使病邪尚未伤及脾胃，用药也须兼顾，不宜过用滋腻或攻伐之品，以免伤及脾胃，影响运化功能。老年妇女经断以后，先天肾气已衰，气血俱虚，全赖后天之水谷滋养，此时健脾和胃以滋化源，尤为重要。

4. 养心安神

心主神明，为君主之官、五脏六腑之大主，又主血脉，而胞脉者属心而络于胞中，故心在妇女生理活动中具有重要作用。因此，补益心血、宁心安神对女性月经、妊育等发挥着重要的作用。

（1）养血安神 素体阴血不足，心神失养不宁者，治宜养血安神。常用药物：当归、丹参、枸杞、女贞子、桑椹、茯神、酸枣仁、红花等。常用方剂：四物汤、酸枣仁汤、归脾汤等。

（2）清心安神 若心火上炎，内扰神明，可出现心失所养，心神不宁，治以清心、降火、安神。常用药物：钩藤、莲子心、炒黄连、煅龙齿、茯神、生地黄等。常用方剂：二齿安神汤、天王补心丹等。

二、调理气血

"妇人之生，有余于气，不足于血"，妇人以血为本，经、孕、产、乳以血为用。气为血之帅，血为气之母，两者相互协调，相互为用。妇女若气血和调，则五脏安和，冲任通盛，经、孕、产、乳正常。若气血失调，影响冲任，则导致妇科诸疾病。调理血气，首在分清病之在气在血、属实属虚、属寒属热。调气主要针对气虚、气滞、气逆、气陷等病变，有补气、理气、降气、升举诸法；理血则据血虚、血热、血寒、血瘀的不同病机，而以补益气血、清热凉血、温经养血、活血化瘀分而治之。气血同病见诸气血两虚、气虚血脱、气滞血瘀，当根据气血病变的轻重主次，决定治法的主从而兼治之。

1. 补益气血

经、孕、产、乳以血为用，又易耗血，加之病因病机影响冲任，导致血海空虚，胞宫、胞脉、胞络失养或冲任匮乏；气随血泄，或脾气亏虚，冲任不固可致月经后期、月经过少、痛经、闭经、胎动不安、胎萎不长、缺乳等疾病，治宜补益气血。偏血虚者，治宜补血养血为主，佐以补气。常用补血药：当归、白芍、熟地黄、黄精、阿胶、枸杞、何首乌、乌豆衣、龙眼肉、鸡血藤等。常用方剂：四物汤、胶艾四物汤。偏气虚者，治宜健脾补气，或补益肾气，佐以养血。常用药物：人参、黄芪、党参、白术、茯苓、山药等。常用方剂：四君子汤等。若中气下陷，治宜补中益气，升提固脱，常用方剂：补中益气汤、举元煎等。

2. 活血化瘀

瘀阻冲任，胞脉胞络失畅，发为月经后期、月经过少、闭经、痛经、难产、产后腹痛、恶露不下、癥瘕等病；冲任瘀阻，恶血不去，新血不得归经，又可引起月经过多、崩漏、恶露不绝等病。治宜活血化瘀。血瘀重证宜用虫类之品搜剔脉络。常用代表方剂：血府逐瘀汤、少腹逐瘀汤、大黄䗪虫丸之类。常用药物：赤芍、丹参、红花、桃仁、牡丹皮、益母草、当归、川芎、川牛膝、王不留行、五灵脂、蒲黄、泽兰、山楂、三棱、莪术、延胡索、䗪虫、水蛭、虻虫之类。久瘀重证，血结成癥，宜活血化瘀，同时兼以软坚散结。常用药物：海藻、昆布、鳖甲、牡蛎之类。

3. 温经散寒

寒邪客于冲任、胞宫、胞脉、胞络，血为寒凝致血行不畅，导致月经后期、月经过少、闭经、痛经、妊娠腹痛、产后腹痛、恶露不下、癥瘕等病，治以温经散寒。常用药物：桂枝、吴茱萸、艾叶、附子、肉桂、干姜、小茴香、乌药、花椒、补骨脂、细辛诸药。方如温经汤、少腹逐瘀汤、艾附暖宫丸等。

4. 固冲止血

气虚、血热、血瘀等多种原因可以导致冲任损伤，发生出血类疾病，如月经过多、崩漏、胎漏、胎动不安、产后恶露不绝等。在针对出血原因治疗的同时，宜以止血为主。常用代表方剂：育阴汤、固冲汤、清热固经汤、逐瘀止崩汤之类。以药物作用不同，可分为固摄止血、涩血止血、温经止血、凉血止血、活血止血等类。常用药物：龙骨、牡蛎、海螵蛸、棕榈炭、仙鹤草、血余炭、藕节、艾叶炭、炮姜炭、炒地榆、贯众炭、黑黄柏、焦栀子、小蓟、侧柏叶、苎麻根、三七、茜草、炒蒲黄、牡丹皮炭之类。

5. 清热凉血

血热是妇产科疾病发生的常见致病因素之一。素体阳盛血热或感受热邪，或热邪入血，以致血中蕴热，热伤冲任，迫血妄行者，治宜清热凉血。常用药物：金银花、连翘、夏枯草、黄芩、黄连、栀子、黄柏、蒲公英、败酱草、鱼腥草、白薇、紫花地丁、生地黄、牡丹皮、赤芍。常用方剂：清经散、清热固经汤、保阴煎、黄芩四物汤、清热调血汤、龙胆泻肝汤。若热邪炽盛，可蕴积成毒，热毒与血结，治宜清热解毒，活血化瘀。常用药物：虎杖、败酱草、白花蛇舌草、野菊花、青天葵、半枝莲、土茯苓、紫花地丁、牡丹皮、桃仁、赤芍、毛冬青、益母草、大黄、重楼。常用方剂：解毒活血汤、五味消毒饮、托里消毒散、大黄牡丹汤等。

上述调血诸法，常佐以补气、理气、行气之药。

此外，若失血过多，肢冷欲脱者，应急予补气固脱。同时在采用温补、清补、滋补、破气、逐瘀等法时，也应随时照顾气血，用药不宜过于滋腻、耗散或攻伐，以免滞气滞血、耗气耗血。总之，调理气血的原则是使气血和调，冲任通畅，则经、带、胎、产诸病，自可治愈。

6. 祛湿化痰

痰湿内蕴，下注冲任，治宜利湿除痰，常用的利湿药如泽泻、薏苡仁、通草、车前子、滑石、猪苓等。湿从寒化则为寒湿，治宜温化水湿，可在利湿药中加入苍术、生姜皮、大腹皮、草果、砂仁等温化之品，常用方如全生白术散、健固汤等；湿从热化则为湿热，治宜清热利湿，可在利湿药中加入茵陈、败酱草、萆薢等，常用方如止带汤、萆薢渗湿汤等。脾失健运，聚液成痰，治宜燥湿化痰，常用药如皂角刺、半夏、陈皮、石菖蒲、贝母等，常用方如苍附导痰丸、涤痰汤等。

三、调理冲任

冲、任二脉，通过带脉的纽带作用，与十二经、五脏六腑相联系，犹如江河与湖泽的关系，起到互相调节与滋养作用，不仅与女性生理密切相关，而且在妇科疾病的发病机制中占有重要地位。调理冲任是妇科疾病的重要治疗方法。对奇经八脉的辨证用药，在清代《得配本草·奇经药考》中已有详列。调理冲任治疗妇科疾病，着重从调肝肾、暖胞宫、填精髓、通血脉这几个方面着手。

调理冲任，与肝肾的关系最为密切。《临证指南医案·肩臂背痛》云："凡冲气攻痛，从背而上者，系督脉主病，治在少阴，从腹而上者，治在厥阴，系冲任主病，或填补阳明，此治病之宗旨也。"从肝肾论治，是调理冲任的要领，其中参合应用，变法甚多。如叶天士说："人参同阴药则补阴；茯苓入阳明，能引阴药入于至阴之乡；河车血肉温养，同石英收镇冲脉，兼以包固大气之散越；五味酸收，领其气液；枸杞温润，同沙苑之松灵入肝络。参方中之药应乎取味。况肝肾之病，同一治也。"

四、周期疗法

周期疗法是根据月经周期不同时期肾阴阳转化、消长节律和气血盈亏变化的规律结合妇科疾病的病机特点进行分期用药，以调整肾-天癸-冲任-胞宫轴功能的一种治法，属于中医的时间治疗法。常用于月经不调、崩漏、闭经、不孕症等的治疗。

用药思路在于月经后血海相对空虚，肾气阴精逐渐蓄积，为阴长期，治法上以滋肾益阴养血为主，常用药如熟地黄、山茱萸、山药、当归、枸杞、菟丝子、紫河车等，常用方如归肾丸；经间期为重阴转化期，阴精充盛，由阴转阳，冲任气血活动旺盛，应促进阴阳转化，并疏通冲任血气，常用药如肉桂或桂枝、淫羊藿、当归、丹参、赤芍、桃仁、香附等；经前期为阳长期，治宜平补肾气，使阴充阳长，以维持肾阴阳相对平衡状态，常用药如菟丝子、续断、桑寄生、杜仲、巴戟肉等，助孕者常用方如毓麟珠，调经者用定经汤；行经期为重阳转化期，血海满盈而溢下，治宜活血调经，冀推动气血运行，使经血顺势而下，常用药如当归、赤芍、熟地黄、香附、丹参、枳壳、泽兰、茺蔚子、牛膝、路路通、王不留行等，常用方如桃红四物汤。

周期疗法根据月经生理特点而立法，临证时还应按不同病种、不同病理特点灵活运用。

中医周期疗法并非局限于内治法，可根据周期疗法的原则，配合针灸、推拿等外治法，也具有良好的疗效。针刺治疗月经不调，早在元代王国瑞撰写的《扁鹊神应针灸玉龙经》中就有"女人经候不匀调，中极、气海与中髎"的记载。20世纪60年代之后，已有较多以针刺促排卵助孕的研究报道，常用穴位如关元、中极、子宫、三阴交、血海、大赫等。

妇科内治法的应用，还应根据脏腑间的生克制化关系，注意脏腑、天癸、冲任、气血间的密切联系，并参照女性不同年龄阶段及经、孕、产、乳不同时期的生理和病理特点，有所侧重辨证施治。

第二节 常用外治法

外治法用于临床已有悠久的历史，是妇科临床常用的一种治法，主要应用于胞中、阴户、阴道等局部病变。早在《素问·至真要大论》即有"内者内治，外者外治"的说法。《金匮要略·妇人杂病脉证并治》记载了多种外治的方法，如"少阴脉滑而数者，阴中即生疮，阴中蚀疮烂者，狼牙汤洗之"。近代妇科临床又有所发展，如外敷、热熨、阴道冲洗、药物离子导入法、肛门导入、针灸、推拿等治法，为中药治疗妇科病开辟了多方法、多途径给药的新思路，不仅可以达到杀虫、止痒、清热解毒、止血、止带、祛寒、消肿、排脓、生肌等功效，也减少了药物对胃肠和肝肾的副作用。若局部病变影响或累及全身，或局部病变为全身病变在局部的反应时，又需外治用药和内服方药合用，进行整体调治。

外治法一般在非行经期进行，凡阴道出血或患处出血、溃疡者禁用，妊娠期慎用。外阴熏洗、阴道冲洗等在治疗期间应避免性生活，必要时应同时治疗性伴侣，以免交叉感染而影响疗效。肛门导入、下腹部敷熨前应排空直肠和膀胱，以利于病位对药物的吸收及渗透。

一、药物疗法

1. 外阴熏洗

外阴熏洗是以煎好的中药蒸汽向阴户进行熏蒸，以及用温度适宜的药液进行淋洗和浸浴的一种外治方法。其机制主要是借助药液的热度温通经络，促进药物的渗透和吸收，达到清热解毒、止带消肿的目的。主要用于外阴病变：如阴疮、阴痒、阴痛、带下病等。常用清热解毒药物如白花蛇舌草、大黄、黄柏、连翘、苦参、土茯苓、蛇床子、地肤子等；方如蛇床子散、塌痒汤、狼牙汤等。

使用方法：将所用药物包煎，煮沸20～30分钟后，煎取汤液1000～2000mL。将药水倾入专用盆内，趁热熏洗患部，先熏后洗，待温度适中可以洗涤外阴或坐盆，每次10～15分钟。凡阴道出血或患处溃烂出血、月经期禁用，妊娠期慎用。

2. 阴道冲洗

阴道冲洗是用阴道冲洗器将中药药液注入阴道，在清洁阴道的同时，使药液直接作用于阴道，从而达到治疗目的。主要用于盆腔或阴道手术前的准备，以及阴痒、带下病等治疗。冲洗药物应根据冲洗目的而选用。若为了手术前的准备，可用普通的皮肤、黏膜消毒剂，如碘伏。若用于治疗带下病、外阴瘙痒则结合辨证选用中药。常用药：忍冬藤、苦参、白鲜皮、蛇床子、蒲公英、黄柏等清热解毒、利湿杀虫药，以及荆芥、薄荷、防风、白芷等祛风止痒药。

使用方法：将所用药物包煎，常用量为每次500mL左右，煮沸20～30分钟。待药水温度适宜（与体温基本一致）时，置阴道冲洗器内进行冲洗。治疗期间应避免性生活，月经期停用，妊娠期慎用。

3. 阴道纳药

阴道纳药是用中药研成细末或制成栓剂、胶囊、膏剂等剂型，纳入阴道以达到治疗目的的一种治疗方法。常用于治疗带下病、阴痒等疾病。该疗法主要利用药物在阴道内的留置，使局部药物浓度较高，作用时间长，且直接接触患部，从而发挥治疗作用。常用药：清热解毒药，如黄连、黄柏、虎杖等；解毒祛腐药，如百部、蛇床子、五倍子、硼砂、枯矾等；收敛生肌药，如白及、珍珠粉等；收敛止血药，如炉甘石、炒蒲黄、血竭等。

使用方法：若为栓剂、片剂或胶囊等，可嘱患者清洗外阴后，自行放置于阴道后穹隆；膏剂可涂于无菌纱布上，粉剂及药液可蘸在带线棉球上。

4. 肛门导入

将药物制成栓剂纳入肛内，或浓煎后保留灌肠，达到润肠通腑、清热解毒、凉血活血、消癥散结等目的。本法可使药物在直肠吸收，增加盆腔血循环中的药物浓度，有利于治疗盆腔炎性疾病后遗症、盆腔瘀血综合征、子宫内膜异位症等疾病。本法常用清热解毒药和活血化瘀药配伍组方，其中清热解毒药如红藤、毛冬青、败酱草、黄柏、金银花等，活血化瘀药如丹参、赤芍、当归、川芎、红花等，有癥块者可加三棱、莪术。

使用方法：如采用栓剂，可嘱患者每晚睡前自行放入肛内。若为中药保留灌肠，可用灌肠器将药物导入，保留30分钟以上；临睡前注入，保留至次晨疗效更佳。每日1次，一般以7～10日为1个疗程。给药前应尽量排空二便，给药后卧床休息30分钟，以利于药物的保留。月经期、阴道出血时及妊娠期需慎用。

5. 贴敷法

（1）外敷　是将外治用的膏剂、水剂、散剂、糊剂，直接涂抹于患处并用无菌纱布覆盖的方法，或用特制的医用绵纸覆盖固定。主要用于外阴或乳房的病变，如外阴血肿、溃疡、脓肿切开，也可用于乳痈或回乳，还应用于痛经、产后腹痛、妇产科术后腹痛、不孕症、癥瘕等。常选用清热解毒、行气活血、温经散寒、消肿散结、通络止痛、生肌排脓类中药，辨证、辨病择之。

使用方法：膏剂多用温经散寒、通络止痛的中药，并加入皮肤渗透剂制成。用时将膏剂贴于气海、关元、三阴交、肾俞、膀胱俞等穴位或痛点。水剂则将无菌纱布浸满药水，贴敷于患处。散剂以行气活血、祛瘀消癥、通络止痛类中药为主，佐以温经散寒或清热凉血的中药加工成粗粒，棉布袋装，封口成包，浸湿药包，隔水蒸15分钟，外敷患处。糊剂是将药物加工成细末，用时加水或水与蜜糖等量，调成糊状敷于下腹部或患处。

（2）热熨　将药物制成粗末，加入致热物质，袋装密封，制成热敷剂；或以药物粗末制成湿药包，隔水蒸15～20分钟，趁热敷置患处；或借用热水袋、电热器、理疗仪甚至食盐、沙土炒热作为热源，而起到热敷作用，使局部气血流畅，以达到活血化瘀、消肿止痛，或温经通络的目的。常用于寒凝气滞所致的妇科痛证，如痛经、盆腔炎性疾病后遗症等。

使用方法：将药物切碎，或为粗末，以布包扎或置入布袋，可适当加辅料如盐、砂、葱白、姜（均炒热），以及加热熨器作热熨，或加用红外线治疗仪、射频治疗仪等现代理疗仪器，维持药物的温度在(43 ± 3)℃。

可使用中草药粗末加入致热物质（如坎离砂等），袋装密封。用时抖动药袋5分钟，药袋开始发热即可热敷患处，30分钟后热度可达45℃左右，可持续发热10～15小时。

二、物理疗法

1. 中药离子导入

中药离子导入是根据离子透入原理，运用中药药液，借助药物离子导入仪的直流电场作用，将药物离子经皮肤或黏膜导入盆腔或胞中，并在局部保持较高浓度和较长时间，使药效得以充分发挥的治疗方法，用以治疗盆腔炎性疾病后遗症、盆腔粘连、子宫内膜异位症、陈旧性宫外孕等。

使用方法：选用清热解毒、活血化瘀类中药2～3味，也可用1%盐酸小檗碱或复方丹参注射液导入。使用时用纸吸透药液，置于消毒的布垫上，放在外阴，接通阳极，另用无药的湿布垫放在腰骶部，接通阴极，开动治疗仪，电流为5～10mA，每次20分钟，每日1次，疗程据病情拟定。

2. 介入疗法

介入疗法来自介入放射学。介入放射学是放射学领域的一个新的分支学科，利用X线透视、CT定位、B型超声仪等医疗影像设备作导向，引导特制的导管或器械经人体动脉、静脉、消化系统的自然管道或手术后的引流管道抵达体内病变区域，从而达到诊断疾病的目的，同时也可进行各种特殊的治疗。介入疗法因其定位准确、创伤微小、见效快、并发症发生率低和可重复应用的特点及治疗优势，在临床医学中应用日益广泛。

妇科领域中现阶段主要开展有经阴道、子宫、输卵管注射药物，经阴道后穹隆穿刺术、经皮穿刺局部灌注或注射药物等。

三、针灸、推拿疗法

1. 针灸

针灸是在人体经络腧穴上施行针刺、艾灸、注药、埋线、通电及激光辐照等治疗手法，取其疏通经络、调和气血、扶正祛邪、调和阴阳的作用，以达到治病目的的治疗方法。针灸治疗妇科疾病已有悠久的历史，《针灸甲乙经》叙述了53种妇科疾病的针灸治疗方法，如"乳子下赤白、腰俞主之""女子阴中寒，归来主之"。现代研究表明，针灸有多方面、多环节、多水平和多途径的调节作用，常用于治疗痛经、月经不调、闭经、盆腔炎、不孕症、阴挺等妇科疾病。妊娠期慎用，禁针合谷、三阴交、缺盆及腹部、腰骶部腧穴。大怒、大惊、过劳、过饥、过渴、房事、醉酒时禁针。

2. 推拿

推拿作用于体表局部，通过其健运脾胃、行气活血祛瘀的功效，达到调整脏腑阴阳功能的目的。现代医学认为，推拿作用是机械作用、热作用、生物电作用和生物场的综合作用，其可用于治疗妇科疾病，如痛经、乳痈、阴挺、产后耻骨联合分离等。在临床应用中，手法的熟练程度及辨证施治的准确程度是影响疗效的主要因素。

外治法种类繁多，上述常用的妇科外治法，各有特点，难以互相取代，临床上可交替应用，或2～3种一组，或外治法与内治法配合运用，对某些疾患会有相得益彰的功效。

第六章 预防与保健

一、月经期保健

行经期间，血海由满而溢，子宫泻而不藏，子门正开，血室空虚，邪气易于入侵；同时经期气血变化急骤，情绪易于波动，若调摄不当，可引起妇科疾病。《校注妇人良方》说："若遇经行，最宜谨慎，否则与产后症相类。若被惊怒、劳役，则血气错乱，经脉不行，多致劳瘵等疾。"

（1）**保持清洁** 经期血室正开，邪气易乘虚而入，滋生疾病。因此，必须保持外阴清洁，禁止性交、盆浴、阴道冲洗和游泳等。

（2）**避免受寒** 经期气随血泄，气虚则卫外功能不固，若感受寒凉或寒湿之邪，则气血凝滞，可致月经后期、月经过少或痛经。因此，经期不宜当风感寒、冒雨涉水、冷水洗脚或洗冷水浴。

（3）**劳逸结合** 经期可以从事一般工作和学习，但过度劳累则耗气动血，可致月经过多、经期延长，甚至崩漏；久坐久卧伤气，气滞可致痛经或经期延长。因此，经期要避免过度劳累及过度安逸。

（4）**饮食有节** 经期若过食苦寒生冷之品，易凝涩胞脉，血行受阻，可致痛经、月经过少等；若嗜食辛辣助阳之品，易致血分蕴热，迫血妄行，致月经过多等。因此，经期要注意饮食调摄，宜食清淡而富于营养的食物。

（5）**调和情志** 经期阴血偏虚，肝气偏旺，情绪容易波动，若伤于七情，易使气血紊乱，导致月经过多、经期延长、闭经等。因此，经期应调和情志，保持心情舒畅。

二、妊娠期保健

妊娠以后通过对孕妇和胎儿系统的监护和保健，可以保障孕妇的健康和胎儿的正常发育，因此妊娠期保健以普及孕期健康知识和健全产前检查制度为重点。

（1）**产前检查** 定期产前检查是保障母婴健康的重要措施。妊娠后按期对孕妇进行产检，可及早发现妊娠期疾病和了解胎儿宫内发育情况，并予以适时纠正，避免妇产科危重疾病的发生和畸形儿的出生。

（2）**胎教有方** 《叶氏女科证治》指出："胎前静养，乃第一妙法。不较是非，则气不伤矣。不争得失，则神不劳矣。心不嫉妒，则血自充矣。情无淫荡，则精自足矣。安闲宁静，即是胎教。"因此，孕妇要思想、视听、言行端正，以感化教育胎儿，使其智能健康发育。

（3）**劳逸有度** 孕期不适宜剧烈运动和过度劳累或负重，亦不宜过于安逸，尤其是长期卧床，对胎儿和生产均不利，如《产孕集》说："凡妊娠，起居饮食，唯以和平为上，不可太逸，逸则气滞；不可太劳，劳则气衰。"因此，孕期应作息规律，适当活动，劳逸结合。

（4）**饮食有节** 妊娠期若过饥过饱、过食寒凉，则易损伤脾胃；孕期若嗜食辛热、苦寒、滑利峻泻之品，则有动胎之弊，如《逐月养胎法》说："无大饥，无甚饱，节饮食，调五味。"因此，孕期饮食宜清淡，富于营养且易消化。

（5）**慎戒房事** 妊娠期房事不节，可导致胎动不安、堕胎、早产或感染邪毒，如《叶氏女科证治》说："保胎以绝欲为第一要策，若不知慎戒，而触犯房事，三月以前，多犯暗产，三月以后，常致胎动小产。"因此，孕期必须谨慎房事，尤其是孕早期3个月和孕晚期2个月，应避免房事。

（6）**调和情志** 加强孕妇精神关怀，普及有关妊娠、分娩常识，减轻孕妇对妊娠、分娩的紧张、恐惧情绪，完善自我保健。

（7）**用药慎忌** 孕期患病，要特别注意用药，虽"有故无殒"，但需注意药物对胎儿的影响。

三、产褥期保健

产褥期妇女处于"多虚多瘀"的生理状态，若此时护理不当，将息失宜，每易引起疾病。产褥期保健的目的在于促进产后机体生理功能恢复，防止产后并发症的产生。

（1）**清洁卫生** 产后恶露排出，血室已开，胞脉空虚，淫邪易入胞中而致产后病变。因此，产后要注意会阴部的产创、洁具和卫生垫的清洁卫生，要经常擦浴及换洗衣物。

（2）**调摄生活** 产后表虚不固，易为风邪所袭；产后元气未复，过早或过度操劳，可发生产后恶露不绝、子宫脱垂；产后气血耗伤，又须化生乳汁哺育婴儿，若嗜食生冷或过食肥甘，可致胃肠积滞而变生他病；产后暴怒或忧思，气结血滞，可引起产后腹痛、缺乳、郁证等病变。因此，产后生活要冷暖适宜，充分休息，饮食宜营养丰富而易消化，产妇精神要愉快。

（3）**避孕措施** 产褥期内禁忌性生活。产后6周起应采取避孕措施，哺乳者以工具避孕为宜，不哺乳者可选用药物避孕。

（4）**定期检查** 产后6周应到医院做产后健康检查，了解子宫、阴户等组织器官结构的复原情况，及时发现乳房、阴户、子宫及产创的异常情况，以适时给予指导与治疗。

四、哺乳期保健

母乳营养丰富，最适合婴儿的消化吸收；母乳含有多种免疫物质，能增强婴儿的抗病能力，因此，应尽量坚持母乳喂养。哺乳期保健包括宣传母乳喂养的好处和指导母亲以纯母乳喂养婴儿两方面。

（1）**乳房保健** 注意清洁乳房，每次哺乳前产妇要洗手、清洗乳头和乳房，以避免婴儿吸入不洁之物。哺乳前需按摩乳房以刺激排乳反射。若乳汁过多而致乳房胀痛者，可用吸奶器将乳汁吸空，以免壅积，发生乳痈者应及时处理。若出现乳头皲裂，哺乳后将少许乳汁涂在乳头和乳晕，穿戴宽松衣服；如乳头皲裂疼痛，可暂停母乳喂养24小时，将乳汁挤出用小杯或小匙喂养。

（2）**正确哺乳** 产后半小时即可哺乳，提倡按需哺乳。哺乳姿势可采用侧卧式或坐式，要注意乳房不能堵塞婴儿鼻孔。

（3）**调摄生活** 保持乳汁的质和量，以调节饮食、加强营养为第一要务。其次，产妇需保持心情舒畅，保证睡眠充足，注意劳逸适度，以达到哺乳所需。

（4）**避孕措施** 哺乳期要落实避孕措施，不宜服用避孕药物。

五、绝经前后保健

绝经前后肾气渐衰，天癸将竭，冲任二脉虚惫，每可致阴阳不相协调。为了使妇女顺利度过这一时期，健康地进入老年期，应注意绝经前后保健。

（1）**健康教育** 绝经前后妇女可出现烦躁不安、失眠、心悸、月经失调等生理变化，此时应广泛宣传绝经前后卫生知识，通过本人的心理调节和家庭、社会的关怀，消除不必要的思想顾虑，帮助其适应此种变化。

（2）**生活调理** 劳逸结合，适当参加劳动和活动，不可过度安逸，但也要避免过重的体力劳动，防止子宫脱垂；起居规律，避免外邪侵袭；饮食有节，多食豆类制品、牛奶、新鲜蔬菜、水果等，少食油腻、肥甘、辛辣等食物；调理心态，勿使大怒，勿令忧思；节制房事，以养精神。

（3）**定期体检** 绝经前后是心脑疾病和妇科肿瘤的好发时期，此期女性每半年至1年需进行一次包括妇科检查在内的体格检查。

各 论

第七章 月 经 病

一、概 述

凡月经的周期、经期或经量发生异常，或伴随月经周期或经断前后出现一系列症候群的病症，统称为月经病。

二、范 围

常见的月经病包括月经先期、月经后期、月经先后无定期、月经过多、月经过少、经期延长、经间期出血、崩漏、闭经、痛经、经行前后诸证、经断前后诸证、经断复来。月经周期、经期、经量发生异常统称为月经不调，其中，崩漏和闭经两种严重的月经不调另列篇章详加阐释。

三、病因病机

月经病的主要病因是外感六淫、内伤七情、饮食劳倦或房劳多产所伤，或先天禀赋不足。主要病机是脏腑功能失常，气血失调，冲任损伤，最终导致肾-天癸-冲任-胞宫轴失调，胞宫失于定期藏泻，临床表现为月经周期、经期、经量异常，或伴随月经期或绝经前后出现某些症状。

四、诊 治

月经病的诊断，主要在中医四诊的基础上，以临床主要症状为依据进行诊断，同时注意结合相关的检查进行鉴别诊断，如月经后期、闭经需要与生理性停经（妊娠、绝经）相鉴别；月经过多、经期延长、崩漏除了需要与妊娠病、癥瘕引起的出血相鉴别之外，也要与内外科疾病导致的阴道流血相鉴别。

月经病的辨证，主要根据月经病的主证特点，同时结合月经的期（周期及经期）、量、色、质，全身证候以及舌象、脉象，全面分析四诊所获得的病历资料，运用八纲、脏腑、气血、经络等辨证方法，确定病证之虚实寒热，脏腑气血之盛衰，全面了解病情的证候属性。

月经病的治疗原则首先重在治本调经。《素问·阴阳应象大论》指出："治病必求于本。"治本的意思是消除病因以调经，即运用各种方法平衡阴阳，调和气血。遵循《内经》"谨守病机""谨察阴阳所在而调之，以平为期"的宗旨，使月经恢复正常。治本调经首先应分清病之先后，因经不调而后生他病者，当先调经，经调则他病愈；因他病而致经不调者，当先治他病，病去则经自调。调经之法，重在补肾、扶脾、调肝、调理气血、冲任。因肾藏精，主生殖，月经的产生和调节以肾为主导，故调经以补肾为要。补肾重在补益肾精和温养肾气，使阴生阳长，阴平阳秘。脾胃为后天之本，气血生化之源，脾主中气而统血。扶脾在于益血之源或统血，以健脾益气或健脾升阳除湿为主，脾胃健运，生化有源，气血充足，统摄有权，则月经正常。用药不可过用辛燥或甘润之品以免耗伤脾阴或困阻脾阳。肝藏血，主疏泄，肝体阴而用阳，调肝重在调畅气机，以开郁行气为主，佐以养血柔肝，使肝气得疏，肝体得养，血海蓄溢有常，则疾病可愈。用药不宜过用辛香燥烈之品，以免劫津伤阴，耗损肝血。调理气血，首先要辨气病、血病，病在气者治气为主，佐以理血；病在血者，理血为主，佐以行气。调理冲任是治疗妇科病的最终目的，冲任气血充盛和调，血海按期满盈，胞宫定时藏泻，月经信而有期。调经诸法，又以补肾健脾为要，如《景岳全书·妇人规·经脉类》指出："调经之要，责在补脾胃以资血之源，养肾气以安血之室，知斯二者，则尽善矣。"其次，本着"急则治其标，缓则治其本"的原则，病势急危，当治标以救急为先。如痛经剧烈，当以止痛为主；若经血暴下不止，急需塞流止血以治标，待病势缓解后再辨证求因以治本。此外，调经还应顺应和掌握不同年龄阶段及月经周期规律。女子在不同年龄阶段具有不同的生理与病理特点，青春期肾气初盛，天癸初至，调经重在顾护肾气以充养天癸；育龄期经孕产乳皆以血为用，加之七情生活所伤，往往有余于气，不足于血，调经重在疏肝养肝；经断前后肾气渐衰、天癸渐竭，调经重在补肾健脾，平衡肾之阴阳。同时应顺应月经周期中阴阳转化的规律，经前勿滥补，经后勿滥攻。

遣方用药时，须根据主证与次证的轻重灵活化裁。临床上常见各种证型错综复杂，有寒热错杂虚实兼夹者治疗应分清轻重主次和标本缓急，或寒热并用，或攻补兼施。经期用药，须慎用大寒大热辛温动血或过于收涩之品，经后慎用破血耗气、辛温香燥之品，以免耗伤阴血。

第一节 月经不调

月经先期

一、概 述

月经周期提前7日以上，甚至10余日一行，连续2个周期以上者，称为月经先期，亦称"经期超前""经行先期""经早""经水不及期"等。

后世医家多宗"先期属热"之说，《妇人大全良方·调经门》指出本病病机是"过于阳则前期而来"，《普济本事方·妇人诸疾》进一步提出"阳气乘阴则血流散溢……故令乍多而在月前"，朱丹溪有"经水不及期而来者，血热也"的见解。《万氏妇人科·调经章》分别将"不及期而经先行""经过期后行""一月而经再行""数月而经一行"等逐一辨证论治，为月经先期作为一个病证开创了先例。《景岳全书·妇人规》对本病的病因、辨证、论治做了较全面的阐述，提出气虚不摄也是导致月经先期的重要发病机理，指出"若脉证无火而经早不及期者，乃其心脾气虚，不能固摄而然"。《傅青主女科·调经》根据经血量的多少以辨血热证之虚实，有临证参考价值。

月经先期属于以周期异常为主的月经病，常与月经过多并见，严重者可发展为崩漏，应及时进行治疗。

西医学排卵性黄体功能不全的异常子宫出血、卵巢储备功能减退等所致的月经提前可参照本病辨证治疗。

二、病因病机

本病的病因病机主要是气虚和血热。气虚则统摄无权，冲任不固；血热则热扰冲任，伤及胞宫，血海不宁，均可使月经先期而至。月经先期既有血热或气虚单一病机，又可见多脏同病或气血同病之病机。月经提前，常伴经血量多，气随血耗，阴随血伤可变生气虚、阴虚、气阴两虚、气虚血热等证；经血失约也可出现经水淋漓至期难尽。周期提前、经量过多、经期延长，三者并见有发展为崩漏之虞。

1. 气虚

（1）**脾气虚** 体质素弱，或饮食失节，或劳倦思虑过度，损伤脾气，脾伤则中气虚弱，冲任不固，经血失统，以致月经先期来潮。脾为心之子，脾气既虚，则赖心气以自救，久则心气亦伤，致使心脾气虚，统摄无权，月经提前。

（2）**肾气虚** 年少肾气未充，或绝经前肾气渐虚，或多产房劳，或久病伤肾，肾气虚弱，冲任不固，不能约制经血，遂致月经提前而至。

2. 血热

（1）**阳盛血热** 素体阳盛，或过食辛燥助阳之品，或感受热邪，热扰冲任、胞宫，迫血下行，以致月经提前。

（2）**阴虚血热** 素体阴虚，或失血伤阴，或久病阴亏，或多产房劳耗伤精血，以致阴液亏损，虚热内生，热伏冲任，血海不宁，则月经先期而下。《傅青主女科·调经》说："先期而来少者，火热而水不足也。"即是对阴虚血热所致之月经先期而言。

（3）**肝郁血热** 素性抑郁，或情志内伤，肝气郁结，郁久化热，热扰冲任，迫血下行，遂致月经先期。

三、诊　　断

1. 病史

有血热病史或平素嗜食辛辣，或有情志内伤等病史。

2. 症状

月经提前来潮，周期不足21日，且连续出现2个月经周期及以上，经期基本正常，可伴有月经过多。

3. 检查

（1）**妇科检查** 盆腔无明显器质性病变者，多属黄体功能不全之排卵性月经失调；有盆腔炎症体征者，应属盆腔炎所引起的月经先期。

（2）**辅助检查** 因黄体功能不全月经先期者，基础体温（BBT）监测呈双相型，但黄体期少于11日，或排卵后体温上升缓慢，上升幅度<0.3℃；月经来潮12小时内诊断性刮宫，子宫内膜呈分泌反应不良。

四、鉴别诊断

1. 与经间期出血的鉴别

月经提前至10余日一行者,应注意与经间期出血相鉴别。后者发生在两次月经之间,出血量较月经量少,持续数小时至2～7日自行停止,或为带下中夹有血丝。基础体温监测和月经来潮12小时内诊断性刮宫有助于鉴别。

2. 与月经先后无定期的鉴别

月经先后无定期以月经时而提前、时而延后7日以上,并要连续观察3个周期以上才能明确诊断,而月经先期则只有月经提前而无月经推后,通过病史的询问与症状的分析,多可鉴别。

3. 与崩漏的鉴别

月经先期同时伴有月经过多者,应与崩漏相鉴别。崩漏是月经周期、经期和经量均发生严重紊乱的无周期性的子宫出血,量多如崩,或量少淋漓不断。月经先期伴月经过多,虽周期改变但提前不超过2周,经量虽多但经期正常且能自行停止。

五、辨证论治

(一)辨证要点

月经先期的辨证重在观察月经量、色、质的变化,并结合全身证候及舌脉,辨其虚、实、热。一般而言,月经先期,伴见量多、色淡、质稀者属气虚,其中唇舌淡、脉弱,兼有神疲肢倦、气短懒言等为脾气虚,兼有腰膝酸软、头晕耳鸣等为肾气虚。伴见量多或少、色红、质稠者属血热,其中兼有面红口干、尿黄便结等为阳盛血热;兼有两颧潮红、手足心热,脉虚而数者为阴虚血热;兼有烦躁易怒、口苦咽干、胸胁少腹胀满、脉弦者为肝郁血热。若仅见周期提前而量、色、质无明显异常,还可根据素体情况、全身证候及舌脉进行辨证。

本病的治疗原则,重在调整月经周期,使之恢复正常,故须重视平时的调治,按其证候属性,或补,或清。若脉证无火,则应补虚,或补中气,或固命门,或补益心脾,或脾肾双补。如为血热证,则应清热,清热又当"察其阴气之虚实",或清热凉血,或滋阴清热,或疏肝清热。不论实热虚热皆不宜过用寒凉,以免损伤阴血。

(二)治疗原则

本病的治疗原则重在益气固冲,清热调经。

(三)分型论治

1. 气虚证

(1)脾气虚证

【主要证候】 月经周期提前,或经量多,色淡红,质清稀;神疲肢倦,气短懒言,小腹空坠,纳少便溏;舌淡胖,有齿痕,苔薄白,脉细弱。

【证候分析】 脾主中气而统血,脾气虚弱,统血无权,冲任不固,故月经提前而量多;脾气亏虚,生化无源,不能"受气取汁,变化而赤"(《灵枢·决气》),故血色淡质稀;脾失健运,清阳不升,故神疲肢倦,气短懒言,小腹空坠;运化失职,则纳少便溏;舌淡胖,有齿痕,苔薄白,脉细弱，均为脾虚之象。

【治法】 补脾益气，摄血调经。

【方药】 补中益气汤（《脾胃论》）。

补中益气汤：人参　黄芪　甘草　当归　陈皮　升麻　柴胡　白术

方中以人参、黄芪益气为君；白术、甘草健脾补中为臣；当归补血，陈皮理气，为佐；升麻、柴胡升阳为使。全方共奏补中益气，升阳举陷，摄血归经之效，使月经自调。若经血量多者，经期去当归之辛温行血，酌加煅龙骨、煅牡蛎、棕榈炭以固涩止血；食少便溏者，酌加砂仁、山药、茯苓以健脾和胃化湿。若经血量少，色暗淡，质稀薄，腰背酸痛者，为脾肾气虚，又宜脾肾双补。可予补中益气汤去升麻、柴胡，加鹿角胶、菟丝子、杜仲以温肾阳，益精气。

（2）**肾气虚证**

【主要证候】 周期提前，经量或多或少，色淡暗，质清稀；腰膝酸软，头晕耳鸣，面色晦暗或有暗斑；舌淡暗，苔白润，脉沉细。

【证候分析】 "经水出诸肾"，冲任之本在肾，肾气不足，封藏失司，冲任不固，故月经提前，经量增多；肾虚精血不足，故经量少，头晕耳鸣；肾气不足，日久损及肾阳，肾阳虚弱，血失温煦，则经色淡暗、质清稀，面色晦暗；肾主骨生髓，开窍于耳及二阴，腰府失荣，筋骨不坚，故腰膝酸软，髓海乏充则头晕耳鸣；气化失司而小便频数；舌淡暗，苔白润，脉沉细为肾气亏虚之象。

【治法】 补益肾气，固冲调经。

【方药】 固阴煎（《景岳全书》）。

固阴煎：菟丝子　熟地黄　山茱萸　人参　山药　炙甘草　五味子　远志

固阴煎主治阴虚滑泻、带浊淋遗及经水因虚不固等证。方中菟丝子补肾益精气；熟地黄、山茱萸滋肾益精；人参、山药、炙甘草健脾益气，补后天养先天以固命门；五味子、远志交通心肾，使心气下通，以加强固摄肾气之力。全方共奏补肾益气，固冲调经之效。

若经血量多者，加仙鹤草、血余炭收涩止血，酌加山茱萸、炮姜、乌贼骨补肾温经，固冲止血；量多色淡者，加艾叶炭、炒荆芥、杜仲温经止血；腰腹冷痛，小便频数者，加益智仁、补骨脂、杜仲、乌药以温肾固涩；心悸失眠者，加茯苓、酸枣仁、柏子仁宁心安神。夜尿频数者，酌加益智仁、金樱子固肾缩小便。

2. 血热证

（1）**阳盛血热证**

【主要证候】 经来先期，量多，色深红或紫红，质黏稠；身热面赤，伴心烦，口渴喜冷饮，小便短黄，大便燥结；舌红，苔黄，脉数或滑数。

【证候分析】 阳盛则热，热扰冲任、胞宫，冲任不固，经血妄行，故月经提前来潮，经量增多；血为热灼，故经色深红或紫红，质黏稠；内热外散则身热面赤，热邪扰心，则心烦；热甚伤津，则口渴喜冷饮，小便短黄，大便燥结。舌红，苔黄，脉滑数，均为血热内盛之象。

【治法】 清热凉血，养阴调经。

【方药】 清经散（《傅青主女科》）。

清经散：牡丹皮　地骨皮　白芍　熟地黄　青蒿　黄柏　茯苓

清经散主治月经先期量多者。方中牡丹皮、青蒿、黄柏清热泻火凉血；地骨皮、熟地黄清血热而滋肾水；白芍养血敛阴；茯苓行水泄热。全方清热泻火，凉血养阴，使热去而阴不伤，血安则经自调。

若经量甚多者，去茯苓以免渗利伤阴，酌加地榆、茜草以凉血止血。若兼见倦怠乏力，气短懒言等症,为失血伤气,血热兼气虚,酌加党参、黄芪以健脾益气;若经行腹痛,经血夹瘀块者,为血热而兼有瘀滞,酌加益母草、蒲黄、三七以化瘀止血。

(2) 阴虚血热证

【主要证候】 经来先期,经量或少或多,色红,质稠;或伴两颧潮红,手足心热,咽干口燥;舌红,苔少,脉细数。

【证候分析】 素体阴虚,或久病耗血伤阴,阴虚内热,热扰冲任,冲任不固,经血妄行,故月经提前;阴虚血少,冲任不足,故经血量少;若虚热伤络,血受热迫,经量可增多;虚热煎熬,血为热灼,故经色红而质稠;虚热上浮,则两颧潮红;虚热伤阴,则手足心热,咽干口燥。舌红,苔少,脉细数,均为阴虚内热之征。

【治法】 滋阴清热,养血调经。

【方药】 两地汤(《傅青主女科》)。

两地汤:生地黄 地骨皮 玄参 麦冬 阿胶 白芍

两地汤主治月经先期、量少,属火热而水不足者。方中生地黄、玄参、麦冬养阴滋液,壮水以制火;地骨皮清虚热,泻肾火;阿胶滋阴补血;白芍养血敛阴。全方重在滋阴壮水,水足则火自平,阴复而阳自秘,则经行如期。

若阴虚阳亢,兼见头晕耳鸣者,酌加钩藤、石决明、龙骨、牡蛎以平肝潜阳。若经来量多者,加女贞子、墨旱莲、地榆以滋阴清热止血。若正值经期经血量多色红者,加地榆炭、仙鹤草、茜草凉血止血;热灼血瘀,经血有块者,加炒蒲黄、茜草祛瘀止血;肝火犯胃,口干舌燥者,加天花粉、知母养阴生津;胸胁乳房胀痛重者,加橘核、路路通、郁金疏肝通络止痛;经行量少加枸杞、鸡血藤养血调经;五心烦热加生龟板、银柴胡滋阴清热。

(3) 肝郁血热证

【主要证候】 月经提前,量或多或少,经色深红或紫红,质稠,经行不畅,或有血块;或少腹胀痛,或胸闷胁胀,或乳房胀痛,或烦躁易怒,口苦咽干;舌红,苔薄黄,脉弦数。

【证候分析】 素性抑郁,或适值经前怒郁伤肝,肝郁化热,热扰冲任,血海不宁,经血妄行,故月经提前;肝失疏泄,血海失调,故经量或多或少;热灼于血,故经色深红或紫红,质稠;气滞血瘀,则经行不畅,或有血块;肝郁气滞,则烦躁易怒,肝经循行部位胸胁、乳房、少腹胀痛;肝郁化火,则口苦咽干。舌红,苔薄黄,脉弦数,均为肝郁化热之象。

【治法】 疏肝清热,凉血调经。

【方药】 丹栀逍遥散(《内科摘要》)。

丹栀逍遥散:牡丹皮 栀子 当归 白芍 柴胡 白术 茯苓 煨姜 薄荷 炙甘草

方中牡丹皮、栀子、柴胡疏肝解郁,清热凉血;当归、白芍养血柔肝;白术、茯苓、炙甘草健脾补中;薄荷助柴胡疏达肝气。唯煨姜辛热,非血热所宜,可去而不用。诸药合用,使肝气畅达,肝热得清,热清血宁,则经水如期。

若经量过多者,经期去当归,酌加茜草、地榆、牡蛎以清热固冲止血。经行不畅,夹有血块者,酌加泽兰、益母草以活血化瘀。胸胁乳房胀痛者,酌加香附、延胡索、川楝子以解郁行滞止痛。若肝火犯胃,口干舌燥者,加知母、生地黄以养阴生津。

六、临证要点

月经先期表现为月经周期提前,经期基本正常,并连续出现2个周期以上,诊断时须与经间期出血及其他全身性疾病和盆腔器质性疾病所引起的异常出血相鉴别。月经先期既可有单一病机，又可见多脏同病或气血同病之病机。若伴经血量多，气随血耗，阴随血伤，可变生气虚、阴虚、气阴两虚或气虚血热等诸证。周期提前、经量过多、经期延长三者并见，有发展为崩漏之虞。月经周期屡提前，肾虚者，不加调治也有肾精渐衰而致天癸早竭之嫌。

七、预后与转归

本病治疗得当，预后较好。若伴经量过多、经期延长者，进一步可发展为崩漏，使病情反复难愈，故应积极治疗。

月经后期

一、概　述

月经周期延后7日以上，甚至3～5个月一行，连续出现2个周期以上，称为月经后期，亦称"经行后期""月经延后""经迟"等。

月经后期如伴经量过少，常可发展为闭经。青春期月经初潮后1年内，或围绝经期，周期时有延后，而无其他证候者，不作病论。

本病首见于《金匮要略·妇人杂病脉证并治》温经汤条下谓"至期不来"。《妇人大全良方·调经门》引王子亨所言："过于阴则后时而至。"认为月经后期为阴盛血寒所致。《丹溪心法·妇人》中提出"血虚""血热""痰多"均可导致月经后期的发生。薛己、万全、张景岳等提出了补脾养血、滋水涵木、气血双补、疏肝理气、导痰行气、清热滋阴、温经活血、温养气血等治法和相应的方药，使本病在病因、病机、治法、方药等方面渐臻完备。

西医学多囊卵巢综合征或早发性卵巢功能不全出现月经稀发者可参照本病辨证治疗。

二、病因病机

月经后期主要发病机理是精血不足，或邪气阻滞，致冲任欠充，血海不能按时满溢。其有虚实之别，虚者多因肾虚、血虚、虚寒导致精血不足，冲任不充，血海不能按时满溢而经迟；实者多因血寒、气滞、痰湿等导致血行不畅，冲任受阻，血海不能如期满盈，致使月经后期而来。

（1）**肾虚**　先天肾气不足，或房劳多产，损伤肾气，肾虚精亏血少，冲任不充，血海不能按时满溢，遂致月经后期而至。

（2）**血虚**　体质素弱，营血不足，或久病失血，或产育过多，耗伤阴血，或脾气虚弱，化源不足，均可致营血亏虚，冲任不充，血海不能按时满溢，遂使月经周期延后。

（3）**血寒**　①虚寒：素体阳虚，或久病伤阳，阳虚内寒，脏腑失于温养，气血化生不足，血海充盈延迟，遂致月经后期而至。②实寒：经期产后，外感寒邪，或过食寒凉，寒搏于血，血为寒凝，冲任阻滞，血海不能如期满溢，遂使月经后期而来。

（4）**气滞**　素多忧郁，气机不宣，血为气滞，运行不畅，冲任阻滞，血海不能如期满溢，因而月经延后。

（5）**痰湿**　素体肥胖，痰湿内盛，或劳逸过度，饮食不节，损伤脾气，脾失健运，痰湿内生，痰湿下注冲任，而致冲任壅滞，血海不能按时满溢，故经行错后。

三、诊　　断

1. 病史

禀赋不足，或素体湿盛，或感寒饮冷，或常情志不遂。

2. 症状

月经周期延后7日以上，甚至3～5个月一行，可伴有经量及经期的异常，连续出现2个月经周期以上。

3. 检查

（1）**妇科检查**　子宫大小正常或略小。

（2）**辅助检查**　①尿妊娠试验阴性，可以排除妊娠相关疾病。②B超检查可以了解子宫内膜厚度及卵泡发育情况。③基础体温低温相超过21日。④生殖激素测定提示卵巢功能或高催乳素、高雄激素、卵泡刺激素（FSH）/黄体生成素（LH）比值异常等。

四、鉴别诊断

本病应与早孕、胎漏、胎动不安、异位妊娠等妊娠相关疾病相鉴别（表7-1）。

表7-1　月经后期的鉴别诊断

疾病	症状	检查
月经后期	月经周期延长7日以上，甚则3～5个月一行，连续出现2个周期以上	妊娠试验阴性；妇科检查提示子宫正常大小或略小，基础体温低温相＞21日，B超排除子宫附件病变
早孕	育龄期妇女月经过期未潮，并出现早孕反应，如恶心呕吐、乏力嗜睡、厌食油腻、喜食酸物等	妊娠试验阳性；妇科检查提示宫颈着色，子宫体增大、变软；B超检查见宫内孕囊
胎漏、胎动不安	月经过期后又见阴道少量出血，或伴轻微腹痛	妊娠试验阳性；子宫增大符合妊娠月份；B超检查见宫内孕囊
异位妊娠	月经逾期后又见阴道少量出血，一侧下腹部疼痛或突然出现撕裂样剧痛，甚至出现昏厥或休克	妊娠试验阳性；B超检查宫内未见孕囊，或于一侧附件区见有混合性包块，或见盆腹腔大量积液

五、辨证论治

（一）辨证要点

月经后期的辨证重在观察月经量、色、质的变化，并结合全身证候及舌脉，辨其虚、实、寒、热。一般而言，月经后期，伴见量少、色暗淡、质清稀，或兼有腰膝酸软、头晕耳鸣等属肾虚；伴见量少、色淡红、质清稀，或兼有头晕眼花、心悸少寐等属血虚；伴见量少、色淡红、质清稀，或兼有小腹隐痛、喜暖喜按等属虚寒；伴见量少、色暗有块，或兼有小腹冷痛拒按、得热痛减等属实寒；伴见量少、色暗红或有血块，或兼有小腹胀痛、精神抑郁等属气滞；伴见量少、经血夹杂黏液，或兼有形体肥胖、腹满便溏等属痰湿。

（二）治疗原则

本病的治疗原则为虚者补之，实者泻之。重在调整月经周期。

（三）分型论治

1. 肾虚证

【主要证候】 周期延后，量少，色暗淡，质清稀；腰膝酸软，头晕耳鸣，面色晦暗，或面部暗斑；舌淡，苔薄白，脉沉细。

【证候分析】 肾虚精血亏少，冲任亏虚，血海不能按时满溢，故经行后期，量少；肾气虚，火不足，血失温煦，故色暗淡，质清稀；肾虚髓亏则其外府与清窍不荣，故腰膝酸软，头晕耳鸣，面色晦暗，面部暗斑。舌淡，苔薄白，脉沉细，均为肾虚之征。

【治法】 补肾填精，养血调经。

【方药】 当归地黄饮（《景岳全书》）。

当归地黄饮：当归 熟地黄 山茱萸 山药 杜仲 牛膝 炙甘草

当归地黄饮主治肾虚腰膝疼痛等证。方中以当归、熟地黄、山茱萸养血益精；山药、杜仲补肾气以固命门；牛膝强腰膝，通经活血，使补中有行；炙甘草调和诸药。全方重在补益肾气，益精养血。

若肾气不足，日久伤阳，症见腰膝酸冷者，可酌加菟丝子、巴戟天、淫羊藿等以温肾阳，强腰膝；月经量少者，酌加川芎、鸡血藤养血活血；带下量多清稀者，酌加鹿角霜、金樱子温肾固涩止带。

2. 血虚证

【主要证候】 周期延后，量少，色淡红，质清稀，或小腹绵绵作痛；或头晕眼花，爪甲不荣，心悸少寐，面色苍白或萎黄；舌淡红，苔薄，脉细弱。

【证候分析】 营血亏虚，冲任不充，血海不能如期满溢，故月经周期延后；营血不足，故经量少；血虚不足以奉心化赤，故经色淡红，经质清稀；血虚胞脉失养，故小腹绵绵作痛；血虚不荣，故头晕眼花，面色苍白或萎黄，爪甲不荣；血虚不能养心，故心悸少寐。舌淡红，苔薄，脉细弱，为血虚之征。

【治法】 补气益精，养血调经。

【方药】 大补元煎（《景岳全书》）。

大补元煎：人参 山药 熟地黄 杜仲 当归 山茱萸 枸杞 炙甘草

大补元煎主治男、妇气血大坏，精神失守等证。方中人参大补元气为君，气生则血长；山药、炙甘草补脾气，佐人参以滋生化之源；当归养血活血调经；熟地黄、枸杞、山茱萸、杜仲滋肝肾，益精血，乃补血贵在滋水之意。诸药合用，大补元气，益精养血。

若伴月经量少，可加丹参、鸡血藤养血活血；若经行小腹隐痛，可加白芍、阿胶养血和血。若脾虚不运，食少便溏者，去当归，酌加白术、扁豆、砂仁以增强健脾和胃之力。心悸少寐者，加远志、五味子以宁心安神。

3. 血寒证

（1）虚寒证

【主要证候】 月经延后，量少色淡红，质清稀，小腹隐痛，喜暖喜按；腰酸无力，小便清长，大便稀溏；舌淡，苔白，脉沉迟或细弱。

【证候分析】 阳气不足，阴寒内盛，不能温养脏腑，气血化生不足，冲任不充，血海满溢延迟，故月经推迟而至，量少；阳虚血失温煦，故经色淡红，质清稀；阳虚不能温煦子宫，故小腹隐痛，喜暖喜按；阳虚肾气不足，外府失养，故腰酸无力；阳虚内寒，膀胱失于温煦，则小便清长，大便稀溏。舌淡，苔白，脉沉迟或细弱，为虚寒之征。

【治法】 温阳散寒,养血调经。
【方药】 温经汤(《金匮要略》)。
温经汤:当归　吴茱萸　桂枝　白芍　川芎　生姜　牡丹皮　半夏　麦冬　人参　阿胶　甘草

温经汤亦主治妇人少腹寒,久不受胎,兼取崩中去血,或月经过多,及至期不来。方中吴茱萸、桂枝温经散寒暖宫,通利血脉;当归、川芎、白芍、阿胶养血活血调经;牡丹皮祛瘀;麦冬、半夏、生姜润燥降逆和胃;人参、甘草补气和中。全方针对冲任虚寒,瘀血阻滞的主要病机,温、清、补、消并用,以温经散寒、养血祛瘀为主。

若形寒肢冷,腰膝冷痛者,酌加补骨脂、巴戟天、淫羊藿以温肾助阳。

(2)实寒证

【主要证候】 月经周期延后,量少,色暗有块,小腹冷痛拒按,得热痛减;畏寒肢冷,或面色青白;舌淡暗,苔白,脉沉紧。

【证候分析】 外感寒邪,或过食寒凉,血为寒凝,冲任滞涩,血海不能按时满溢,故周期延后,量少;寒凝冲任,故经色暗有块;寒邪客于胞中,气血运行不畅,故小腹冷痛;得热后气血稍通,故小腹得热痛减;寒邪阻滞于内,阳不外达,则畏寒肢冷,面色青白。舌淡暗,苔白,脉沉紧,均为实寒之征。

【治法】 温经散寒,活血调经。

【方药】 温经汤(《妇人大全良方》)。

温经汤:当归　川芎　白芍　桂心　牡丹皮　莪术　人参　甘草　牛膝

原方主治经道不通,绕脐寒疝痛彻,其脉沉紧者。方中桂心温经散寒,当归、川芎活血调经,三药配伍有温经散寒调经的作用;人参甘温补气,助桂心通阳散寒;莪术、牡丹皮、牛膝活血祛瘀;白芍、甘草缓急止痛。全方共奏温经散寒,活血祛瘀,益气通阳调经之效。

若月经量少者,酌加丹参、益母草以活血调经;若月经量多,则去莪术、牛膝等活血祛瘀之品,酌加炮姜、艾叶炭以温经止血;若经行腹痛者,可加小茴香、延胡索、香附散寒行气止痛。

4. 气滞证

【主要证候】 月经周期延后,量少,色暗红或有血块,小腹胀痛;精神抑郁,经前胸胁、乳房胀痛;舌正常或红,苔薄白或微黄,脉弦或弦数。

【证候分析】 情志内伤,气机郁结,血为气滞,冲任不畅,胞宫、血海不能按时满溢,故经行后期,经量减少,或有血块;肝郁气滞,经脉壅阻,故小腹、胸胁、乳房胀痛,精神抑郁。脉弦为气滞之征;若肝郁化热,则舌红,苔微黄,脉弦数。

【治法】 理气行滞,活血调经。

【方药】 乌药汤(《兰室秘藏》)。

乌药汤:乌药　香附　木香　当归　甘草

乌药汤主治妇人血海疼痛。方中乌药理气行滞为君;香附疏肝理气,木香行脾胃滞气为臣;当归养血活血调经为佐;甘草调和诸药为使。全方共奏行气活血调经之效。

若经量过少、有块者,加川芎、丹参、桃仁以活血调经;若月经量多、色红、心烦者,为肝郁化火,行经期酌加茜草炭、地榆、焦栀子以清热止血;若小腹胀痛甚者,加莪术、延胡索以理气行滞止痛;若胸胁、乳房胀痛明显者,加柴胡、郁金、川楝子、王不留行以疏肝解郁,理气通络止痛。

5. 痰湿证

【主要证候】 月经后期,量少,质稠;形体肥胖,脘闷呕恶,腹满便溏,带下量多;舌淡胖,苔白腻,脉滑。

【证候分析】痰湿内盛，阻滞冲任，血行不畅，血海不能如期满溢，故经期错后，量少，质稠；痰湿阻于中焦，气机升降失常，则脘闷呕恶；痰湿壅阻，脾失健运，则形体肥胖、腹满便溏；痰湿流注下焦，损伤任带二脉，带脉失约，故带下量多。舌淡胖，苔白腻，脉滑，均为痰湿之征。

【治法】燥湿化痰，活血调经。

【方药】苍附导痰丸（《叶氏女科证治》）。

苍附导痰丸：茯苓　陈皮　甘草　苍术　香附　南星　枳壳　生姜　神曲

苍附导痰丸主治肥人经闭。方中二陈汤化痰燥湿，和胃健脾；苍术燥湿健脾；香附、枳壳理气行滞；南星燥湿化痰；神曲、生姜健脾和胃，温中化痰。全方有燥湿健脾化痰之功。

脾虚食少，神倦乏力者，加人参、白术以益气健脾；脘闷呕恶者，加木香、砂仁以醒脾理气和胃；白带量多者，加虎杖、车前子以除湿止带；月经久不至者，可加当归、川芎、川牛膝、王不留行以活血行经。

六、临证要点

月经后期表现为月经周期延后7日以上，经期基本正常或伴量少，并连续出现2个周期以上，诊治时须与早孕及异常妊娠相鉴别。

月经后期首辨虚实，治疗则虚者补之，实者泻之。然虚与实又常相互兼夹，或虚中兼实，或实中夹虚。如肾阳虚血失温运，可血滞成瘀；血虚气弱，运血无力，可涩滞为瘀。本病若治疗不及时，常可发展为闭经，故临证当积极治疗。

七、预后与转归

本病常与月经量少兼见，治疗及时得当，预后较好，否则可发展为闭经。生育年龄，若月经后期、量少，常可导致不孕。

月经先后无定期

一、概　　述

月经周期时或提前，时或延后7日以上，交替不定且连续3个周期以上者，称为月经先后无定期，又称"经水先后无定期""月经愆期""经乱"等。月经先后无定期若伴有经量增多、经期延长，常可发展为崩漏，称为"经乱之甚"。

本病首见于《备急千金要方·月经不调》："妇人月经一月再来或隔月不来。"《圣济总录·杂疗门》则称为"经水不定"。《万氏妇人科·调经章》始提出"经行或前或后"的病名，并指出应"悉从虚治，加减八物汤主之"。《景岳全书·妇人规》则将本病称为"经乱"，分为"血虚经乱"和"肾虚经乱"，较详细地论述了病因病机、治法、方药、预后和调养方法，为后世医家所推崇。《医宗金鉴·妇科心法要诀》称本病为"愆期"，认为提前为热，延后为滞，淡少不胀者为虚，紫多胀痛者为实。《傅青主女科·调经》认为经水先后无定期乃由肝郁而致肾郁，治法主张"疏肝之郁即开肾之郁"，方用定经汤。

西医学排卵障碍性异常子宫出血出现月经先后无定期征象者可参照本病辨证治疗。

二、病因病机

本病的发病机理主要是肝肾功能失常,冲任失调,血海蓄溢无常。

(1) **肝郁** 若情志抑郁,或忿怒伤肝,则致肝气逆乱,疏泄失司,冲任失调,血海蓄溢失常;若疏泄太过,则月经先期而至,若疏泄不及,则月经后期而来。

(2) **肾虚** 肾为先天之本,主封藏,若素体肾气不足或多产房劳、大病久病,损伤肾气,肾气不充,开阖不利,冲任失调,血海蓄溢失常,遂致月经先后无定期。

(3) **脾虚** 素体脾虚,饮食失节,或思虑过度,损伤脾气,脾虚统摄无权及生化不足,冲任气血失调,血海蓄溢失常,以致经行先后无定期。

三、诊 断

1. 病史
有情志不遂或慢性疾病等病史。

2. 症状
月经周期时或提前,时或延后7日以上,交替不定且连续出现3个周期以上。

3. 检查
(1) **妇科检查** 子宫大小正常或偏小。
(2) **辅助检查** 生殖激素测定及基础体温有助于诊断。

四、鉴别诊断

本病应与崩漏相鉴别(表7-2)。

表7-2 月经先后无定期的鉴别诊断

疾病	症状	检查	生殖激素测定	基础体温
月经先后无定期	以月经周期紊乱为特征,一般经期、经量正常	生殖器官无器质性病变	常可表现为黄体不健或伴催乳素升高	常见双相
崩漏	月经周期、经期、经量严重紊乱	生殖器官无器质性病变	雌、孕激素及垂体激素异常	常见单相

五、辨证论治

(一) 辨证要点

根据月经的量、色、质,并结合全身证候及舌脉,辨明脏腑。一般而言,月经先后无定期,伴见经量或多或少、色暗红、有血块,或经行不畅,或兼有胸胁、乳房、少腹胀痛,精神郁闷等属肝郁;伴见量少、色淡暗、质稀,或兼有头晕耳鸣、腰酸腿软等属肾虚。

（二）治疗原则

本病的治疗原则重在疏肝补肾，调和冲任。

（三）分型论治

1. 肝郁证

【主要证候】 经行或先或后，经量或多或少，色暗红，有血块；或经行不畅，胸胁、乳房、少腹胀痛，精神郁闷，时欲太息，嗳气食少；舌紫暗，苔薄白或薄黄，脉弦。

【证候分析】 肝气郁结，气机逆乱，冲任失司，血海蓄溢失常，故月经或先或后，经血或多或少；肝气郁滞，气机不畅，经脉不利，故经行不畅，色暗有块；肝郁气滞，经脉涩滞，故胸胁、乳房、少腹胀痛，气机不利，故精神郁闷，时欲太息；肝木乘脾，脾气不舒，失于健运，故嗳气食少；苔薄黄，脉弦，为肝郁之征。

【治法】 疏肝解郁，和血调经。

【方药】 逍遥散（《太平惠民和剂局方》）。

逍遥散：柴胡　当归　白芍　白术　茯苓　甘草　薄荷　煨生姜

逍遥散主治"血虚劳倦，五心烦热……及血热相搏，月水不调，脐腹胀痛，寒热如疟"。又疗室女血弱阴虚，荣卫不和，痰嗽潮热，肌体羸瘦，渐成骨蒸。方中柴胡疏肝解郁，薄荷助柴胡疏肝；当归、白芍养血柔肝；白术、茯苓、甘草健脾和中；煨生姜温胃行气。全方重在疏肝理脾，肝气得舒，脾气健运，则经自调。

若肝郁血滞，经血有块者，加丹参、泽兰、川芎、益母草行气活血化瘀；若经来腹痛者，加香附、延胡索理气止痛；肝郁日久化热者，去辛温行血之当归、煨生姜，加牡丹皮、栀子清热凉血；脘闷纳呆者，加厚朴、枳壳、陈皮理气健脾；兼肾虚者，加桑寄生、熟地黄、续断补肾养血。

2. 肾虚证

【主要证候】 经行或先或后，量少，色淡暗，质稀；头晕耳鸣，腰酸腿软，小便频数；舌淡，苔薄，脉沉细。

【证候分析】 肾气虚弱，封藏失职，开阖不利，冲任失调，血海蓄溢失常，故经行先后无定期；肾气虚弱，精血虚少，故经少、色淡暗、质稀，头晕耳鸣；腰为肾之外府，肾虚失养，则腰酸腿软；肾虚则气化失司，故小便频数；舌淡，苔薄，脉沉细，为肾虚之征。

【治法】 补肾益气，养血调经。

【方药】 固阴煎（《景岳全书》，方见月经先期）。

若经血量多者，酌加覆盆子、鹿衔草、仙鹤草益肾涩精止血；若腰骶酸痛者，酌加杜仲、巴戟天、桑寄生、狗脊补肾强腰；小腹冷痛者，加艾叶、乌药、小茴香以温经止痛；带下量多者，加鹿角霜、沙苑子、金樱子以固摄止带。

若肝郁肾虚者，症见月经先后无定期，经量或多或少，平时腰膝酸软，经前乳房胀痛，心烦易怒，舌暗红，苔白，脉弦细，治宜补肾疏肝，方用定经汤（《傅青主女科》）。

定经汤：柴胡　芥穗　当归　白芍　山药　白茯苓　菟丝子　熟地黄

方中当归、白芍养血柔肝调经；菟丝子、熟地黄补肾气，益精血，养冲任；柴胡、芥穗清香以疏肝解郁；山药、白茯苓健脾和中而利肾水。全方疏肝肾之郁气，补肝肾之精血，肝气舒而肾精旺，气血调和，冲任得养，血海蓄溢正常则经水自能定期而潮。

3. 脾虚证

【主要证候】 经行或先或后，量多，色淡质稀；神倦乏力，脘腹胀满，纳呆食少；舌淡，苔薄，脉缓。

【证候分析】 脾虚统摄无权，冲任气血失调，血海蓄溢失常，故致月经先后不定；脾虚生化气血之源不足，故经色淡红而质稀；脾主四肢、肌肉，脾虚则神倦乏力；脾虚运化失职，故脘腹胀满，纳呆食少。舌淡，苔薄，脉缓，也为脾虚之征。

【治法】 补脾益气，养血调经。

【方药】 归脾汤（《严氏济生方》）。

归脾汤：白术　茯神　黄芪　龙眼肉　酸枣仁　人参　木香　当归　远志　甘草　生姜　大枣

方中黄芪甘温，补脾益气；龙眼肉甘平，既补脾气，又养心血。人参、白术皆为补脾益气之要药，与黄芪配伍，补脾益气之功益著；当归补血养心，酸枣仁宁心安神，二药与龙眼肉配伍，补心血，安神志之力更强。茯神养心安神，远志宁神益智。木香理气醒脾，使诸药补气养血而不滞。甘草补益心脾之气，并调和诸药，同为佐使。生姜、大枣调和脾胃，以资化源。诸药配伍，补益气血，调理冲任。

若食少腹胀者，酌加麦芽、砂仁、陈皮；月经量多者，去生姜、当归，酌加乌贼骨、陈棕炭。

六、临证要点

月经先后无定期表现为月经周期时或提前，时或延后7日以上，交替不定且连续3个周期以上。诊断时需与月经周期、经期、经量皆出现异常之崩漏相鉴别。临证多与肝肾功能失常，冲任失调，血海蓄溢无常有关。治疗应疏肝解郁，补肾益气，养血和血调经。

七、预后与转归

本病如伴有月经量少，则可致闭经；如伴有月经过多，经期延长，则可能发展为崩漏。如及时治疗，预后较好；如治疗不及时，病程日久则可影响生育。

月经过多

一、概　述

月经过多是指月经量较既往明显增多，或每次行经总量超过80mL，而周期、经期基本正常者，又称"经水过多"。

关于本病，最早在《金匮要略·妇人杂病脉证并治》温经汤方下有"月水来过多"的记载。"经水过多"的病名首见于《素问病机气宜保命集》，其中《妇人胎产论》曰"治妇人经水过多，别无余证。四物内加黄芩、白术各一两。"《妇科玉尺·月经》云："经水过多不止，平日肥壮，不发热者，体虚寒也……平日瘦弱，常发热者，由火旺也。"并列出具体治疗方药。

本病可单独发生，也常与月经周期、经期异常并发，如月经量多伴先期或后期、经期延长等。病程久者，常继发血虚之象。

西医学排卵障碍、子宫腺肌病等引起的异常子宫出血表现为月经过多者，可参照本病辨证治疗。

二、病因病机

月经过多的病因病机主要是虚、热、瘀，致冲任不固，经血失于制约。

（1）**气虚**　素体虚弱，或饮食失节，或过劳多思，或大病久病，损伤脾气，使中气不足，血失统摄，以致经行量多。

（2）**血热**　素体阳盛，或七情过极，气郁化火，或恣食辛燥，或外感热邪，使血分伏热，迫血妄行，冲任不固，而致经行量多。

（3）**血瘀**　素性抑郁，肝气郁滞，郁久而致血瘀；或经期产后余血未净，感受外邪或不禁房事，邪血相搏，血滞成瘀。瘀阻冲任，血不归经，以致经行量多。

若病程迁延，常气随血耗，阴随血伤，瘀久化热，出现气血两虚、气虚血热、阴虚内热、气阴两虚、瘀热互结等证。

三、诊　断

1. 病史

（1）既往有月经先期、经期延长、经间期出血等病史。

（2）放置宫内节育器避孕。

（3）口服抗凝药物。

2. 症状

月经量较平时明显增多，但月经周期、经期一般正常。也可伴见月经提前或延后，或行经时间延长。

3. 检查

（1）**全身检查**　注意观察患者精神状态，营养状况，颜面、口唇、眼结膜和指甲色泽等，判断有无贫血征。

（2）**妇科检查**　多无明显异常，子宫肌瘤、子宫腺肌病、卵巢肿瘤等则可能触及阳性体征。

（3）**辅助检查**　卵巢功能测定有助于诊断排卵障碍性疾病；B超有助于诊断子宫内膜息肉、子宫肌瘤、子宫腺肌病等；宫腔镜及子宫内膜活检有助于排除子宫内膜息肉、子宫黏膜下肌瘤、子宫内膜增生等病变；血液学检查有助于诊断贫血、感染，排除血小板减少症、再生障碍性贫血等血液疾病。

四、鉴别诊断

1. 崩漏

崩漏表现为经血非时而下，不能自止，无规律的月经周期；月经过多则有规律的月经周期和经期，经量虽多但能自止。

2. 癥瘕

子宫肌瘤、子宫内膜息肉、子宫腺肌症、某些功能性卵巢肿瘤等可引起月经量增多。可借助妇科检查、B超、宫腔镜检查、腹腔镜检查、诊断性刮宫等明确诊断。

3. 其他内科疾病

血小板减少症、再生障碍性贫血等血液病也可引起月经过多。此种情况患者多有血液病史，除月经量多外，常伴有皮下出血、牙龈出血等全身出血症状。可通过血液学检查鉴别。

五、辨证论治

（一）辨证要点

月经过多的辨证重在辨月经色、质的变化，并结合全身证候及舌脉，辨其虚、热、瘀。一般而言，月经过多，经色淡红，质清稀，或兼有神疲体倦、气短懒言等，属气虚；经色鲜红或深红，质黏稠，或兼有口渴心烦，尿黄便结等，属血热；经色紫暗，有血块，或兼有经行腹痛，舌紫暗或有瘀点等，属血瘀。

（二）治疗原则

本病的治疗原则，经期重在固冲止血，减少经量；平时重在调理气血，求因治本。气虚者益气摄血为主，血热者凉血止血为主，血瘀者化瘀止血为主。总以气血调和，冲任安固为要。慎温燥辛散，以免动血耗血；勿过用苦寒，以免滞血伤正，忌一味收涩，以免留瘀生变。

（三）分型证治

1. 气虚证

【主要证候】 行经量多，色淡红，质清稀；神疲体倦，气短懒言，小腹空坠，面色㿠白；舌淡，苔薄，脉细弱。

【证候分析】 气虚则冲任不固，经血失于制约，故经行量多；气虚火衰，不能化血为赤，故经色淡红，经质清稀；气虚中阳不振，故神疲体倦，气短懒言；气虚升提无力，故小腹空坠；气虚血少，血不上荣，故面色㿠白。舌淡，苔薄，脉细弱，为气虚血亏之象。

【治法】 补气升提，固冲摄血。

【方药】 举元煎（《景岳全书》）加荆芥炭、仙鹤草。

举元煎：人参　黄芪　白术　升麻　炙甘草

举元煎实为补中益气汤之缩方，主治气虚下陷，血崩血脱，亡阳垂危等证。方中人参、黄芪、白术、炙甘草补中益气；升麻助黄芪升阳举陷。加荆芥炭、仙鹤草补虚收敛，以增固摄止血之力。全方共奏补中益气，升阳举陷之效，气足则能摄血生血，阳升则可冲固血安。

若正值经期量多，酌加阿胶珠、艾叶炭、炮姜炭养血温经固冲；经血有块或伴下腹痛，酌加益母草、三七、炒蒲黄、五灵脂祛瘀调经止痛；经血淋漓，日久不断，酌加血余炭、棕榈炭固涩止血；腰腹冷痛，酌加补骨脂、桑寄生、狗脊、鹿角霜、艾叶补肝肾，温冲任；头晕心悸，加当归、五味子、龙眼肉养血宁心安神；便溏腹泻，加山药、莲子、芡实健脾固肾。

2. 血热证

【主要证候】 经行量多，色鲜红或深红，质黏稠，或有小血块；伴口渴心烦，尿黄便结；舌红，苔黄，脉滑数。

【证候分析】 热伏冲任血海，经行之际，迫血妄行，故经行量多；热灼阴血，则经色鲜红或深红，经质黏稠；血热煎熬，冲任瘀滞，故或有小血块；热邪伤津，则口渴；热邪扰心，则心烦；热移大小肠，则尿黄便结。舌红，苔黄，脉滑数，为热盛于里之征。

【治法】 清热凉血，固冲止血。

【方药】 保阴煎（《景岳全书》）加地榆、茜草、墨旱莲。

保阴煎：生地黄　熟地黄　黄芩　黄柏　白芍　山药　续断　甘草

保阴煎主治妇女带浊，色赤带血，脉滑多热，便血不止及血崩血淋，或经期太早等阴虚内热动血证。方中生地黄清热凉血；熟地黄、白芍养血敛阴；黄芩、黄柏清热泄火，釜底抽薪；山药、续断补肾健脾，调固冲任；甘草调和诸药。加地榆、茜草、墨旱莲以增凉血化瘀，固冲止血之力。全方凉血清热，养血固冲，热清则血海安宁，本固而经调。

若口燥咽干，加天冬、麦冬、天花粉等生津止渴；乏力气短，心悸少寐者，酌加西洋参、五味子、酸枣仁益气养阴，宁心安神；血块多，腹痛者，加蒲黄、五灵脂、三七祛瘀止血止痛；若热邪化火成毒，兼见发热恶寒，少腹硬痛拒按，酌加金银花、败酱草、红藤以清热解毒镇痛。

3.血瘀证

【主要证候】　经行量多，色紫暗，质稠，有血块，淋漓难净；伴腹痛拒按，胸闷胁痛；舌紫暗，或有瘀点瘀斑，脉涩。

【证候分析】　瘀阻冲任，新血不能归经而妄行，故经行量多；瘀血凝滞不畅，故经色紫暗，质稠有块，淋漓难净；瘀阻胞宫胞脉，"不通则痛"，故腹痛拒按；血瘀气滞，肝脉不舒，故胸闷胁痛。舌紫暗，或有瘀点瘀斑，脉涩，均为瘀血之象。

【治法】　活血化瘀，调冲止血。

【方药】　失笑散（《太平惠民和剂局方》）加益母草、三七、茜草。

失笑散：蒲黄　五灵脂

失笑散主治心腹刺痛，少腹急痛，月经不调，产后恶露不行等瘀血停滞证。方中蒲黄化瘀止血；五灵脂散瘀止痛。加益母草、三七、茜草以增活血调经，祛瘀止血之力。全方化瘀止血止痛，瘀化则血能归经，冲任固而血止，胞脉畅则痛消。

若经行腹痛甚者，酌加制没药、延胡索活血理气止痛；瘀中夹热，经色鲜红或深红，加侧柏炭、地榆炭、墨旱莲凉血止血；小腹冷痛，加炮姜炭、艾叶炭温经止血；神疲乏力，加白术、黄芪、山药健脾益气；心烦口渴，酌加栀子炭、麦冬、五味子除烦生津止血。

六、临证要点

月经过多以月经量较以往明显增多为主症，临证时需与崩漏、癥瘕、血小板减少症、再生障碍性贫血等引起的月经过多相鉴别，可通过询问病史、查体、B超、血液化验、宫腔镜、诊断性刮宫等明确病因，审因论治。

月经过多常责之气虚、血热、血瘀，又多兼夹并见。临证宜顺应胞宫定时藏泻的特点，分经期和平时不同阶段辨证施治。经期重在固冲止血，平时重在调理气血，总以气血调和，冲任安固为要。

月经过多病程日久，常继发贫血，呈现气血双亏、阴虚内热、气阴两虚、血瘀血虚并见等表现，使病情复杂而加重，临证时应在固冲调经的同时注重养血固阴，积极纠正贫血，防止变生他病。

七、预后与转归

本病经积极的辨证对因治疗，多数预后较好。若病程过长，常继发贫血，甚至发展为崩漏，治疗难度增加，或迁延难愈。若久治不愈，或因器质性病因引起，或合并血液疾病，往往病情复杂，预后欠佳，必要时需配合西医治疗，中西医结合可以提高疗效，改善预后。

月经过少

一、概　　述

月经周期正常，经量明显少于平时正常经量的1/2，或少于20mL，或行经时间不足2日，甚或点滴即净者，称为月经过少，又称"经水涩少""经水少""经量过少"。本病一般周期尚正常，但有时也与周期异常并见，如先期伴量少，后期伴量少，后者往往为闭经的前驱症状。

王叔和《脉经·平妊娠胎动血分水分吐下腹痛证》中有"经水少"记载，认为其病机为"亡其津液"。《素问病机气宜保命集·妇人胎产论》以"四物四两加熟地黄、当归各一两"，治疗"妇人经水少血色和者"。

《万氏妇人科·调经章》根据体质虚实，提出"瘦人经水来少者，责其血虚少也，四物人参汤主之"，以及"肥人经水来少者，责其痰碍经隧也，用二陈加芎归汤主之"。《医学入门·妇人门》认为因寒因热均可导致月经过少，处理也有差别，如"来少色和者，四物汤。点滴欲闭，潮烦脉数者，四物汤去芎、地，加泽兰叶三倍，甘草少许……内寒血涩来少……四物汤加桃仁、红花、牡丹皮、葵花"。《女科证治准绳·调经门》指出："经水涩少，为虚为涩，虚则补之，涩则濡之。"

西医学中子宫发育不良、卵巢储备功能低下出现的月经过少可参照本病辨证治疗。

二、病因病机

本病发病机理有实有虚，虚者精亏血少，冲任气血不足，经血乏源；实者寒凝痰瘀阻滞，冲任气血不畅，血行不畅而月经过少。临床以肾虚、血虚、血瘀、痰湿为多见。

（1）**肾虚**　禀赋不足，或房劳过度，或产多乳众，肾气受损，精血不充，冲任血海亏虚，经血化源不足，以致经行量少。

（2）**血虚**　素体血虚，或久病伤血、营血亏虚，或饮食劳倦、思虑过度伤脾，脾虚化源不足，冲任血海不充，遂致月经量少。

（3）**血瘀**　感受邪气，邪与血结成瘀；或素多忧郁，气滞血瘀，瘀阻冲任，血行不畅，致经行量少。

（4）**痰湿**　素多痰湿，或脾虚湿聚成痰，冲任受阻，血不畅行而经行量少。

三、诊　　断

1. 病史

本病患者可有失血史、结核病史、长期口服避孕药史、反复流产或刮宫等病史。

2. 症状

经量明显减少，甚或点滴即净，或经期少于2日，月经周期可正常，也可伴周期异常，如与月经后期并见。

3. 检查

（1）**体格检查**　性腺功能低下者，盆腔器官基本正常或子宫体偏小。

（2）**妇科检查**　妇科内分泌激素测定对高催乳素血症、高雄激素血症、卵巢功能衰退等的诊断有参考意义；B超检查可发现子宫正常或偏小，子宫内膜薄；宫腔镜对子宫内膜结核、子宫内膜炎或宫腔粘连等有诊断意义。有宫腔手术或结核病史者应注意有无子宫内膜损伤、宫腔粘连或子宫内膜病变。

四、鉴别诊断

本病应与经间期出血、激经、胎漏、异位妊娠等相鉴别。

1. 经间期出血

经间期出血发生在两次月经之间，出血量明显少于一次月经量，出血时间较短，持续数小时至2～7日自行停止，或为带下中夹有血丝。辅助检查：生殖器官无明显器质性病变；基础体温双相，高、低温相转变时出血。

2. 激经

激经指妊娠早期每月仍按时少量行经。辅助检查：妊娠试验阳性；B超检查见宫内孕囊。

3. 胎漏

胎漏表现为月经过期未至，阴道少量出血，或伴轻微腹痛。辅助检查：妊娠试验阳性；子宫增大符合妊娠月份；B超检查见宫内孕囊。

4. 异位妊娠

异位妊娠表现为月经过期未至，阴道少量出血，或突然出现一侧下腹部撕裂样剧痛，甚至出现昏厥或休克。辅助检查：妊娠试验阳性；B超检查宫内未见孕囊，或于一侧附件区见有混合性包块。

五、辨证论治

（一）辨治要点

月经过少的辨证重在月经色、质的变化，有无腹痛并结合全身证候及舌脉，辨其虚、实、瘀。一般而言，月经过少，伴色暗淡、质稀，或兼有腰膝酸软、头晕耳鸣等属肾虚；伴见色淡、质稀，或兼有头晕眼花、心悸怔忡等属血虚；伴见色紫暗、有血块，或兼有经行腹痛、舌紫暗或有瘀点等属血瘀；伴见色淡红、质黏腻如痰，或兼有形体肥胖、胸闷呕恶等属痰湿。

（二）治疗原则

本病的治疗原则重在补肾养血，活血调经，虚者补之，实者泻之。

本病治疗，虚者重在补肾滋肾，或濡养精血以调经，不可妄行攻破，以免重伤精血；实者宜活血通利，佐以温经、行气、祛痰，中病即止，不可过量久用。虚实错杂者，攻补兼施。

（三）分型证治

1. 肾虚证

【主要证候】经量素少或渐少，色暗淡，质稀；腰膝酸软，头晕耳鸣，足跟痛，或小腹冷，或夜尿多；舌淡，脉沉弱或沉迟。

【证候分析】肾气亏虚，精血不足，冲任血海亏虚以致经量素少或渐少，且经色暗淡，质稀；肾虚腰膝失养，则腰膝酸软，足跟痛；精亏血少脑髓不充，故头晕耳鸣；胞系于肾，肾阳不足，胞失温煦，故小腹冷；肾虚膀胱之气不固，故夜尿多。舌淡，脉沉弱或沉迟，亦系肾气不足之象。

【治法】补肾益精，养血调经。

【方药】归肾丸（《景岳全书》）加肉苁蓉、巴戟天、怀牛膝、乌药。

归肾丸：菟丝子　杜仲　枸杞　山茱萸　当归　熟地黄　山药　茯苓

本方主治肾水真阴不足，精衰血少，腰酸脚软，形容憔悴，遗泄阳衰等证。方中菟丝子、杜仲补益肾气；熟地黄、山茱萸、枸杞滋肾养肝；山药、茯苓健脾和中；当归补血调经。全方补肾兼顾肝脾，重在益精养血。

如小腹凉，夜尿多，手足不温，加益智仁、巴戟天、淫羊藿温补肾阳；若五心烦热，颧红，加生地黄、玄参、牡丹皮、女贞子、白芍、龟甲等滋补阴血。

2. 血虚证

【主要证候】经来血量渐少，或点滴即净，色淡，质稀；或伴小腹隐痛，头晕眼花，心悸怔忡，面色萎黄；舌淡红，脉细。

【证候分析】气虚血少，冲任血海不盈，故月经量少，甚或点滴即净；血虚赤色不足，精微不充，故色淡，质稀；血虚胞宫失养，则小腹隐痛；血虚不能上荣，则面色萎黄；血虚不能养心，则心悸怔忡。舌淡红，脉细，亦属血虚之象。

【治法】补气养血，和血调经。

【方药】滋血汤（《女科证治准绳》）加鸡血藤、陈皮、砂仁。

滋血汤：人参　山药　黄芪　茯苓　川芎　当归　白芍　熟地黄

本方主治妇人心肺虚损，血脉虚弱，月水过期。方中人参、山药、黄芪、茯苓益气健脾，以资气血生化之源，使气生血长；四物汤补营养血调经。气充血足则经血调。

若面色苍白，重用黄芪，加鸡血藤以益气生血；经来点滴即止，属经血亏少，乃闭经之先兆，宜加枸杞、山茱萸、丹参、香附，以滋养肝肾，填精益血，活血调经。

3. 血瘀证

【主要证候】经行涩少，色紫暗，有血块；小腹胀痛，血块排出后胀痛减轻；舌紫暗，或有瘀斑、瘀点，脉沉弦或沉涩。

【证候分析】瘀血内停，冲任阻滞，故经行涩少，色紫暗，有血块，小腹胀痛；血块排出则瘀滞稍通，故胀痛减轻。舌紫暗，或有瘀斑、瘀点，脉涩，为瘀血内停之征。

【治法】活血化瘀，养血调经。

【方药】桃红四物汤（《医宗金鉴·妇科心法要诀》）加鸡血藤、丹参、香附。

桃红四物汤：桃仁　红花　当归　熟地黄　白芍　川芎

方中桃仁、红花、川芎活血祛瘀；当归养血调经，活血止痛；白芍养血柔肝；熟地黄补血滋阴。全方有活血化瘀，养血调经之效。

若小腹胀痛，加路路通、红藤、忍冬藤活血通络；小腹冷痛，加肉桂、小茴香以温经止痛；神疲乏力，加党参、白术、黄芪健脾益气。咽干口苦加焦栀子、牡丹皮凉血活血；神疲乏力加黄芪、人参、白术健脾益气。

4. 痰湿证

【主要证候】经行量少，色淡红，质黏腻如痰；形体肥胖，胸闷呕恶，或带多黏腻；舌淡，苔白腻，脉滑。

【证候分析】痰湿内停，阻滞经络，气血运行不畅，故经量渐少，色淡红，质黏腻如痰；痰湿内阻，中阳不振，则形体肥胖，胸闷呕恶；痰湿下注，伤及任、带二脉，故带下量多而黏腻。舌淡，苔白腻，脉滑，为痰湿内停之象。

【治法】燥湿化痰，和血调经。

【方药】 苍附导痰丸（《叶氏女科证治》，方见月经后期）

方中二陈化痰燥湿，和胃健脾；苍术燥湿健脾；香附、枳壳理气行滞；南星燥湿化痰；神曲、生姜健脾和胃，温中化痰。全方有燥湿健脾，化痰调经之功。亦可酌加当归、桃仁、鸡血藤以活血养血通络，川牛膝引血下行。

六、临证要点

月经过少表现为月经周期多为正常，经量明显减少，甚或点滴即净。诊断时需与经间期出血、激经、胎漏、异位妊娠等相鉴别，尤其妊娠疾病，需仔细甄别，以防误治或因活血通经药伤胎。月经过少病机虽有虚实之分，但临床以虚证或虚中夹实者为多，应掌握其病机转化，如肾阳不足，不能温煦脾阳，脾失健运，常可发展为肾脾两虚夹痰湿。本病如伴月经后期，往往为闭经的先兆。

七、预后与转归

月经过少伴见月经后期者，常可发展为闭经、不孕症，尤其要警惕卵巢早衰，临证应予以重视，及早诊治。而因先天性子宫发育不良、刮宫过度、宫腔粘连、子宫内膜结核等所致月经过少者，应结合西医治疗。

经期延长

一、概　　述

月经周期基本正常，经期超过7日，甚或淋沥半月方净者，称为经期延长，亦称"月水不断""经事延长"等。

《诸病源候论·妇人杂病诸候》即有"月水不断"的记载，指出其病是由劳伤经脉，冲任之气虚损，不能约制经血所致。《校注妇人良方·调经门》认为："或因劳损气血而伤冲任，或因经行而合阴阳，以致外邪客于胞内，滞于血海故也。"指出本病有虚、实之异，治法主张"调养元气而病邪自去，攻其邪则元气反伤"。《叶氏女科证治·调经》谓："经来十日半月不止乃血热妄行也，当审其妇曾吃椒姜热物过度。"提出用清热补肾，养血调经之金狗汤治疗。《女科证治约旨·约候门》认为本病乃因"气虚血热妄行不摄"所致。《沈氏女科辑要笺正·淋漓不断》提出本病的转归："须知淋漓之延久，即是崩漏之先机。"

西医学排卵性异常子宫出血、子宫内膜不规则脱落所引起的经期延长，可参照本病辨证治疗。

二、病因病机

本病的发病机理多由气虚冲任不固，或热扰冲任，血海不宁，或瘀阻冲任，血不循经所致。

（1）**气滞血瘀** 气郁血滞或外邪客于胞内，阻碍气血运行而成瘀，瘀血阻滞胞脉，新血不得归经，以致经水延期不绝。

（2）**阴虚血热** 素体阴虚，或病久伤阴，或多产房劳，使阴血亏耗，阴虚内热，热扰冲任，血海不宁，经血不能循其常度，而致经期延长。

三、诊　　断

1. 病史

可有饮食不节、劳倦过度、情志失调等病史。或有计划生育手术史。

2. 症状

月经周期基本正常，而行经时间超过7日，甚或半月方净，伴或不伴有经量增多。

3. 检查

（1）**妇科检查**　多无明显器质性病变。应注意排除因宫颈炎性疾病、息肉等引起的经期延长。功能失调性子宫出血者，妇科检查多无明显器质性病变；慢性盆腔炎者，妇科检查有宫体压痛，附件增粗、压痛等阳性体征。

（2）**辅助检查**　基础体温测定、B超、妇科内分泌激素测定、子宫内膜病理检查、宫腔镜等，均有助于诊断。

四、鉴别诊断

本病当与崩漏、癥瘕等相鉴别。本病月经周期基本正常而经期超过7日，甚或半月方净，但往往在2周之内自然停止，且月经周期正常。辅助检查可见生殖器官无明显器质性病变；基础体温双相，下降缓慢；经期第5～6日取子宫内膜可见增生期和分泌期子宫内膜并存。

1. 崩漏

崩漏之漏下常超过半月不能自止，且月经周期紊乱；经期延长者一般持续8～14日，出血能自止，月经周期尚有规律。崩漏多有月经不调史或不孕史，多发生于青春期和绝经前后，主要表现为子宫不规则出血，周期、经期、经量皆紊乱。辅助检查可见生殖器官无明显器质性病变；基础体温单相。

2. 癥瘕

如子宫肌瘤、子宫内膜息肉、子宫腺肌症、某些功能性卵巢肿瘤等，月经量多，病程长、药物效果不佳。B超、宫腔镜检查有助于发现子宫内膜息肉、黏膜下肌瘤、子宫腺肌病等。

五、辨证论治

（一）辨证要点

经期延长的辨证重在月经期、量、色、质的变化，并结合全身证候及舌脉，辨其虚、热、瘀。一般而言，经期延长，伴量多、色淡、质稀，或兼有倦怠乏力、气短懒言等属气虚；伴见量少、色鲜红、质稠，或兼有潮热颧红、手足心热等属阴虚血热；伴见量或多或少，经色紫暗，有块，或兼有经行下腹疼痛、拒按等属血瘀。

（二）治疗原则

本病的治疗原则以固冲止血调经为大法，重在缩短经期，以经期服药为主。气虚者重在益气摄血；阴虚血热者宜滋阴清热，安冲宁血；瘀血阻滞者以通为止。不可概投固涩之剂，以犯虚虚实实之戒。如确与节育环有关，须换环处理。

（三）分型证治

1. 气滞血瘀证

【主要证候】 经行时间延长，量或多或少，经色紫暗，有块；经行下腹疼痛，拒按；舌紫暗或有瘀点，脉弦涩。

【证候分析】 瘀血阻于冲任，新血不得归经，故经行时间延长，量或多或少；瘀阻冲任，气血运行不畅，"不通则痛"，故经行下腹疼痛，拒按，经色紫暗，有块。舌紫暗或有瘀点，脉涩，亦为血瘀之征。

【治法】 活血祛瘀，理冲止血。

【方药】 桃红四物汤（《医宗金鉴·妇科心法要诀》，方见月经过少）合失笑散（《太平惠民和剂局方》，方见月经过多）。

若兼见口渴心烦，大便干结，舌暗红，苔薄黄者，为瘀热之征，酌加生地黄、黄芩、益母草以清热化瘀止血；小腹冷痛，加炮姜、小茴香、艾叶炭、乌药温经止血、行气止痛，温经化瘀。经行不畅而量少者，加香附、益母草、泽兰行气活血。

2. 阴虚血热证

【主要证候】 经期时间延长，量少，色鲜红，质稠；咽干口燥，或见潮热颧红，或手足心热；舌红，苔少，脉细数。

【证候分析】 阴虚内热，热扰冲任，冲任不固，经血失约，故经行时间延长；血为热灼，故经量少，经色鲜红，质稠；虚火灼津，津液不能上乘则咽干口燥。潮热颧红，手足心热，舌红，苔少，脉细数均为阴虚内热之象。

【治法】 养阴清热止血。

【方药】 两地汤（《傅青主女科》，方见月经先期）合二至丸（《医方集解》）。

二至丸：女贞子　旱莲草

二至丸原用于补腰膝，壮筋骨，滋肾阴，乌髭发。方中两地汤滋阴壮水以平抑虚火；二至丸滋养肝肾而止血。全方共奏滋阴清热，止血调经之效。

若伴见倦怠乏力，气短懒言者，乃气阴两虚，酌加党参、黄芪、山茱萸、太子参、制黄精、五味子气阴双补以止血；咽干口渴，加麦冬、石斛养阴生津。五心烦热明显者，加地骨皮、知母、白薇清热除烦；经量多者，加侧柏炭、地榆炭、藕节炭凉血止血。

六、临证要点

经期延长表现为月经周期正常而经期超过7日，甚或半月方净，常可伴月经过多。临床需与崩漏、癥瘕鉴别。如诊为盆腔炎、子宫内膜炎、子宫内膜息肉、黏膜下肌瘤或宫内节育器位置下移等，多属中医带下病、癥瘕范畴，则应对上述各病进行针对性治疗。经期延长责之于气虚、阴虚、瘀血，引起血海不宁，冲任不固，胞宫失于封藏。如出血日久，或邪热内盛，或瘀阻冲任日久，月经过多，持续半月不净，有发展为崩漏的趋势，当积极防治。

七、预后与转归

本病预后一般尚好，虽出血时间较长，但因出血量不多，故对身体健康影响不大。本病治疗得当，预后一般尚好。然而经期持续时间长，对生活造成不便，甚至影响受孕或发生自然流产。

若合并月经过多，或持续半月不净者，有转为崩漏之势，应予以重视。

第二节　经间期出血

一、概　　述

两次月经中间，即氤氲之时，出现周期性的少量阴道出血者，称"经间期出血"。出血量少，1～2日即净，或偶尔一次者，不作病论。反复经间期出血，持续时间较长，连续3个月经周期者，当及时治疗。

《女科证治准绳》中描述了本病证，其引袁了凡云："天地生物，必有氤氲之时。万物化生，必有乐育之时。……此天然之节候，生化之真机也……凡妇人一月经行一度，必有一日氤氲之候，于一时辰间气蒸而热、昏而闷、有欲交接不可忍之状，此的候也。"

西医学的围排卵期出血，属异常子宫出血的范畴，可参照本病辨证治疗。

二、病因病机

本病的发生与月经周期中的气血阴阳消长转化密切相关。经间期是继经后期由阴转阳、由虚至盛之期。月经的来潮，标志着前一周期的结束，新周期的开始；排泄月经后，血海空虚，阴精不足，随着月经周期演变，阴血渐增；至经间期精血充盛，阴长至重，精化为气，重阴转阳，氤氲之状萌发，"的候"（排卵）到来，这是月经周期中一次重要的阴阳转化时期。若体内阴阳调节功能正常，自可适应此种变化，无特殊证候。若肾阴不足，或脾气虚弱，或湿热内蕴，或瘀阻胞络，当阳气内动时，阴阳转化不协调，阴络易伤，损及冲任，血海失摄，血溢于外，酿成经间期出血。

（1）**肾阴虚**　禀赋不足，或房劳多产伤肾，肾阴不足，虚火耗精，精亏血损，于氤氲之时，阳气内动，虚火与阳气相搏，损伤阴络，冲任不固，故而阴道流血。若阴虚日久耗损阳气，阳气不足，统摄无权，血海不固，以致出血反复发作。

（2）**脾气虚**　脾胃素虚，或饮食劳倦，或忧思过度，损伤脾气，脾气虚弱，冲任不固，于氤氲之时，阳气内动，但阳气不足，血失统摄，故而出血；阴随血泄，阴阳又趋平衡，故出血停止，下次周期，又再复发。

（3）**湿热**　湿邪乘虚而入，蕴阻于胞络、冲任之间，蕴而生热；或情志不畅，肝气郁结，克伐脾胃，不能化水谷之精微以生精血，反聚而成湿，下趋任带二脉，蕴而生热，氤氲之时，阳气内动，引动内蕴之湿热，热扰冲任子宫，故致出血。

（4）**血瘀**　七情内伤，气滞冲任，久而成瘀，或素体虚弱，复因经产留瘀，瘀阻胞络，适值氤氲之时，阳气内动，血瘀与之相搏，损伤血络，以致出血。

三、诊　　断

1. 病史
本病多见于青春期及育龄期女性，月经周期及经期正常。

2. 症状
两次月经中间出现周期性的少量阴道出血，多在月经周期的第12～16日出现，或在下次月经前约12～16日，出血明显少于正常月经量，一般持续2～7日；或伴有腰酸、少腹一侧或两侧胀痛，带下增多，如蛋清样，或赤白带下。

3. 检查

（1）**妇科检查** 宫颈黏液透明呈拉丝状，夹有血丝。宫颈无赘生物或重度炎症，无接触性出血。

（2）**辅助检查** 测量基础体温，多在高低温相交替时出血；B超监测可见成熟卵泡或接近成熟的优势卵泡；月经中期测定血清雌、孕激素水平偏低；诊断性刮宫示子宫内膜呈早期分泌期改变，可能有部分晚期增生。

四、鉴别诊断

本病需与月经先期、月经过少、赤带相鉴别（表7-3）。

表7-3 经间期出血的鉴别诊断

病证	出血时间	月经周期	出血量	妇科检查	基础体温	其他相关检查
月经先期	非经间期，也有个别的恰巧在经间期这一时间段出现周期提前	周期提前1周及以上，连续2个周期以上	一般无明显改变，同平时月经量，也可能时多时少	无明显器质性改变	高温相缩短或上升缓慢，上升幅度小于0.3℃；多见高低温相交替时出血	B超无明显器质性病变
月经过少	同平时月经周期	月经周期正常	量明显少于平时月经量，甚或点滴而下	无明显器质性改变	出血多见高低温相交替时或低温相期间	B超无明显器质性病变
赤带	月经周期任何一时间段均可能	月经周期正常	量少，持续时间长或反复发作	常见宫颈糜烂、宫颈赘生物或子宫、附件区压痛明显	可有双相，出血无周期规律性，各阶段皆可发生	B超无或有器质性病变
经间期出血	出现在两次月经中间或下次月经前约12～16日	月经周期规律	量明显少于月经量，一般持续2～7日	宫颈黏液透明，呈拉丝状夹有血丝。无器质性改变	出血在低温相升高前后	B超无明显器质性病变

五、辨证论治

（一）辨证要点

本病主要根据出血的量、色、质及全身症状、舌脉进行辨证。若出血量少，色鲜红，质黏，属肾阴虚；若出血量少，血色淡红，质稀，属脾气虚；若出血量稍多或少，色深红，赤白相兼，质黏腻，属湿热；若出血量少，血色暗红或夹小血块，属血瘀。临证尚需结合体质综合辨证。

（二）治疗原则

本病的治疗时机重在经后期，以滋肾养血为主，兼热者清之，兼湿者除之，兼瘀者化之，兼气虚、阳虚者补之。治疗须根据本病的病理生理特点及阴阳互根的关系，要注意补阴不忘阳。出血时在辨证论治的前提下，适当配伍一些固冲止血药物。

（三）分型证治

1. 肾阴虚证

【主要证候】 经间期出血，量少或稍多，色鲜红，质稍黏稠；头晕耳鸣，腰膝酸软，夜寐不宁，五心烦热，尿黄便坚；舌红，苔少，脉细数。

【证候分析】 经间期氤氲之时，阳气内动，若肾阴偏虚，虚火内生，虚火与阳气相搏，损伤阴络，冲任不固，则致阴道流血；阴虚阳动，故血色鲜红，五心烦热；腰酸难寐，头晕耳鸣，尿黄便坚，舌红，苔少，脉细数，均为肾阴虚损之征。

【治法】 滋肾养阴，固冲止血。

【方药】 两地汤（《傅青主女科》，方见月经先期）合二至丸（《医便》，方见经期延长）。

若阴虚及阳或阴阳两虚，症见经间期出血量稍多，色淡红，无血块，头晕腰酸，神疲乏力，大便溏薄，尿频，舌质淡红，苔白，脉细；治宜益肾助阳，固摄止血；方用大补元煎（《景岳全书》）加减。

2. 脾气虚证

【主要证候】 经间期出血，量少，色淡红，质稀；神疲乏力，少气懒言，食少腹胀，失眠多梦；舌淡胖，苔薄白，脉缓弱。

【证候分析】 脾气虚弱，冲任不固，氤氲之时，阳气不足，统血无权，因而出血；脾虚化源不足，故经量少，色淡质稀；脾气虚弱，中阳不振，故神疲乏力，少气懒言；运化失职，则食少腹胀；心血不足，心神失养，故失眠多梦。舌淡胖，苔薄白，脉缓弱，为脾气虚弱之征。

【治法】 健脾益气，固冲摄血。

【方药】 归脾汤（《严氏济生方》，方见月经先后无定期）。

方中以人参、白术、黄芪、甘草、生姜、大枣甘温补脾益气，摄血止血；当归辛甘温，养肝生心血；茯神、龙眼肉、酸枣仁养心安神；远志交通心肾，而定志宁心；木香理气醒脾。诸药合用，共起健脾益气、固冲止血之效。

若出血多去辛温行血之当归，酌加煅龙骨、煅牡蛎、棕榈炭固摄止血。

3. 湿热证

【主要证候】 经间期出血，量少或稍多，色深红，质黏腻，可见带中夹血，或赤白带下；腰骶酸楚，或下腹时痛，神疲乏力，胸闷烦躁，口苦纳呆，小便短赤，平时带下亦多，色黄；舌红，苔黄腻，脉濡或滑数。

【证候分析】 湿邪阻于冲任、胞络之间，蕴蒸生热，得经间期重阴转阳，阳气内动，引动内蕴之湿热，而扰动冲任血海，影响固藏，故致阴道流血；湿热与血搏结，故血色深红，质黏腻；湿热搏结，瘀滞不通，则下腹时痛；湿热熏蒸，故胸闷烦躁，口苦纳呆；湿邪阻络，故神疲乏力，腰骶酸楚；湿热流注下焦，任带失于固约，则带多色黄。舌红，苔黄腻，脉濡或滑数，为湿热之征。

【治法】 清利湿热，固冲止血。

【方药】 清肝止淋汤（《傅青主女科》）去阿胶、红枣，加小蓟、茯苓。

清肝止淋汤：白芍　当归　生地黄　阿胶　牡丹皮　黄柏　牛膝　红枣　香附　黑豆

本方原治赤带。傅氏在方后释曰："此方但主补肝之血，全不利脾之湿者，以赤带之为病，火重而湿轻也。夫火之所以旺者，由于血之衰，补血即足以制火，且水与血合而成赤带之症，竟不能辨其是湿非湿，则湿亦尽化而为血矣。所以治血则湿亦除。"方中白芍、当归、黑豆养血补肝；生地黄、牡丹皮凉血清肝；黄柏清热燥湿；香附理气调血；牛膝引药下行；加小蓟清热止血，茯苓利水渗湿。配合同用，使血旺而火自抑，火退则赤带自愈。因纳呆、苔腻故去方中阿胶、红枣。

若出血多，去当归、牛膝，加侧柏叶、荆芥炭凉血止血；湿盛者，加薏苡仁、苍术健脾燥湿。

4. 血瘀证

【主要证候】 经间期出血，量少或稍多，色暗红，或紫黑，或有血块；少腹一侧或两侧胀痛或刺痛，拒按，胸闷烦躁；舌紫或有瘀斑，脉弦涩。

【证候分析】 瘀血阻滞于冲任，经间期阳气内动，与之相搏，脉络损伤，血不循经，故而出血；瘀血内阻，则出血量少或稍多，色暗红，或紫黑或有血块；气血阻滞，则少腹一侧或两侧胀痛或刺痛，拒按；瘀血阻络，气机不畅，则胸闷烦躁。舌紫或有瘀斑，脉弦涩，均为血瘀之象。

【治法】 化瘀止血。

【方药】 逐瘀止血汤（《傅青主女科》）。

逐瘀止血汤：生地黄　大黄　赤芍　牡丹皮　当归尾　枳壳　桃仁　龟甲

方中生地黄、龟甲养阴化瘀止血；当归尾、赤芍、牡丹皮、桃仁、大黄活血祛瘀止血；枳壳行气散结。全方共奏活血祛瘀，养阴止血之功。

若出血偏多时，宜去当归尾、赤芍，加失笑散化瘀止血；兼带下黄稠者，加红藤、败酱草、薏苡仁清热利湿；兼大便溏者，去生地黄、桃仁、大黄，加煨木香、炒白术、焦神曲健脾和胃；兼腰膝酸软者，加菟丝子、续断、桑寄生补益肾气。

六、临证要点

经间期生理变化主要有两大特征：一是重阴必阳，表现出氤氲状的气血活动。二是在这一动态过程中存在着动静、升降、藏泻的变化。经间期的气血活动，是孕育所必需的，活动于下，上传及心肝以至于脑，呈兴奋性，经间期有排卵，其先决条件就在于阴分水平的具备与否。阴长到重阴达生理极限的不平衡状态，必须在剧烈的气血活动促发下才能排出卵子。重阴必阳，阴阳转化顺利，才能促进排卵的顺利。故治疗经间期出血务必把经后期滋阴养血放在第一位，重点不在止血，而重在经后期滋阴，促进阴长至重，促使阴阳顺利转化。

七、预后与转归

由于阴精有所不足，氤氲之时重阴转阳欠顺利，影响子宫、冲任固藏，故出现经间期出血。若阳气不能恢复，则出血可延续至经前期；反复出血，病情缠绵或治疗不及时，可引起月经周期紊乱，月经淋漓不尽，甚或出现崩漏、不孕症等。

第三节　崩　漏

一、概　述

崩漏是指妇女经血非时暴下不止或淋漓不尽，前者称为崩中，后者称为漏下。崩与漏出血情况虽然不同，但二者常交替出现，病因病机基本一致，故概称为崩漏。

"崩"首见于《素问·阴阳别论》："阴虚阳搏谓之崩。""漏"首见于《金匮要略·妇人妊娠病脉证并治》："妇人有漏下者，有半产后因续下血都不绝者，有妊娠下血者。"本病因肾-天癸-

冲任-胞宫生殖轴的严重紊乱而起，以月经周期、经期、经量严重紊乱为特征，病程缠绵，久病难愈，为妇科常见病、疑难危重病症。有关崩漏的范围，前人多认为凡阴道下血证，其血势如崩似漏者，皆属崩漏；至明代始有不同看法，如《景岳全书·妇人规》云："崩漏不止，经乱之甚者也。"本节将崩漏限定在月经病范围。至于因明显器质性病变，或妊娠期、产褥期表现为如崩似漏的出血证，在诊断崩漏时应进行鉴别。

西医学无排卵性异常子宫出血可参照本病辨证治疗。

二、病因病机

崩漏的病因可概括为虚、热、瘀三个方面，其病机是冲任不固，不能制约经血，以致经血非时而下。崩漏的病因病机，虽有在脏在经、在气在血之不同，然其病本在肾，病位在冲任，变化在气血，表现为子宫藏泻无度。

（1）**肾虚** 禀赋不足，青春期肾气稚弱，冲任未盛；育龄期因房劳多产伤肾；绝经期天癸渐竭，肾气渐衰。若肾阴虚损，阴虚内热，热伏冲任，迫血妄行，则经血非时而下；若肾阳虚损，封藏失职，冲任不固，无以制约经血，亦致经血非时而下，遂成崩漏。

（2）**脾虚** 素体脾虚；或忧思过度；或饮食劳倦损伤脾气。脾气亏虚，中气下陷，冲任不固，血失统摄，非时而下，遂成崩漏。

（3）**血热** 素体阳盛；或素性抑郁，郁久化火；或感受热邪，或过服辛温香燥之品滋生内热。热伤冲任，迫血妄行，经血非时而下，发为崩漏。素体阴虚，或久病失血伤阴，阴虚内热，虚火内炽，扰动血海，加之阴虚失守，冲任失约，故经血非时妄行；血崩失血则阴愈亏，冲任更伤，以致崩漏反复难愈。

（4）**血瘀** 经期产后，余血未尽；情志所伤，肝气郁结，气滞血瘀；过食生冷或感受寒、热之邪，致寒凝血脉或热灼津血而致血瘀；元气虚弱，无力行血，血运迟缓，因虚而瘀或久漏成瘀。瘀阻冲任，血不循经，非时而下，发为崩漏。

三、诊　　断

1. 病史

1）既往多有月经先期、经期延长、经间期出血等病史。

2）放置宫内节育器避孕。

3）口服抗凝药物。

2. 症状

月经周期紊乱，出血量多如山崩之状，或量少淋漓不止。出血时间或长或短，或超过2周，甚或数月淋漓不净，亦有停闭数月突然暴下不止或淋漓不尽者。常常继发贫血，甚至发生失血性休克。

3. 检查

（1）**妇科检查** 出血来自子宫腔；生殖器官无器质性病变；无妊娠迹象。

（2）**辅助检查** ①B超检查：了解子宫大小及内膜厚度，排除妊娠、生殖器肿瘤或赘生物等。②血液检查：如血常规、凝血功能检查等，以了解贫血程度并排除血液病。③卵巢功能及激素测定：基础体温呈单相型；血清雌、孕激素及垂体激素测定等。有性生活史者，应做妊娠试验。④宫腔镜检查：排除宫腔病变。⑤诊断性刮宫：可止血并明确诊断。对大出血，或淋漓不净，或不规则出血者，可刮取子宫内膜行病理检查，以明确有无排卵及排除子宫内膜恶性病变。⑥宫颈细胞学检查：排除宫颈癌及癌前病变（图7-1）。

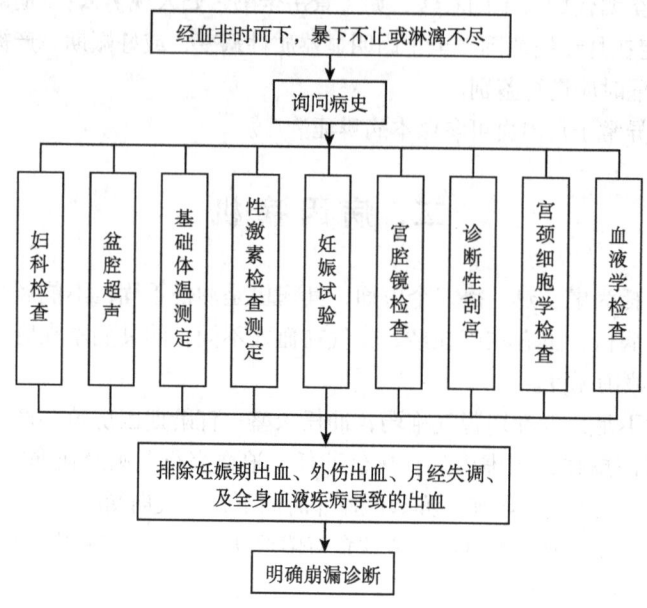

图7-1 崩漏的诊断步骤及辅助检查

四、鉴别诊断

崩漏应与月经不调、胎漏、异位妊娠、赤带、产后出血、癥瘕、外伤出血、全身性疾病等鉴别（表7-4）。

表7-4 崩漏的鉴别诊断

疾病	病史及主证	检查
崩漏	多有月经不调史或不孕史，多发生于青春期和更年期，主要表现为子宫不规则出血	生殖器官无器质性病变
月经不调	月经先期、先后无定期：周期异常，经期、经量正常；月经过多：经量异常（多于平时），周期、经期正常；经期延长：行经持续时间延长，但非淋漓不尽，月经周期正常；经间期出血：两次月经之间少量阴道下血，周期规则	生殖器官无器质性病变
胎漏	多有停经史或早孕反应，阴道出血量少，可伴轻微腹痛	子宫增大符合妊娠月份，妊娠试验阳性
异位妊娠	阴道出血量少，有停经史，或急腹痛史。呈点滴性出血，血色暗褐，或有蜕膜管形排出	少腹一侧可触及包块，子宫无明显增大，或宫颈举痛，妊娠试验弱阳性
赤带	赤带带下呈血性，多在月经净后出现	有宫颈糜烂或息肉，或有小腹压痛
产后出血	发生于分娩后至产褥期的阴道出血，如恶露不绝、产后血晕等	子宫复旧不良，或有胎盘、胎膜残留
癥瘕及外伤出血	妇科检查可发现癥块，外伤出血多能追询外伤史	子宫增大质硬，外形不规则；外伤出血可查见伤处
全身性疾病及其他	血液病，其他内分泌性疾病，营养不良，心力衰竭，严重肝、肾功能障碍，生殖器官炎症，药物影响等	专科检查以助鉴别

五、辨证论治

（一）急症处理

崩漏属血证、急证，暴崩之际，出血量多势急，急当"塞流"止崩，以防厥脱，临床需根据患者病情及体质情况选择止血之法。

（二）辨证要点

本病以无周期性的阴道出血为特点，临证时首先要根据出血的量、色、质辨明血证的属性，分清寒、热、虚、实。一般经血非时崩下，量多势急，继而淋漓不止，色淡，质稀，多属虚；经血非时暴下，血色鲜红或深红，质地黏稠，多属实热；淋漓漏下，血色紫红，质稠，多属虚热；经来无期，时来时止，时多时少，或久漏不止，色暗夹血块，多属瘀滞。出血急骤多属气虚或血热，淋漓不断多属虚热或血瘀。

（三）治疗原则

临证治疗崩漏，应根据病情的缓急轻重和出血时间长短的不同，本着"急则治其标，缓则治其本"的原则，灵活运用塞流、澄源、复旧三法。

（1）**塞流** 即止血。暴崩之际，急当止血防脱，治宜固摄升提，若见四肢厥逆、脉微欲绝等阳微欲脱之证，则应治以回阳救逆，固脱止血。同时针刺人中、合谷、断红穴，艾灸百会、神阙、隐白穴。血势不减者，可输血治疗；血势渐缓应按不同证型塞流与澄源并进；出血暂停或已止，则谨守病机，行澄源结合复旧之法。

（2）**澄源** 即求因治本。出血量减少后，针对引起崩漏的不同病因，采用补肾、健脾、清热、理气、化瘀等法，使崩漏得到根本上的治疗。切忌不问缘由，概投寒凉或温补之剂，一味固涩，致犯"虚虚实实"之戒。塞流、澄源两法常常是同步进行的。

（3）**复旧** 即固本善后。复旧并非全在补血，而应及时调补肝肾、补益心脾，以资血之源，安血之室，调周固本。视其病势，于善后方中寓治本之法。调经治本，其本在肾，故总宜填补肾精，补益肾气，固冲调经，使本固血充，则周期可望恢复正常。当然复旧也需兼顾澄源。

塞流、澄源、复旧三法虽有不同，但又相互联系，必须结合具体病情，灵活运用。出血期治疗以塞流为主，结合澄源；血止后治疗以复旧为主，兼顾澄源。

（四）分型证治

1. 肾虚证

（1）**肾阴虚证**

【主要证候】 经血非时而下，出血淋漓不净或量多，色鲜红，质稠；头晕耳鸣，腰膝酸软，或心烦；舌质偏红，苔少，脉细数。

【证候分析】 肾阴亏虚，虚火内炽，热伏冲任，迫血妄行，故经血非时而下，经量多或淋漓不净；阴虚生内热，热灼阴血，则血色鲜红，质稠；阴血不足，不能上荣于脑，故头晕耳鸣；阴精亏虚，外府不荣，作强无力，则腰膝酸软；水不济火，故心烦。舌质偏红，苔少，脉细数，亦为肾阴亏虚之象。

【治法】 滋肾益阴，固冲止血。

【方药】 左归丸（《景岳全书》）去牛膝合二至丸（《医便》，方见经期延长）。
左归丸：熟地黄　山药　枸杞　山茱萸　川牛膝　菟丝子　鹿角胶　龟甲胶

左归丸主治真阴肾水不足证。方中重用熟地黄滋肾填精，大补真阴，为君药；山药补脾益阴，滋肾固精；枸杞补肾益精，养肝明目；女贞子益肝补肾；墨旱莲入肾补精；山茱萸养肝滋肾，涩精敛汗；龟、鹿二胶，为血肉有情之品，峻补精髓，龟甲胶偏于补阴，鹿角胶偏于补阳，在补阴之中配伍补阳药，取"阳中求阴"之义；菟丝子益肝肾、强腰膝、健筋骨，俱为佐药。两方合而用之，共奏滋肾益阴，止血调经之功。

若肝气郁结，胁胀痛者，加柴胡、香附、白芍疏肝解郁柔肝；咽干、眩晕者，加玄参、牡蛎、夏枯草养阴平肝清热；心烦，寐差者，加五味子、柏子仁、夜交藤养心安神。

(2) **肾阳虚证**

【主要证候】 经血非时而下，出血量多或淋漓不尽，色淡暗，质稀；畏寒肢冷，腰痛如折，面色晦暗，小便清长；舌淡，苔薄白，脉沉细。

【证候分析】 肾阳虚衰，封藏失司，冲任不固，故经血非时而下，量多或淋漓不尽；阳虚火衰，胞宫失煦，故经血色淡暗，质稀；肾阳虚衰，外府失于温煦，故腰痛如折，畏寒肢冷；膀胱失于温煦，故小便清长。余证均为肾阳不足之象。

【治法】 温肾助阳，固冲止血。

【方药】 右归丸（《景岳全书》）去肉桂，加补骨脂、淫羊藿。
右归丸：附子　肉桂　熟地黄　山药　山茱萸　枸杞　菟丝子　鹿角胶　当归　杜仲

右归丸主治肾阳不足，命门火衰证。方中以附子、淫羊藿、鹿角胶为君药，温补肾阳，填精补髓；臣以熟地黄、枸杞、山茱萸、山药、补骨脂滋阴益肾，养肝补脾；佐以菟丝子补阳益阴，固精缩尿；杜仲补益肝肾，强筋壮骨；当归养血和血，助鹿角胶以补养精血。诸药配合，共奏温肾助阳，固冲止血之功。

若久崩不止，出血色淡，量多，宜加党参、黑荆芥、黄芪等益气固经；若腰腿酸软，周身无力，加川续断益肾强腰。

(3) **肾气虚证**

【主要证候】 青春期或经断前后，出现经乱无期，出血量多，势急如崩，或淋漓日久不净，或由崩而淋，由淋而崩反复发作，色淡红或淡暗，质清稀；面色晦暗，眼眶暗，小腹空坠，腰脊酸软；舌淡暗，苔白润，脉沉弱。

【证候分析】 青年期肾气未盛，更年期肾气渐虚，或中年房劳胎产数伤肾气，肾气虚衰，封藏失司，冲任不固，不能制约经血，故经乱无期，出血量多或淋漓不止，色淡红或淡暗，质清稀；腰脊酸软，舌淡暗，脉沉弱均为肾气虚之象。

【治法】 补肾益气，固冲止血。

【方药】 加减苁蓉菟丝子丸（《中医妇科治疗学》）加党参、黄芪、阿胶。
加减苁蓉菟丝子丸：熟地黄　肉苁蓉　覆盆子　当归　枸杞　桑寄生　菟丝子　艾叶

原方治肾虚不孕。方中肉苁蓉、菟丝子、覆盆子温补肾气，菟丝子补阳益阴，熟地黄滋肾益阴，阴阳双补，使肾气充盛，封藏密固以止崩；黄芪、党参补气摄血；阿胶、艾叶补血、固冲、摄血；枸杞、桑寄生补肝肾；当归补血活血，引血归经。全方共奏补肾益气，固冲止血之功。

2. 脾虚证

【主要证候】 经血非时而下，暴下不止或淋漓日久不尽，色淡而质稀；神疲倦怠，气短乏力，面色㿠白，小腹空坠，面浮肢肿，四肢不温；舌淡，苔薄白，脉弱或沉细。

【证候分析】 脾虚气陷，统摄无权，故忽然暴下，或日久不止而成漏下；气虚火不足，故经血色淡而质稀；中气不足，清阳不升，故神疲倦怠，气短乏力，小腹空坠；脾阳不振，则四肢不温，面色㿠白；脾虚水湿不运，泛溢肌肤，则面浮肢肿。舌淡，苔薄白，脉弱，均为脾虚阳气不足之象。

【治法】 健脾益气，固冲止血。

【方药】 固本止崩汤或安冲汤。

（1）**固本止崩汤**（《傅青主女科》） 人参　黄芪　白术　熟地黄　当归　黑姜

原方治气虚血崩昏暗。方中人参、黄芪大补元气，升阳固本。白术健脾资血之源又统血归经。熟地黄滋阴养血，"于补阴之中行止崩之法"。"气不足便是寒"，佐黑姜既可引血归经，更有补火温阳收敛之妙。黄芪配当归遵"当归补血汤"之意，功能补血，熟地黄配当归一阴一阳补血和血。全方气血双补，使气壮固本以摄血，血生配气能涵阳。气充而血沛，阳生而阴长，冲脉得固，血崩自止。

若见气虚运血无力易于停留成瘀，常加田七、益母草或失笑散化瘀止血。

（2）**安冲汤**（《医学衷中参西录》） 黄芪　白术　生地黄　白芍　续断　海螵蛸　茜草　龙骨　牡蛎

安冲汤主治妇女经水行时多而且久，过期不止，或不时漏下。方中黄芪、白术补中益气，健脾固摄，以治其本；白芍、生地黄、续断补肾固冲，敛阴止血，以治其标；佐以海螵蛸、茜草、龙骨、牡蛎收涩止血。

若出血量多者，酌加人参、升麻益气升阳，摄血止血；久漏不止者，酌加藕节、蒲黄炭等收敛止血；若出血日久，神疲乏力，心悸失眠，加桑寄生、五味子、柏子仁、夜交藤养心安神。

3. 血热证

（1）**虚热证**

【主要证候】 经来无期，量少淋漓不尽或量多势急，血色鲜红；面颊潮红，烦热少寐，咽干口燥，便结，舌红，少苔，脉细数。

【证候分析】 阴虚内热，热扰冲任血海，经来无期，量少淋漓不尽或量多势急；热灼阴血，其色鲜红；面颊潮红，烦热少寐，咽干口燥，便结，舌红，少苔，脉细数均为阴虚内热之征。

【治法】 养阴清热，固冲止血。

【方药】 上下相资汤（《石室秘录·燥证门》）。

上下相资汤：人参　沙参　玄参　麦冬　玉竹　五味子　熟地黄　山萸肉　车前子　牛膝

原方作者谓："吾今定一奇方上下兼补，名上下相资汤。"治血崩亡血而无以生精，精涸口舌燥裂之证。方中熟地黄、山萸肉滋肾养阴为君；人参、沙参益气润肺为臣；玄参、麦冬、玉竹增液滋水降火；车前子引诸阴药使滋而不腻；牛膝补肝肾；五味子收敛固涩，益气生津，补肾宁心，以调经固冲。方内含增液汤滋水，更有生脉散益气养阴止血，清心除烦安神。全方滋肾为主，而佐以润肺之药，上润肺阴，下滋肾水，子母相资，上下兼润，庶使精生液长，血生津还，共奏养阴清热、固冲止血之功。

若见出血淋漓不止，久漏必有瘀，选加失笑散、田七、益母草之类化瘀止血；若阴虚阳亢，烘热汗出，加白芍柔肝、龟甲、珍珠母、田七育阴潜阳，化瘀止血。

（2）**实热证**

【主要证候】 经血非时暴下，或淋漓不断，血色深红，质稠，心烦少寐，渴喜冷饮，头晕面赤，舌红，苔黄，脉滑数。

【证候分析】 热伤冲任，血海不宁，迫血妄行，致经血非时而下，量多如崩，或淋漓不断；血热则色深红，热灼阴津，则质稠；邪热内炽，津液耗损，故渴喜冷饮；热扰心神，故心烦少寐；邪热上扰，故头晕面赤。舌脉均为血热之象。

【治法】 清热凉血，固冲止血。

【方药】 清热固经汤（《简明中医妇科学》）。

清热固经汤：黄芩　栀子　生地黄　地骨皮　地榆　阿胶　藕节　棕榈炭　龟甲　牡蛎　生甘草

清热固经汤主治血热崩漏。方中以龟甲、阿胶为君药，滋阴潜阳，补肾养血；生地黄、黄芩、栀子清热凉血，合地骨皮以增养阴、清热、凉血之力；藕节、地榆、棕榈炭功专清热凉血，收涩化瘀；牡蛎育阴潜阳；生甘草清热解毒，调和诸药。诸药配伍，共奏清热凉血，固冲止血之功。

若肝郁化火，烦躁易怒，胁肋胀痛，脉弦数，方用丹栀逍遥散加减以疏肝清热，理气止血；若见少腹灼热疼痛，苔黄腻者，加黄柏、连翘、茵陈、青蒿等清热利湿；外感热邪或过服辛燥助阳之品酿成实热崩漏，症见暴崩，发热，口渴，苔黄，脉洪大有力者，加贯众炭、蒲公英、马齿苋清热解毒，凉血止血。

4. 血瘀证

【主要证候】 经血非时而下，出血量时多时少，时下时止，或淋漓不净，色紫黑有块；或有小腹疼痛，拒按；舌紫暗，或有瘀斑，脉涩或细弦。

【证候分析】 瘀阻冲任，血不循经，故经血非时而下，离经之血时停时流，经血时来时止，量时多时少；瘀血阻滞胞宫、胞脉，故血行不畅，血色紫黑有块；不通则痛，则小腹疼痛，拒按。舌紫暗，或有瘀斑，脉涩，均为血瘀之征。

【治法】 活血化瘀，固冲止血。

【方药】 逐瘀止血汤（《傅青主女科》，方见经间期出血）。

若少腹冷痛，色暗夹块，加艾叶、炮姜炭温经止血；若出血量多，加仙鹤草、藕节炭、棕榈炭、血余炭收敛止血；若口干口苦，色红量多，苔薄黄，加地榆炭、侧柏叶、地骨皮、黄芩凉血止血。

血止后治疗：复旧为主，结合澄源。崩漏止血后，应根据患者的不同年龄阶段给予相应的治疗：对青春期及生育期患者，以调整月经周期，建立或恢复排卵功能为主；有生育要求者，应以调经助孕为主；对围绝经期患者则以预防子宫内膜病变为主。

六、临证要点

崩漏是月经周期、经期、经量严重紊乱的妇科疑难急重病症。临证中要与月经不调、生殖器肿瘤、妊娠、产后等引起的如崩似漏的疾病相鉴别。还要注意有无血液系统疾病和医源性疾病。

崩漏的主要病因是虚、热、瘀，三者可单独或复合成因，又互为因果；崩漏的病机主要是冲任损伤，不能制约经血。崩漏病本在肾，病位在冲任，变化在气血，表现为子宫藏泻无度。

崩漏治疗，首分出血期与血止后，按标本缓急灵活运用塞流、澄源、复旧三法。出血期塞流、澄源，辨证论治多兼益气养阴化瘀止血；血止后复旧固本仍须辨证论治。又须按年龄不同论治，青春期、育龄期的崩漏，调经治本多须补肾宁心，疏肝健脾，调整月经周期；绝经前后期的崩漏，注意排除恶变，重在补益心脾养血善其后。

七、预后与转归

崩漏就病之新久而言,"暴崩者,其来骤,其治亦易;久崩者,其患深,其治亦难"(《景岳全书·妇人规》)。就其疗效而言,止血塞流稍易,调经复旧较难。正如《女科证治约旨》所谓:"崩中者势急症危,漏下者势缓症重,其实皆属危重之候。"崩漏虽属妇科危急重症,但只要治疗得当,善后调治,预后较好。

第四节 闭 经

一、概 述

原发性闭经是指女性年逾16岁,虽有第二性征发育但无月经来潮,或年逾14岁,尚无第二性征发育及月经。继发性闭经是指月经来潮后停止3个周期或6个月以上。闭经古称"经闭""不月""月事不来""经水不通"等。本病首见于《内经》。《素问·阴阳别论》曰:"二阳之病发心脾,有不得隐曲,女子不月。"

本病以持续性月经停闭为特征,临床常见,属于疑难性月经病,病程较长,病机复杂,治愈难度较大。妊娠、哺乳和围绝经期,或月经初潮后1年内发生月经停闭,不伴有其他不适症状者,不作闭经论。因先天性生殖器官发育异常,或后天器质性损伤而闭经者,药物治疗很难奏效,不属本节讨论范围。

西医学病理性闭经可参照本病辨证治疗。

二、病因病机

闭经的病因病机首分虚实两类。虚者多因精血匮乏,冲任不充,血海空虚,无血可下;实者多为邪气阻隔,冲任瘀滞,脉道不通,经不得下。

(1) **肾虚** 素禀肾虚,或早婚多产,房事不节;或久病、惊恐伤肾,可致肾精亏损而血少,肾气虚弱而气衰,冲任不充,血海不能满盈,则月经停闭。

(2) **脾虚** 脾胃素虚,或饮食劳倦;或忧思过度,损伤脾运,则气血生化乏源,冲任空虚,血海不能满盈,致使月经停闭。

(3) **气血虚弱** 大病、久病,或吐血、下血,堕胎、小产等数脱于血,或哺乳过长过久,或患虫积耗血,以致冲任失养,血海空虚,胞宫无血可下而成闭经。

(4) **阴虚血燥** 素体阴虚,或失血伤阴,或久病耗血,或过食辛燥灼伤津血,或日久病深,精亏阴竭,以致血海燥涩干涸而成闭经。

(5) **精血亏虚** 素体精血亏虚,或数伤于血,精不化气;或大病久病,营阴耗损,冲任血少,胞脉空虚,血海不能满盈,致使月经停闭。

(6) **气滞血瘀** 素性抑郁,或七情所伤,肝气郁结,久则气滞血瘀,冲任瘀阻,胞脉不通,经血不得下行,遂致月经停闭。

(7) **寒凝血瘀** 经期产后,感受寒邪;或过食生冷;或淋雨涉水,寒湿之邪客于冲任,凝涩胞脉，经血不得下行，遂致月经停闭。

（8）**痰湿阻滞** 素体肥胖，痰湿偏盛，或饮食劳倦，脾失健运，内生痰湿下注冲任，壅遏闭塞胞脉，经血不得下行，遂致月经停闭。

此外，亦有因刮宫术后损伤宫内膜，引起宫腔粘连而闭经者，因滥用激素类药物引起性腺轴功能紊乱而闭经者，临证时应详察。

三、诊　　断

1. 病史

有月经初潮延迟及月经后期病史；或反复刮宫史、产后出血史、结核病史；或过度紧张劳累、过度精神刺激史；或有不当节食减肥史；或有环境改变、疾病影响、使用药物（避孕药、镇静药、抗抑郁药、激素类）、放化疗及妇科手术史等。

2. 症状

女性年逾16岁，虽有第二性征发育但无月经来潮，或年逾14岁，尚无第二性征发育及月经；或月经来潮后停止3个周期或6个月以上。应注意体格发育和营养状况，有无厌食、恶心，有无周期性下腹疼痛，有无体重改变（肥胖或消瘦），有无婚久不孕、痤疮、多毛、头痛、复视、溢乳、烘热汗出、烦躁、失眠、阴道干涩、毛发脱落、畏寒肢冷、性欲减退等症状。

3. 检查

（1）**全身检查** 注意观察患者体质和精神状态，形态特征和营养状况，全身毛发分布和身高、体重，女性第二性征发育情况等。

（2）**妇科检查** 了解内外生殖器官发育情况，有无缺失、畸形、肿块或萎缩。先天发育不良、原发性闭经者，尤需注意外阴发育情况，有无处女膜闭锁及阴道病变，可查及子宫偏小、畸形等；子宫过早萎缩，多见于下丘脑、垂体病变或卵巢早衰；同时应注意有无处女膜闭锁及阴道、卵巢等病变。

（3）**辅助检查** ①血清激素，如卵巢激素[雌二醇（E_2）、孕酮（P）、睾酮（T）]、促性腺激素（FSH、LH）、催乳素（PRL）及甲状腺、肾上腺功能测定，对于诊断下丘脑-垂体-卵巢性腺轴功能失调性闭经具有意义。②基础体温测定、宫颈黏液结晶和阴道脱落细胞检查，有助于诊断卵巢性闭经。③超声及影像学检查、B超检查，可了解子宫、卵巢大小及卵泡发育、内膜厚薄等情况；子宫输卵管碘油造影可间接了解内生殖器情况及其病变；必要时可行CT、MRI检查。④诊断性刮宫手术，或宫腔镜、腹腔镜检查等，均可协助判断闭经的原因（图7-2）。

四、鉴别诊断

1. 生理性闭经

妊娠期、哺乳期月经停闭多属于生理性闭经。年龄在12～16岁的女性，月经初潮1年内发生月经停闭，或44～54岁之间的妇女出现月经停闭，无其他不适症状，可不作闭经论。

2. 闭经的鉴别诊断

闭经涵盖了许多西医学妇科疾病，如多囊卵巢综合征、卵巢早衰、闭经泌乳综合征、席汉综合征等，临床治疗前需根据病史、症状体征和辅助检查加以鉴别，明确诊断（表7-5）。

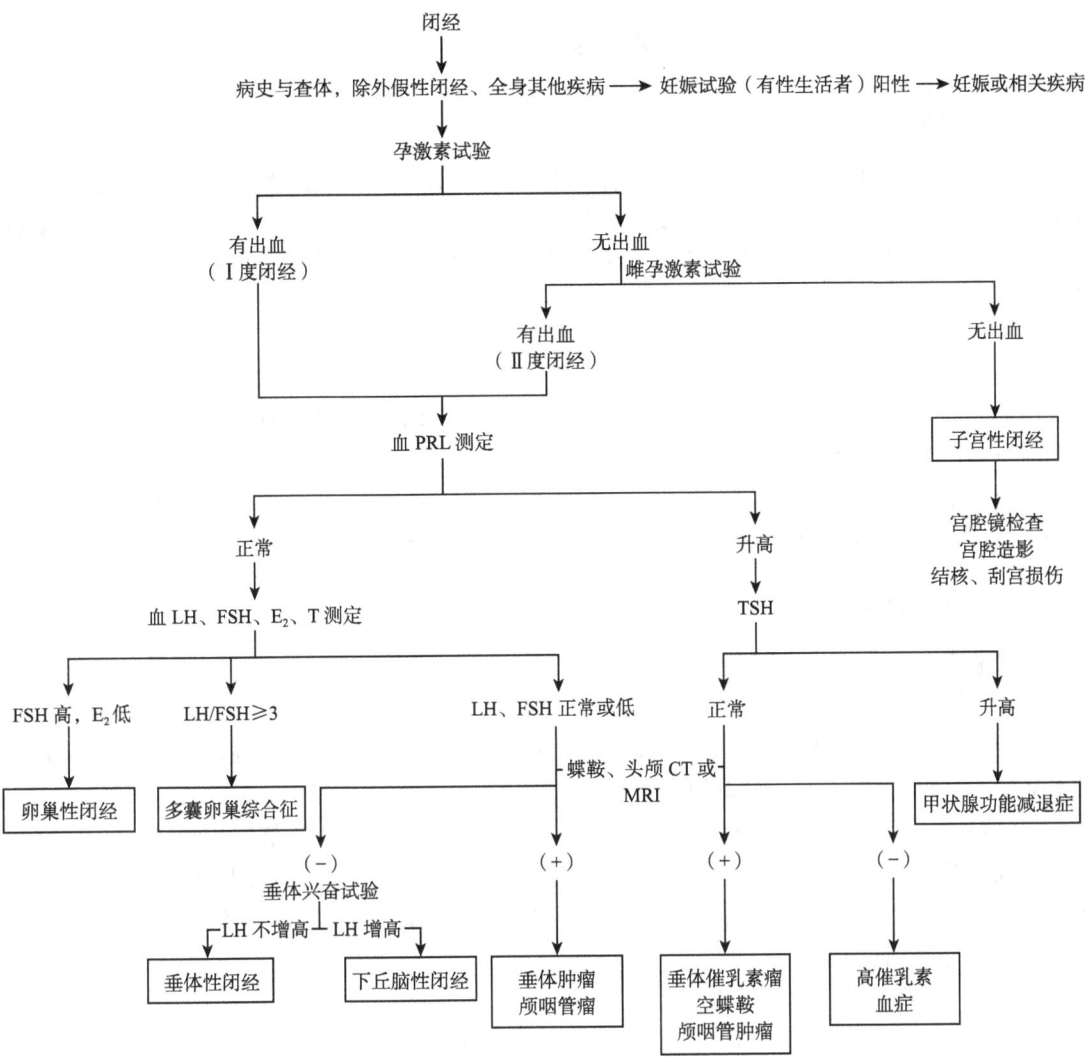

图 7-2 闭经的诊断步骤及辅助检查

表 7-5 闭经的鉴别诊断

疾病	症状	检查
多囊卵巢综合征	闭经，痤疮，多毛，带下量多，脘腹胀满	基础体温单相；血清睾酮异常升高；B超检查一侧或双侧卵巢内小卵泡≥12个
卵巢早衰	闭经，伴烘热汗出，烦躁抑郁，失眠多梦，阴道干涩	基础体温单相；卵泡刺激素异常升高；B超见卵巢无窦卵泡或减少；生殖器萎缩
闭经泌乳综合征	闭经，或溢乳，头痛，复视	基础体温单相；催乳素异常升高；检查头颅CT或MRI，除外垂体腺瘤等病变
席汉综合征	产后大出血史，闭经，毛发脱落，畏寒肢冷，性欲淡漠	基础体温单相；促性腺激素（FSH、LH）水平降低；B超检查可见生殖器萎缩

五、辨证论治

（一）辨证要点

本病应根据病因病机、诊断要点，结合鉴别诊断与四诊信息辨别证候虚实。一般而论，年逾16岁尚未行经，或已行经而又月经稀发、量少，渐至停闭，并伴腰膝酸软，头晕眼花，面色萎黄，五心烦热，或畏寒肢冷，舌淡脉弱等者，多属虚证；若既往月经基本正常，而骤然停闭，伴胸胁胀满，小腹疼痛，或脘闷痰多，形体肥胖，脉象有力等者，多属实证。

（二）治疗原则

闭经的治疗原则，虚者补而通之，或补肾滋肾，或补脾益气，或填精益阴，大补气血，以滋养精血之源；实证者泻而通之，或理气活血，或温经通脉，或祛痰行滞，以疏通冲任经脉；虚实夹杂者当补中有通，攻中有养；皆以恢复月经周期为要。切不可一味滥用攻破或峻补之法，以犯虚虚实实之戒。若因其他疾病而致经闭者，又当先治他病，或他病、调经并治。

（三）分型证治

1. 肾虚证

（1）肾气虚证

【主要证候】 月经初潮来迟，或月经后期量少，渐至闭经；头晕耳鸣，腰膝酸软，小便频数，性欲降低；舌淡红，苔薄白，脉沉细。

【证候分析】 肾气不足，精血衰少，冲任气血不充，血海空虚，不能按时满盈，故月经初潮来迟，或后期量少，渐至停闭；肾虚不能化生精血，髓海、腰府失养，故头晕耳鸣，腰膝酸软；肾气虚则阳气不足，故性欲降低；肾气虚而膀胱失于温化，故小便频数。舌淡红，苔薄白，脉沉细，均为肾气虚之征。

【治法】 补肾益气，养血调经。

【方药】 大补元煎（《景岳全书》，方见月经后期）加丹参、牛膝。

若闭经日久，畏寒肢冷甚者，酌加菟丝子、肉桂、紫河车以温肾助阳，调冲任；夜尿多者，酌加金樱子、覆盆子以温肾缩尿。

（2）肾阴虚证

【主要证候】 月经初潮来迟，或月经后期量少，渐至闭经；头晕耳鸣，腰膝酸软，或足跟痛，手足心热，甚则潮热盗汗，心烦少寐，颧红唇赤；舌红，苔少或无苔，脉细数。

【证候分析】 肾阴不足，精血亏虚，冲任气血不充，血海不能满溢，故月经初潮来迟，或后期量少，渐至停闭；精亏血少，不能濡养空窍、外府，故头晕耳鸣，腰膝酸软，或足跟痛；阴虚内热，故手足心热；虚热迫津外泄，故潮热盗汗；虚热内扰心神，则心烦少寐；虚热上浮，则颧红唇赤。舌红，苔少或无苔，脉细数，均为肾阴虚之征。

【治法】 滋肾益阴，养血调经。

【方药】 左归丸（《景岳全书》，方见崩漏）。

若潮热盗汗者，酌加青蒿、鳖甲、地骨皮以滋阴清热；心烦不寐者，酌加柏子仁、丹参、珍珠母以养心安神；阴虚肺燥，咳嗽咯血者，酌加沙参、白及、仙鹤草以养阴润肺止血。

（3）肾阳虚证

【主要证候】 月经初潮来迟，或月经后期量少，渐至闭经；头晕耳鸣，腰痛如折，畏寒肢冷，小便清长，夜尿多，大便溏薄，面色晦暗，或目眶暗黑；舌淡，苔白，脉沉弱。

【证候分析】 肾阳虚衰，脏腑失于温养，精血化生乏源，冲任气血不充，血海不能满溢，故月经初潮来迟，或后期量少，渐至停闭；肾阳虚衰，阳气不布，故畏寒肢冷；肾阳虚不足以温养髓海、外府，故头晕耳鸣，腰痛如折；肾阳虚膀胱气化失常，故小便清长，夜尿多；肾阳虚不能温运脾阳，运化失司，故大便溏薄；肾阳虚其脏色外现，故面色晦暗，目眶暗黑。舌淡，苔白，脉沉弱，均为肾阳虚之征。

【治法】 温肾助阳，养血调经。

【方药】 十补丸（《济生方》），加佛手、川芎。

十补丸：熟地黄　山茱萸　山药　鹿茸　茯苓　牡丹皮　泽泻　附子　肉桂　五味子

十补丸主治肾阳虚损，精血不足。方中以六味地黄丸加附子、肉桂，温补脾肾阳气；鹿茸助元阳，填精髓，调冲任，使天癸渐至，血海渐盈；五味子敛肺生津益肾，兼收诸药温燥之性。

若腰痛如折，畏寒肢冷，性欲淡漠者，酌加淫羊藿、菟丝子以温阳益肾；若大便溏薄，面肢浮肿者，酌加黄芪、桂枝以温阳益气利水；面色晦暗兼有色斑，少腹冷痛者，酌加蒲黄、香附以温阳活血理气。

2. 脾虚证

【主要证候】 月经停闭数月；神疲肢倦，食少纳呆，脘腹胀满，大便溏薄，面色淡黄；舌淡胖有齿痕，苔白腻，脉缓弱。

【证候分析】 脾虚生化无力而乏源，冲任气血不足，血海不能满溢，故月经停闭数月，面色淡黄；脾虚运化失司，湿浊内生而渐盛，故食少纳呆，脘腹胀满，大便溏薄；脾主四肢，脾虚中阳不振，故神疲肢倦。舌淡胖有齿痕，苔白腻，脉缓弱，均为脾虚之征。

【治法】 健脾益气，养血调经。

【方药】 参苓白术散（《太平惠民和剂局方》）加泽兰、怀牛膝。

参苓白术散：人参　白术　茯苓　白扁豆　甘草　山药　莲子肉　桔梗　薏苡仁　砂仁

参苓白术散主治脾胃虚弱，食少便溏，气短咳嗽，肢倦乏力。方中以四君子汤合山药健脾益气，使运化复常，气血有源；泽兰、怀牛膝活血调经；白扁豆、莲子肉、薏苡仁祛湿止泻；桔梗宣肺宽胸，祛痰利咽；砂仁开胃醒脾，化湿行气，以助脾胃健运。

若兼见腰膝酸软，五更泻，小便频数者，乃脾肾阳虚，酌加肉豆蔻、巴戟天以温阳止泻；若腹痛而泄泻，伴胸胁、乳房胀痛者，为脾虚而肝气乘之，酌加防风、白芍、柴胡以平肝止痛。

3. 气血虚弱证

【主要证候】 月经逐渐后延，量少，经色淡而质薄，继而停闭不行；头晕眼花，或心悸气短，神疲肢倦，食欲不振，毛发不泽或易脱落，身体羸瘦，面色萎黄；舌淡，苔少或薄白，脉沉缓或虚数。

【证候分析】 各种原因数伤于血，或心脾受损，化源不足，血虚气弱，冲任失养，血海空虚，则月经停闭。余证、舌脉均为气血亏虚、不能荣濡之象。

【治法】 补气健脾，养血调经。

【方药】 人参养荣汤（《太平惠民和剂局方》）。

人参养荣汤：当归　人参　白芍　茯苓　黄芪　白术　熟地黄　肉桂　五味子　陈皮　远志　大枣　生姜　甘草

人参养荣汤由八珍汤加减而成，方中当归、人参、白芍、茯苓、黄芪、白术、熟地黄等养血益气、健补脾气；肉桂补火助阳，鼓舞气血生化；远志、五味子养心安神；大枣、生姜健脾益气以资生化之源，甘草调和诸药。全方有益气生血之功，又有宁心安神之力，临床常用于气血不足所致惊悸健忘、身热自汗、咽干唇燥、饮食无味、体倦肌瘦、毛发脱落、气短、腰背酸痛、小便赤涩等，对无发热者，有良效。对脾虚致失血证疗效更佳。

若因产后大出血所致闭经，兼见毛发脱落，精神淡漠，阴道干涩，性欲减退，生殖脏器萎缩等，此乃精血亏败，肾气虚惫，冲任虚衰之证，可于上方加鹿茸、紫河车等血肉有情之品。

4. 阴虚血燥证

【主要证候】 月经量少而渐至停闭；五心烦热，两颧潮红，交睫盗汗，或骨蒸潮热，或咳嗽唾血；舌红，苔少，脉细数。

【证候分析】 阴虚内热，热灼津血，血海干涸，则月经由少以致停闭；阴血亏虚，虚火内炽，则五心烦热，两颧潮红，交睫盗汗，骨蒸潮热，或咳嗽唾血。舌红，苔少，脉细数均为阴虚内热之征。

【治法】 养阴清热，润燥调经。

【方药】 加减一阴煎（《景岳全书》）。

加减一阴煎：生地黄　熟地黄　白芍　地骨皮　知母　麦冬　炙甘草

方中生地黄、熟地黄、知母滋肾益阴，地骨皮泻阴火，白芍和血敛阴，麦冬养阴清心，炙甘草调和诸药。本方滋肾益阴，调养阴血兼能清热，且有调经之功。

若虚烦潮热甚者，加银柴胡、鳖甲、秦艽清虚热；咳嗽唾血者，加五味子、百合、川贝母、阿胶养阴润肺；虚烦少寐，心悸者，加柏子仁、酸枣仁、首乌藤宁心安神；如有结核病，应积极中西医结合抗痨治疗。

5. 精血亏虚证

【主要证候】 月经停闭数月；头晕目花，心悸少寐，面色萎黄，阴道干涩，皮肤干枯，毛发脱落，生殖器官萎缩；舌淡，苔少，脉沉细弱。

【证候分析】 精血亏虚，冲任气血衰少，血海不能满溢，故月经停闭；精血乏源，上不能濡养脑髓清窍而头晕目花，下不能荣养胞宫而生殖器官萎缩；精不化气，气不生津，故阴道干涩；血虚内不养心神，故心悸少寐；外不荣肌肤，故皮肤干枯，毛发脱落，面色萎黄。舌淡，苔少，脉沉细弱，均为精血亏虚之征。

【治法】 填精益气，养血调经。

【方药】 归肾丸（《景岳全书》，方见月经过少）加北沙参、鸡血藤。

若精血亏虚日久，渐至阴虚血枯经闭者，兼见形体羸瘦，骨蒸潮热，或咳嗽唾血，两颧潮红，舌绛苔少或无苔，脉细数，治宜滋肾养血，壮水制火，可选用补肾地黄汤（《陈素庵妇科补解》）。若精血亏虚日久，渐至阳虚血枯经闭者，兼见神疲倦怠，面色苍白，畏寒肢冷，性欲淡漠，舌淡，脉沉缓，治宜温肾养血，益火之源，可选用四二五合方（《刘奉五妇科经验》）。

6. 气滞血瘀证

【主要证候】 月经停闭数月，小腹胀痛拒按；精神抑郁，烦躁易怒，胸胁胀满，嗳气叹息；舌紫暗或有瘀点，脉沉弦或涩而有力。

【证候分析】 气机郁滞，气滞血瘀，冲任瘀阻，血海不能满溢，故月经停闭不行；瘀阻胞脉，故小腹胀痛拒按，胸胁胀满；气机不畅，肝气不舒，故精神抑郁，烦躁易怒，嗳气叹息。舌紫暗或有瘀点，脉沉弦或涩而有力，也为气滞血瘀之征。

【治法】 行气活血，祛瘀通经。

【方药】 膈下逐瘀汤（《医林改错》）。

膈下逐瘀汤：当归　川芎　赤芍　桃仁　红花　枳壳　延胡索　五灵脂　乌药　香附　牡丹皮　甘草

膈下逐瘀汤主治积聚成块，疼痛不移，属血瘀之证。方中以桃红四物汤去熟地黄之滋腻，养血活血；枳壳、乌药、香附行气通络；延胡索、五灵脂疏通血脉，化瘀定痛；牡丹皮凉血消瘀；甘草调和诸药。全方理气活血，使经血畅行。

若烦急，胁痛或乳房胀痛，舌尖边红者，酌加柴胡、郁金、栀子以疏肝清热；口干渴，大便结，脉数者，酌加黄芩、知母、大黄以清热泻火；若肝郁气逆，水不涵木，闭经而兼见溢乳，心烦易怒，头痛，腰膝酸软，舌红苔薄，脉弦而尺弱；治宜疏肝回乳，益阴通经，方用逍遥散（《太平惠民和剂局方》)酌加川楝子、炒麦芽、川牛膝、生地黄。

7. 寒凝血瘀证

【主要证候】　月经停闭数月，小腹冷痛拒按，得热则痛缓；形寒肢冷，面色青白；舌紫暗，苔白，脉沉紧。

【证候分析】　寒邪客于冲任，与血相搏，血为寒凝而瘀塞，冲任瘀阻，血海不能满溢，故经闭不行；寒客胞中，血脉不畅，"不通则痛"，故小腹冷痛拒按，得热后血脉暂通，故腹痛得以缓解；寒邪伤阳，阳气不达，故形寒肢冷，面色青白。舌紫暗，苔白，脉沉紧，也为寒凝血瘀之征。

【治法】　温经散寒，活血通经。

【方药】　温经汤（《妇人大全良方》，方见月经后期）。

若小腹冷痛重者，酌加艾叶、小茴香、香附温经暖宫止痛；四肢不温，畏寒者，酌加制附子、吴茱萸、肉桂温经助阳通经。

8. 痰湿阻滞证

【主要证候】　月经停闭数月，带下量多，色白质稠；形体肥胖，胸脘满闷，神疲肢倦，头晕目眩；舌淡胖，苔白腻，脉滑。

【证候分析】　痰湿阻于冲任，壅遏血海，经血不能满溢，故经闭不行；痰湿下注，损伤带脉，故带下量多，色白质稠；痰湿内盛，清阳不升，故头晕目眩，形体肥胖；痰湿困阻脾阳，运化失司，故胸脘满闷，神疲肢倦。舌淡胖，苔白腻，脉滑，也为痰湿阻滞之征。

【治法】　豁痰除湿，活血通经。

【方药】　丹溪治湿痰方（《丹溪心法》）。

丹溪治湿痰方：苍术　白术　半夏　茯苓　滑石　香附　川芎　当归

丹溪治湿痰方主治痰湿经闭。方中苍术、半夏化痰除湿；白术、茯苓健脾祛湿；滑石利湿而通窍；当归、川芎、香附养血活血行气。

若胸脘满闷重者，酌加瓜蒌、枳壳、郁金宽胸理气；面目、肢体浮肿者，酌加益母草、泽泻、泽兰除湿化瘀；腰膝酸软者，酌加川续断、菟丝子、杜仲补肾气，强腰膝。

六、临证要点

闭经以持续性月经停闭为特征，诊断需考虑除外妊娠，可做妊娠试验，必要时经腹部或阴道B超检查加以确认。闭经涵盖了西医学排卵障碍相关的多种疾病，如多囊卵巢综合征、闭经泌乳综合征、卵巢早衰。临床确立闭经的中医诊断同时，尚需通过血清激素测定、B超检查、头颅CT或MRI等，做出相应的西医诊断，以进一步明确病位病性和疾病特点，提高疗效。

本病月经停闭时间长，治疗有一定难度。治疗期间应注意患者证候变化，借助测量基础体温，定期复查激素，B超监测卵泡发育及有无排卵等，观察疗效。证候无明显改善时，应嘱患者采取避孕措施，避免计划外的意外妊娠或妊娠失败。

闭经常责之于肝、脾、肾、心，最终导致肾-天癸-冲任-胞宫轴功能失调，而以肾虚为主。肾在月经产生中起主导作用，即所谓"经水出诸肾"。

七、预后与转归

闭经的预后与转归取决于病因、病位、病性、体质、环境、精神状态、饮食等诸多因素。若病因简单，病损脏腑单一，病程短者，一般预后尚好，月经可行。但恢复排卵和重建周期需要时间，有难度。若病因复杂，多脏腑受累，病程久者，则较难治愈。

闭经各证候之间有一定联系，可相兼或转化，使病情日趋复杂，治疗更加棘手。情志、环境等诸多因素均可导致疾病反复。闭经久治不愈，可导致不孕症，或引发性功能障碍、代谢障碍、心血管疾患等其他疾病。实证闭经治宜行气活血通经，药后月经来潮或有经来先兆，疗效较好；但不可久用通经之法，避免一味活血变生他证。

第五节 痛 经

一、概 述

痛经是指妇女正值经期或经行前后，出现周期性小腹疼痛，或伴腰骶酸痛，甚则剧痛晕厥，影响正常工作及生活的病证，亦称"经行腹痛"，是临床常见病。若经前或经期仅有小腹或腰部轻微的胀痛不适，不影响日常工作和生活者，则属经期常见生理现象，不作病论。

痛经分为原发性和继发性两类。原发性痛经指生殖器官无器质性病变者，多见于青春期，初潮后1~2年内发病，也称功能性痛经；继发性痛经指盆腔器质性病变导致的痛经，如子宫内膜异位症、子宫腺肌病、盆腔炎性疾病后遗症等原因引起的月经期疼痛，多发生于育龄期妇女，其发病率随年龄增长而逐年增多。

有关本病的记载，最早见于《金匮要略·妇人杂病脉证并治》："带下，经水不利，少腹满痛，经一月再见者，土瓜根散主之。"《诸病源候论·妇人杂病诸候》首立"月水来腹痛候"。《妇人大全良方》认为痛经有因于寒者，有气郁者，有血结者，病因不同，治法各异，其中良方温经汤作为治疗实寒有瘀之痛经沿用至今。《景岳全书·妇人规》有云："经行腹痛，证有虚实。……然实痛者，多痛于未行之前，经通而痛自减；虚痛者，于既行之后，血去而痛未止，或血去而痛益甚。大都可按可揉者为虚，拒按拒揉者为实。"归纳了本病的常见病因，提出根据疼痛时间、性质、程度辨虚实，对后世临证有指导意义。其后《傅青主女科》及《医宗金鉴·妇科心法要诀》进一步补充了肝郁化火、寒湿、肝肾亏损为患的病因病机及对应方药。

西医学原发性痛经和子宫内膜异位症、子宫腺肌病、盆腔炎性疾病后遗症或宫颈狭窄等引起的继发性痛经可参照本病辨证治疗。

二、病因病机

痛经发病有情志所伤，起居不慎或六淫为害等不同病因，并与素体及经期、经期前后特殊的生理环境有关。其发病机理主要是在这个期间受到致病因素的影响，导致冲任瘀阻或寒凝经脉，使气血运行不畅，胞宫经血流通受碍，以致"不通则痛"；或冲任、胞宫失于濡养，不荣而痛。其病位在冲任、胞宫，变化在气血，表现为痛证。其所以随月经周期发作，是与经期冲任气血变化有关。非行经期间，冲任气血平和，致病因素尚未能引起冲任、胞宫气血瘀滞或不足，故不发生疼痛，而在经期或经期前后，由于血海由满盈而泻溢，气血变化急骤，致病因素乘时而作，便可发生痛经。临床上常见有气滞血瘀，寒凝胞中，湿热下注，气血虚弱，肝肾虚损等证候。也有因子宫发育不良或畸形，或子宫位置过度不正等而发生痛经的。

（1）**气滞血瘀** 素多抑郁，经期或经期前后复伤于情志，肝气更为拂郁，郁则气滞，气滞则血亦瘀滞，血海气机不利，经血运行不畅，发为痛经。《沈氏女科辑要笺正》说："经前腹痛无非厥阴气滞，络脉不疏。"便是指此。

若经期虽无明显情志诱因，但因肝气素郁，以致"经欲行而肝不应，则拂其气而痛生"（《傅青主女科》）。

（2）**寒凝胞中** 多因经期冒雨、涉水、游泳，或经水临行贪食生冷，内伤于寒，或过于贪任虚寒，致使经水运行迟滞，均可使血滞不行，留聚而痛。《傅青主女科》说："夫寒湿乃邪气也，妇人有冲任之脉居于下焦……经水由二经而外出，而寒湿满二经而内乱，两相争而作疼痛。"

（3）**湿热下注** 宿有湿热内蕴，流注冲任，阻滞气血；或于经期、产后（包括堕胎、小产后）而感湿热之邪，稽留于冲任，或蕴结于胞中，湿热与经血相搏结，故发为痛经。

（4）**气血虚弱** 脾胃素弱，化源不足，或大病久病，气血俱虚，冲任气血虚少，行经以后，血海空虚，冲任、胞脉失于濡养，兼之气虚血滞，无力流通，因而发生痛经。《胎产证治》说："经止而复腰腹痛者，血海空虚气不收也。"

（5）**肝肾亏损** 多因禀赋素弱，肝肾本虚；或因多产房劳，损及肝肾。精亏血少，冲任不足，胞脉失养，行经之后，精血更虚，冲任、胞宫失于濡养，而致痛经。

三、诊　　断

1. 病史

本病见伴随月经周期规律性发作的小腹疼痛。有起居不慎，或过食生冷，或情志内伤，或有不洁房事等情况；有子宫内膜异位症、子宫腺肌病、盆腔炎性疾病后遗症等病史或妇科手术史。

2. 症状

经期或经行前后小腹疼痛，随月经周期性发作，疼痛多呈阵发性、痉挛性，或呈胀痛，或伴下坠感，可放射至腰骶部、肛门、阴道及股内侧，可伴呕吐泄泻。痛甚者可伴面青肢冷，汗出，甚至昏厥。

3. 检查

（1）**妇科检查** 功能性痛经者，妇科检查多无明显异常，部分患者可见子宫体极度屈曲。子宫内膜异位症者可触及痛性结节，或伴有卵巢囊肿；子宫腺肌病者子宫多呈均匀性增大，质硬，或伴有压痛；盆腔炎性疾病后遗症可有附件区增厚等征象；有妇科手术史者，可有子宫粘连、活动受限等。

（2）**辅助检查** 超声检查、宫腔镜、腹腔镜、盆腔MRI、子宫输卵管碘油造影等检查有助于明确痛经的病因。

四、鉴别诊断

痛经应与异位妊娠、宫内妊娠流产、黄体破裂、卵巢囊肿蒂扭转、盆腔炎性疾病、急性阑尾炎等疾病鉴别（表7-6）。

表7-6 痛经的鉴别诊断

疾病	症状	检查
痛经	经期或经行前后出现周期性小腹疼痛或痛引腰骶	原发性痛经无器质性病变
异位妊娠	月经量突然减少，小腹突发疼痛	血 hCG 阳性，宫内无妊娠囊，宫旁有包块
宫内妊娠流产	小腹坠痛，阴道少量流血，停经史	血 hCG 阳性，超声检查宫内有妊娠囊
黄体破裂	排卵后期，下腹一侧突发疼痛	血 hCG 阴性，下腹压痛、反跳痛
卵巢囊肿蒂扭转	既往囊肿，体位改变时下腹一侧突发剧烈疼痛	血 hCG 阴性，下腹压痛、反跳痛，超声提示附件包块
盆腔炎性疾病	下腹疼痛，伴有阴道分泌物增多	宫颈举摆痛，子宫压痛，附件增厚、压痛，或扪及痛性包块
急性阑尾炎	上腹转至右下腹持续性疼痛，伴恶心呕吐	右下腹压痛、反跳痛，肌紧张

五、辨证论治

（一）辨证要点

本病以疼痛为主证，辨证应根据疼痛发生的时间、部位、性质及疼痛程度结合患者素体情况、月经、全身脉候等，辨其寒热虚实，在气、在血。一般经前或经行之初疼痛者多属实，月经将净或经后疼痛者多属虚。掣痛、绞痛、灼痛、刺痛，疼痛拒按多属实；隐痛、空痛、按之痛减多属虚；坠痛虚实兼有；痛在小腹正中，多为胞宫瘀滞；痛在少腹一侧或两侧，病多在肝；痛连腰骶，病多在肾。绞痛、冷痛，得热痛减多属寒；灼痛，得热痛剧多属热。胀甚于痛，时痛时止多属气滞；痛甚于胀，持续作痛，血块排出则痛减，多属血瘀。

（二）治疗原则

痛经的治疗原则，应本着"急则治其标，缓则治其本"的原则，经期重在调血止痛以治标；平时求因以治本，注重标本缓急，分阶段治疗。根据证候寒热、虚实，在气、在血的不同，以止痛为核心，以调理胞宫、冲任气血为主，或补气，或活血，或散寒，或清热，或补虚，或泻实。若因盆腔器质性病变而导致的痛经，还需结合患者情况中西医结合治疗。

（三）分型证治

1. 气滞血瘀证

【主要证候】 每于经前一二日或月经期小腹胀痛，拒按，或伴胸胁乳房作胀，或经量少，或经行不畅，经色紫暗有块，血块排出后痛减，经净疼痛消失；舌紫暗或有瘀点，脉弦或弦滑。

【证候分析】 肝司血海，又主疏泄，肝气条达，则血海通调。因情志拂郁，冲任气血郁滞，气血流行欠畅通，故经前一二日或经期少腹胀痛、拒按，或经量少或行而不畅。经血瘀滞故色暗有块。血块排出，瘀滞减轻，气血暂通，故疼痛缓解。瘀滞随经血而外泄，故经后疼痛自消。若郁滞之因未除，则于下次月经周期又复发作。舌紫暗有瘀点，脉弦，为瘀滞之征。

【治法】 理气化瘀止痛。

【方药】 膈下逐瘀汤（《医林改错》，方见闭经）。

方中以枳壳、乌药、香附理气调肝，当归养血和血，川芎、赤芍、桃仁、红花、牡丹皮活血行瘀，延胡索、五灵脂化瘀止痛，甘草缓急调和诸药。气顺血调则疼痛自止。若兼口苦，苔黄，月经持续时间延长，经色紫暗，经质黏稠，为肝郁化热之象，当佐以清泄肝热，上方加栀子、夏枯草、益母草。若兼前后二阴坠胀者加川楝子、柴胡；若肝郁伐脾，症见胸闷、食少者加炒白术、茯苓、陈皮。若痛甚而见恶心呕吐者，为肝气夹冲气犯胃，当佐以和胃降逆，上方加吴茱萸、黄连、生姜。

2. 寒凝胞中证

（1）阳虚内寒证

【主要证候】 经期或经后小腹冷痛，喜按，得热则舒，经量少，经色暗淡；腰腿酸软，小便清长；脉沉，苔白润。

【证候分析】 肾为冲任之本，胞脉系于肾而络于胞中，肾阳虚弱，虚寒由生，冲任、胞宫失煦，虚寒滞血，故经期或经后小腹冷痛，经少色暗淡。寒得热化，故得温则舒。非实寒所凝聚，故喜揉按，肾阳不足，故腰腿酸软，小便清长。脉沉，苔白润，为虚寒之象。

【治法】 温经暖宫止痛。

【方药】 温经汤（《金匮要略》，方见月经后期）加附子、艾叶、小茴香。

方中吴茱萸、桂枝温经散寒，兼通血脉以止痛；当归、川芎养血活血调经；阿胶、麦冬合当归以养血益阴；牡丹皮化瘀行血；芍药、甘草缓急止痛；人参益气；生姜、半夏和中。本方温经散寒，养血祛瘀，加附子、艾叶、小茴香以增强温肾暖宫，散寒止痛之效。

若手足不温，面色青白，舌质淡嫩，宜去麦冬、阿胶，以其阴柔碍阳滞血。

（2）寒湿凝滞证

【主要证候】 经前数日或经期小腹冷痛，得热痛减，按之痛甚，经量少，经色暗黑有块，或畏冷身疼；苔白腻，脉沉紧。

【证候分析】 寒湿之邪重浊凝滞，客于冲任、胞中与经血搏结，使经血运行不畅，故于经前一二日或经期小腹冷痛。血为寒凝，故经色暗有块。得热则凝滞稍减，故疼痛减缓，苔白腻，脉沉紧，均为寒湿内闭，气血瘀滞之征。

【治法】 温经散寒除湿，化瘀止痛。

【方药】 少腹逐瘀汤（《医林改错》）加苍术、茯苓。

少腹逐瘀汤：小茴香　干姜　延胡索　没药　当归　川芎　肉桂　赤芍　蒲黄　五灵脂

方中肉桂、小茴香、干姜温经散寒除湿；当归、川芎、赤芍养血，活血，行瘀；延胡索、五灵脂、蒲黄、没药化瘀止痛；加苍术燥湿化浊，茯苓健脾渗湿。全方温经散寒，活血祛瘀止痛。痛甚而厥，症见手足不温或冷汗淋漓，为寒邪凝闭阳气之象，宜于方中加附子，以温壮阳气而运血行。

3. 湿热下注证

【主要证候】 经前小腹疼痛拒按，有灼热感，或伴腰骶胀痛；或平时少腹时痛，经来疼痛加剧。低热起伏，经色暗红，质稠有块，带下黄稠，小便短黄，舌红苔黄而腻，脉弦数或濡数。

【证候分析】外感或内蕴湿热之邪，犯及下焦，盘踞冲任、胞中，经前血海气血充盈，湿热与血胶结，故下腹疼痛拒按，或痛连腰骶，或小腹灼痛。湿热缠绵，故低热起伏，或平时小腹亦痛。经色暗红有块，瘀热扰血所致。湿热留连冲任，可有月经失调，湿热壅遏下焦，故带下异常，小便短黄。舌红苔黄而腻，脉弦数或濡数，均为湿热之象。

【治法】 清热除湿，化瘀止痛。

【方药】 清热调血汤（《古今医鉴》）加红藤、败酱草、薏苡仁。

清热调血汤：牡丹皮　黄连　生地黄　当归　白芍　川芎　红花　桃仁　莪术　香附　延胡索

本方以牡丹皮清热凉血化瘀；生地黄清热凉血；黄连清热解毒，燥湿，当归、白芍养血和血；川芎、红花、桃仁、莪术活血祛瘀；香附、延胡索调气止痛。全方清热化瘀，理气调血。加败酱草、红藤、薏苡仁以增强清热解毒，除湿消瘀之力。如兼有月经不调或带下异常者，参照有关章节处理。

4. 气血虚弱证

【主要证候】 经后一二日或经期小腹隐隐作痛，或小腹及阴部空坠，喜揉按，月经量少色淡质薄，或神疲乏力，或面色不华，或纳少、便溏；舌淡，脉细弱。

【证候分析】 气血不足，冲任亦虚，经行之后，血海更虚，血虚濡养不足，气虚运行无力，血行迟滞，故经后一二日小腹隐隐作痛而喜揉按。经后数日，冲任气血渐复，故隐痛自消，若体虚而未复，遇经期失血伤气则经净腹痛复作。气虚阳气不充，血虚精血不荣，故经量少而色淡质薄，面色不华。气血虚弱，脾阳不振，故神疲、纳少、便溏。舌淡，脉细弱，为气血两虚之象。

【治法】 益气补血止痛。

【方药】 圣愈汤（《兰室秘藏》）去生地黄，加白芍、香附、延胡索。

圣愈汤：人参　黄芪　当归　川芎　熟地黄　生地黄

人参、黄芪补气，四物养血调血，香附、延胡索调气止痛。气血充盈，血脉流畅则痛自除。

血虚肝郁，症见胁痛、乳胀、小腹胀痛，上方加川楝子、柴胡、小茴香、台乌药。血虚甚，症见头晕、心悸、眠差者，加鸡血藤、大枣、酸枣仁。兼肾虚，症见腰腿酸软者，加菟丝子、续断、桑寄生。

5. 肝肾亏损证

【主要证候】 经行后一二日内小腹绵绵作痛，腰部酸胀，经色暗淡，量少，质稀薄，或有潮热，或耳鸣，苔薄白或薄黄，脉细弱。

【证候分析】 肝肾不足或亏损，冲任俱虚，精血本已不足，经行之后，血海空虚，胞脉更失濡养，故经后小腹疼痛绵绵，经量少而色暗淡，质稀薄。肾虚故腰酸耳鸣。阴虚生内热，可见潮热，苔薄黄。脉细弱为精血有亏之象。

【治法】 益肾养肝止痛。

【方药】 调肝汤（《傅青主女科》）。

调肝汤：当归　白芍　山茱萸　巴戟天　阿胶　山药　甘草

方中当归、白芍养血柔肝，山茱萸益精气养肝肾，巴戟天温肾益冲任，阿胶滋阴益血，山药、甘草健脾补中。

痛及腰骶加续断、杜仲。兼少腹两侧或两胁胀痛，乃夹肝郁所致，宜佐以调气，上方加川楝子、延胡索，或加小茴香、橘核、郁金等。

诊治痛经，在辨证论治的同时，常选择相应的止痛药配伍以协助止痛。如寒者，选用艾叶、小茴香、炮姜、肉桂、台乌药、吴茱萸等温经止痛药；气郁者，选用香附、川楝子、延胡索、姜黄、木香、枳壳、槟榔等行气止痛药；瘀者，选用川芎、乳香、三七、没药、延胡索、蒲黄、五灵脂等活血止痛药；热者，选用川楝子、牡丹皮、赤芍等清热止痛药。

此外，痛经患者应注意少吃寒凉生冷或刺激性食物。经期不宜游泳、涉水。切勿预先畏惧疼痛发生。起居生活应有常度。

六、临证要点

痛经表现为周期性小腹部疼痛，诊断时必须排除与妊娠及内、外、其他妇科疾病有关的腹痛疾患。痛经发病因素较为复杂，而且相互交错或重复出现，临床上多虚实夹杂。因此，临证之时应辨证求因，对证施治。

七、预后与转归

中医药治疗痛经疗效良好。功能性痛经，经及时、有效治疗，可以痊愈；属于器质性病变所引起者，虽病程缠绵，难获速效，但辨证施治亦可取得较好的消减疼痛的作用。

第六节　经行前后诸证

凡于行经期前后或正值经期，周期性出现乳房胀痛、头痛、感冒、身痛、泄泻、肢体浮肿、吐衄、口舌糜烂、疹块瘙痒、发热、情志异常或眩晕等一系列症状，经后辄止者，称为"经行前后诸证"。

上述症状可单独出现，也可二三症同见，多在月经前1~2周或经期出现，月经来潮后或月经结束后症状即减轻或消失。可表现在皮肤或脏腑，可出现于头面、四肢及全身，症状多变。临证应重视整体观，不可以偏概全；也应重视情志因素的重要影响，通过诊治调畅达到"形"与"神"的和谐统一。

本病的发生与经期的生理变化、患者情志因素和体质因素有密切关系。从脏腑辨证的角度，与肝、脾、肾三脏紧密相关。女子以血为用，肝藏血，肾藏精，精化血，脾生血、统血。肝、脾、肾功能失调，气血失和是经行前后诸证的主要病机。

本病需根据主证的性质、部位、特点，参考月经的期、量、色、质以及结合全身症状及舌脉等进行辨证论治。治则重在补肾、健脾、疏肝、调理气血，治疗分两步，经前、经期重在辨证基础上控制症状，平时辨证论治以治本固本防止疾病反复发作。

经行乳房胀痛

一、概　　述

每于行经前后或正值经期，出现乳房作胀疼痛，或乳头的胀痒疼痛，甚则不能触衣，经后辄止，连续2个月经周期以上出现者，称经行乳房胀痛。

本病以经前2周内出现乳房胀痛为主要症状，严重者可出现乳房胀满似有结块，可伴随有经前小腹胀满或情志异常现象，月经来潮后症状逐渐消失，病情易反复发作。

西医学经前期综合征出现的乳房胀痛可参考本病辨证治疗。

二、病因病机

本病主要病机是乳房气血运行不畅，"不通则痛"；或乳络失于濡养，"不荣则痛"。

（1）**肝气郁结** 肝藏血，主疏泄，经前气血下注冲任血海，易使肝血不足而气偏有余，七情内伤，肝气郁结，气血运行不畅，不通则痛。

（2）**胃虚痰滞** 素体脾胃虚弱，饮食劳倦损伤脾胃；或郁怒伤肝，肝郁乘脾，脾胃运化失调，痰湿阻滞，经前或经期冲气旺盛，冲脉隶属阳明，胃冲二脉携痰湿过乳，阻滞乳络发为胀痛。

（3）**肝肾阴虚** 素体阴虚，或久病失血伤阴，肝肾精血不足，经行时阴血下泄，肝肾益虚，乳络失于濡养而痛。

三、诊 断

1. 病史

多见于20～45岁女性，伴随月经周期反复发作，症状出现在月经前7～14日，经前2～3日症状明显加重，月经来潮后症状明显减轻或消失。常有七情内伤史。

2. 症状

经行前后或正值经期，出现乳房作胀疼痛，或乳头的胀痒疼痛，甚则不能触衣，经来后症状逐渐消失，连续2个月经周期以上。

3. 检查

（1）**体格检查** 经行前扪双侧乳房胀满，可有触痛，但无肿块，皮色不变，经后消失。

（2）**妇科检查** 盆腔脏器无异常。

（3）**辅助检查** 乳腺B超或乳腺钼靶可排除乳房实质性肿块所致乳房胀痛。

四、鉴别诊断

1. 乳癖（乳腺增生病）

乳癖乳房胀痛，亦经前加重，经后减轻，但乳房检查多有片状包块，与本病不同。乳腺B超或乳腺钼靶有助于鉴别诊断。

2. 乳岩（乳腺癌）

乳岩初起有乳房胀痛，但不随月经周期而发，乳房可扪及结块，并有压痛，病变晚期并有乳头凹陷、溢血，表皮呈橘皮样改变，与本病明显不同。乳腺B超或乳腺钼靶有助于鉴别诊断。

五、辨证论治

（一）辨治要点

经行乳房胀痛辨证时应结合其发病时间、疼痛性质、疼痛程度、伴随症状及舌脉进行分析，辨其虚实。实证胀痛多见于经前，按之胀满痛甚，经后逐渐消退；虚证胀痛多见于经期或行经后，且以胀为主，按之柔软无块。亦有虚实夹杂者。

（二）治疗原则

治疗以疏肝、养肝，通络止痛为原则。实者宜疏肝理气，宜于经前开始治疗。虚者宜滋养肝肾，重在平时调治。

（三）分型证治

1. 肝气郁结证

【主要症状】 经前或经行乳房胀满疼痛，或乳头痒痛，甚则痛不可触衣。经行不畅，血色暗红，小腹胀痛；胸闷，胁肋胀痛，精神抑郁，善太息；舌淡苔薄白，脉弦。

【证候分析】 平素肝气郁滞，气血运行不畅，经前阴血下注冲任，冲气偏盛，循肝经上逆，肝经气血郁滞，乳络不畅，不通则痛，故经行乳房胀痛，或乳头痒痛；肝郁气滞，冲任气血受阻，故经行不畅，血色暗红，小腹胀痛；肝气不舒，肝失条达，气机不畅，则胸闷，胁肋胀痛，精神抑郁，善太息。苔薄白，脉弦为肝郁之象。

【治法】 疏肝解郁，理气止痛。

【方药】 柴胡疏肝散（《景岳全书》）加橘叶、川楝子。

柴胡疏肝散：柴胡　枳壳　香附　陈皮　芍药　川芎　炙甘草

方中柴胡疏肝解郁闷，香附理气疏肝，川芎行气活血止痛；佐以陈皮、枳壳，共奏理气行滞之效；芍药与炙甘草配伍可养血柔肝，缓急止痛。

若乳房胀硬，结节成块者，加夏枯草、荔枝核、橘核、王不留行以通络散结；少腹胀痛者加延胡索、台乌药理气止痛。若见心烦易怒，口干口苦，尿黄便结，舌苔薄黄，脉弦数者，为肝郁化热之象，治以疏肝解热，方用丹栀逍遥散（《内科摘要》）。

2. 胃虚痰滞证

【主要证候】 经前或经期乳房胀痛，甚则不可触衣，平素胸闷痰多，食少纳呆，带下量多，色白黏稠，月经量少色淡；舌淡胖，苔白腻，脉缓滑。

【证候分析】 胃虚痰湿，经前冲气偏盛，携痰湿上逆，阻滞乳络，故经前乳房胀满疼痛；脾胃运化不力，中阳不振，故胸闷痰多，食少纳呆；痰湿下注，带脉失约，故带下量多，色白黏稠；痰湿阻于冲任，气血运行受阻，故行经量少，色淡。舌淡胖，苔白腻，脉缓滑，为胃虚痰滞之象。

【治法】 健胃祛痰，活血止痛。

【方药】 四物合二陈汤（《陈素庵妇科补解》）去甘草。

四物合二陈汤：当归　生地黄　赤芍药　川芎　陈皮　半夏　茯苓　海藻　红花　香附　牡丹皮　甘草

陈皮、半夏、茯苓健胃祛痰；当归、赤芍药、川芎、红花活血通络止痛；牡丹皮、生地黄凉血行滞；香附疏肝理气通络；海藻软坚散结。全方共奏健胃祛痰、活血通络之效。

3. 肝肾阴虚证

【主要证候】 经前或经期乳房胀痛，按之柔软无块，经后消失；月经量少，色淡或暗，耳鸣目涩咽干，腰膝酸软；舌红，少苔，脉细数。

【证候分析】 肝肾同源，精血互生，素肝肾阴血不足，肝血虚则疏泄不及，气机不畅。乳头属肝，肾经入乳内，经行时阴血下注冲任、血海，肝肾精血愈虚，乳络虚滞，故经前或经期两乳作胀作痛，乳房柔软无块，经后阴血渐复，乳络渐畅，胀痛渐消；阴血虚，冲任血少，故月经量少，色淡；气郁血滞，或见经血色暗；肾开窍于耳，肾经过咽喉，肝开窍于目，肝肾精血不足，不能上荣耳目及咽喉，则两目干涩，耳鸣咽干。舌红，少苔，脉细数，为肝肾阴虚之候。

【治法】 滋肾养肝，养血止痛。
【方药】 一贯煎（《续名医类案》）加麦芽、鸡内金或滋水清肝饮（《医宗己任编》）。
一贯煎：沙参　麦冬　当归　生地黄　川楝子　枸杞
一贯煎方中当归、枸杞子滋补肝肾精血；沙参、麦冬、生地黄滋阴养血；川楝子疏肝理气通乳络而止疼痛；加麦芽、鸡内金和胃通乳络。诸药相伍，共奏滋肾养肝，养血止痛之效。
滋水清肝饮：熟地黄　当归　白芍　酸枣仁　山萸肉　茯苓　山药　柴胡　栀子　牡丹皮　泽泻
滋水清肝饮由六味地黄丸与丹栀逍遥散合方组成。六味地黄丸滋阴补肾，壮水制火；丹栀逍遥散出自明代薛己《内科摘要》，多用于肝气郁滞化火之证，柴胡、白芍、栀子、牡丹皮疏肝解郁、泻火除烦；当归、茯苓、酸枣仁养血安神；全方具有滋肾养阴、清肝泄热功效，用于治疗肾阴不足、肝郁化火之证。
若乳胀者，加路路通、橘核；胀甚者，加丹参、郁金。

六、临证要点

乳头为肝经支络所属，乳房为胃经经络循行之所，肾经入乳内，经行乳房胀痛与肝、肾、胃关系密切。治疗应根据临床症状，若有七情内伤，应加疏肝理气药物；若伴痰多胸闷，应健脾化痰；若见腰酸耳鸣，经少色淡，应辅以补肾益肝。临床上以肝郁气滞型为多见，可辅以心理疏导，调畅情志，调整饮食结构等，以提高疗效。

七、预后转归

本病一般预后良好，经过合理治疗及情志调节可获痊愈。若久病不愈，应排除乳房其他病变。

经行头痛

一、概　述

每于行经前后，或正值经期，出现以头痛为主要症状，经后辄止者，称经行头痛。
历代医家对经行头痛的论述较少，《张氏医通》中记载"经行辄头痛"，认为其发病为"痰湿为患"，并以二陈加当归、炮姜、肉桂治之。
西医学经前期综合征出现头痛者可参考本病辨证治疗。

二、病因病机

本病属于内伤性头痛范畴，其发作与月经密切相关。主要病机为气血阴精不足，经行之后，气血阴精更亏，清窍失养而致；或由痰、火、瘀之邪，随经前、经期冲气上逆，邪气上扰清窍致痛。
（1）**气血虚弱**　素体虚弱，或脾虚气血化源不足，或大病久病、失血伤精致精血亏虚，经行时精血下注冲任，阴血益发不足，血不上荣于脑，脑失所养，遂致头痛。

（2）**阴虚阳亢** 素体阴虚，或房劳多产，耗伤精血，以致肾阴亏损。经行阴血下注冲任，肾阴更虚，肝阳益亢，风阳上扰清窍而致头痛。

（3）**瘀血阻滞** 情怀不畅，肝失条达，气机不畅，瘀血内留，或正值经期，遇寒饮冷，血为寒凝，或因跌仆外伤，以致瘀血内阻。足厥阴肝经循巅络脑，经行时气血下注于胞宫，冲气夹肝经之瘀血上逆，阻滞脑络，脉络不通，不通则痛，因而经行头痛。

（4）**痰湿中阻** 素体肥胖，痰湿内盛；饮食劳倦伤脾，痰湿内生，痰湿阻滞于冲任。经行之际，冲脉夹痰湿上逆，阻滞脑络清窍，"不通则痛"，遂致头痛。

三、诊　断

1. 病史

本病患者有久病体弱、精神过度刺激史等。

2. 症状

每逢行经前后或经期，出现明显头痛，经后辄止，周期性发作。疼痛的部位或在巅顶，或在头部一侧，或两侧太阳穴；疼痛的性质有掣痛、刺痛、胀痛、绵绵作痛，因人而异，严重者剧痛难忍。

3. 检查

（1）**妇科检查** 一般无器质性病变。

（2）**辅助检查** ①内分泌测定：雌二醇、孕酮测定可能提示两者比例失调，雌孕激素比值异常。②X线检查：椎动脉造影无异常发现。③实验室检查：血、尿常规和电解质均在正常范围。

四、鉴别诊断

经行感冒

经行感冒经行期间虽可见头痛不适，但尚有身寒热、鼻塞、流涕、咽喉痛痒等表现者，为经期感冒引起，不同于经行头痛。

五、辨证论治

（一）辨证要点

本病临床上有虚实之分，按疼痛时间、疼痛性质，辨其虚实：大抵实者多痛于经前或经期，且多呈胀痛或刺痛；虚者多在经后或行经将净时作痛，多为头晕隐痛。头痛部位，前额属阳明，头枕部属太阳，两侧属少阳，巅顶属厥阴。

（二）治疗原则

治疗总以调理气血为大法，实证者行气活血以止痛，虚证者补气养血以止痛。头为诸阳之会，用药宜以清轻上行之品，不可过用重镇潜阳之剂以免重伤阳气。

（三）分型证治

1. 气血虚弱证

【主要证候】 经期或经后，头部绵绵作痛，头晕眼花，月经量少，色淡质稀；心悸少寐，神疲乏力；舌淡，苔薄，脉虚细。

【证候分析】 素体血虚，遇经行则血愈虚，血虚不能上荣，故头部绵绵作痛或头晕眼花；血虚冲任失养，则月经量少，色淡质稀；血虚不养心神，则心悸少寐；血虚气弱，则神疲乏力；舌淡，苔薄，脉虚细，乃为血虚之候。

【治法】 养血益气，通络止痛。

【方药】 八珍汤（《正体类要》）加蔓荆子、枸杞、何首乌。

八珍汤：当归 川芎 白芍 熟地黄 人参 白术 茯苓 炙甘草

方中当归、川芎、白芍养血和血；熟地黄、枸杞、何首乌养肝血，滋肾精；人参、白术、炙甘草益气健脾；茯苓健脾宁心安神；蔓荆子清利头目止痛。全方有养血益气之功，使气旺血足，自无经行头痛之疾。若头痛日久，加鹿角片、炙龟甲以填精益髓。

2. 阴虚阳亢证

【主要证候】 经行头痛，甚或巅顶掣痛，头晕目眩，月经量稍多，色鲜红；烦躁易怒，口苦咽干，手足心热；舌红，苔薄黄，脉弦细数。

【证候分析】 素体阴虚，精血不足，经期阴血下注冲任，阴虚更甚，阴不制阳，肝阳上亢，上扰清窍，肝脉过巅顶，故致经行头痛，甚或巅顶掣痛，头晕目眩；阴虚阳亢，热扰冲任，故月经量稍多，色鲜红；肝阳上亢，则烦躁易怒；阴虚内热，故口苦咽干，手足心热。舌红，苔薄黄，脉弦细数，均为阴虚阳亢之象。

【治法】 滋阴潜阳，平肝止痛。

【方药】 杞菊地黄丸（《医级》）加钩藤、石决明。

杞菊地黄丸：熟地黄 山茱萸 山药 茯苓 牡丹皮 泽泻 枸杞 菊花

杞菊地黄丸由六味地黄丸加菊花、枸杞组成。方中主药熟地黄补血滋肾阴、填精，枸杞子滋补肝肾精血；山药益脾肾之阴而固精；山茱萸酸温益肝肾精血；茯苓淡渗脾湿，牡丹皮清泄肝火，泽泻泄肾中湿浊，菊花清肝明目，钩藤镇肝息风，石决明平肝潜阳、清肝明目。诸药合用，共奏滋阴潜阳、平肝止痛之功效。

若肝火旺，头痛剧烈者，加夏枯草、龙胆草、石决明以清泄肝火。

3. 瘀血阻滞证

【主要证候】 每逢经前、经期头痛剧烈，痛如锥刺，经行不畅，经色紫暗有块；伴小腹疼痛拒按，胸闷不舒；舌暗或尖边有瘀点，脉细涩或弦涩。

【证候分析】 经行以气血通畅为顺，气顺血和，自无疼痛之疾。素有瘀血停滞，络脉不通，经行之际，气血变化急骤，冲气偏盛，瘀血随冲气上逆，故经行头痛；血行不畅，瘀阻于胞宫，则经行不畅，经色紫暗有块，小腹疼痛拒按；瘀血阻滞，气机不利，故胸闷不舒。舌暗或尖边有瘀点，脉细涩或弦涩，均为血瘀之象。

【治法】 活血化瘀，通窍止痛。

【方药】 通窍活血汤（《医林改错》）。

通窍活血汤：赤芍 川芎 桃仁 红花 老葱 麝香 生姜 红枣

方中麝香辛香走窜，上行至头巅，可活血化瘀，行血中之瘀滞，又可通经止痛，开经络之壅遏；赤芍、桃仁、红花行血通滞；川芎活血行气止痛；老葱、生姜辛温走散而上行；红枣益气养血，调和营卫。全方合用，共奏活血通窍、行气止痛之功。

若兼见神疲乏力，少气懒言，为气虚血瘀，可酌加黄芪、党参等补气之品，以助血行；若兼见畏寒肢冷，为寒凝血瘀，可加桂枝、艾叶等温经通络；若肝郁气滞，兼见胸胁、乳房胀痛，可加香附、枳壳、路路通疏肝理气、通络止痛。

4. 痰湿中阻证

【主要证候】 经前或经期头痛，头晕目眩，形体肥胖，平日带下量多质黏稠，月经量少色淡，胸闷泛恶，面色㿠白；舌淡胖，苔白腻，脉滑。

【证候分析】 痰湿内停，滞于冲任，经行冲脉气盛，冲气夹痰湿上逆，阻滞脑络，故经前或经期头痛；痰湿中阻，清阳不升，故头晕目眩，面色㿠白；痰湿滞于冲任，故经量少色淡；痰湿下注，伤及带脉，则带下量多稠黏。痰湿困脾，则胸闷泛恶，形体肥胖。苔白腻，脉滑，也为痰湿之征。

【治法】 燥湿化痰，通络止痛。

【方药】 半夏白术天麻汤（《医学心悟》）加葛根、丹参。

半夏白术天麻汤：半夏　白术　天麻　茯苓　陈皮　甘草　生姜　大枣　蔓荆子

半夏白术天麻汤主治痰饮上逆，头昏眩晕，恶心呕吐之证。方中半夏燥湿化痰，降逆止呕；天麻平肝息风止痛；白术、茯苓健脾渗湿；陈皮理气化痰，通络止痛；生姜、大枣调和脾胃；甘草调和诸药。诸药相伍，共奏燥湿化痰、通络止痛之功。

若胸闷纳呆，可酌加厚朴、石菖蒲以宽胸散结；若痰郁化火，见头目胀痛，心烦口苦者，加黄芩、竹茹清热涤痰。

六、临证要点

本病发生与情志因素有关，除药物治疗外，还须调情志，尤其在临经前、经期必须保持情怀舒畅，心情愉快，以使气血调和。

七、预后转归

治疗及时者，预后良好。若迁延日久，气血虚弱或瘀血阻滞或痰湿停滞，可变生他病。若头痛剧烈，影响生活工作者，须进一步检查，以明确诊断。

经 行 眩 晕

一、概　　述

每值经期或行经前后，出现头晕目眩，视物昏花为主，甚或如坐舟车，并伴有恶心呕吐等症，经后辄止者，称经行眩晕。

早在宋代《陈素庵妇科补解·调经门》中即有"经行发热兼头重目暗"的记载，提出"血虚发热，阳气下陷，故头重；精血少，故目暗也"，并列有治疗方药。《女科撮要·卷上》认为经后目暗，由"元气虚火妄动"所致。清代名医张山雷认为本病责之血虚及肝肾阴虚不能上荣于目。

西医学经前期综合征出现眩晕者可参考本病辨证治疗。

二、病因病机

究其病机，有虚实之别。虚者多为血虚或阴精亏虚，不能上荣于脑所致；实者多为痰湿内阻，上扰清窍所致。

（1）**气血虚弱** 素体虚弱，或大病久病，气血亏耗，或脾虚气血化源不足，以致气血虚弱。经期气血下注冲任，气血更虚，脑络清窍失养，遂致眩晕发作。

（2）**阴虚阳亢** 素体肝肾亏损，精血不足，或产多乳众，或久病大病，精血耗伤，以致肾阴亏损。经期阴血下注冲任，精血益虚，致肾阴更亏，肝阳上亢，风阳上扰清窍，遂致眩晕发作。

（3）**痰浊上扰** 素体痰湿内盛，或脾虚运化失职，痰湿内生，痰湿滞于冲任。经行之际，气血下注冲任，冲气偏盛，冲气夹痰浊上扰清窍，遂发眩晕。

三、诊　　断

1. 病史

本病患者可有素体虚弱或慢性疾病等病史。

2. 症状

经期或行经前后出现头晕目眩，视物昏花，轻者瞬间即止，重者如乘车船，旋转不定，不能自主，月经过后，眩晕停止，下次经行又再复发。

3. 检查

（1）**妇科检查** 盆腔器官无异常改变。

（2）**实验室检查** 一般无特殊。

（3）**耳部及心脑血管等检查** 应注意行耳部及心脑血管等检查，排除相应病变。

（4）**颅内摄片检查** 排除颅内病变。

四、鉴 别 诊 断

内科眩晕

内科眩晕发作无规律性，与月经周期无关。

五、辨 证 论 治

（一）辨证要点

经行眩晕有虚实之分，因于虚者，多于经期或经后发作；因于实者，多于经前、经期发作，经后逐渐缓解。

（二）治疗原则

经行眩晕的治疗原则，宜补血、填精、健脾培其本，潜阳、化痰治其标。

（三）分型证治

1. 血虚证

【主要证候】 经期或经后，头晕目眩，月经量少、色淡红，质稀，伴面色萎黄或无华，神疲乏力，心悸少寐；舌淡，苔薄白，脉细弱。

【证候分析】 素本血虚，经期、经后阴血外泄而益虚，血虚不能上荣头目，故头晕目眩；血虚冲任灌溉不足，则月经量少、色淡质稀；血虚不能荣养周身，则面色萎黄或无华，神疲乏力；

血虚不能荣养心神，故见心悸少寐。舌淡，苔薄白，脉细数，均为血虚之征。

【治法】 养血益气，调经止晕。

【方药】 归脾汤（《严氏济生方》），方见月经先后无定期加枸杞、熟地黄、制何首乌。

若血虚化源不足，伴见月经量少、色淡，去木香、远志，加熟地黄、山茱肉填精补血。

2. 阴虚阳亢证

【主要证候】 经行头晕目眩，月经量少，色鲜红，质稍稀，烦躁易怒，口干咽燥，颧红潮热，腰酸耳鸣；舌红，苔薄黄，脉弦细数。

【证候分析】 肝肾阴虚，阴虚无以敛阳，肝阳上亢，经期阴血下注冲任，阴血益虚，阳气上越，上扰清窍，故见头晕目眩；阴虚血少，则月经量少，质稍稀，血被热灼，色鲜红；阴血不足，肝体失养，疏泄失职，烦躁易怒；肾阴不足，濡养无权，故口干咽燥，腰酸耳鸣。舌红，苔薄黄，脉弦细数，均为阴虚阳亢之象。

【治法】 滋阴潜阳，息风止晕。

【方药】 天麻钩藤饮（《杂病证治新义》）。

天麻钩藤饮：天麻　钩藤　栀子　黄芩　杜仲　生石决明　川牛膝　益母草　桑寄生　夜交藤　朱茯神

若阴虚夹血热，伴见月经量少，色红质稠，去杜仲、桑寄生，加生黄芪、玄参凉血滋阴；若阴虚肝旺犯胃，伴见胸闷欲呕，去杜仲、桑寄生，加煅牡蛎潜阳，薄荷、竹茹疏肝止呕。

3. 痰浊上扰证

【主要证候】 经前、经期头重眩晕，胸闷食少，恶心欲呕，平素带下量多，色白质黏；舌淡，苔白腻，脉濡滑。

【证候分析】 痰湿内蕴，困阻气机，经前、经期冲气偏旺，气逆而上，夹痰浊上蒙清窍，故见头重眩晕；痰浊阻滞中焦，气机不利，困阻脾阳，故胸闷食少，恶心欲呕；痰浊下注，损伤任、带，故带下量多，色白质黏。舌淡，苔白腻，脉濡滑，亦为痰浊上扰之象。

【治法】 燥湿化痰，息风止晕。

【方药】 半夏白术天麻汤（《医学心悟》，方见经行头痛）加胆南星、白蒺藜。

若痰浊上犯，恶心欲吐者，加藿香、佩兰芳香化浊，和胃止呕；若脾虚化源不足，伴见月经色淡，加当归、地黄、鸡血藤养血。

六、临证要点

经行眩晕重在辨清其虚实，临证应结合其兼证、舌脉、体质状况，并参考月经的量、色、质综合分析。

七、预后转归

辨证准确，治疗及时者，预后良好。若迁延日久，须进一步检查，以明确诊断，排除它病。

经行浮肿

一、概　述

每逢经行前后，或正值经期，头面四肢浮肿，经后辄止者，称为经行浮肿。《叶氏女科证治》

称"经来遍身浮肿"。《竹林女科证治》谓"经来浮肿"。

本病始见于《叶氏女科证治》，该书"卷一"云："经来遍身浮肿，此乃脾土不能克化，水变为肿。"经行浮肿，在古代妇科专著中鲜有论述。古籍中有血分肿满与水分肿满之论述，如《校注妇人良方·妇人血分水分肿满方论》云："妇人经水不通，则化为血，血不通，则复化为水。故先因经水断绝，后至四肢浮肿，致小便不利，名曰血分。……若先因小便不利，后身面浮肿，致经水不通，名曰水分。……经脉不通而化为水，流走四肢，皆肿满，亦名血分。"但对伴随月经周期出现浮肿，经后逐渐消失者，古人论及较少，《叶氏女科证治·调经》中提及"经来遍身浮肿，此乃脾土不能化水，变为肿，宜服木香调经汤。"《哈荔田妇科医案医话选》中指出本病"系脾阳不振，寒湿凝滞，行经期间，气血运行不畅，体液调节障碍，水湿泛滥肌肤所致"，又认为"此属血滞经脉，气不行水，脾肾两虚，运化失健。病在血分，不可单作水治，拟以养血调经，崇土制水"。

西医学经前期综合征出现浮肿者，可参照本病辨证治疗。

二、病因病机

本病主要病机是脾肾阳虚，水湿不化，或气滞湿郁，宣泄不利，值经期血气下注冲任，脾肾愈虚或气滞更甚，水湿泛溢肌肤而浮肿。

（1）**脾肾阳虚** 素禀肾虚脾弱，或劳倦过度，思虑伤脾，或多产房劳，久病伤肾，脾肾阳虚，经水将行，气血下注冲任，血虚气弱，脾肾益虚，运化失职，或气化不利，水湿停滞，溢于肌肤，遂致浮肿。

（2）**气滞湿郁** 素性抑郁或情志内伤，肝失条达，疏泄无权，气机不畅，经水将行，气血下注，冲任血壅气滞，气机升降失常，水湿运化不利，溢于肌肤，遂致浮肿。

三、诊断要点

1. 病史
本病患者素有阳气偏虚，或过劳史，或七情内伤史。

2. 症状
经前或经期出现头面四肢浮肿，伴随月经周期而出现，经净后浮肿渐消。

3. 检查
（1）**全身检查** 经前或经期头面四肢浮肿，可有体重增加。
（2）**妇科检查** 一般无器质性病变。
（3）**辅助检查** 内分泌检查：血、尿中的雌激素、催乳素水平可见增高，或雌激素与孕激素比值升高。肝肾功能、血浆蛋白含量：均正常。尿常规检查：多属正常范围。

四、鉴别诊断

内科性疾病导致的浮肿
内科浮肿的发作与月经无关，同时伴有其他疾病的相关症状和体征，实验室检查可见有肝、肾功能的损害，心源性水肿尚有心电图、中心静脉压等方面的改变。经行浮肿必发生在经前或经时，经净后自然消退，除浮肿外，无心、肝、肾等方面的损害。

五、辨证论治

（一）辨证要点

辨证重在辨其虚实。证有虚实，论治有异。虚者因脾肾虚弱，水湿泛溢；实者因气滞湿郁，水停肌肤。

（二）治疗原则

虚证者治以温肾健脾利水，实证者治以活血行气利水。谨防专投攻逐峻利之品，更伤正气。

（三）分型证治

1. 脾肾阳虚证

【主要证候】 经行面浮肢肿，按之没指，经行量多，色淡质稀；倦怠乏力，纳呆腹胀，大便溏薄，腰膝酸软；舌淡，苔白腻，脉沉缓。

【证候分析】 脾肾阳虚，水湿内停，经前及经期气血下注冲任，脾肾益虚，脾失健运，肾失温化，水湿泛溢于肌肤，则见四肢浮肿，按之没指；脾肾虚损，经血失固，则经行量多，色淡质稀；脾阳不振，运化无力，故见倦怠乏力，纳呆腹胀，大便稀溏；腰为肾府，肾虚则腰膝酸软。舌淡，苔白腻，脉沉缓，乃为阳虚不足之候。

【治法】 温肾化气，健脾利水。

【方药】 肾气丸（《金匮要略》）合苓桂术甘汤（《伤寒论》）。

肾气丸：桂枝 附子 干地黄 山茱萸 山药 茯苓 牡丹皮 泽泻

肾气丸以附子、桂枝为主药，各取少量，取"少火生气"之意，补命门之火，引火归原；再辅以干地黄等六味药物滋补肾阴。诸药相合，非峻补元阳，乃阴中求阳，微微生火，鼓舞肾气，能温肾化气行水，用治肾阳不足所致诸疾。主治：肾虚水泛（肾阳虚）所致经期浮肿。

苓桂术甘汤：茯苓、桂枝、白术、甘草

方中桂枝、茯苓温阳健脾行水，白术、甘草健脾益气，共奏健脾利湿，温阳化饮之功。主治：经行浮肿、子肿、子晕等。其中经行浮肿多因脾肾阳虚，气化不利，水湿不运，值经期血气下注冲任，脾肾愈虚，水湿泛溢肌肤所致。施以苓桂术甘汤健脾利湿，温阳化饮。

若见水湿较重，水肿明显者，加猪苓、泽泻利水消肿；阳虚恶寒喜暖者，加巴戟天、淫羊藿温肾助阳；若阳虚寒甚，伴见畏寒肢冷，去桂枝，加干姜、肉桂温阳补火；若脾虚失摄，伴见月经量多，加黄芪补气，鹿角霜温阳涩血。

2. 气滞湿郁证

【主要证候】 经行前后或经期，头面肢体肿胀，皮色不变，按之随手而起；月经量少，色暗有块；胸胁、乳房胀痛，善叹息；舌淡，苔薄白，脉弦。

【证候分析】 情志内伤，肝失条达，平素气滞，经前、经期气血下注，冲任气血壅盛，气机不畅，水湿运化不利，泛溢肌肤则头面肢体肿胀，气滞湿郁，故皮色不变，按之随手而起；气滞冲任，经血运行不畅，故月经量少，色暗有块；肝郁气滞，故胸胁、乳房胀痛，善叹息。舌淡，苔薄白，脉弦，亦为气滞之征。

【治法】 理气行滞，化湿消肿。

【方药】 八物汤（《济阴纲目》）去熟地黄，加泽兰、茯苓皮。

八物汤：当归　川芎　白芍　熟地黄　延胡索　川楝子　木香　槟榔

川芎为"血中之气药"，当归养血调经，两药合用养血活血祛瘀；白芍补血而缓急止痛；延胡索活血行气止痛，川楝子清肝火、行气止痛；木香、槟榔行气导滞，泽兰、茯苓皮利水消肿；诸药合用，共奏理气行滞，化湿消肿之效。

若气滞湿困，伴见躯体胀困不舒，加秦艽、汉防己通络除湿；若瘀血阻络，伴见经血排出不畅，加茺蔚子、川牛膝活血利水。

六、临证要点

本病以经前或经期开始出现眼睑、颜面浮肿或四肢肿胀不适为特点，部分病例仅表现为手足肿胀或肢体肿胀不适。若不治疗，经净后也可逐渐自行消退。治疗时重在辨其虚实，分而治之。

七、预后转归

治疗及时者，预后良好。平素应注意保持心气舒畅，避免精神过度紧张及过度劳累。饮食勿太过寒凉或辛辣刺激，以防伤及脾阳。

经行泄泻

一、概　述

每值行经前后或经期，大便溏薄，甚或水泄，日解数次，经净自止者，称为经行泄泻。也可称为"经行而泻"或"经来泄泻"。本病以泄泻伴随月经周期而出现为主要特点，一般在月经来潮前2~3日即开始泄泻，至经净后，大便即恢复正常，也有至经净后数日方止。

本病始见于《陈素庵妇科补解·调经门》，其认为本病为脾虚所致："经正行忽病泄泻，乃脾虚"。《石山医案·调经》云："经行而泄……此脾虚也。脾统血属湿，经水将行，脾气血先流注血海，此脾气既亏，则不能运行其湿。"提出了经行泄泻，主要责之于脾，且对其脾虚致泄与月经的关系阐述较为贴切，并认为宜"以参苓白术散服之"。清代《医宗金鉴·妇科心法要诀》将本病列为虚寒、虚热及寒湿之论。《叶氏女科证治·调经门》认为"经行五更泄泻者，则为肾虚"，《沈氏女科辑要》引王孟英说"亦有肝木侮土者"，均补充了先贤论述之不足。

二、病因病机

本病的发生主要责之于脾肾二脏。脾主运化，肾主温煦，为胃之关，主司二便。若二脏功能失于协调，脾气虚弱或肾阳不足，则运化失司，水谷精微不化，水湿内停，清浊不分。值经期血气下注冲任，脾肾愈虚而致经行泄泻。经行之后，气血恢复流畅，脾气得升，故泄泻可止。

（1）**脾虚**　素体脾虚，或忧思劳倦、饮食不节、久病或肝木乘脾等均可致脾胃虚弱。脾气受损，经行之际，气血下注冲任，脾气更虚，运化失司，故水湿内停，下走大肠，遂致泄泻。

（2）**肾虚**　素禀肾虚，或房劳多产、久病伤肾，致命门火衰，经行之际，气血下注冲任，命火愈衰，不能上温于脾阳，脾失健运，遂致泄泻。

三、诊　　断

1. 病史

本病患者禀赋素弱，脾肾不足，或有过度劳累史、房劳多产史或慢性胃肠疾病史。

2. 症状

经前或经期大便溏薄，次数增多，甚或水泄，经净渐止，伴随月经周期反复发作。一般无腹痛，大便不臭、无脓血。

3. 检查

（1）**妇科检查**　盆腔器官无异常。

（2）**辅助检查**　大便检查未见异常。

四、鉴别诊断

内科泄泻

内科泄泻与经行泄泻主要是泄泻发生的时间和诱因不同。内科泄泻常常与饮食、感受外邪有关，而与月经来潮无明显相关性，排便次数增多，粪质清稀或完谷不化，甚至泻物如水状，亦可夹黏液，大便常规检查可有异常，一般需经药物治疗后泄泻才能停止。经行泄泻只发生在月经前或经行期间，不经治疗也能在经净后自然停止，随月经周期反复发作。

五、辨证论治

（一）辨证要点

经行泄泻，有脾虚、肾虚之分，辨证时应着重观察大便的性状及泄泻时间，参见兼证辨之。

（二）治疗原则

本病的治疗以健脾温肾止泻为主，调肝健脾为辅。

（三）分型证治

1. 脾虚证

【主要证候】　月经前后，或正值经期，大便溏泄、溏薄，经行量多，色淡质薄；脘腹胀满，神疲肢软，或面浮肢肿；舌淡红，苔白，脉濡缓。

【证候分析】　脾虚失运，经行气血下注血海，脾气益虚，不能运化水湿，湿渗大肠，则大便泄泻、溏薄；脾虚不能统血，则经量多，脾虚气血化源不足，则经色淡质稀薄；脾虚运化失司，则脘腹胀满；脾阳不振，则神疲肢软；水湿泛溢肌肤，则面浮肢肿；舌淡红，苔白，脉濡缓，均系脾虚之候。

【治法】　健脾渗湿，理气调经。

【方药】　参苓白术散（《太平惠民和剂局方》，方见闭经）。

若肝郁脾虚，症见经行腹痛即泻，泻后痛止，兼胸胁痞闷，嗳气不舒。治宜柔肝扶脾，理气止泻，方用痛泻要方（《丹溪心法》）。

2. 肾虚证

【主要证候】 经行或经行前后，大便泄泻，或五更泄泻；月经量少，经色淡，质清稀；腰膝酸软，头晕耳鸣，畏寒肢冷；舌淡，苔白，脉沉迟。

【证候分析】 肾阳虚衰，命火不足，不能上温脾阳，经行气血下注冲任，肾阳虚益甚，火不暖土，水湿不运，下注大肠，是以经行泄泻，五更之时，阴寒较盛，阳气更虚，故天亮前泄泻；肾阳虚衰，不能温养脏腑，血失温化，故月经量少，色淡而质清稀；肾虚外府失荣，故腰膝酸软；髓海失养，则头晕耳鸣；阳虚经脉失于温煦，则畏寒肢冷。舌淡，苔白，脉沉迟，均为肾阳虚衰之候。

【治法】 温肾扶阳，暖土固肠。

【方药】 健固汤（《傅青主女科》）合四神丸（《证治准绳》）。

健固汤：人参　白术　茯苓　薏苡仁　巴戟天

此方即四君子汤去甘草加薏苡仁、巴戟天。四君子汤补中益气、健脾益胃；薏苡仁健脾化湿止泻；巴戟天补肾固涩。全方共奏温补脾肾，固涩止泻之功，主治：脾肾阳虚所致泄泻，如经行泄泻，该病与妇女月经形成时的特殊体质密切相关。经前及经期，经血下注血室，脾肾易虚。若素体脾肾亏虚之人，则此时脾肾益虚。而肾又为胃之关，主司二便，若肾气不足，不仅脾阳失温，且关门不利，则大便下泄。因此，经行泄泻除健脾外亦需补肾。

四神丸：补骨脂　吴茱萸　肉豆蔻　五味子　生姜　大枣

方中以人参、白术、茯苓、薏苡仁健脾渗湿；巴戟天、补骨脂温肾扶阳；吴茱萸温中和胃；肉豆蔻、五味子固涩止泻。全方共奏温肾扶阳，暖土固肠之功。主治命门火衰，脾肾虚寒，纳差便溏，五更泄泻或产后泄泻，肚腹作痛。

六、临证要点

经行泄泻虽以脾虚、肾虚为主，但临床并非如此单一，往往两脏合病者多。如脾虚肝旺或脾肾两虚等，其中以脾肾两虚者多见。临证时需熟悉脏与脏之间的传变、生克关系，通过四诊对本病进行客观、全面的分析，确定证型，遣方用药。另外，本病虽为虚证，但因其仅经期乃发，治疗上不宜峻补收涩，只可健脾化湿或温肾扶阳，缓而治之，平时当补脾固肾以固本。

七、预后转归

经行泄泻与脾肾虚弱有关，因此平时宜多参加体育活动，增强体质，少食油腻不消化食物，预防本病的发生；经后可服健脾益肾中药调理，增强脾肾功能，调整冲任气血平衡，能防止复发；对经行泄泻久治不愈者，或症状明显加重者，应考虑肠道病变可能，做大便常规、大便培养或肠镜检查等。

经行情志异常

一、概　述

每于经行前后，或正值经期，出现烦躁易怒，悲伤啼哭，或情志抑郁，喃喃自语，或彻夜不眠，甚或狂躁不安，经后复如常人者，称为经行情志异常。

早在《陈素庵妇科补解·经期发狂谵语论》中就对本病的临床表现、病因病机、证治方药有所论述，如云："经正行发狂谵语，忽不知人，与产后发狂相似，缘此妇素系气血两虚，多怒而动肝火，今经行去血过多，风热承之，客热与内火并而相搏昏闷，是以登高而歌，去衣而走，妄言谵语，如见鬼神，治宜清心神，凉血清热为主，有痰，兼豁痰，有食，兼消食。宜用金石清心饮。"而《妇科一百十七症发明》则将本病责之于心、肝二经为患，认为与肝火、心火有关。

西医学的经前期综合征可参照本病辨证治疗。

二、病因病机

本病多由心血不足，经期血气下注冲任，心神失养，或因肝热痰火随经前偏盛的冲脉之气上扰心神而发。

（1）**心血不足** 禀赋不足，素性怯弱而心血俱虚，或忧思劳倦伤脾，脾虚化源不足而血少，经期气血下注冲任，心血更为不足，神失所养，发为情志异常。

（2）**肝气郁结** 素性抑郁，忿怒过度，肝气不舒，郁而化热，冲脉隶于阳明附于肝，经前冲气旺盛，冲气夹肝热上逆，扰犯神明，遂致经行神志异常。

（3）**痰火上扰** 素体痰盛，或肝郁犯脾，脾失健运，痰湿内生；加之肝郁化火，火性上炎，炼液成痰，痰火内盛，壅积于胸，经期冲气偏旺，冲气夹痰火上扰清窍，神明逆乱，以致情志异常。

三、诊　　断

1. 病史

本病患者多有禀赋不足、大病久病史、房劳多产史、精神刺激史、过度思虑史。

2. 症状

经行期间或经行前后，出现情志变化。本病临床症状有轻有重，其表现有抑郁型和狂躁型的不同。轻者，郁闷寡言，反应迟钝，悲伤欲哭，情志恍惚；或心中懊恼，失眠而惊，烦躁易怒，一触即发。重者，神志呆滞，语无伦次，或詈骂殴打，狂言妄语，不能自控，以上症状可单独出现，亦可三两出现，每于经期前后发生，经净后可逐渐复如常人，随月经周期而呈规律性发作。

3. 检查

（1）**妇科检查** 盆腔器官无异常改变。

（2）**辅助检查** 可见血清催乳素升高，雌激素和孕激素比值升高。

四、鉴别诊断

1. 热入血室

热入血室往往是经水适来适断，昼日明了，夜则谵语，如见鬼状等情志症状，病因是适逢经期，外邪乘血室之虚侵袭，故有往来寒热，或寒热如疟之症，本病则无寒热之症。

2. 脏躁

妇人无故自悲伤，不能控制，甚或哭笑无常，呵欠频作者，称为脏躁。虽与经行情志异常都有情志改变，但脏躁无周期性，与月经无关，而经行情志异常则伴随月经周期而发作。

五、辨证论治

（一）辨证要点

本病以经前或经期有规律地出现情志异常为辨证要点，要辨其虚、实，虚者以心血不足为主，实者以肝经郁热和痰火上扰多见。

（二）治疗原则

治疗需结合本病证情，或养心神，或泄肝热，或涤痰火。

（三）分型证治

1. 心血不足证

【主要证候】 经前或经期，精神恍惚，心神不宁，无故悲伤，心悸失眠，月经量少、色淡；舌淡，苔薄白，脉细。

【证候分析】 心血本虚，经前、经期气血下注冲任，心血更虚，心神失养，神不守舍，故精神恍惚，心神不宁，无故悲伤，心悸失眠；血亏气少，冲任不足，血海不盈，故月经量少、色淡。舌淡，苔薄白，脉细，为血虚之征。

【治法】 补血养心，安神定志。

【方药】 甘麦大枣汤（《金匮要略》）合养心汤（《证治准绳》）去川芎、半夏曲。

甘麦大枣汤：甘草　小麦　大枣

养心汤：黄芪　人参　茯苓　茯神　半夏曲　当归　川芎　柏子仁　酸枣仁　五味子　远志　肉桂　甘草　生姜　大枣

方中甘草、小麦益心气，养心液；茯神、柏子仁、酸枣仁、五味子、大枣补血养心，安神益智；黄芪、茯苓、人参补脾益气，以资化源；当归、川芎养血调经；肉桂通养血脉；半夏曲、生姜和中降逆，以助脾运。临床应用中，川芎行气活血之力较强，半夏曲长于化痰消食，此二者宜去之。两方合用，共奏补血养心，安神定志之效。

若血虚伤精而肝肾亏虚，症见心神不宁，胆怯易惊，腰膝酸软者，宜酌加菟丝子、覆盆子、川续断、枸杞以补肾填精养血。

2. 肝气郁结证

【主要证候】 经前、经期精神抑郁寡欢，情绪不宁，胸闷胁胀，不思饮食；苔薄白，脉弦细。

【证候分析】 病由情志所伤，肝失条达，经前阴血下注冲任，冲气旺盛，肝血不足，肝之疏泄愈加不畅，故见精神抑郁，情绪不宁。足厥阴肝经布胁肋，肝郁气滞，则胸闷胁胀，肝气犯脾，故不思饮食。苔薄白，脉弦，为肝郁之象。

【治法】 疏肝解郁，养血调经。

【方药】 逍遥散（《太平惠民和剂局方》，方见月经先后无定期）。

若肝郁化火，见心烦易怒，烦躁不安，月经量多，色红，经期提前等，上方加牡丹皮、山栀子，或用龙胆泻肝汤（《医方集解》）。

3. 痰火上扰证

【主要证候】 经行狂躁不安，语无伦次，头痛失眠，经后复如常人，面红目赤，心胸烦闷，尿黄便坚，平时带下量多，色黄质稠；舌红，苔黄厚或腻，脉弦滑数。

【证候分析】 素有痰火内蕴，经前冲气偏旺，痰火夹冲气逆上，扰乱神明，蒙蔽心窍，则狂躁不安，语无伦次，头痛失眠，经后气火渐平和，则症状逐渐消失，复如常人；痰火上扰头面，故面红目赤，痰火结于胸中，则心胸烦闷；火热伤津，故尿黄便坚；痰湿下注，则带下量多，色黄质稠。舌红，苔黄厚或腻，脉弦滑数，均属痰火内盛，阳气独亢之象。

【治法】 清热化痰，宁心安神。

【方药】 生铁落饮（《医学心悟》）加郁金、黄连。

生铁落饮：天冬 麦冬 贝母 胆南星 橘红 远志 连翘 茯苓 茯神 玄参 钩藤 丹参 辰砂 石菖蒲 生铁落

方中生铁落重镇降逆；胆南星、贝母、橘红、茯苓、茯神清热涤痰；石菖蒲、远志、辰砂宣窍安神；丹参、二冬、玄参、连翘、钩藤养阴清热。使热去痰除，则神清志定而病自除。

大便秘结明显者，加生大黄、礞石通腑泄热除痰；痰多者加天竺黄化痰清热。

六、临证要点

对经行期情志异常患者，除药物治疗外，必须进行心理疏导，针对患者的思想情绪，进行解释安慰，同时将本病的生理、病理特点解释清楚，让其主动配合治疗，在发病期间适当休息，避免情绪紧张，注意饮食均衡，才能获得较好疗效。经行情志异常之重症者当配合西药镇静剂以迅速控制症状，以免发生严重后果（如自杀、犯罪等）。

七、预后转归

本病病情较轻者，一般预后良好，月经过后即可恢复正常，但易随月经反复发作。病情严重者除影响工作和学习外，如不治疗可导致月经不调、不孕等疾病，甚至精神失常，或导致家庭和社会的不安定。本病治疗中还应重视心理调整，消除恐惧、紧张的心理，调节生活状态，放缓生活节奏，包括合理的饮食及营养、适当的身体锻炼、戒烟、限制盐和咖啡的摄入。

经行口糜

一、概　述

每值经期或行经前后，出现口舌糜烂，如期反复发作，经后渐愈者，称经行口糜。

本病历代文献中少有记载，但临床常见此病，近年常有报道。《素问·气厥论》亦有"膈肠不便，上为口糜"之论，即言大便秘结，热气上蒸而发为口糜之病机特点。

西医学口腔溃疡可参照本病辨证治疗。

二、病因病机

本病历代医家虽无论述，但根据其病变部位，主要表现在口、舌。而舌为心之苗，口为胃之户，故其病机多由心、胃之火上炎所致。其热有阴虚火旺，热乘于心者；有胃热炽盛而致者，每遇经行阴血下注，其热益盛，随冲气上逆而发。

（1）**阴虚火旺**　素体阴虚，或忧思过度，营阴暗耗，或热病后耗津伤阴，阴虚火旺，经前或经期冲气偏盛，冲气夹虚火上炎，灼伤口舌，致口舌生疮、糜烂。

（2）**胃热熏蒸**　素食辛辣香燥或膏粱厚味，胃中蕴热，阳明胃经与冲脉相通，经前或经期冲气偏盛，夹胃热上冲，熏蒸而致口糜。

三、诊　断

1. 病史

本病患者有过劳，睡眠不足，或喜食辛燥，或热性病史。

2. 症状

经前或经期，舌体、牙龈、颊部或口唇等部位黏膜发生基底部潮红，表面被覆白色膜状物的痛性溃疡，严重时可因溃疡疼痛而影响进食。伴随月经周期而发作，经后渐愈。一般于经前三五日开始，经前一两日加重，经行后逐渐减轻，溃疡痊愈。

3. 检查

（1）**妇科检查**　盆腔器官无异常。

（2）**实验室检查**　多无明显异常改变，但对口糜较重者，应常规查血常规、红细胞沉降率，必要时行病变局部渗出物的培养及皮肤过敏试验等以除外其他疾病。

四、鉴别诊断

1. 狐惑病

狐惑病与西医学的白塞病（即眼-口-生殖器综合征）有相似之处。初起可表现为口唇、舌部及颊部、咽部黏膜圆形或卵圆形溃疡，但随着病情的发展，还将出现生殖器和眼部角膜等处溃疡，非特异性皮肤过敏反应阳性有助于诊断，发作时实验室检查可有白细胞中度增加、红细胞沉降率升高等血液生化指标改变，还可能伴有心血管、关节甚至中枢神经系统损害；且病程漫长，久治不愈。狐惑病的发生与月经无关，而经行口糜限于经行期间反复出现的口腔黏膜溃破糜烂，月经过后溃疡自愈，反复发作于月经周期。

2. 舌癌

舌癌之口糜与月经周期无关，必要时可做脱落细胞及活体组织检查以资鉴别。

3. 维生素类缺乏症

维生素类缺乏症之口糜发作与月经周期无关。

本病还应与高热后口腔溃疡、硬物所致口舌损伤以及烫伤等进行鉴别。

五、辨证论治

（一）辨证要点

经行口糜，多属热证。辨证必须详辨虚实，实者可在经行前已经口疮明显，并可伴口臭，脉数实而大，口干喜饮，尿黄便结；虚者多在经行后口糜加重，脉数无力，口干不欲饮。

（二）治疗原则

治疗原则以清热为主，虚者养阴清热，实者清热泻火。药宜用甘寒之品，使热除而无伤阴之弊。进食应避免燥、辣、烫、硬，必要时可配以药液含漱口腔。

（三）分型证治

1. 阴虚火旺证

【主要证候】 经期口舌糜烂，疼痛，口燥咽干，月经量少，色红、质稠；五心烦热，两颧潮红，潮热盗汗，眠差梦多，尿少色黄；舌红或舌边尖红，苔少，脉细数。

【证候分析】 阴虚火旺，火热乘心，经期阴血下注，则虚火益盛，故经期口舌糜烂，疼痛，阴津虚少，不能上乘，则口燥咽干；阴血不足，则月经量少，色红、质稠；阴虚不能敛阳，则五心烦热，两颧潮红，潮热盗汗；虚热上扰心神，故眠差梦多；热灼津伤液，则尿少色黄。舌红或舌边尖红，苔少，脉细数，均为阴虚内热之征。

【治法】 滋阴降火。

【方药】 知柏地黄汤（《医宗金鉴》）。

知柏地黄汤：知母 黄柏 熟地黄 山茱萸 山药 泽泻 茯苓 牡丹皮

方中以熟地黄、山茱萸、山药补肝肾之阴，知母、黄柏、牡丹皮清肾中之伏火，佐茯苓、泽泻，导热由小便外解。全方共奏滋养肝肾，清泻虚火之功。

若虚火上炎，伴见鼻咽干燥疼痛者，加玄参、黄芩凉血滋阴，清热泻火；若虚火炽盛，伴见烦热汗出者，加地骨皮、鳖甲滋阴清热，凉血退蒸；若兼心经火盛，心烦不宁者，加莲子心、淡竹叶清心降火。

2. 胃热熏蒸证

【主要证候】 经行口舌生疮，糜烂疼痛，口臭口干喜饮，尿黄便结，月经量多，色深红、质稠；舌苔黄厚，脉滑数。

【证候分析】 口为胃之门户，胃热炽盛，经行冲气夹胃热上逆，灼伤口舌，则口舌生疮、糜烂疼痛；胃热熏蒸则口臭；热盛灼伤津液，则口干喜饮，尿黄便结；热盛迫血妄行，故月经量多，色深红、质稠。苔黄厚，脉滑数，均为胃热炽盛之象。

【治法】 清胃泄热。

【方药】 凉膈散（《太平惠民和剂局方》）。

凉膈散：大黄 朴硝 甘草 栀子 薄荷叶 黄芩 连翘 淡竹叶

凉膈散主治大人小儿脏腑积热，口舌生疮等症。方中朴硝、大黄清热泻下，荡涤肠胃；连翘、竹叶、栀子、黄芩清热解毒；甘草缓急和中；薄荷叶开郁散热。全方咸寒苦甘，清热泻下，则胃热自清，口糜自愈。

若胃火伤阴者，症见经行口糜，牙龈肿痛，或牙龈出血，烦热口渴，大便燥结，舌红苔干，脉细滑而数，治宜滋阴清胃火，方用玉女煎（《景岳全书》：石膏、熟地黄、麦冬、知母、牛膝）。若烦渴引饮者，加石斛、天花粉以生津止渴。

若胃热夹湿浊上冲，伴见口腻口臭者，加藿香、白豆蔻芳香化浊；若胃热与肝火相夹上犯，伴见口苦、面赤者，加龙胆草清肝利胆。

六、临证要点

经行口糜是行经期间心、胃之火上炎所致。每遇阴血下注，或阴虚火益旺，热乘于心，或胃热益盛，随冲气上逆而发。临证应结合兼证、舌脉、体质因素，并参考月经的量、色、质综合分析。治疗应以清热为主，虚者养阴清热，实者清热泻火。另进食应避免燥、辣、烫、硬，必要时可配以药液含漱口腔。

七、预后转归

治疗及时者，一般预后良好。平素应加强锻炼、注意休息、适当加强营养、饮食清淡、保持心情愉悦。若正虚体弱，病情较重者，也有部分患者易反复发作。

经行吐衄

一、概　述

每于经行前后或正值经期，出现周期性的吐血或衄血者，称经行吐衄。常伴经量减少，似月经倒行逆上，亦有"倒经""逆经"之谓，以青春期少女多见，亦可见于育龄期妇女。

本病始见于宋代《女科百问·第二十五问》："诸吐血，衄血，系阳气胜，阴之气被伤，血失常道，或从口出，或从鼻出，皆谓之妄行。"《景岳全书·血证》："衄血虽多由火，而惟于阴虚者为尤多，正以劳损伤阴，则水不制火，最动冲任阴分之血。"清代《医宗金鉴·妇科心法要诀》："妇女经血逆行，上为吐血、衄血，及错行下为崩血者，皆因热盛也，伤阴络则下行为崩，伤阳络则上行为吐衄也。"《万病回春·调经》谓："错经妄行于口鼻者，是火载血上，气之乱也。"都明确地揭示了经行吐衄的病因乃因火、因热为病，引起肝气上逆，气逆血乱。至清代医者就脏腑、经脉的关系来探讨经行吐衄的病机，如徐灵胎《医略六书·女科指要》说："冲任附于阳明，为经血之海……阳旺迫血皆能令血出鼻而谓之衄。"傅青主则认为"肝气之逆"在治疗上主张"泻阳明实火以泻胃气"及"主以重镇以折其上行之气"。

西医学的代偿性月经等可参照本病辨证治疗。

二、病因病机

本病主要病机为火热（实火、虚火）上炎，值经期冲脉气盛，气火上逆，损伤阳络，迫血妄行。出于口者为吐，出于鼻者为衄，临床以鼻衄较为常见。

（1）**肝经郁火**　素性抑郁，或暴怒伤肝，肝郁化火，冲脉附于肝，肝移热于冲脉，经期冲脉气盛，气火循经上犯，灼伤阳络，发为经行吐衄。

（2）**肺肾阴虚**　素体阴虚，或忧思不解，积念在心，心火偏亢。经期阴血下注，阴血亏虚，虚火上炎，灼肺伤络，络损血溢，以致经行吐衄。

三、诊　断

1. 病史
本病患者有精神刺激史或肺、鼻咽部炎症病史。
2. 症状
每逢月经周期前后，或正值经期，出现以衄血或吐血为主证，血量多少不一，经净渐止，多伴月经量减少，甚则无月经。

3. 检查

（1）**体格检查**　详细检查鼻、咽部以及气管、支气管、肺、胃等黏膜有无病变，必要时行活检以辅助诊断，排除恶性肿瘤及炎症所致出血。

（2）**妇科检查**　盆腔器官无异常。

（3）**辅助检查**　胸部X线、纤维内镜检查以排除鼻、咽部以及气管、支气管、肺、胃等器质性病变。血常规检查、出凝血时间、血小板检查等排除血液病。

四、鉴别诊断

内科吐血、衄血疾病

内科吐血、衄血者多有消化性溃疡、肝硬化、支气管扩张、肺结核等病史，或有血小板减少性紫癜病史等，虽可能有经期加重的趋势，但其吐血、衄血可在非行经期发生，与本病随月经周期反复出现有所不同。血小板减少性紫癜导致的吐衄血，常伴有皮下瘀斑、瘀点，患者常有月经量多病史，血象可以反映病因。应注意详细询问病史，了解出血是否与月经周期有关等，另外胸片、纤维内镜等检查均有助于鉴别。

五、辨证论治

（一）辨证要点

本病有虚证与实证之不同。主要根据吐血、衄血的量、颜色及全身症状并结合舌脉来辨其虚实。

（二）治疗原则

治疗上应本着"热者清之""逆者平之"的原则，以清热降逆平冲，引血下行为主，或滋阴降火，或清泄肝胃之火，不可过用苦寒克伐之剂，以免耗伤气血。

（三）分型证治

1. 肝经郁火证

【主要证候】　经前或经期吐血、衄血，量多，色鲜红；月经可提前，量少甚或不行；胸闷胁胀，心烦易怒，口苦咽干，头晕目眩，尿黄便结；舌红，苔黄，脉弦数。

【证候分析】　素性抑郁，或恚怒伤肝，郁久化热，伏于冲任，值经前或行经之时，冲气偏盛，夹肝火上逆，热伤血络，故吐血、衄血，火盛则血量较多而色红；热扰冲任，则经期屡提前；血随气逆而不得下行，故经行量少，甚或不行；肝气郁结，气机不利，则胸闷胁胀；肝郁化火，则心烦易怒，口苦咽干；肝火上扰清窍则头晕目眩，热灼阴津，则尿黄便结。舌红苔黄，脉弦数，为肝经郁火之象。

【治法】　清肝泻火，引血下行。

【方药】　清肝引经汤（《中医妇科学》四版教材）加减。

清肝引经汤：当归　白芍　生地黄　牡丹皮　栀子　黄芩　川楝子　茜草　牛膝　甘草　白茅根

清肝引经汤主治肝经郁火之经行吐衄、月经先期。方中当归、白芍养血柔肝，生地黄、牡丹皮凉血清热，栀子、黄芩清热降火，川楝子疏肝理气，茜草、白茅根佐生地黄以增清热凉血之功，牛膝引血下行，甘草调和诸药。

若兼小腹疼痛拒按，经血不畅有块者，为瘀阻胞中，于上方加桃仁、红花以活血祛瘀止痛。

2. 肺肾阴虚证

【主要证候】 经前或经期吐血、衄血，量少，色鲜红，月经量少或先期；头晕耳鸣，手足心热，两颧潮红，咽干口渴；舌红，少苔或无苔，脉细数。

【证候分析】 素体肺肾阴虚，经行时阴血下注冲任，阴虚更甚，虚火上炎，损伤肺络，故见吐血、衄血，阴虚有热则血量少、色鲜红；虚火内盛，热伤胞络，故月经先期、量少；阴虚内热，故头晕耳鸣，手足心热，两颧潮红，灼肺伤津，则咽干口渴。舌红，少苔或无苔，脉细数，为阴虚内热之象。

【治法】 滋阴润肺，引血下行。

【方药】 顺经汤（《傅青主女科》）加牛膝。

顺经汤：当归　熟地黄　沙参　白芍　茯苓　黑荆芥　牡丹皮

方中当归、白芍养血调经；沙参养阴润肺；熟地黄滋肾养肝；牡丹皮清热凉血；茯苓健脾宁心；黑荆芥引血归经。临证可加牛膝以引血下行。

若咳血、咯血甚者，可加白茅根、浙贝母、生地黄以滋肺镇咳血；若阴虚潮热者可加胡黄连、地骨皮等以清退虚热。

六、临证要点

经行吐衄以肝郁、血热者多，大抵气逆则上冲，血热则妄行。血热气逆，吐衄之症由此而作，故治之法无非清血顺气之品，但用药不宜过用寒凉，以免血滞留瘀。此外，有衄血史者平时饮食宜清淡，不可嗜服辛辣煎烤食物，以免伤阴津，引血妄行。保持心情舒畅，尤其经前或经期更须稳定情绪防止经血上逆而致衄血。

七、预后转归

临床上青春期女性随着年龄的增长，往往可不治而愈。如果经行吐衄只发生1～2次，不严重者可不予治疗。

经行风疹块

一、概　述

每于月经前后或经期出现皮肤突发红疹或起风团块，瘙痒不堪，经后逐渐消退者，称经行风疹块。又称"经行痦癗""经行瘾疹"。

历代医籍对此论述甚少，《杂病广要·调经》云："妇人……或通身痒，或头面痒，如虫行皮中，缘月水来时为风所吹。"

二、病因病机

本病主要病机为经期阴血下泄，血虚生风，风动则痒；或经行腠理不实，风热之邪侵袭，与血气相搏，卫表不固，经行时气血变化急骤，风热之邪乘虚而入，搏于肌腠。常由血虚和风热所致。

（1）**血虚** 素体血虚或久病伤血，营阴暗耗。经期阴血下注冲任，阴血更虚，血虚生风，风动则痒扰于腠理，搏于肌肤，遂致风疹团块。

（2）**风热** 素体阳盛或嗜食辛辣之品，血分蕴热。经行阴血下注冲任，机体阴分不足，腠理不实，风热之邪乘虚而入，搏于腠理肌肤之间，遂发风疹团块。

三、诊　断

1. 病史

患者素体表虚或血虚，或有久病、失血病史，或嗜食辛辣之品，或系过敏体质。

2. 症状

经前或经期皮肤起团块、风疹，色红或不红，瘙痒难忍，经后自消，不留痕迹，亦无脱屑，伴随月经而周期性出现。

3. 检查

（1）**妇科检查** 盆腔器官无异常。

（2）**实验室检查** 可见部分患者免疫功能减退，或有过敏体质的特征。

四、鉴别诊断

1. 皮肤科疾病

根据风疹、风团与月经周期的密切关系，可进行鉴别。

2. 药物、食物过敏或织物上的致敏物所致瘙痒

通过服药史、进食内容及衣物使用的追询，可以进行鉴别。

五、辨证论治

（一）辨证要点

本病有虚证和实证之分，一般皮疹色淡，入夜痒甚者，多为血虚；皮疹色红，感风遇热痒增者，多为风热。无论有无夹邪，痒证总不离风。临证应结合其兼证、舌脉、素体情况，并参考月经的量、色、质综合分析。

（二）治疗原则

治疗以消风止痒为大法，虚证宜养血祛风，实证宜疏风清热。

（三）分型证治

1. 血虚证

【主要证候】 经行肌肤风疹团块频发，瘙痒难忍，入夜尤甚，肌肤少泽，月经推后，量少色淡，面色不华；舌淡，苔薄，脉细无力。

【证候分析】 素体阴血不足，经行时阴血愈虚，血虚生风，风胜则痒，故风疹频发，瘙痒难忍，入夜痒甚；血虚肌肤失荣，则肌肤少泽；阴血不足，冲任血少，血海无以按时由满而溢泻，故月经多推后、量少色淡；血虚不能上荣于面，则面色不华。舌淡，苔薄，脉细无力，均为血虚之象。

【治法】 养血祛风。

【方药】 当归饮子（《外科正宗》）。

当归饮子：当归　川芎　白芍　生地黄　防风　荆芥　黄芪　甘草　白蒺藜　何首乌

方中当归、川芎、白芍、生地黄活血养血，养阴生津；荆芥、防风养血祛风；白蒺藜疏肝泄风；黄芪、甘草益气固表，扶正达邪。全方共奏养血祛风止痒之功。

若血虚化热，伴见皮肤干痒者，加地骨皮、牡丹皮滋阴凉血；若血不化经，伴见月经量少，加枸杞、熟地黄填精补血；若风疹团块瘙痒甚，难眠者，酌加蝉蜕、生龙齿疏风镇静止痒。

2. 风热证

【主要证候】 经行身发红色风团、疹块，瘙痒不堪，感风遇热尤甚，月经多提前，量多色红，口干喜饮，尿黄便结；舌红，苔黄，脉浮数。

【证候分析】 风热相搏，邪郁肌腠，经前冲气偏盛，气热相加，风热内动，则身起红色风团，瘙痒异常，感风遇热尤甚；热伏冲任，迫血妄行，故月经多提前，量多色红；热甚伤津，口干喜饮，尿黄便结。舌红，苔黄，脉浮数，均为风热内盛之象。

【治法】 疏风清热。

【方药】 消风散（《外科正宗》）。

消风散：荆芥　防风　当归　生地黄　苦参　炒苍术　蝉蜕　木通　胡麻仁　生知母　煅石膏　生甘草　牛蒡子

消风散主治风疹、湿疹。方中当归、生地黄、牛蒡子养血清热疏风；荆芥、防风、蝉蜕疏风止痒；苦参、炒苍术燥湿清热解毒；胡麻仁滋阴润燥；生知母、煅石膏清热泻火；木通、生甘草清火利尿，导热由小便下行。全方共奏疏风散热，消疹止痒之功。

若风热与血热相夹，伴见月经量多者，去当归，加赤芍、丹参凉血清热；若热盛，伴见心烦、口渴，去辛温之当归、苍术，加麦冬、天花粉清心凉血，生津止渴。

六、临证要点

经行风疹块病因是风邪为患，临证有虚实之分，遵照"治风先治血，血行风自灭"之理，治以养血祛风为主。不宜过用辛香温燥之品，以免劫伤阴血，使虚者愈虚，病缠难愈。无论血虚或是风热，均应慎用辛温香燥之品，并应慎避风寒，节辛辣、海腥之味。必要时可配以药液洗浴。

七、预后转归

一般预后较好，平素注意增强体质，饮食清淡，慎避风冷，防止复感外邪，注意保持月经畅调及大便通调。

经行发热

一、概　　述

每值经期或行经前后，出现以发热为主症，经后辄止者，称经行发热。若经行偶有一次发热者，不属于此病范畴。

二、病因病机

本病属内伤发热范畴，主要责之于气血营卫失调。妇人以血为本，月经乃血所化。经行或行经前后，阴血下注于冲任，易使机体阴阳失衡，若素体气血阴阳不足，经期稍有感触即诱发本病。临床常见病因有肝肾阴虚、血气虚弱、瘀热壅阻。

（1）**肝肾阴虚** 素体阴血不足，或房劳多产，或久病耗血伤阴，致肝肾阴虚，阴虚生内热，经行之际，血注胞宫，营阴愈虚，虚阳浮越，以致经行发热。

（2）**血气虚弱** 禀赋素弱，或劳倦过度，或久病失养，血气不足，经行气随血泄，其气益虚，营卫阴阳失调，遂致低热不扬。

（3）**瘀热壅阻** 经期产后，余血未净，或因经期产后外感内伤，瘀血留滞胞中，积瘀化热，经行之际，血海充盈，瘀热内郁，气血营卫失调，遂致经行发热。

三、诊 断

1. 病史

患者有房劳多产、久病或产褥期感染史。

2. 症状

经期或经行前后出现，以发热为主证。发热伴随月经周期出现，或于经前或经行时1~2日内发生，或在经行后期或经净时出现。但体温一般不超过38℃，甚至经净后其热自退。

3. 检查

（1）**妇科检查** 患者一般无异常改变。若有急慢性盆腔炎、盆腔结核病史，或宿有瘀血留滞胞宫胞脉者，检查时局部可扪及包块，压痛不适，或触痛明显。

（2）**辅助检查** 血象分析正常或白细胞升高，红细胞沉降率加快。盆腔B超扫描、腹腔镜检查有助于诊断。

四、鉴别诊断

1. 经行感冒

经行前后或经期偶患感冒者，亦可有发热症状，但以外感表证为主，伴见恶寒、鼻塞、流涕等症状，可与月经周期无关，而经行发热伴随月经而发生，无外感表证，经后热退。

2. 热入血室

热入血室也可见经行发热，为经期或行经前后感受外邪，邪热与血相搏所致，其发病虽与月经有关，但不呈周期性反复发作，其热型多为寒热往来，或寒热如疟，往往伴有神志症状，昼则明了，暮则谵语，或胸胁满如结胸状而谵语。可与经行发热鉴别。

五、辨证论治

（一）辨证要点

经行发热每随月经周期而发作，主要为气血营卫失调所致。临证须审因论治，根据发热的时间、性质以辨阴、阳、虚、实。大抵发热在经前者多为实,发热在经后者多为气虚、阴虚。发热无时为实热,潮热有时为虚热,乍寒乍热为血瘀,低热怕冷为气虚。还应注意结合月经量、色、质、全身兼证及舌脉综合分析。

(二)治疗原则

治疗以调气血、和营卫为主。

(三)分型论治

1. 肝肾阴虚证

【主要证候】 经期或经后,午后潮热,月经量少,色红,两颧红赤,五心烦热,烦躁少寐;舌红而干,脉细数。

【证候分析】 经行或经后,阴血既泄,阴虚不能敛阳,阳气外越,则见午后潮热,阴血不足则月经量少色红;虚火上浮,故两颧红赤;热扰心神,则五心烦热,烦躁少寐;舌红而干,脉细数,乃肝肾精血不足,阴虚内热之象。

【治法】 滋养肝肾,育阴清热。

【方药】 加味地骨皮饮(《医宗金鉴》)。

加味地骨皮饮:地骨皮 生地黄 川芎 当归 白芍 牡丹皮 胡黄连

方中地骨皮、牡丹皮清热养阴凉血;生地黄、白芍滋阴凉血;当归、川芎养血行血调经;胡黄连凉血除蒸,清退虚热。全方共奏滋阴清热,凉血调经之效。

2. 血气虚弱证

【主要证候】 经行或经后发热,热势不扬,动则自汗出,经量多,色淡质薄;神疲肢软,少气懒言;舌淡,苔白润,脉虚缓。

【证候分析】 气血虚弱,卫外之阳气失固,故发热形寒自汗;气虚中阳不振,则神疲肢软,少气懒言;舌淡,苔白润,脉虚缓,乃气虚血弱之候。

【治法】 补益血气,甘温除热。

【方药】 补中益气汤(《脾胃论》,方见月经先期)。

3. 瘀热壅阻证

【主要证候】 经前或经期发热,腹痛,经色紫暗,夹有血块;舌暗或尖边有瘀点,脉沉弦数。

【证候分析】 瘀热交结阻碍血行,经行瘀阻不通,营卫失和,则经前、经期发热,腹痛;瘀热煎熬,则经色紫暗而有血块;舌暗或尖边有瘀点,脉沉弦数,乃瘀热之象。

【治法】 化瘀清热。

【方药】 血府逐瘀汤(《医林改错》)加牡丹皮)。

血府逐瘀汤:桃仁 红花 当归 生地黄 川芎 赤芍 柴胡 枳壳 甘草 桔梗 川牛膝

方中四物养血活血,桃仁、红花、赤芍、牛膝活血化瘀,柴胡、牡丹皮凉血清热,枳壳、桔梗直通上下气机,使气调血和,瘀去热除,甘草调和诸药。

六、临证要点

经行发热是以发热为主症,每伴随月经周期而作的一种病证,必须结合月经的特点,顾及妇人以血为本,经前、经期阴血相对不足的特点,注意清热不宜过用寒凉,祛瘀不可攻破,不可过用发散,以免克伐正气,重伤气血。务使气血充盛,阴平阳秘,自无寒热之疾。

西医学研究认为经前期综合征患者少数可出现经行发热，与精神神经因素、维生素缺乏、激素、水分潴留、催乳素浓度增高、内源性阿片肽系统、前列腺素及甲状腺功能等有关。

七、预后转归

积极锻炼身体，增强体质。经期避免感受外邪，禁止游泳、冒雨、涉水、房事等。经行前后禁食生冷、辛辣之品。发热期保证充分休息和营养。本病治疗得当，预后较好。若虚证日久伴外感者，病情易反复难愈、伤及正气，故应积极治疗。

第七节　经断前后诸证

一、概　　述

经断前后诸证是指妇女在绝经期前后，出现烘热汗出，烦躁易怒，潮热面红，失眠健忘，精神倦怠，头晕目眩，耳鸣心悸，腰背酸痛，手足心热等躯体及精神心理症状，或伴月经紊乱等与绝经相关的症状，亦称"绝经前后诸证"。

西医学的绝经综合征，双侧卵巢切除，或放射、药物损伤卵巢功能者，可参照本病治疗。

二、病因病机

《素问·上古天真论》曰："女子……七七，任脉虚，太冲脉衰少，天癸竭，地道不通，故形坏而无子也。"这是女性生长发育、生殖与衰老的自然规律。肾衰天癸竭为经断前后诸证发病之基础，肾阴阳失衡为病机之关键。"肾为先天之本"，又"五脏相移，穷必及肾"，故肾之阴阳失调，每易波及其他脏腑；而其他脏腑病变，久则必然累及于肾。本病的主要病机是肾阴阳失调，并涉及其他脏腑，尤以心、肝、脾为主。

（1）**肾阴虚**　七七之年，肾阴不足，天癸渐竭。若素体阴虚，或房劳多产，数脱于血，复加忧思失眠，营阴暗耗，肾阴益亏，脏腑失养，遂致绝经前后诸证。

（2）**肾阳虚**　绝经之年，肾气渐衰，命门火衰，虚寒内盛，脏腑失于温煦，冲任失调，遂致绝经前后诸证。

（3）**肾阴阳两虚**　肾藏元阴而寓元阳，若阴损及阳，或阳损及阴，真阴真阳不足，不能濡养、温煦脏腑，冲任失调，遂致经断前后诸证。

（4）**肾虚肝郁**　肾气衰，天癸竭，阴精不足，心肝失养。素体性格内向，常多忧郁，肝气郁而不畅，脉络失和，疏泄失常，遂致经断前后诸证。

（5）**心肾不交**　绝经之年，肾水不足，天癸渐竭，阴虚不能涵养心阴，心阴不足，心火偏亢，心火与肾水不能相济，出现心肾不交，遂致经断前后诸证。

三、诊　　断

1. 病史

本病发病年龄多在45～55岁，若在40岁以前发病者，应考虑为早发性卵巢功能不全。患者或有子宫附件手术史，或有接受放射线、化疗治疗史，或有其他因素损害卵巢的病史。

2. 症状

月经紊乱或停闭，并出现烘热汗出，潮热面红，烦躁易怒，头晕耳鸣，心悸失眠，腰背酸楚，面浮肢肿，皮肤蚁行样感，情志不宁等症状。

3. 检查

（1）**妇科检查** 外阴、阴道、子宫不同程度的萎缩，阴道分泌物减少。

（2）**实验室检查** 绝经过渡期早期的特点是早卵泡期血清FSH水平升高以及E_2水平正常或升高。绝经过渡期晚期的特点是血中E_2下降或始终处于早卵泡期，早卵泡期FSH、LH升高。测定基础激素如FSH＞10U/L，提示卵巢储备功能下降；FSH＞40U/L，提示卵巢功能衰竭。阴道细胞学涂片提示以底、中层细胞为主。

四、鉴别诊断

1. 眩晕、心悸、水肿

绝经前后诸证的临床表现可与某些内科病，如眩晕、心悸、水肿等相类似，临证时应注意鉴别。

2. 癥瘕

绝经前后为癥瘕好发期，如出现月经过多或经断复来，或有下腹疼痛，浮肿，或带下五色，气味臭秽，或身体骤然明显消瘦等症状者，应详加诊察，必要时结合辅助检查，明确诊断，以免贻误病情。

3. 甲状腺功能亢进

甲状腺功能亢进主要表现为代谢亢进和神经、循环、消化等系统兴奋性增高，典型症状为易激惹、烦躁、失眠、心悸、乏力、怕热、多汗、消瘦、食欲亢进、月经不规律甚至闭经；甲状腺肿大。查甲状腺功能有助于确诊。

五、辨证论治

（一）辨证要点

本病发生以肾虚为本，病理变化以肾阴阳平衡失调为主，临床辨证关键在于辨清阴阳属性。临证应主要根据临床表现、月经紊乱的情况及舌脉辨其属阴、属阳，或阴阳两虚，或肾虚肝郁，或心肾不交。

（二）治疗要点

绝经前后诸证治疗在于平调肾中阴阳。清热不宜过于苦寒，祛寒不宜过于温燥，更不可妄用克伐，以免犯虚虚之戒。若涉及他脏者，则兼而治之。并注意有无心肝郁火、脾虚、痰湿、瘀血之兼夹证而综合施治。

（三）分型论治

1. 肾阴虚证

【主要证候】 绝经前后，月经周期紊乱，量少或多，或崩或漏，经色鲜红；头晕耳鸣，腰酸腿软，烘热汗出，五心烦热，失眠多梦，口燥咽干，或皮肤瘙痒；舌红，苔少，脉细数。

【证候分析】 绝经前后，肾虚天癸渐竭，冲任失调，血海蓄溢失常，故月经周期紊乱，量少或多，或崩或漏，经色鲜红；天癸渐竭，肾阴不足，精血衰少，髓海失养，故头晕耳鸣；腰为肾府，肾主骨，肾之精亏血少，故腰酸腿软；肾阴不足，阴不维阳，虚阳上越，故烘热汗出；水亏不能上制心火，心神不宁，故失眠多梦；肾阴不足，阴虚内热，津液不足，故五心烦热，口燥咽干；精亏血少，肌肤失养，血燥生风，故皮肤瘙痒；舌红，苔少，脉细数，均为肾阴虚之征。

【治法】 滋肾益阴，育阴潜阳。

【方药】 左归丸（《景岳全书》，方见崩漏）合二至丸（《医便》，方见经期延长）加制首乌、龟甲。

若出现双目干涩等肝肾阴虚证时，宜滋肾养肝，平肝潜阳，加枸杞、菊花、沙苑子；若头痛、眩晕较甚者，加天麻、钩藤、珍珠母以增平肝息风镇潜之效。若心肾不交，并见心烦不宁，失眠多梦，甚至情志异常，舌红，少苔或薄苔，脉细数，治宜滋肾宁心安神，方用百合地黄汤（《金匮要略》）合甘麦大枣汤（《金匮要略》）合黄连阿胶汤（《伤寒论》）加减。

2. 肾阳虚证

【主要证候】 绝经前后，月经不调，量多或少，或崩或漏，色淡质稀；头晕耳鸣，腰痛如折，腹冷阴坠，小便频数或失禁，形寒肢冷，精神萎靡，面色晦暗；舌淡，苔白滑，脉沉细而迟。

【证候分析】 绝经前后，肾阳虚冲任失司，故月经不调，量多或少，或崩或漏；血失阳气温化，故色淡质稀；肾气渐衰，肾主骨生髓，腰为肾府，肾虚则髓海、外府失养，故头晕耳鸣，腰痛如折；肾阳虚下焦失于温煦，故腹冷阴坠；膀胱气化失常，关门不固，故使小便频数或失禁；肾阳虚惫，命门火衰，阳气不能外达，经脉失于温煦，故形寒肢冷，精神萎靡，面色晦暗。舌淡，苔白滑，脉沉细而迟，均为肾阳虚衰之征。

【治法】 温肾壮阳，填精养血。

【方药】 右归丸（《景岳全书》，方见崩漏）。

若肾阳虚不能温运脾土，致脾肾阳虚者，症见腰膝酸软，食少腹胀，四肢倦怠，或四肢浮肿，大便溏薄，舌淡胖，苔薄白，脉沉细缓，治宜温肾健脾，方用健固汤（方见经行泄泻）加补骨脂、淫羊藿、山药。若月经量多或崩中漏下者，加川断、赤石脂、补骨脂，以增温肾固冲止崩之功效；若腰背冷痛明显者，加川椒、鹿角片，以增补肾扶阳，温补督脉之效；若胸闷痰多，加瓜蒌、丹参、法半夏以化痰祛瘀；肌肤面目浮肿，酌加茯苓、泽泻、冬瓜皮。

3. 肾阴阳两虚证

【主要证候】 绝经前后，月经紊乱，量少或多；乍寒乍热，烘热汗出，头晕耳鸣，健忘，腰背冷痛；舌淡，苔薄，脉沉弱。

【证候分析】 绝经前后，肾阴阳俱虚，冲任失调，则月经紊乱，量少或多；阴阳失调，营卫不和，则乍寒乍热，烘热汗出；肾虚精亏，脑髓失养，则头晕耳鸣，健忘；肾阳不足，失于温煦，则腰背冷痛。舌淡，苔薄，脉沉弱，均为肾阴阳两虚之征。

【治法】 阴阳双补。

【方药】 二仙汤（《中医方剂临床手册》）合二至丸（《医便》，方见经期延长）加何首乌、龙骨、牡蛎。

二仙汤：仙茅 淫羊藿 当归 巴戟天 黄柏 知母

二仙汤主治绝经前后诸证、闭经等肾阴阳两虚者。方中仙茅、淫羊藿、巴戟天温补肾阳；知母、黄柏滋肾坚阴；当归养血和血；墨旱莲、女贞子滋肝肾之阴；加何首乌补肾育阴，生龙牡滋阴潜阳敛汗。全方共奏温阳补肾，滋阴降火，潜阳敛汗之功。

如便溏者，去当归，加茯苓、炒白术以健脾止泻。若腰背冷痛较重者，加川椒、桑寄生、续断、杜仲温补肝肾，强腰膝。

4. 肾虚肝郁证

【主要证候】绝经前后，月经紊乱，量少，色红；烘热汗出、伴情志异常（烦躁易怒，或易于激动，或精神紧张，或抑郁寡欢），腰膝酸软，头晕失眠，乳房胀痛，或胁肋疼痛，口苦咽干；舌红，苔薄白，脉细数。

【证候分析】绝经前后，肾阴精不足，肝疏泄失常，则月经紊乱，量少，色红；肝肾阴血亏虚，虚阳外浮，则烘热汗出；肝气郁结不畅，疏泄失畅，甚则气郁化火，则出现情志异常，或烦躁易怒，或易于激动，或精神紧张，或抑郁寡欢；肾精不足，命门空虚，则腰膝酸软；脑髓失养，则见头晕；肝血不足，心神失养，则失眠；肝经气血郁滞，可见乳房胀痛，或胁肋疼痛；火灼胆汁，胆气上溢，则口苦咽干；舌红，苔薄白，脉细数，均为肾虚肝郁之征。

【治法】滋肾养阴，疏肝解郁。

【方药】滋水清肝饮（《医宗己任编》，方见经行乳房胀痛）。

5. 心肾不交证

【主要证候】绝经前后，月经周期紊乱，量少或多，经色鲜红；心烦失眠，心悸易惊，甚至情志失常，头晕健忘，腰酸乏力；舌红，苔少，脉细数。

【证候分析】绝经前后，肾虚天癸渐竭，冲任失调，血海蓄溢失常，故月经周期紊乱，经量少或多，色鲜红；肾水不足，不能上制心火，心火过旺，故心烦失眠，心悸易惊，情志失常；天癸渐竭，肾阴不足，精血衰少，髓海失养，故头晕健忘；腰为肾府，肾主骨，肾之精亏血少，故腰酸乏力。舌红，苔少，脉细数，均为心肾不交之征。

【治法】滋阴补血，养心安神。

【方药】天王补心丹（《校注妇人良方》）。

天王补心丹：人参　玄参　当归　天冬　麦冬　丹参　茯苓　五味子　远志　桔梗　酸枣仁　生地黄　朱砂　柏子仁

天王补心丹主治阴虚血少，神志不安。方中生地黄、玄参、天冬、麦冬滋肾养阴液；人参、茯苓益心气；丹参、当归养心血；远志、柏子仁、酸枣仁、五味子养心安神，除烦安眠；桔梗载药上行；朱砂为衣，安心神。全方共奏滋阴降火，养心安神之功。

若心悸怔忡明显，加生龙骨、牡蛎以重镇潜阳安神；若烘热汗出明显，加女贞子、墨旱莲以加强滋阴清热之效。

六、临证要点

绝经前后，肾气渐衰，天癸渐竭，精亏血少，则肾阴更显不足。病机特点以阴虚为重，其病理要素是阴阳失衡，以肾虚为中心，多脏受累互为因果。同时与人的心理健康状况、环境和神经精神因素密切相关。治疗经断前后诸证主要以补肾为根本，滋阴清热、益肾宁心、交济水火、平衡阴阳，同时注意寒热错杂、上热下寒证，并且要重视辅助治疗、综合调理为善后之关键。强调对病人要具有高度的同情心，同时加以耐心疏导，常能达到事半功倍的效果。对于病情严重者，亦可配合激素替代治疗。对于情志异常者，必要时须心理、精神科医师共同诊治。

七、预后与转归

本病持续时间长短不一，短则几个月或2～3年，严重者可长达5～10年，该阶段若对肾气衰退，天癸渐竭，未能引起足够的重视并施以必要的改善措施，或长期失治或误治等，易发生情志异常、心悸、心痛、贫血、骨质疏松症等疾患。

第八节 经断复来

一、概　述

绝经期妇女月经停止1年及以上，又再次出现子宫出血，称为经断复来。亦称为"年老经水复行"，或称为"妇人经断复来"。

经断复来病名见于《医宗金鉴·妇科心法要诀》："妇人七七天癸竭，不断无疾血有余，已断复来审其故，邪病相干随证医。"《傅青主女科》称之为"年老经水复行"。宋代齐仲甫《女科百问·第十一问》云："妇人卦数已尽，经水当止，而复行者，何也？七七则卦数已终……或劳伤过度，喜怒不时，经脉虚衰之余，又为邪气攻冲，所以当止而不止也。"

西医学称此病为绝经后出血，其中子宫内膜癌约占绝经后出血病例的10%。

二、病因病机

妇女一生经历了经、孕、产、乳等生理阶段，数伤阴血，年届七七，肾气虚，天癸竭，肾中阴精亏虚，阳无所附，或脾虚肝郁，或湿热下注，或湿毒瘀结，损伤冲任，以致经断复行。

（1）**脾虚肝郁**　脾统血，肝藏血。忧愁思虑，或劳倦过度，脾气不足，血失统摄，肝气郁结，疏泄太过，冲任失固，而致经断复来。

（2）**肾阴亏虚**　肾阴本虚，加之房劳损伤，复伤肾精。肾精不足，肝失润养，相火妄动，热扰冲任，而致经断复行。

（3）**湿热下注**　脾主运化，脾虚运化失职，水湿郁久化热，或恣食膏粱厚味，或感受湿热之邪，湿浊下注，损伤带脉，迫血妄行，故致经断复行。

（4）**湿毒瘀结**　素体虚弱，或房劳所伤，或经期、产后摄身不洁，湿毒秽浊之邪乘虚侵及冲任、胞宫，日久瘀结，血不归经，故致经断复来。

三、诊　断

1. 病史

患者有早婚、多产或情志所伤史。注意询问既往月经情况、绝经年龄、有无诱发因素，绝经后有无带下增多及有无恶臭味，有无性交出血史或癥瘕病史，有无服用激素、抗凝剂等。

2. 临床表现

自然绝经1年后发生阴道出血，出血量多少不一，持续时间长短不定，或带下呈血性，或伴有下腹部包块、低热等。如出血反复发作，或经久不止，或带下呈脓血样，有臭味等，要注意排除恶性病变。

3. 检查

（1）**妇科检查**　检查的重点是确定出血的部位，注意阴道出血及分泌物情况，子宫颈、宫体、附件有无包块及疼痛；腹股沟及淋巴结是否肿大等。

（2）**辅助检查**　经阴道超声可用作评估子宫内膜的初始检测。如果超声提示内膜异常，可以进一步行内膜活检，行分段诊断性刮宫或宫腔镜检查，将内膜送病理检查。所有异常出血都应该行宫颈细胞学的检查排查宫颈癌或宫颈病变。若血清E_2水平升高，应检测肿瘤标志物如CA125等，考虑是否有卵巢性索-间质肿瘤的可能。子宫体增大或有盆腔包块者，B超检查、CT或MRI均有助于诊断。

四、鉴别诊断

1. 宫颈癌

偶发出血，性交后点滴出血，阴道水性、黏液性或脓性和恶臭的分泌物是宫颈癌的常见征象。妇科检查见宫颈糜烂严重或呈菜花样改变。行宫颈细胞学的检查、阴道镜、宫颈活检可协助诊断。

2. 宫颈息肉

宫颈息肉表现为带下量增多，可有接触性出血。妇科检查、宫颈赘生物活检可明确诊断。

3. 子宫内膜息肉

子宫内膜息肉可有子宫内膜炎病史，见绝经后阴道出血。阴道B超、宫腔镜检查及病理检查可协助诊断。

4. 子宫内膜癌或子宫肉瘤

子宫内膜癌的患者多有肥胖、高血压和糖尿病病史，表现为持续的子宫出血，量中等，早期子宫增大无明显压痛等，宫腔镜检查或分段诊刮均有助于鉴别。子宫肉瘤患者出血量多，伴有子宫包块，阴道B超、MRI可以协助诊断。

五、辨证论治

（一）辨证要点

本病主要表现为经断后出血，出血量一般不多，因此，辨出血的色质及伴随证候是辨本病属虚、属实的关键。一般来讲，血色淡，质稀，神疲乏力者多属脾虚；色鲜红，质稠，腰膝酸软，五心烦热，脉细数者多属肾阴虚；白带夹血，质黏稠，口苦咽干，舌苔黄腻者多属湿热；色暗，夹有杂色带下，恶臭者多属湿毒。

（二）治疗要点

注意参考各种检查结果，辨明属良性或恶性。良性者当以固摄冲任为大法，或补虚或攻邪，或扶正祛邪；恶性病变者应采用多种方法（包括手术、放疗、化疗）综合治疗。

（三）分型论治

1. 脾虚肝郁证

【主要证候】　经断后阴道出血，量少，色淡，质稀；气短懒言，神疲肢倦，食少腹胀，胁肋胀满；苔薄白，脉弦无力。

【证候分析】　脾气不足，统摄无权，冲任不固，故经断复来；脾气虚，故量少，色淡，质稀；气虚阳气不布故气短懒言，神疲肢倦；脾失健运，故食少腹胀；肝失条达，气机不畅，故胁肋胀满；苔薄白，脉弦无力，均为脾虚肝郁之征。

【治法】 健脾调肝，安冲止血。

【方药】 安老汤（《傅青主女科》）。

安老汤：人参　黄芪　白术　熟地黄　山茱萸　当归　阿胶　香附　木耳炭　黑芥穗　甘草

安老汤主治年老经水复行。方中党参、白术健脾益气，黄芪补益中气，升清阳，熟地黄、山茱萸、当归滋补阴血，阿胶固冲止血，香附疏肝理气，木耳炭固涩止血，黑芥穗疏风止血，甘草调和诸药。

若兼有心悸失眠者，加桂圆、炒枣仁以养心安神；若心烦易怒，胁胀明显者，加牡丹皮、白芍养血柔肝。

2. 肾阴亏虚证

【主要证候】 经断后阴道出血，量少，色鲜红，质稠；腰膝酸软，潮热盗汗，头晕耳鸣，口咽干燥；舌偏红，少苔，脉细数。

【证候分析】 肾阴不足，相火妄动，热扰血室，迫血妄行，故经断复来；阴虚有热，故量少，色鲜红，质稠；腰为肾之府，肾虚腰失所养，故腰膝酸软；阴不制阳，阳亢于上，故潮热盗汗；肾阴不足，髓海空虚，清窍失养，故头晕耳鸣；阴虚津液不足，故口咽干燥；舌偏红，少苔，脉细数，均为阴虚有热之征。

【治法】 滋阴清热，安冲止血。

【方药】 知柏地黄丸（《医宗金鉴》，方见经行口糜）加阿胶、龟甲。

知柏地黄丸主治阴虚火旺。方中知母、黄柏滋阴清热，泻相火，熟地黄、山药、山茱萸补益肝肾之阴，牡丹皮清热凉血，泽泻清泄相火，茯苓健脾利湿，阿胶养血止血，龟甲滋阴固冲止血。

若兼有心烦急躁者，加郁金、栀子以疏肝清热；若夜尿频者，加覆盆子、益智仁以补肾固涩缩泉。

3. 湿热下注证

【主要证候】 绝经后阴道出血，色红或紫红，量较多，平时带下色黄有臭味，外阴及阴道瘙痒；口苦咽干，纳谷不香，大便不爽，小便短赤；舌红，苔黄腻，脉濡数。

【证候分析】 湿浊下注，热邪伤络，损伤冲任，血溢下而经断复行，经色红或紫红，量较多；湿热互结于任带，故外阴及阴道瘙痒，带下色黄有臭味；热盛于内，耗伤精液，故口苦咽干，小便短赤；湿邪黏滞，有碍运化，故纳谷不香，大便不爽；舌红，苔黄腻，脉濡数，均为湿热下注之征。

【治法】 清热利湿，止血凉血。

【方药】 易黄汤（《傅青主女科》）加黄芩、茯苓、泽泻、侧柏叶、大小蓟。

易黄汤：黄柏　山药　芡实　车前子　白果

易黄汤主治肾虚湿热带下。方中芡实、山药平补肺脾肾，通利水道而水气自利，白果、山药补任脉之虚，三药重在扶正。祛邪以黄柏泻肾中之火，清湿热。车前子清热利湿，使湿邪有出路。

若兼有湿热困脾，脘闷纳差者，可加白术、茯苓以健脾利湿；若阴痒甚者，可加地肤子、白鲜皮以清热燥湿止痒。

4. 湿毒瘀结证

【主要证候】 绝经后复见阴道出血，量少，淋漓不断，夹有杂色带下，秽臭；小腹胀痛，低热起伏；舌暗，或有瘀斑，苔腻，脉细弱。

【证候分析】 经期、产后摄生不慎，感受湿毒之邪，日久瘀结，损伤胞宫，故经断复行；瘀滞内阻，故量少，淋漓不断；湿毒下注，故杂色带下，秽臭；湿毒瘀结，阻滞气机，不通则痛，故小腹胀痛；湿热瘀阻，营卫不和，故低热起伏；舌暗，或有瘀斑，苔腻，脉细弱，均为湿毒瘀结之征。

【治法】 利湿解毒，化瘀散结。

【方药】 萆薢渗湿汤（《疡科心得集》）合桂枝茯苓丸（《金匮要略》）去滑石，加黄芪、三七。

萆薢渗湿汤：萆薢　薏苡仁　黄柏　赤茯苓　牡丹皮　泽泻　通草　滑石

桂枝茯苓丸：桂枝、茯苓、芍药、桃仁、牡丹皮

萆薢渗湿汤主治湿热下注证之阴痒。方中萆薢、赤茯苓、泽泻、通草淡渗利湿，黄柏清下焦湿热且能解毒，薏苡仁健脾利湿，清热解毒，桂枝温经通阳以行滞，牡丹皮、赤芍、桃仁活血化瘀散结，生黄芪健脾益气，且可利水祛湿，三七化瘀止血。

桂枝茯苓丸方中桂枝辛甘而温，温通血脉，以行瘀滞。桃仁味苦甘平，活血祛瘀，助桂枝以化瘀消癥。丹皮、芍药味苦而微寒，既可活血以散瘀，又能凉血以清退瘀久所化之热，芍药并能缓急止痛。茯苓甘淡平，渗湿祛痰，以助消癥之功，健脾益胃，扶助正气。丸以白蜜，甘缓而润，以缓诸药破泄之力。诸药合用，共奏活血化瘀、缓消癥块之功，使瘀化癥消，诸症皆愈。

若带下恶臭明显者，加败酱草、土茯苓、白花蛇舌草以清热解毒；下腹包块，疼痛拒按者，加三棱、莪术以活血化瘀，消癥止痛。

六、临证要点

经断复来多发生在绝经后2~3年，一般出血量少，持续时间短，偶尔出现者多属生理性或良性。对于复发性或持续性出血者，需要积极检查以排查生殖系统恶性病变，包括阴道超声、宫颈细胞学检查、子宫内膜活检等，必要时还可以结合CT、MRI检查以明确诊断，及早找到出血原因，做到早诊断、早治疗，以免延误病情。如因子宫内膜炎或子宫内膜息肉所致出血，运用中药准确辨治，有望痊愈；内膜息肉体积较大者仍需手术切除。

七、预后与转归

属生理性或良性者，预后好。如属癥瘕恶疾而出现类似症状，能早期发现、早期确诊，经积极治疗可提高生存率和延长生存期；如果病变恶性程度高、病情发现晚、失去了早期治疗时机者，预后不良。

第九节　绝经后骨质疏松症

一、概　述

绝经后骨质疏松症是指绝经后妇女因雌激素水平下降，骨量低下，骨微结构损坏，导致骨脆性增加，易发生骨折为特征的全身性骨病，属于原发性骨质疏松。受累者多为绝经后3~4年的妇女，可延至70岁妇女。此外本节讨论的是围绝经期，即55岁之前的绝经妇女骨质疏松症。

大量研究表明，妇女40岁以后每年丢失1%骨量，绝经3年内下降速度较快，每年下降率约为2.4%～10.5%，绝经15年以后骨密度相当于绝经前妇女的61.7%～65.9%。

中医学有"骨痿"之病名。最早见于《素问·痿论》："肾气热，则腰脊不举，骨枯而髓减，发为骨痿。"《景岳全书·痿论》亦说："肾者，水脏也，今水不胜火，则骨枯而髓虚，故足不任身，发为骨痿。"

二、病因病机

本病的发生与肾虚密切相关，肾精亏虚是其主要病因。肾藏精，精生骨髓，髓养骨，故而肾主骨。肝主筋，肝肾同源，精血互生，共同荣骨髓、坚筋骨。脾为气血化生之源，脾气化生、输布水谷精微使肝脉得养，肾精得充，筋骨强健。可见，肾、肝、脾各司其职，方能使骨骼得以濡养而致骨坚。绝经后女性由于肾、肝、脾功能减退，容易出现气血失和而致瘀血阻滞经络，骨骼失养而导致本病的发生。

（1）**肝肾阴虚** 肾藏精，主骨，藏真阴而寓元阳，为先天之本。由于先天禀赋不足，或后天失养，或房劳多产，耗伤真阴，使精血不足，失于生髓充骨；肝肾同居下焦，乙癸同源，肾虚精亏，不能化血，水不涵木，以致肝血不足，筋骨失养，发为本病。

（2）**脾肾阳虚** 肾为先天之本，主骨生髓，温养脏腑组织，依赖脾精的供养；脾为后天之本，气血生化之源，主运化水谷精微，需命门之火温煦。若脾阳亏虚，运化无力，久病及肾，致脾肾阳虚；或肾阳不足，火不生土，不能温煦脾阳，也可致脾肾阳虚，骨髓失于温煦而出现骨质疏松。

（3）**肾虚血瘀** 肾阴虚则精血不足，骨骼失于充养；肾阳虚则肾气亏损，骨髓失于温煦；肾阴阳两虚则肾精、肾气皆有不足，肾虚不能推助血液运行、血行缓慢而瘀滞脉道；瘀血阻滞，骨髓不荣，故而导致骨质疏松的发生。

（4）**阴阳两虚** 肾气衰，肾阴不足，天癸竭，累及肾阳，进而造成阴阳俱虚。精血不足，肾阳衰微，不能充骨生髓，而形成骨质疏松。

三、诊 断

1. 病史

患者可有绝经后轻微跌仆外伤或稍用力即引发脊椎压缩性骨折，或股骨颈骨折，或桡骨远端骨折，或髋骨骨折的病史。

2. 症状

绝经后妇女出现腰背或腰腿疼痛，可因咳嗽、弯腰而加重，不耐久立和劳作，严重者活动受限，甚至卧床不起。部分可见脊柱侧弯或后凸畸形，身体变矮。

3. 检查

（1）**单光子（SPA）或双能X线吸收法（DXA）骨密度测定** 若低于本地区正常女性骨峰值2.5个标准差以下，即可诊断骨质疏松。

（2）**骨密度相关指标** 骨钙素、尿钙、尿羟脯氨酸、尿Ⅰ型胶原吡啶胶联物及末端肽、抗酒石酸酸性磷酸酶等升高，说明骨吸收增加。

（3）**放射线检查** 提示骨密度降低，脊柱、股骨颈或长骨端更为明显，或见腰椎有一至数个椎体压缩性骨折。

（4）**组织学方法** 从髂骨翼用穿刺针进行组织学检查对于骨质疏松的诊断及其程度的确定较准确。

根据临床表现和必要的生化检查，特别是骨量的检测，可做出骨质疏松症的明确诊断。1996年荷兰国际骨质疏松会议建议使用以下标准：

正常范围：骨矿物质含量密度（BMD）在骨量峰值±1标准差之内。

骨量减少：BMD在骨量峰值±（1～2.5）标准差之内。

骨质疏松：BMD小于骨量峰值–2.5标准差。

严重骨质疏松：BMD小于骨量峰值–2.5标准差，并伴有一处或多处骨折。

以上骨量峰值应根据同地区、同部位骨量峰值的平均值来确定。应该指出的是，单纯的骨质疏松不是病，只有在骨质疏松的基础上出现疼痛、继发骨折等一系列临床表现时，才称为骨质疏松症。

四、鉴别诊断

1. 继发性骨质疏松

继发性骨质疏松指因内分泌障碍（库欣病、甲状旁腺功能亢进或低下），或长期使用肾上腺皮质激素，或营养障碍，或肝肾疾患，或糖尿病，或失用、制动因素引起的骨质疏松。借助病史、体检及实验室检查予以鉴别。

2. 骨软化症

骨软化症又称为成人佝偻病，其特点是骨有机基质增多及钙化障碍引起骨质软化，导致脊柱、骨盆及下肢长骨出现畸形或不全骨折，可有多部位骨痛，尤以腰痛为甚。骨软化症血钙、血磷降低，血清碱性磷酸酶增高，X线牙片显示牙槽硬板密度减退，而骨质疏松症则无此类改变。必要时可做骨活检及骨计量学检查予以鉴别。

3. 骨髓瘤

典型骨髓瘤患者的X线片表现常有边缘脱钙区，需与本病区别。但骨髓瘤最先累及含红骨髓的骨骼，如颅骨、脊柱、肋骨等，常有血红蛋白增高和尿中凝溶蛋白、蛋白尿及血沉增快等。骨穿刺活检可明确诊断。

4. 骨转移癌

骨转移癌可有骨质稀疏，X线片常与骨质疏松相混淆，但骨转移癌有原发灶的临床表现，X线片表现为局限性骨质稀疏或骨骼破坏。

5. 退变性骨质增生症

退变性骨质增生症又称骨性关节炎，是以骨质增生导致关节疼痛或功能障碍、活动不利为特征的一种疾病，多发生在腰椎，其次为四肢关节。临床表现以腰背四肢关节疼痛为主，可做X片检查确诊，并借以鉴别。

五、辨证论治

（一）辨证要点

本病以绝经后出现腰背疼痛为主证，常伴腿酸膝软、头晕耳鸣、发脱齿摇等。肾精亏虚是其主要原因。本病病位在肾、在骨,与肝、脾有关,病属本虚标实。主要证候为肝肾亏虚证,可偏于阴虚内热或阳虚外寒,或兼见肝郁、脾虚、血瘀之证。若绝经后出现腰背疼痛,腰膝酸软,伴见头晕耳鸣、面色晦暗、心烦易怒,则辨证为肝肾阴虚证;若绝经后腰背冷痛、酸软,畏寒喜暖,伴见小便不利、小便频多、大便久泄、浮肿等症,则多为脾肾阳虚证;若绝经后腰背及周身疼痛拒按,则多属肾虚血瘀证。

(二)治疗原则

治疗以补肾益髓、强腰壮骨为主要原则。根据兼证辅以养肝疏肝,或健脾益气,或理气活血等。若合并骨折,当急则治其标,采用活血止痛、续筋接骨治法。在辨证治疗的同时配以饮食疗法,可提高疗效。一般需治疗3~6个月。

(三)分型证治

1. 肝肾阴虚证

【主要证候】 腰背疼痛,不耐久立和劳作,腿酸膝软;头晕耳鸣,面色晦暗,心烦易怒;舌暗红,苔薄白,脉沉细。

【证候分析】 先天禀赋不足,或久病伤肾,或孕产频多,或房劳过度,耗伤肾精,经断天癸竭,肾气愈亏,不能生髓充骨,滋养腰膝,则腰背疼痛,腿酸膝软;肾精不足,髓海空虚则头晕耳鸣;肾精不能上荣头面,故面色晦暗;肾阴亏虚不能上济于心,心火偏亢,故而心烦;肝肾同源,肾虚而肝阴不足,肝失濡养,气机不畅,郁而化火,故见易怒;舌暗红,苔薄白,脉沉细,均为肝肾亏虚之征。

【治法】 滋补肝肾,填精壮骨。

【方药】 左归丸(《景岳全书》,方见崩漏)。

若腰背疼痛明显者,加桑寄生、狗脊、杜仲;若五心烦热,烘热汗出或盗汗者,加知母、银柴胡、秦艽清虚热;情志抑郁或烦躁,胸胁胀痛,加合欢皮、路路通疏肝解郁,行气通络。

2. 脾肾阳虚证

【主要证候】 腰背冷痛、酸软乏力,甚则驼背弯腰,活动受限,畏寒喜暖,遇冷加重,尤以下肢为甚;或小便不利、小便频多;或大便久泄不止,五更泄泻;或浮肿,腰以下为甚,按之凹陷不起;舌淡或胖,苔白或滑,脉沉细弱或沉弦迟。

【证候分析】 先天禀赋不足,或久病伤肾,或房劳过度,耗伤肾气,肾阳不足,不能温养腰膝,则腰背冷痛、酸软乏力,畏寒喜暖,遇冷加重,尤以下肢为甚;肾虚膀胱气化失司,则小便不利或小便频多;肾阳虚衰,命火不足,不能上温脾阳,水湿不运,下注大肠,故大便久泄不止,五更阴寒较盛故泄泻;脾肾阳虚,水湿运失常,泛溢肌肤,故见浮肿,腰以下为甚,按之凹陷不起;舌淡或胖,苔白或滑,脉沉细弱或沉弦迟,均为脾肾阳虚之征。

【治法】 温补脾肾,强筋壮骨。

【方药】 右归丸(《景岳全书》,方见崩漏)。

方药在右归丸基础上加白术以健脾益气,陈皮、砂仁以理气健脾和胃。全方同用共奏补肾健脾之效。

若畏寒肢冷,精神萎靡,面目及双下肢水肿,夜尿频多者,加益智仁、淫羊藿、乌药温肾助阳;肢体拘挛或麻木不仁,爪甲不荣,视物昏花者,加鸡血藤、狗脊、沙苑子滋肾养血。

3. 肾虚血瘀证

【主要证候】 腰背及周身疼痛，痛有定处，痛处拒按；筋肉挛缩；骨折，或有外伤或久病史；舌紫暗，有瘀点或瘀斑，脉涩或弦。

【证候分析】 素体肾虚，或久病伤肾，肾阴阳两虚，无力运行血液，或外伤致瘀，瘀滞脉络，腰府筋脉失荣，则腰背及周身疼痛，筋肉挛缩；瘀血留滞不去，则痛有定处，痛处拒按；骨虚骨髓失养，则易骨折；舌紫暗，有瘀点或瘀斑，脉涩或弦，均为肾虚血瘀之征。

【治法】 补肾活血，化瘀止痛。

【方药】 二仙汤（《中医方剂临床手册》，方见经断前后诸证）合乳香没药散（《普济方》）。

乳香没药散：乳香　没药　当归　砂仁　枳壳（麸炒）　甘草

二仙汤补肾之阴阳。乳香没药散中乳香、没药主治跌打损伤，功能活血止痛；当归养血活血；砂仁、枳壳行气调中；甘草和中止痛，兼调和诸药。两方合用，增强补肾祛瘀止痛之效。

骨痛以上肢为主者，加桑枝、姜黄祛风通络，祛瘀止痛；下肢为甚者，加独活、防己以通络止痛；久病关节变形、痛剧者，加全蝎、蜈蚣以通络活血。

4. 阴阳两虚证

【主要证候】 时有骨痛肢冷或腰背部疼痛，或足跟痛，腰膝酸软，畏寒喜暖，四肢倦怠无力，面色少华，体倦无力；舌淡，脉沉细。

【证候分析】 阳气虚弱，不能温煦，筋骨经脉失养，故骨痛肢冷，腰膝酸软，足跟痛，畏寒喜暖。阴阳俱虚，气血不达，则四肢倦怠无力，面色少华，体倦无力，舌淡，脉沉细。

【治法】 补肾壮阳，益髓健骨。

【方药】 二仙汤（《中医方剂临床手册》，方见经断前后诸证）加菟丝子、五味子、肉苁蓉、杜仲、茯苓。

若肢体畏寒冷痛甚者加制附子、肉桂、细辛；腰背痛加川断、桑寄生；上肢痛明显者加姜黄、桑枝；下肢痛甚关节僵硬屈伸不利者，加防己、白僵蚕、乌梢蛇、狗脊。

六、临证要点

绝经后骨质疏松症是以绝经后妇女因雌激素水平下降，骨量低下，骨微结构损坏，导致骨脆性增加，易发生骨折为特征的全身性骨病，属于原发性骨质疏松症。症状上与继发性骨质疏松症和退变性骨质增生症比较相似，临床上应注意鉴别。同时，绝经后骨质疏松症应以预防为主，女性在35岁骨量达到峰值，此后开始出现下降，因此在绝经前积极预防和绝经后早期干预，均可有效防治骨质疏松，降低其患病率，或延缓其加重，提高老年妇女的生存质量。

七、预后与转归

女性骨质疏松的发病率是男性的5倍之多。因骨质疏松导致的骨折中髋部骨折占了约72%。骨折的发病或因骨折导致的功能丧失，给患者本人、家庭及社会带来了巨大的负担。髋部骨折的发病和死亡率高。年龄大于80岁，有过髋部骨折史的妇女中，仅有56%在1年后可独立行走。因髋部骨折住院治疗的妇女中，约3%～6%的女性死于并发症。

第七章 月经病

思维导图

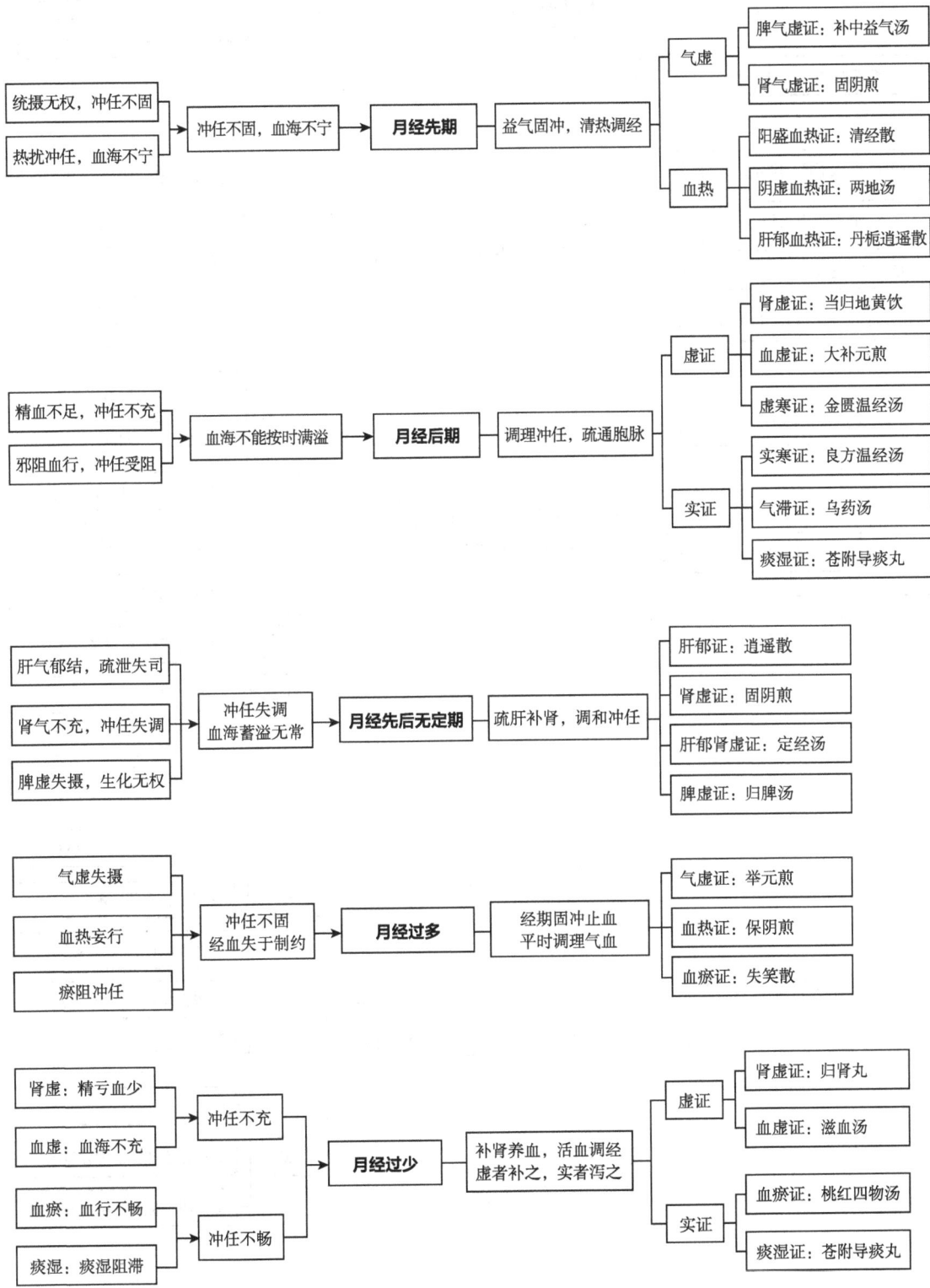

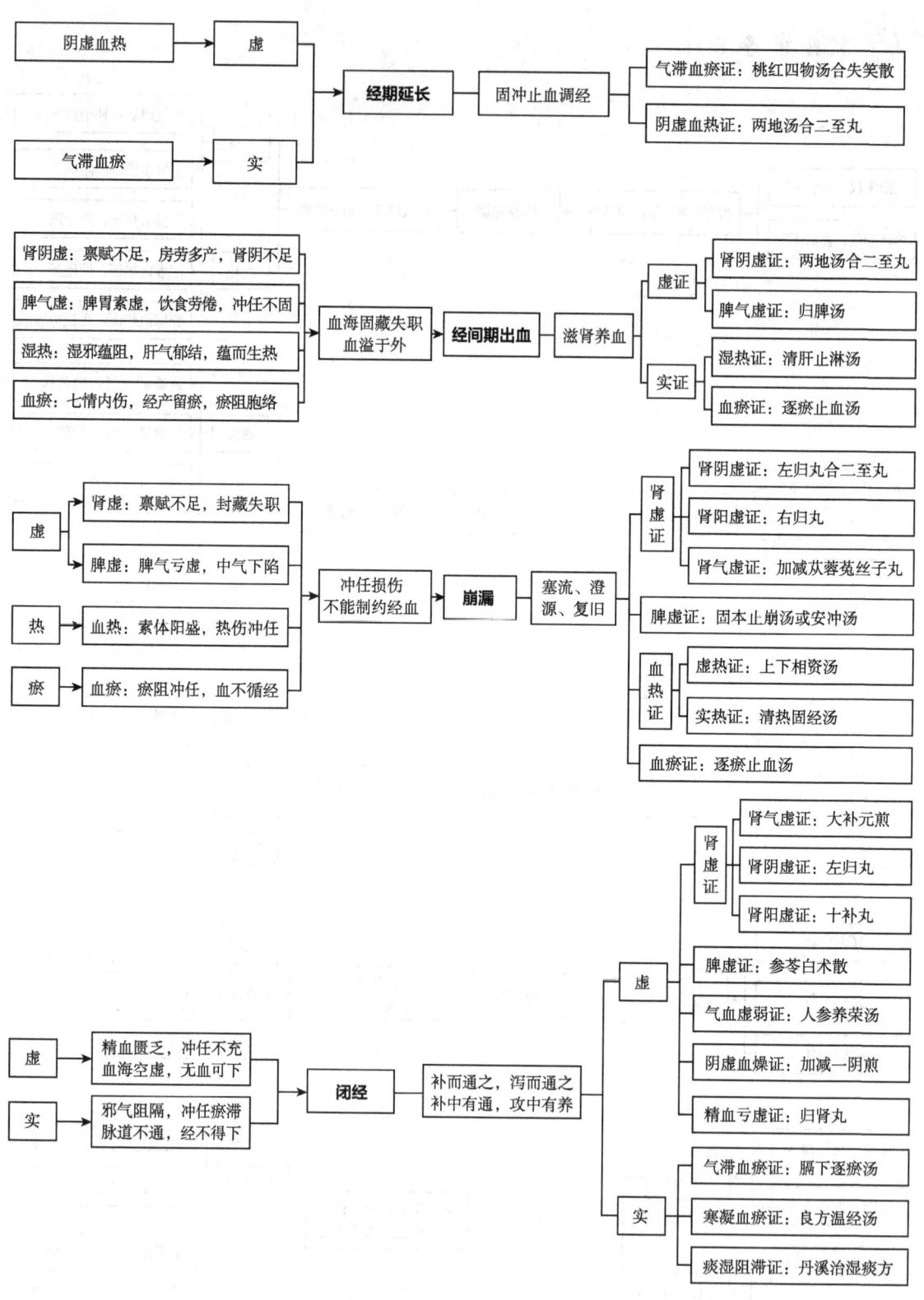

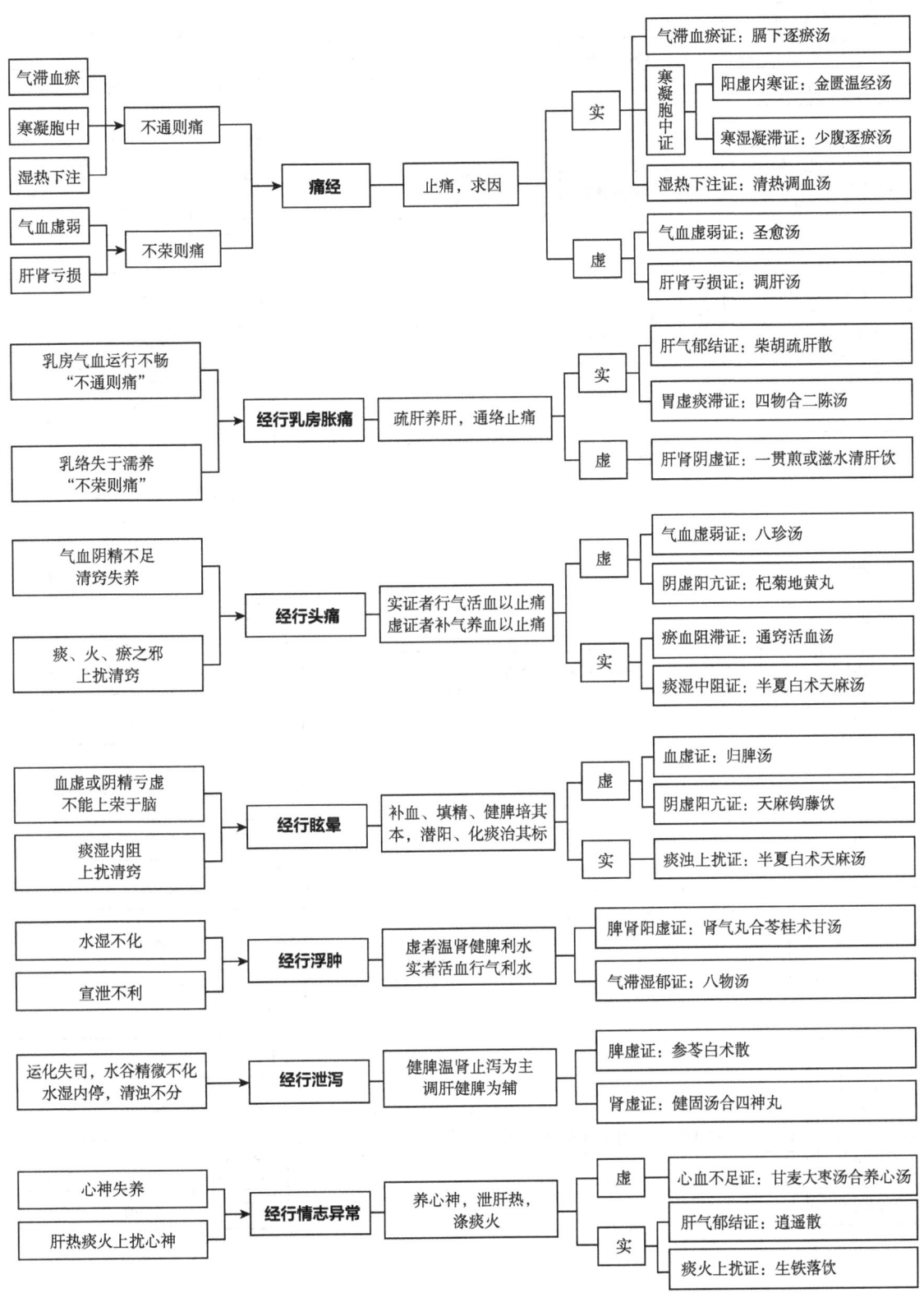

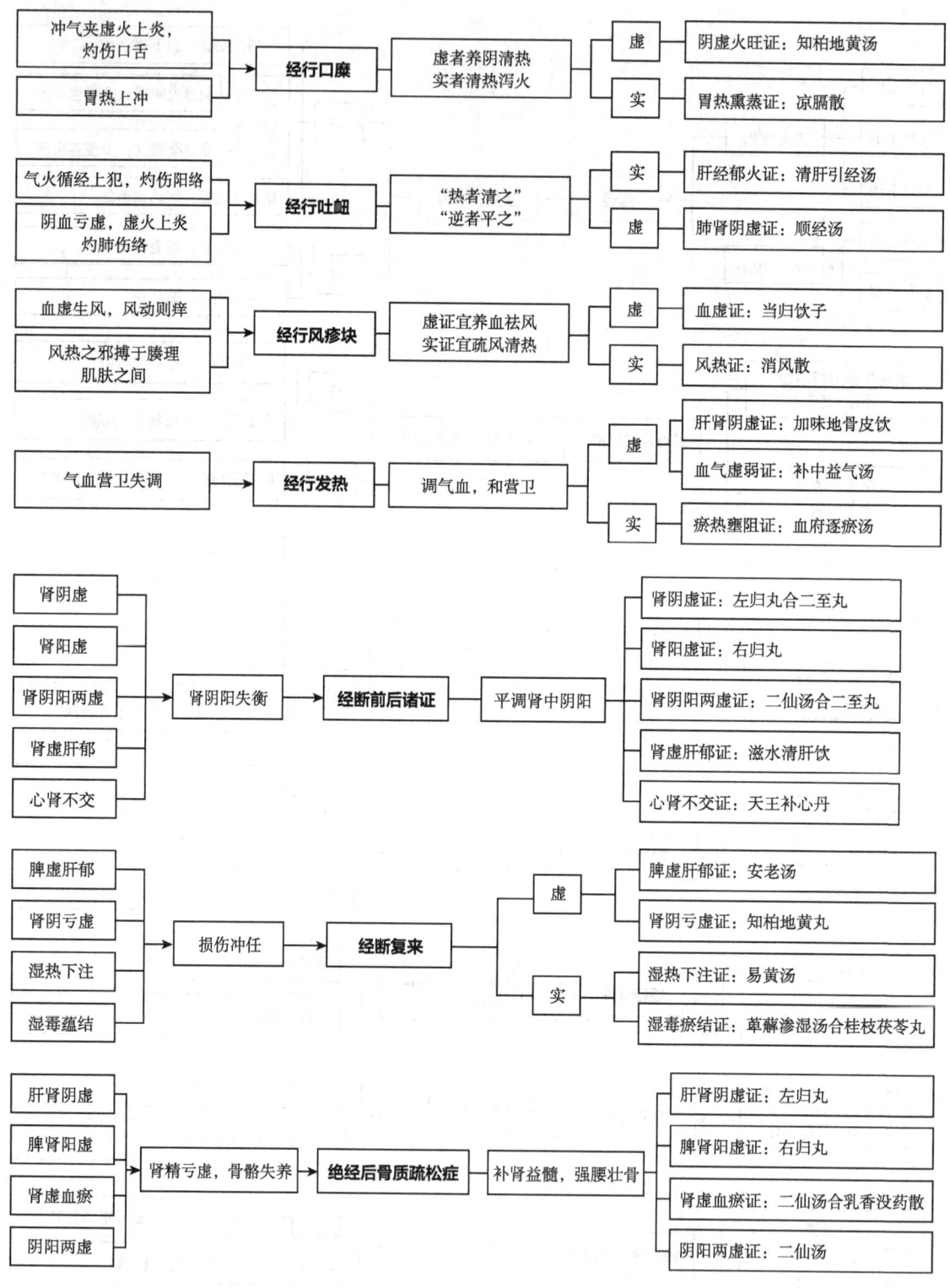

第八章 带下病

一、概 述

带下病是指带下量明显增多或减少，色、质、气味异常，伴全身或局部症状者。带下明显增多者称为带下过多，带下明显减少者称为带下过少。带下量增多或减少在某些生理性情况下也可出现，如在月经期前后、经间期、妊娠期出现带下增多而无其他不适，绝经前后带下减少且无不适，均为生理现象，不作病论。

二、范 围

带下有广义和狭义之分：广义带下泛指经、带、胎、产、杂妇产科疾病，以其发生在带脉以下，故称"带下"。如《金匮要略心典》记载："带下者，带脉之下，古人列经脉为病，凡三十六种，皆谓之带下病，非今人所谓之赤白带下也。"又如《史记·扁鹊仓公列传》云："扁鹊名闻天下，过邯郸，闻贵妇人，即为带下医。"古代之带下医，即诊治妇人疾病的医生。狭义带下包括生理性带下和病理性带下，生理性带下属于女性体内的一种阴液，是由胞宫渗润于阴道的色白或透明、无特殊气味的黏液。病理性带下即本章介绍的内容，包括带下过多和带下过少。

第一节 带下过多

带下过多
视频课

一、概 述

带下过多指带下量明显增多，色、质、气味异常，伴全身或局部症状者，古代医籍也称为"带下""带下病""白沃""下白物""流秽物"等。

本病首载于《素问·骨空论》："任脉为病……女子带下瘕聚。""带下病"之名由《诸病源候论》明确提出，并分"带五色俱下候"。《傅青主女科》认为"带下俱是湿证"，并分述五色带下的病机及治法。

西医学的阴道炎、宫颈炎、盆腔炎性疾病等引起的阴道分泌物异常与中医学带下过多的临床表现类似者，可参照本病辨证论治。

二、病因病机

湿邪是导致本病的主要原因，核心病机在于湿邪伤及任带二脉，任脉不固，带脉失约。湿邪有内外之别，脾肾肝三脏功能失调是产生内湿之因，是发病的内在条件；感受湿热、湿毒之邪是重要的外在病因。

（1）**脾虚** 素体脾虚，或劳倦过度，或饮食不节，或忧思气结，或情志抑郁，损伤脾气，运化失司，湿浊停聚，流注下焦，伤及任带，任脉不固，带脉失约，而为带下过多。

（2）**肾阳虚** 素禀肾阳不足，或房劳多产，或年老体虚，或久病伤肾，肾阳虚损，气化失常，水湿下注，任带失约；或肾气不固，封藏失职，阴液滑脱，而为带下过多。

（3）**阴虚夹湿热** 素禀肾阴偏虚，或年老久病，真阴渐亏，或房事不节，伤肾耗精，阴虚失守，下焦复感湿热之邪，伤及任带而致带下过多。

（4）**湿热下注** 经行产后，胞脉空虚，摄生不洁，湿热内犯；或久居湿地，或淋雨涉水，感受湿邪，蕴而化热，伤及任带而致病。或脾虚生湿，郁久化热；或情志不畅，肝郁化热，肝郁脾虚，肝火夹脾湿流注下焦，损及任带，而致带下过多。

（5）**热毒蕴结** 经期产后，胞脉空虚，或摄生不慎，或房事不禁，或手术损伤，感染热毒之邪，损伤任带，而致带下过多。或因热甚化火成毒；或湿热遏久成毒，热毒损伤任带，以致任脉不固，带脉失约，发为带下过多。

带下日久，阴液耗损，可致虚实错杂，或虚者更虚，或影响经孕，故宜及早防治。

三、诊 断

1. 病史

妇产科术后感染史，各类阴道炎病史，急、慢性宫颈炎病史，盆腔炎性疾病史，房事不节（洁）史，经行、产后余血未净，摄生不慎史。

2. 症状

带下增多，色白或黄，或黄绿如脓，或赤白相兼，或混浊如米泔；质或清稀，或黏稠，或如泡沫状，或如豆渣凝乳；气味无臭，或有臭气，或臭秽难闻；可伴有外阴、阴道灼热瘙痒，坠胀或疼痛，或伴下腹疼痛，或伴尿频、尿痛等症状。

3. 检查

（1）**妇科检查** 可见各类阴道炎、宫颈炎、盆腔炎性疾病的体征，也可发现肿瘤。

（2）**辅助检查** 阴道炎患者阴道分泌物检查清洁度Ⅲ度或以上，或可查到滴虫、假丝酵母菌及其他病原体。急性或亚急性盆腔炎，血常规检查白细胞计数增高。可行宫颈分泌物病原体培养、宫颈细胞学检查，必要时行阴道镜、宫颈组织活检等，以明确诊断。B超检查对盆腔炎性疾病及盆腔肿瘤有意义。

四、鉴别诊断

1. 经间期出血、漏下

带下赤色时应与经间期出血、漏下相鉴别。赤带者，其出现无周期性，经间期出血是指月经周期正常，在两次月经中间出现的周期性出血或下次月经前约12~16日出血，血量明显少于月经量或为带下中夹血丝，一般持续2~7日，能自行停止。赤带者，其月经周期正常，而漏下是指经血非时而下，淋漓不尽，无正常月经周期。

2. 生殖道癥积和癌病

带下量多是一种症状，以妇科生殖道炎症最为常见，生殖道癥积及癌病亦可出现。生殖道癥积突入阴道时，可见带下量多，赤白或色黄淋漓，或伴臭味，通过妇科检查可鉴别；若见大量浆液性或脓性或脓血性恶臭白带时，要警惕输卵管癌、子宫颈癌、子宫内膜癌等生殖道癌病的发生，可通过妇科检查、B超检查、宫颈细胞学检查、宫颈活组织检查、诊断性刮宫、阴道镜、宫腔镜和腹腔镜检查等进行鉴别。

3. 白浊

带下色白量多时需与白浊鉴别。白浊为泌尿生殖系统的化脓性感染疾患，白浊出自尿窍，混浊如米泔，多随小便流出，可伴小便淋沥涩痛，尿道口分泌物做淋球菌培养呈阳性；而带下出自阴道。

五、辨证论治

（一）辨证要点

本病的辨证要点主要根据带下的色、质、气味辨其寒热虚实。一般而论，带下色白或淡黄，质稀薄，如涕如唾，无臭气者为脾虚证；带下绵绵不断，色淡，清稀如水，无臭气者为肾阳虚证；带下色黄或赤白相兼，质稍稠，有气味，阴部灼热，五心烦热者为阴虚夹湿热证；带下色黄或黄绿，呈脓性，质黏稠，或如泡沫，或如豆渣凝乳，有臭气者为湿热下注证；带下黄绿如脓，或赤白相兼，五色杂下，质黏腻，臭秽难闻者为热毒蕴结证。临证时尚需结合全身症状、舌脉及病史等进行全面综合分析。同时需进行必要的妇科检查及防癌排查，以免贻误病情。

（二）治疗原则

带下俱是湿证，故治疗以祛湿止带为基本原则。具体治法有健脾除湿止带；温肾固涩止带；滋肾益阴，除湿止带；清热利湿或清热解毒止带。临证必须在辨证论治的基础上灵活应用。虚实夹杂证及实证配合外治法可提高疗效，如中药制剂外洗、栓剂阴道纳药等。本病的治疗亦可选用中成药口服、针灸治疗等，同时选用食疗进行预防调护，以增强疗效，预防复发。

（三）分型证治

1. 脾虚证

【主要证候】带下量多，色白或淡黄，质地稀薄，如涕如唾，绵绵不断，无臭味；伴面色萎黄或㿠白，神疲乏力，少气懒言，倦怠嗜睡，纳少便溏，脘胁不舒；舌淡胖，边有齿痕，苔薄白或白腻，脉缓无力。

【证候分析】脾气虚弱，运化失司，湿邪下注，损伤任带，使任脉不固，带脉失约，而致带下量多；脾虚中阳不振，则面色萎黄或㿠白，神疲乏力，少气懒言，倦怠嗜睡；脾虚失运，则纳少便溏，脘胁不舒。舌淡胖，苔薄白或白腻，脉缓无力，为脾虚湿阻之征。

【治法】健脾益气，升阳除湿。

【方药】完带汤（《傅青主女科》）。

完带汤：人参　白术　白芍　山药　苍术　陈皮　柴胡　荆芥穗　车前子　甘草

完带汤"治终年累月下流白物，如涕如唾，不能禁止，甚则臭秽者，所谓白带也"。方中人参、白术、山药、甘草补气健脾，山药兼可涩精，更合健脾止带之用；苍术、陈皮燥湿健脾，行气和胃；车前子淡渗利湿，白芍疏肝扶脾，柴胡升阳，荆芥穗祛风胜湿；甘草调药和中。全方脾胃肝经同治，共奏健脾益气，升阳除湿止带之效。

若兼肾虚腰痛者，酌加菟丝子、续断、杜仲温补肾阳，固任止带；若寒湿凝滞腹痛者，酌加艾叶、香附温经理气止痛；若带下日久，滑脱不止者，酌加芡实、金樱子、龙骨、牡蛎、乌贼骨等固涩止带；若脾虚湿蕴化热，带下色黄黏稠，有臭味者，宜健脾除湿，清热止带，方选易黄汤（《傅青主女科》）。

2. 肾阳虚证

【主要证候】 带下量多，色淡，质清稀如水，绵绵不断，无臭味；面色晦暗，畏寒肢冷，腰酸如折，腰背冷痛，夜尿频，小便清长，大便溏薄；舌淡，苔白润，脉沉迟。

【证候分析】 肾阳不足，命门火衰，封藏失职，阴液滑脱而下，故带下量多，色淡质清，绵绵不断；阳气不能外达，故面色晦暗，畏寒肢冷；肾阳虚外府失荣，故腰酸如折，腰背冷痛；肾阳虚上不温脾阳，下不暖膀胱，故夜尿频，小便清长，大便溏薄。舌淡，苔白润，脉沉迟，为肾阳虚之象。

【治法】 温肾助阳，涩精止带。

【方药】 内补丸（《女科切要》）。

内补丸：鹿茸　肉苁蓉　菟丝子　潼蒺藜　制附子　肉桂　黄芪　桑螵蛸　白蒺藜　紫菀

原方主治命门火衰，肾气虚弱，失于温煦，不能封藏，任带失调，精液滑脱之重证。方中鹿茸、肉苁蓉补肾阳，生精血；菟丝子补肝肾，固任脉；潼蒺藜温肾止腰痛；制附子、肉桂补火助阳，温养命门；黄芪补气助阳；桑螵蛸收涩固精；白蒺藜祛风胜湿；紫菀温肺益肾。全方共奏温肾壮阳，益精固涩止带之效。

若便溏者，去肉苁蓉，加肉豆蔻、补骨脂温肾健脾；若精关不固，精液下滑，带下如崩，谓之"白崩"，治宜补脾肾，固奇经，佐以涩精止带之品，方选固精丸（《仁斋直指方》）。

固精丸：知母、黄柏、牡蛎、龙骨、芡实、莲子心、茯苓、远志、山茱萸肉

方中知母益肾滋阴止带；远志摄涎唾，缩带，涩精固气；黄柏泻膀胱相火，补肾水不足；茯苓宁心安神；远志安神益智，交通心肾；山萸肉滋补肝肾，秘气固精；莲子心、芡实甘涩而平，俱能益肾固精，且补脾气；佐以龙骨甘涩平，牡蛎咸平微寒，俱能固涩止遗，尤为收敛固精之妙品。合而用之，既能补肾，又能固精。

3. 阴虚夹湿热证

【主要证候】 带下量多，色黄或赤白相兼，质稍稠，有臭味，阴部灼热感，或阴部瘙痒；头晕耳鸣，腰膝酸软，五心烦热，失眠多梦，咽干口燥；舌红，苔少或黄腻，脉细数。

【证候分析】 肾阴不足，相火偏旺，损伤血络，复感湿热之邪，伤及任带，故带下量多，色黄或赤白相兼，质稠，有臭气，阴部灼热瘙痒；腰为肾之府，肾阴虚失于濡养则腰膝酸软；阴虚不能潜阳，虚阳上扰则头晕耳鸣；阴虚内热，热扰心神，则五心烦热，咽干口燥；肾水亏损，不能上济心火，故失眠多梦。舌红，苔少或黄腻，脉细数，均为阴虚夹湿热之征。

【治法】 滋阴益肾，清热祛湿。

【方药】 知柏地黄丸（《医宗金鉴》，方见经行口糜）加芡实、金樱子。

若五心烦热甚者，加地骨皮、银柴胡以清热除烦；咽干口燥甚者，加沙参、麦冬养阴生津；失眠多梦明显者，加酸枣仁、柏子仁养心安神。

4. 湿热下注证

【主要证候】 带下量多，色黄或呈脓性，质黏稠，或如泡沫状，气味臭秽，外阴瘙痒或阴中灼热；小腹作痛，全身困重乏力，胸闷纳呆，口苦口腻；小便黄少，大便黏滞难解；舌红，苔黄

腻，脉滑数。

【证候分析】 湿热蕴结于下，损伤任带，任脉不固，带脉失约，致带下量多，色黄或呈脓性，质黏稠，或如泡沫状，气味臭秽，外阴瘙痒或阴中灼热；湿热蕴结，瘀阻胞脉，故小腹作痛；湿热熏蒸，则口苦口腻；湿热内阻中焦，脾失运化，清阳不升，则胸闷纳呆，全身困重乏力；湿热下注膀胱，故小便黄少；湿邪黏滞，阻滞肠腑，致大便黏滞难解。舌红，苔黄腻，脉滑数，为湿热之象。

【治法】 清热利湿止带。

【方药】 止带方（《世补斋不谢方》）。

止带方：猪苓　茯苓　车前子　泽泻　茵陈　赤芍　牡丹皮　黄柏　栀子　川牛膝

本方专用于止带。方中猪苓、茯苓、车前子、泽泻利水渗湿止带；赤芍、牡丹皮清热，凉血活血；茵陈、栀子、黄柏泻火解毒，燥湿止带；川牛膝利水通淋，引诸药下行，使热清湿除带自止。

若肝经湿热下注，症见带多色黄，或黄绿，质黏或呈泡沫状，有臭气，阴户或阴道痒痛，头痛口苦，烦躁易怒，舌边红，苔黄腻，脉弦滑，治宜清肝利湿止带，方用龙胆泻肝汤（《医方集解》）。

若湿浊偏甚者，症见带下量多，色白，如凝乳状或豆渣状，阴部瘙痒；脘闷纳差，舌红，苔黄腻，脉滑数，治宜清热利湿，化浊止带，方用萆薢渗湿汤（《疡科心得集》）酌加苍术、藿香。

5. 热毒蕴结证

【主要证候】 带下量多，色黄绿如脓，或赤白相兼，或五色杂下，质黏腻，臭秽难闻；小腹作痛，腰骶胀痛，烦热头昏，口苦咽干，小便短赤或色黄，大便干结；舌红，苔黄腻，脉滑数。

【证候分析】 热毒损伤任带，致带下量多色黄，或赤白相兼，甚或五色杂下；热毒蕴蒸，则带下质黏如脓，秽臭难闻；热毒蕴结，瘀阻胞脉，故小腹作痛，腰骶胀痛；热毒湿浊上蒸，热毒伤津，故烦热头昏，口苦咽干，小便短赤或色黄，大便干结。舌红，苔黄腻，脉滑数，为热毒蕴结之征。

【治法】 清热解毒，利湿止带。

【方药】 五味消毒饮（《医宗金鉴》）加土茯苓、薏苡仁、黄柏、茵陈。

五味消毒饮：蒲公英　金银花　野菊花　紫花地丁　天葵子

原方"疗诸疔"。方中蒲公英、金银花、野菊花、紫花地丁、天葵子清热解毒；加土茯苓、薏苡仁、黄柏、茵陈清热利湿止带。全方合用，共奏清热解毒，除湿止带之功。

若腰骶酸痛，带下臭秽难闻者，加白花蛇舌草、鱼腥草、贯众、马齿苋等清热解毒除秽；若小便淋痛，兼有白浊者，酌加萆薢、萹蓄、虎杖、甘草梢以清热解毒，除湿通淋；若脾胃虚弱，正气不足者，加黄芪扶正托毒。

六、临证要点

带下过多是妇科中仅次于月经病的临床常见病、多发病，以湿邪为发病主因，其病机为任脉不固，带脉失约，涉及脾肾肝三脏功能的失调。带下过多是多种疾病的一种症状，临证时首先应通过妇科检查及辅助检查明确引起带下过多的原因，尤其对于赤白带、五色杂下，气味秽臭者，需先排除恶性病变，若为生殖道肿瘤引起者当结合现代医学的相关治疗手段予以处理。带下过多的辨证主要是依据带下的色、质、气味特点，结合局部及全身症状、舌脉象等，同时注意辨证与辨病相结合。临床以实证或虚实夹杂者多见，全虚者少。祛湿为治疗本病的主要原则。由于带下病涉及范围广，应针对病因治疗提高疗效。带下过多实证者及虚实夹杂者需内服与外治相结合。对于反复发作的带下过多，应明辨原因，综合治疗，增强体质。生活调摄、情志调畅对提高疗效、预防本病的发生可起到积极作用。

七、预后与转归

生殖道炎症引起的带下过多，能治愈。若为癥瘕恶疾复感邪毒所致之带下过多，五色杂下，臭秽难闻，形体消瘦者，组织学提示宫颈癌，则预后不良。

附　子宫颈人乳头瘤病毒感染

一、概　　述

子宫颈人乳头瘤病毒（human papilloma virus，HPV）感染是常见的女性下生殖道感染，可与反复发作的阴道炎并见。子宫颈鳞状上皮内病变（squamous intraepithelial lesion，SIL）与宫颈浸润癌密切相关，高危型人乳头瘤病毒（HR-HPV）持续感染是SIL的主要致病因素。清除HPV、阻断SIL进展可有效预防宫颈癌。目前仍缺乏针对HR-HPV感染有效的治疗手段和清除HR-HPV感染的特效药物。

在中医学上，子宫颈HPV感染属"带下病"范畴。

HR-HPV感染，或伴有子宫颈低级别鳞状上皮内病变（low-grade squamous intraepithelial lesion，LSIL）可参考本病治疗。本病不包括子宫颈高级别鳞状上皮内病变（high-grade squamous intraepithelial lesion，HSIL）。

二、病因病机

HPV感染的病因病机同带下过多湿热下注证。

三、诊　　断

1. 病史
少数患者有性生活后接触性出血病史。大多数患者无特殊病史。

2. 症状
子宫颈HPV感染者无特殊症状，部分患者因带下量多，伴或不伴臭味，也可有接触性出血，发生在性生活或妇科检查后出血，或行宫颈HPV检测及宫颈液基薄层细胞学检查发现。现代最新研究发现HPV感染与阴道微生态的失衡密切相关。

3. 辅助检查
1）HPV检测结果阳性：临床HC2 HPV DNA检测阳性，或HPV DNA分型检测为阳性，或HPV E6/E7 mRNA检测阳性。

2）宫颈液基薄层细胞学检查未见上皮内病变细胞和恶性细胞（NILM）。

3）阴道镜检查：HR-HPV检测结果为阳性，细胞学诊断为意义不明的非典型鳞状细胞（ASCUS）或以上的患者，需要进一步行阴道镜评估，必要时行组织病理学的检查，这是"三阶梯"（细胞学、HPV检测，阴道镜检查，组织病理学）诊断中的关键环节。

4）宫颈组织学活检：病理学检查排除HSIL。诊断需阴道镜检查满意，组织病理学诊断为炎症或者低级别鳞状上皮内病变（LSIL）的患者。

四、鉴别诊断

主要依据HPV检测，与阴道炎症引起的带下过多鉴别。通过细胞学检查、阴道镜评估、组织病理学检查，与HSIL及宫颈癌鉴别。

五、辨证论治

（一）治疗原则

根据HPV感染后典型的临床表现和发病的关键病机进行辨证论治，以扶正祛邪为治疗原则，以清热燥湿、解毒止带为治法。

（二）防治结合

1. 一级预防

接种疫苗。避免性生活过早（<16岁）、多个性伴侣、早年分娩、多产、吸烟等高危因素。

2020年11月WHO发布《加速消除宫颈癌的全球战略》，将HPV疫苗的接种作为宫颈癌的一级预防措施。WHO推荐90%女孩在15岁之前全程接种HPV疫苗。优先推荐9~26岁女性接种HPV疫苗，特别是17岁之前的女性；同时推荐27~45岁有条件的女性接种HPV疫苗。

HPV疫苗不仅适用于一般普通人群，同样推荐用于高危、特殊人群。对具有遗传易感、高危生活方式和HIV感染的适龄女性应优先推荐接种HPV疫苗。不论是否有HPV感染、细胞学是否异常的适龄女性均可接种HPV疫苗。有HPV相关病变治疗史的适龄女性患者，接种HPV疫苗可能降低复发率。近期有妊娠计划和妊娠期、哺乳期女性不宜接种HPV疫苗。接种HPV疫苗后仍应进行宫颈癌筛查。

2. 中医辨证治疗

中医辨证治疗可以作为宫颈癌防治的二级预防措施。适用于：单纯HPV感染，或伴组织学结果提示宫颈LSIL以下病变。临床以湿热下注证最常见。

【主要证候】 带下量多，色黄或呈脓性，气味臭秽，外阴瘙痒或阴中灼热；或伴全身困重乏力，胸闷纳呆，小腹作痛，口苦口腻，小便黄少，大便黏滞难解；舌质红，舌苔黄腻，脉滑数。

【治法】 清热燥湿，解毒止带。

【方药】 加味二妙颗粒（江苏省中医院院内制剂，专利处方）。

加味二妙颗粒：麸炒苍术、黄柏、白花蛇舌草、重楼、板蓝根、土茯苓、麸炒白术、生薏苡仁。

3. 外治疗法

（1）阴道内纳药　中成药保妇康栓或干扰素栓剂。

（2）中医特色治疗　针刺、艾灸或中药外洗剂熏洗。

六、临证要点

临证中对持续感染2年以上，HPV16、18型感染者，要及时转诊阴道镜，排除高级别子宫颈上皮内瘤变。

七、预后与转归

单纯HPV感染，注意生活方式调整，通过提高整体及阴道局部免疫力，80%可转阴。治疗过程中，6~12个月复查一次，若HPV持续性感染、SIL进展，是发生宫颈癌的高危因素。

八、生活方式宣教

1）避免多个性伴侣、不洁性生活，积极治疗阴道炎症，改善阴道微生态。治疗期间，推荐男用避孕套工具避孕。

2）饮食均衡营养，推荐易消化优质蛋白食品，忌辛辣刺激、生冷食品。
3）保持良好心态，消除紧张焦虑情绪，帮助患者正确认识疾病和树立战胜疾病的信心。
4）生活作息规律，不熬夜，保持充足睡眠。注意保暖，避风寒湿冷环境。
5）中医功法养生，可练习八段锦、太极拳、五禽戏，增强体质。

第二节 带下过少

一、概　述

带下过少指带下量少，甚或全无，或伴阴道干涩、疼痛，或伴有全身、局部症状者。

关于带下过少的古代记载甚少，常作为一个症状散见于其他疾病之中，相关记载首见于《女科证治准绳·赤白带下门》："带下久而枯涸者濡之。凡大补气血，皆所以濡之。"近些年来带下量少引起人们的重视，因其对月经量少、月经先期、月经后期、闭经、性功能减退等疾病的诊断有重要参考意义，故列专病论述。

现代医学的卵巢储备功能减退、卵巢早衰、双侧卵巢切除术后、盆腔放射治疗后、绝经综合征、希恩综合征、长期服用某些药物抑制卵巢功能等引起的阴道分泌物过少可参照本病辨证治疗。

二、病因病机

本病主要病机是阴精不足，不能润泽阴户。生理性带下为肾精所化，肾为先天之本，肾阴不足者，则无带下分泌，或极少分泌，分泌之多少代表阴精不足之程度。

带下过少的病机着重于虚与滞，主要责之于肾、肝、脾。其因有二：一是肝肾亏损，阴精津液亏少，不能润泽阴户；二是血枯瘀阻，阴液不能通达阴窍。

（1）**肝肾亏损**　素禀肝肾不足或年老体弱，肝肾亏损；或大病久病、房劳多产，精血耗伤；或脾胃虚弱，化源不足，以致冲任精血不足，不能润泽阴窍，而致带下过少。

（2）**血枯瘀阻**　素性抑郁，情志不遂，以致气滞血瘀；或经、产后感寒，余血内留，新血不生，均可致精亏血枯，瘀血内停，阴津不能通达阴窍，而致带下过少。

三、诊　断

1. 病史

患者有卵巢储备功能减退、卵巢早衰、双侧卵巢切除术、盆腔放射治疗、反复人工流产术或产后大出血、长期使用抑制卵巢功能的药物、盆腔炎性疾病等病史。

2. 症状

阴道分泌物过少，阴道干涩，甚至外阴阴道萎缩、烧灼、刺激、瘙痒、性交后出血或裂伤等；可伴有性欲减低、性交疼痛、性交困难等，烘热汗出，烦热胸闷，夜寐不安，头晕耳鸣，腰膝酸软，月经先期、后期，经量过少，甚至闭经。

3. 检查

（1）**妇科检查** 阴道黏膜皱褶减少，阴道壁菲薄充血，阴道分泌物减少、润滑度差或弹性降低，宫颈、宫体、穹隆部或有萎缩性改变。

（2）**辅助检查** ①实验室检查：阴道pH值＞5可认为是雌激素缺乏导致阴道萎缩的指标；性激素测定可见E_2明显降低，FSH、LH升高，提示符合绝经过渡期或绝经后改变（卵巢功能减退）。②B超检查：可见双侧卵巢缺如或卵巢体积变小，或子宫萎缩，子宫内膜菲薄。

四、鉴别诊断

育龄期女性带下过少，往往是卵巢功能低下的征兆，常见于卵巢储备功能减退、卵巢早衰、绝经后、手术切除卵巢或盆腔放疗后、席恩综合征、严重卵巢炎等，应进一步完善相关检查以明确诊断，并进行疾病和病因的鉴别。

1. 卵巢储备功能减退

卵巢内卵母细胞的数量减少和（或）质量下降，伴抗米勒管激素水平降低、窦卵泡数减少、FSH升高，表现为生育能力下降，但不强调年龄、病因和月经改变。

2. 卵巢早衰

卵巢早衰指妇女在40岁前绝经，常伴有绝经期症状，实验室检查见E_2下降，FSH、LH升高。

3. 绝经后

正常妇女一般在45～54岁绝经。妇女自然绝经后，因卵巢功能下降而出现带下过少，少数可出现阴道干涩不适等症状。

4. 手术切除卵巢或盆腔放疗后

有手术切除大部分卵巢或全部卵巢病史，或有盆腔放疗史。

5. 希恩综合征

希恩综合征由产后大出血、休克造成垂体前叶急性坏死，丧失正常分泌功能而引起。临床表现为产后体质虚弱，面色苍白，无乳汁分泌，闭经，阴部萎缩，性欲减退，并有畏寒、头昏、贫血、毛发脱落等症状。FSH、LH值明显降低，促甲状腺激素（TSH）、三碘甲腺原氨酸（T_3）、甲状腺素（T_4）降低，尿17-羟皮质类固醇、17-酮皮质类固醇低于正常。

6. 严重卵巢炎

严重卵巢炎可破坏卵巢组织，使卵巢功能减退。

五、辨证论治

1. 辨证要点

带下病乃妇科最常见的疾病之一，病因单纯者较少，虚实夹杂者居多。本病辨证不外乎虚实二端，虚者肝肾亏损，常兼有头晕耳鸣，腰腿酸软，手足心热，烘热汗出，心烦少寐；实者血瘀津亏，常有小腹或少腹疼痛拒按，心烦易怒，胸胁、乳房胀痛。

2. 治疗原则

对本病的患者应详细询问病史，并结合现代医学的检测手段明确病因，以提高疗效。中医治疗重在补益肝肾，佐以养血化瘀等。用药不可肆意攻伐，过用辛燥苦寒之品，以免耗津伤阴，犯虚虚之戒。现代医学治疗主要予阴道保湿剂或润滑剂、阴道用雌激素制剂或激素补充治疗（HRT）等。

3. 分型论治

（1）肝肾亏损证

【主要证候】 带下量少，甚至全无，无臭味，阴部干涩灼痛或瘙痒，甚则阴部萎缩，性交涩痛；头晕耳鸣，腰膝酸软，烘热汗出，夜寐不安，小便黄，大便干结；舌红少津，少苔，脉沉细。

【证候分析】 肝肾亏损，阴液不充，冲任阻滞，带脉失养，不能润泽阴道，发为带下过少；阴虚内热，灼津耗液，则带下更少，阴部萎缩、干涩灼痛或瘙痒；清窍失养，则头晕耳鸣；肾虚外府失养，则腰膝酸软；肝肾阴虚，虚热内生，则烘热汗出，夜寐不安，小便黄，大便干结。舌红，少苔，脉沉细，均为肝肾亏损之征。

【治法】 滋补肝肾，益精养血。

【方药】 左归丸（《景岳全书》，方见崩漏）加知母、肉苁蓉、紫河车、麦冬。

若阴虚阳亢，头痛甚者，加天麻、钩藤、石决明平肝息风止痛；若心火偏盛者，加黄连、炒酸枣仁、龙骨清泻心火；若皮肤瘙痒者，加蝉蜕、防风、白蒺藜祛风止痒；若大便干结者，加生地黄、玄参、何首乌润肠通便。

（2）血枯瘀阻证

【主要证候】 带下量少，阴道干涩，性交疼痛；精神抑郁，烦躁易怒，小腹或少腹疼痛拒按，胸胁、乳房胀痛，经量少或闭经；舌紫暗，或舌边瘀斑，脉弦涩。

【证候分析】 瘀血阻滞冲任，阴精不能通达阴窍，以致带下过少；无津液润泽，故阴道干涩，性交疼痛；气机不畅，情志不遂，故精神抑郁，烦躁易怒；肝经郁滞，则胸胁、乳房胀痛；瘀阻冲任、胞脉，故小腹或少腹疼痛拒按，甚则经量少或闭经。舌紫暗，或舌边瘀斑，脉弦涩，均为血瘀津亏之征。

【治法】 补血益精，活血化瘀。

【方药】 小营煎（《景岳全书》）加丹参、桃仁、川牛膝。

小营煎：熟地黄 当归 芍药 山药 枸杞 炙甘草

原方治血少阴虚证。方中当归、芍药养血润燥；熟地黄、枸杞子滋阴养血填精；山药健脾滋阴；炙甘草益气健脾。临证可加丹参、桃仁活血化瘀；川牛膝补益肝肾，引血下行。全方共奏活血化瘀、养阴生津之功。

若阴虚有热者，加炒牡丹皮、青蒿、炙鳖甲以滋阴退热；若兼气滞而见胸腹作胀者，加制香附、郁金以疏肝理气。

六、临证要点

带下过少，往往伴见于月经过少、闭经，通常是多种疾病引起卵巢功能减退的征兆，应进行生殖内分泌激素检查，以明确原因。中医治疗以滋阴养血活血为主，待阴血渐充，自能濡润。同时应针对引起带下过少的病因和疾病治疗，若属卵巢早衰，闭经日久，阴道干涩，性交疼痛者，可使用激素补充治疗。及早诊断和防治可能导致卵巢功能减退的原发疾病，预防和及时治疗产后大出血，对卵巢良性病变的手术应尽量避免对卵巢组织的损伤，对接受放疗的患者应注意对盆腔卵巢部位的保护。

七、预后与转归

带下过少多由卵巢功能低下引起的各种疾病所致，原发疾病的病情程度和治疗效果直接影响带下过少的治疗效果。若为内分泌失调引起的病变，经适当治疗，一般可好转，预后良好。若因手术切除，或放射、化疗，或药物损伤引起的卵巢功能衰退，伴见月经稀少或闭经者，则疗效差。

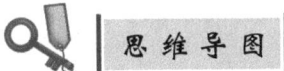

思维导图

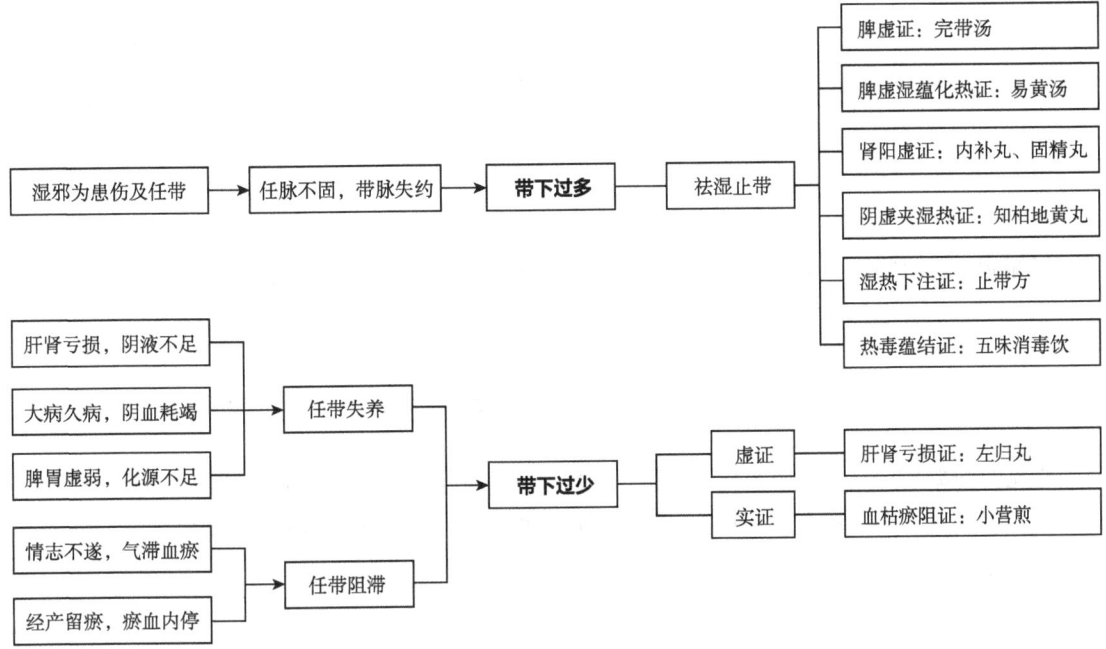

第九章 妊娠病

一、概述

妊娠病是妇科临床的常见病。妊娠期间，发生与妊娠有关的疾病，统称为妊娠病，又称"胎前病"。

二、范围

常见的妊娠病有妊娠恶阻、异位妊娠、胎漏、胎动不安、堕胎、小产、滑胎、胎萎不长、胎死不下、子满、子肿、子晕、子痫、子嗽、妊娠小便淋痛、妊娠小便不通、鬼胎等。

三、病因病机

妊娠病的病因病机应结合致病因素和妊娠期母体内环境的特殊改变两方面来认识。致病因素有外感六淫、情志内伤、房事不节、劳役过度、跌仆闪挫及素体虚弱，或阴阳气血的偏盛偏衰等。妊娠病大致包括三类：一是因孕而发，如妊娠恶阻、妊娠腹痛、子肿子晕等；二是因病动胎，如胎漏、胎动不安；三是因孕加重痼疾，如胎气上逆等。常见的发病机制有四：一是阴血相对不足；二是脾肾亏虚；三是冲气上逆；四是气机郁滞。此外，子宫"孕育胎儿""藏泻有节"，若子宫发育有所缺陷或藏泻失司，亦可发病。如《沈氏女科辑要》云："妊妇病源有三大纲，一曰阴亏，人身精血有限，聚以养胎，阴分必亏；二曰气滞，腹中增一障碍，则升降之气必滞；三曰痰饮，人身脏腑接壤，腹中遽增一物，脏腑之机括为之不灵，津液聚为痰饮。知此三者，庶不为邪说所惑。"

四、诊治

妊娠病的诊断，首先要确定妊娠。根据停经史，早孕反应，乳头、乳晕着色，脉滑尺脉尤甚等临床表现，结合妇科检查及辅助检查如妊娠试验、基础体温、B超等判断是否妊娠，并注意与激经、闭经、癥瘕等鉴别。再根据妊娠月份，胎儿情况，孕妇的全身症状及舌象、脉象等，运用四诊八纲进行综合分析，确定其诊断，其中要注意确定胎元已殒与未殒，或有无胎元异常。

妊娠病的治疗原则以胎元的正常与否为前提。胎元正常者，宜治病与安胎并举，因母病而致胎不安者，重在治病，病去则胎自安；因胎不安而致母病者，重在安胎，胎安则病自愈。安胎之法，以补肾、健脾、调理气血为主。若胎元不正，胎堕难留，或胎死不下，或孕妇有病不宜继续妊娠者，则宜从速下胎以益母。

五、妊娠期间用药的注意事项

凡峻下、滑利、祛瘀、破血、耗气、散气及一切有毒药品，都应慎用或禁用。如果病情确实需要，亦可适当选用。如妊娠恶阻也可适当选用降气药物，有瘀阻胎元时，安胎还须适当配以活血化瘀药，所谓"有故无殒，亦无殒也"。但须严格掌握剂量，"衰其大半而止"，以免动胎伤胎。

第一节 妊娠恶阻

一、概　　述

妊娠早期，出现严重的恶心呕吐，头晕厌食，甚则食入即吐者，称为妊娠恶阻，又称"妊娠呕吐""子病""病儿""阻病"等。本病是妊娠早期常见的病证之一，以恶心呕吐、头重眩晕、厌食为特点。仅见恶心择食，偶有吐涎等，不作病论。一般3个月后可逐渐消失。

本病最早见于《金匮要略·妇人妊娠病脉证并治》："妇人得平脉，阴脉小弱，其人渴，不能食，无寒热，名妊娠，桂枝汤主之。"《诸病源候论·妊娠恶阻候》首次提出恶阻病名。《妇人大全良方》谓："妊娠呕吐恶食，体倦嗜卧，此胃气虚而恶阻也。"《傅青主女科》则认为"肝血太燥""肝急则火动而逆也""故于平肝补血之中，加以健脾开胃之品……宜用顺肝益气汤"。

西医学妊娠剧吐可参照本病辨证治疗。

二、病因病机

发生恶阻的主要机理是冲脉之气上逆，胃失和降，常见的有脾胃虚弱与肝胃不和两种。

（1）**脾胃虚弱**　受孕之后，经血不泻，冲脉之气较盛，冲脉隶于阳明，若脾胃素虚，冲气上逆则可犯胃，胃气虚则失于和降，反随冲气上逆而作呕恶。或因脾虚不运，痰湿内生，冲气夹痰湿上逆而致恶心呕吐。

（2）**肝胃不和**　孕后阴血聚于下以养胎，阴血不足，则肝气偏旺。若素性肝旺或恚怒伤肝，则肝气愈旺，肝之经脉挟胃，肝旺侮胃，胃失和降而呕恶。

三、诊　　断

1. 病史
患者有停经史、早期妊娠反应，多发生在孕3个月内。

2. 症状
频繁恶心呕吐、头晕倦怠、厌食，甚至全身乏力、精神萎靡；全身皮肤和黏膜干燥、眼球凹陷、体重下降；严重者可出现血压下降、体温升高、黄疸、嗜睼和昏迷。甚则恶闻食气、食入即吐、不食也吐。

3. 检查

（1）**妇科检查** 宫体增大与停经月份相符，子宫变软。

（2）**辅助检查** 尿妊娠试验阳性，尿酮体阳性。为识别病情轻重，可进一步测定外周血红细胞计数、血细胞比容、血红蛋白、二氧化碳结合力以及钾、钠、氯等电解质，必要时做血尿素氮、肌酐及胆红素测定等。

四、鉴别诊断

1. 葡萄胎

本病恶心呕吐较剧，阴道不规则流血，偶有水泡状胎块排出，子宫大多较停经月份大，质软，血hCG水平显著升高，B超显示宫腔内呈落雪状图像，而无妊娠囊及胎心搏动。

2. 妊娠合并急性胃肠炎

本病多有饮食不洁史，除恶心呕吐外，常伴有腹痛、腹泻等胃肠道症状，大便检查可见白细胞及脓细胞。

3. 孕痈

孕痈即妊娠期急性阑尾炎，表现为脐周或中上腹部疼痛，伴有恶心呕吐，24小时内腹痛转移到右下腹；查体右下腹部有压痛、反跳痛，伴肌紧张、体温升高和白细胞增多。

4. 妊娠期合并病毒性肝炎

恶心呕吐伴腹胀腹泻及肝区痛，或发热、黄疸；检查肝功能、血清胆红素等有助鉴别。

5. 妊娠合并急性胆囊炎

进食油腻食物后右上腹绞痛向右侧肩背部放射，恶心呕吐，右上腹压痛、肌紧张、墨菲氏征阳性，常伴发热、白细胞计数增高。

五、辨证论治

（一）辨证要点

本病之诊断，首先根据病史、症状及有关检查确诊为有孕，孕后出现恶心、呕吐、懈怠嗜睡、择食等症者，诊为恶阻。

若恶阻严重，米饭不下，食入即吐者，甚或呕吐苦水，并夹血丝者，则需进一步做肝功能、尿酮等有关检查，若为阳性反应，则需住院治疗，或终止妊娠，妊娠期间尚有其他原因可出现呕吐症状，如胃炎、阑尾炎等，应注意鉴别。

（二）治疗原则

本病的治疗原则，以调气和中，降逆止呕为主。并应注意饮食和情志的调节，忌用升散之品。

（三）分型论治

1. 脾胃虚弱证

【主要证候】妊娠以后，呕恶不食，或食入即吐，口淡或呕吐清涎，神疲思睡；舌淡，苔白润，脉缓滑无力。

【证候分析】脾胃素虚，孕后血盛于下以养胎，冲脉之气上逆，胃气不降，反随逆气上冲，则呕恶不食，或食入即吐。脾胃虚弱，中阳不振，浊气不降，故呕吐清涎，口淡，神疲思睡。舌淡，苔白润，脉缓滑无力，均为脾虚胃弱之征。

【治法】 健脾和胃，降逆止呕。

【方药】 香砂六君子汤（《名医方论》）。

香砂六君子汤：党参　白术　茯苓　甘草　半夏　陈皮　木香　砂仁　生姜　大枣

方中四君子汤健脾胃，和中气，砂仁、生姜、半夏温胃降逆止呕，陈皮、木香理气行滞，大枣补脾。全方补脾胃而降逆气，使呕吐得止。

若夹痰饮而胸脘满闷，呕吐痰涎者，用小半夏加茯苓汤（《金匮要略》）加白术、砂仁、陈皮。

小半夏加茯苓汤：半夏　生姜　茯苓

方中半夏降逆豁痰止呕；茯苓、白术健脾渗湿；生姜温胃止呕；砂仁、陈皮宽中理气，行滞止呕。

2. 肝胃不和证

【主要证候】 妊娠初期，呕吐酸水或苦水，胸满胁痛，嗳气叹息，头胀而晕，烦渴口苦；舌淡红，苔微黄，脉弦滑。

【证候分析】 肝气郁结，失于疏泄，肝脉挟胃贯膈，肝气上逆犯胃，则胸满呕逆。肝气不舒，则两胁胀痛，嗳气叹息。肝气逆走空窍则头胀而晕。肝与胆相表里，肝气上逆，则胆火亦随之上升，胆热液泄，故呕吐酸水或苦水，烦渴口苦。苔微黄，脉弦滑，亦为肝胃不和之象。

【治法】 抑肝和胃，降逆止呕。

【方药】 苏叶黄连汤（《温热经纬》）酌加半夏、陈皮、竹茹、乌梅。

苏叶黄连汤：苏叶　黄连

方中苏叶、陈皮和胃理气；竹茹清热止呕；黄连苦寒以降胃气；半夏降逆止呕；乌梅味酸抑肝，使肝胃得和，逆气得降，则呕自平。如呕甚伤津，舌红口干者，加沙参、石斛以养胃阴。

以上两型，均可因呕吐不止，饮食少进而导致阴液亏损，精气耗散，出现精神萎靡，形体消瘦，眼眶下陷，双目无神，四肢乏力。如呕吐剧烈，甚则呕吐带血样物，可出现发热口渴，尿少便秘，唇舌干燥，舌红，苔薄黄而干或光剥，脉细滑数无力等气阴两亏的严重证候（病情严重者，尿液检查酮体常呈阳性反应）。治宜益气养阴，和胃止呕，用生脉散（《医学启源》）合增液汤（《温病条辨》）加陈皮、竹茹、天花粉。

生脉散：人参　麦冬　五味子

增液汤：玄参　麦冬　生地黄

方中生脉散益气生津；增液汤增液补阴；竹茹、天花粉清热止呕，治烦渴；陈皮和胃气，止呕逆（必要时，可中西医结合治疗，给以输液，纠正酸中毒及电解质紊乱）。若经治疗仍无好转，或见体温升高，脉搏增快，出现黄疸等现象，应及时考虑终止妊娠。

六、临证要点

妊娠恶阻常见于年轻初孕妇女，病情有轻重之别。轻者，以中医辨证施治为主，治以调气和中，降逆止呕，同时注意固护胎元；病情重者，出现气阴两虚之证，应配合补液，纠正电解质、酸碱平衡紊乱；若病情严重危及孕妇生命，则须遵循下胎益母的原则，终止妊娠。

本病发生与精神因素密切相关，患者应保持乐观的情绪，避免精神刺激。饮食宜清淡、易消化，少量多餐，忌肥甘厚味及辛辣之品，餐前可进食少量生姜汁。

七、预后与转归

妊娠恶阻治疗及时,护理得法,多数患者可迅速康复,预后大多良好。疾病有轻重之别,病情轻者,以中医辨证施治为主,注意治病与安胎并举;病情重者,则需中西医结合诊治;若病情严重危及孕妇生命,则须下胎益母。

第二节 异位妊娠

一、概 述

受精卵在子宫体腔以外着床发育,称为异位妊娠,俗称"宫外孕"。但两者含义有所不同。宫外孕是指子宫以外的妊娠,如输卵管妊娠、卵巢妊娠、腹腔妊娠、阔韧带妊娠等;异位妊娠是指受精卵在子宫正常体腔以外的妊娠,除上述妊娠部位外,还包括宫颈妊娠、子宫残角妊娠、剖宫产瘢痕部位妊娠等,因此,异位妊娠(图9-1)较宫外孕的含义更广。

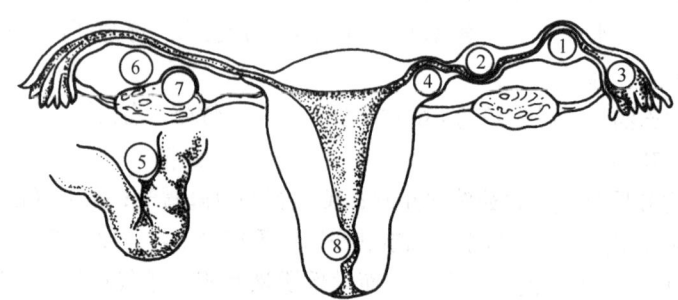

①输卵管壶腹部妊娠;②输卵管峡部妊娠;③输卵管伞部妊娠;④输卵管间质部妊娠;⑤腹腔妊娠;⑥阔韧带妊娠;⑦卵巢妊娠;⑧宫颈妊娠

图9-1 异位妊娠的发生部位

异位妊娠中以输卵管妊娠最为常见,约占95%,故本节以输卵管妊娠为例叙述。当输卵管妊娠破裂后,可造成急性腹腔内出血,发病急,病情重,处理不当可危及生命,是妇产科常见的急腹症之一。

中医古籍文献中没有"异位妊娠"和"宫外孕"的病名,但在"停经腹痛""少腹瘀血""妊娠下血"及"癥瘕"等病证中有类似症状的描述。

二、病因病机

少腹宿有瘀滞,冲任、胞脉、胞络不畅,孕卵运行受阻;或先天肾气不足,后天脾气虚弱,孕卵运行无力,均致孕卵不能按时到达子宫体腔,在输卵管内种植生长而致本病发生。冲任不畅,少腹血瘀是其病机本质,气滞血瘀及气虚血瘀是常见的病因病机,胎元阻络、胎瘀阻滞、气血亏脱、正虚血瘀和瘀结成癥是其不同发展阶段的病理机转。前二者发生于输卵管妊娠未破损期,此时孕卵阻滞胞络气血,留结成瘀;后三者发生于输卵管妊娠已破损期,此时脉络破损,血液离经妄行，血亏气脱而致厥脱，可危及生命；若血液离经，瘀阻少腹日久，亦可结而成癥。

（1）**胎元阻络** 素性抑郁，或忿怒过度，肝气不疏，血行不畅；或经期产后，余血未尽，房事不节；或感染邪毒，邪与余血相搏结，致瘀血阻滞冲任；或先天肾气不足或气虚运送无力，致孕卵不能运达子宫。此证发生于输卵管妊娠未破损期的早期。

（2）**胎瘀阻滞** 胎元停于子宫外，继而自殒，与余血互结而成瘀，但未破损。此证发生于输卵管妊娠未破损期的晚期。

（3）**气血亏脱** 胎元停于子宫外后渐长，致脉络破损，血液离经妄行，血亏气脱而致厥脱。此证发生于输卵管妊娠已破损期。

（4）**正虚血瘀** 胎元停于子宫外，继而自殒，阴血外溢但量较少，气随血泄，离经之血积聚少腹。此证发生于输卵管妊娠已破损期。

（5）**瘀结成癥** 胎元停于子宫外，自殒日久，离经之血与胎物互结成瘀，久积少腹成癥。此证发生于输卵管妊娠已破损期的晚期。

西医学认为，输卵管炎症是输卵管妊娠的主要原因，炎症使输卵管扭曲、管腔狭窄、纤毛功能受损等，影响受精卵的运行。此外，还有输卵管发育不良、畸形、功能异常，盆腔子宫内膜异位症，盆腔内肿瘤压迫输卵管等因素。而输卵管绝育史和手术史、辅助生殖技术等，亦可能使输卵管妊娠发生率增加。宫内节育器避孕失败，发生异位妊娠的机会较大。

输卵管妊娠时，由于管壁薄弱，管腔狭小，且不能形成完好的蜕膜，胚胎绒毛直接侵蚀输卵管肌层，当孕卵生长发育到一定程度时，即可发生输卵管妊娠破裂或流产（图9-2）。

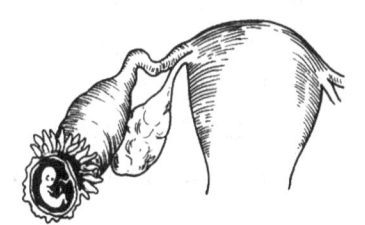
输卵管妊娠流产

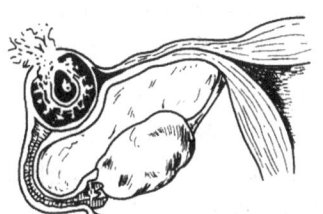
输卵管峡部妊娠破裂

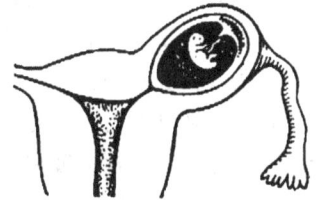
输卵管间质部妊娠

图9-2 输卵管妊娠流产或破裂示意图

输卵管妊娠破裂多发生于输卵管峡部妊娠或输卵管间质部妊娠，输卵管妊娠流产多发生于壶腹部妊娠或伞端妊娠。无论输卵管妊娠破裂还是流产，均可出现剧烈或持续反复加重的下腹疼痛（初始多为一侧）和腹腔内出血，轻者出现晕厥，严重时可引起失血性休克，危及生命。偶尔有流产或破裂后的胚胎存活，继续在腹腔内种植生长发育，成为继发性腹腔妊娠。若输卵管妊娠破裂或流产后，胚胎死亡，病程日久，血块机化与周围组织粘连，可形成陈旧性异位妊娠。

输卵管妊娠时，子宫可增大变软，但增大较停经月份小；子宫内膜出现蜕膜反应，当胚胎死亡后，蜕膜自宫腔剥离呈碎片排出，有时蜕膜可完整排出，称为蜕膜管型。

三、诊　　断

1. 病史

患者可有盆腔炎性疾病、不孕症、异位妊娠等病史。

2. 症状

（1）**停经** 多有短期停经史，但输卵管间质部妊娠停经时间较长。还有20%~30%患者无明显停经史。

（2）**腹痛** 早期可有一侧下腹隐痛；输卵管妊娠流产或破裂时，突感一侧下腹疼痛或撕裂样剧痛，可伴有恶心呕吐、肛门坠胀和排便感。

（3）**阴道流血** 阴道有不规则流血，量少，亦有阴道流血量较多者，可同时排出蜕膜样组织。

（4）**晕厥与休克** 由腹腔内急性出血和剧烈腹痛引起，初始或轻者出现晕厥，严重者出现低血容量性休克，休克程度与腹腔内出血的速度及血量成正比，但与阴道出血量无明显关系。

3. 检查

（1）**一般情况** 腹腔内出血较多时，患者呈贫血貌，可出现面色苍白、脉数而细弱、血压下降等休克表现。通常体温正常，休克时体温略低，腹腔内血液吸收时体温略升高，但不超过38℃。

（2）**腹部检查** 下腹部有压痛及反跳痛，患侧更明显，但腹肌紧张不明显。内出血较多时，叩诊有移动性浊音。

（3）**妇科检查** 阴道可有血迹，有腹腔内出血时阴道后穹隆饱满、触痛，宫颈有明显举摆痛。子宫稍大而软，内出血多时子宫有漂浮感。子宫一侧或后方可触及肿块，质软，边界不清，触痛明显。陈旧性异位妊娠时，肿块的边界较清楚，质地偏实且不易与子宫分开。

（4）**辅助检查** ①尿妊娠试验阳性或弱阳性；血β-hCG定量测定升高。②血常规检查：腹腔内出血明显时血红蛋白进行性下降。③阴道超声：宫腔内未见妊娠囊；宫旁出现混合回声区，甚至见妊娠囊或原始心管搏动；输卵管妊娠破裂或流产时可见盆腔、腹腔积液。④诊断性刮宫：很少应用，适用于与不能存活的宫内妊娠的鉴别诊断和超声检查不能确定妊娠部位者。⑤经阴道后穹隆穿刺或腹腔穿刺：有腹腔内出血时，经阴道后穹隆穿刺或腹腔穿刺可抽出暗红色不凝血，但未穿刺出不凝血不能排除腹腔内出血。⑥腹腔镜检查或剖腹探查：可见患侧输卵管局部肿胀增粗，表面紫蓝色；或见管壁破裂口活动性出血；或见伞端血块附着或活动性出血，腹腔内或可找到妊娠组织物。腹腔镜检查不再是异位妊娠诊断的"金标准"，目前很少将腹腔镜作为检查的手段，而更多作为手术治疗。

四、鉴别诊断

1. 早孕流产

早孕流产表现为停经后出现阴道流血，伴下腹正中阵发性疼痛或坠痛，出血多时可见绒毛排出。妇科检查子宫增大变软，宫颈口松弛，或见组织嵌顿。妊娠试验阳性。超声检查宫内可见妊娠囊，或组织残留。

2. 黄体破裂

黄体破裂表现为月经后半期突发下腹一侧疼痛，伴肛门坠胀。妇科检查一侧附件增厚压痛或触及肿块。妊娠试验阴性。经阴道后穹隆穿刺可抽出不凝血。超声提示一侧附件低回声团块及盆腔积液。

3. 卵巢子宫内膜异位囊肿破裂

卵巢子宫内膜异位囊肿破裂患者既往有卵巢子宫内膜异位囊肿病史，经前或经期突发下腹剧烈疼痛，伴肛门坠胀和恶心呕吐，妇科检查子宫后位固定，骶韧带可扪及触痛结节，患侧附件区可扪及包块，边界欠清，不活动，或原有附件区包块消失，仅有增厚，压痛明显。超声提示盆腔积液，其内可见弱点样回声。

4. 卵巢囊肿蒂扭转

卵巢囊肿蒂扭转有卵巢囊肿病史，突发下腹一侧疼痛，可伴恶心呕吐，妇科检查患侧可扪及触痛明显、张力较大包块。超声提示一侧附件区囊性或混合性占位，边界尚清。

5. 急性输卵管炎

急性输卵管炎一般无明显停经史，下腹一侧或两侧持续性疼痛，伴肛门坠胀、发热，经阴道后穹隆穿刺可抽出脓液或渗出液。妇科检查宫颈举摆痛，双侧附件增厚或扪及包块，压痛明显。白细胞计数增高，妊娠试验阴性。超声提示直肠子宫陷凹积液。

6. 急性阑尾炎

急性阑尾炎无明显停经史，典型表现为转移性右下腹疼痛，恶寒发热或伴恶心呕吐。体温升高，触诊腹肌紧张，麦氏点压痛、反跳痛明显。白细胞计数增高。

五、辨 证 论 治

（一）辨证要点

本病辨证时首先辨其亡血与虚实的程度，明确其严重性。可根据腹痛程度，有无晕厥、休克等临床症状，血压，超声检查等辨别输卵管妊娠有无破损，分为未破损期和已破损期。参考血 hCG 的升降判断异位胎元之存殒，并根据全身症状、舌脉进一步分辨气血虚实。先分期再辨证，未破损期可辨为胎元阻络证、胎瘀阻滞证，已破损期可辨为气血亏脱证、正虚血瘀证、瘀结成癥证。

（二）治疗原则

本病强调早期确诊，并争取保守治疗成功。治疗的重点是要注意动态观察病情的发展，根据病情变化，及时采取适当的治疗措施。初始以杀胚消癥、活血止痛为主；中期以活血止血、杀胚消癥为主；最后以活血化瘀消癥为主。整个治疗过程须在有输血、输液及手术准备的条件下才能进行药物保守治疗。输卵管妊娠破裂或流产致腹腔内急性出血，属危急重症，须立即进行抢救。

异位妊娠的治疗包括手术治疗和非手术治疗。

手术治疗适用于：①生命体征不稳定或有腹腔内出血征象者；②血 β-hCG 水平较高（>3000U/L）或持续升高，或附件包块大，或有胎心搏动；③或疑为输卵管间质部或残角子宫妊娠者；④存在药物治疗禁忌证，或经非手术治疗无效者；⑤持续性异位妊娠者。手术方式有：①根治手术：切除患侧输卵管；②保守手术：保留患侧输卵管。腹腔镜手术是目前手术治疗的主要方法。输卵管妊娠手术通常在腹腔镜下完成，除非生命体征不稳定，需要快速进腹止血并完成手术。

非手术治疗适用于：①生命体征平稳，无活动性腹腔内出血；②妊娠囊最大直径<4cm；③超声未见胚胎原始心管搏动；④血 β-hCG<2000U/L；⑤无药物治疗的禁忌证。非手术治疗输卵管妊娠，在西药治疗的基础上，中药治疗既可加快 β-hCG 转阴，改善腹胀、便秘等兼证，提高保守治疗的成功率，又可减少保守治疗后盆腔炎性疾病的发生，加速输卵管妊娠包块的吸收。

（三）分型论治

1. 未破损期

（1）胎元阻络证

【主要证候】 停经或有不规则阴道流血，或少腹隐痛；可有宫颈举摆痛，一侧附件区轻度压痛，或有包块，质软，有压痛；β-hCG阳性；或经超声证实为输卵管妊娠，但未破损；舌暗，苔薄白，脉弦滑。

【证候分析】 孕后胎元停于子宫外，不能运达子宫体腔，而成为输卵管妊娠未破损期的早期。此时胎元尚存，胞络瘀阻，气血运行不畅，不通则痛，故少腹隐痛，宫颈举摆痛，一侧附件区压痛，或有包块；瘀阻冲任，血不循经，则有不规则阴道流血。舌暗，苔薄白，脉弦滑均为瘀阻之征。

【治法】 活血化瘀杀胚。

【方药】 宫外孕Ⅰ号方（山西医学院第一附属医院经验方）加蜈蚣（去头足）、紫草、天花粉、三七。

宫外孕Ⅰ号方：赤芍　丹参　桃仁

若血β-hCG较高，可予西药甲氨蝶呤（MTX）联合中医药辨证治疗。

（2）**胎瘀阻滞证**

【主要证候】 停经伴不规则阴道流血，下腹坠胀不适；或一侧附件区包块，可有压痛；β-hCG曾经阳性，现转为阴性；舌质暗，苔薄，脉弦细或涩。

【证候分析】 此为输卵管妊娠未破损期的晚期，瘀血阻滞，异位胎元自殒，故β-hCG转阴；胎瘀互结，阻滞胞络，血不循经，故不规则阴道流血；瘀阻冲任，气机不畅，故下腹坠胀不适，一侧附件区包块。舌暗，苔薄，脉弦细或涩均为胎瘀阻滞之征。

【治法】 化瘀消癥。

【方药】 宫外孕Ⅱ号方（山西医学院第一附属医院经验方）加三七、水蛭。

宫外孕Ⅱ号方：丹参　赤芍　桃仁　三棱　莪术

兼神疲乏力，心悸气短者，加黄芪、党参以益气健脾；兼见腹胀者加枳壳、川楝子以理气行滞。

2. 已破损期

（1）**气血亏脱证**

【主要证候】 停经伴不规则阴道流血，突发下腹剧痛；面色苍白，冷汗淋漓，四肢厥冷，烦躁不安，甚或昏厥，血压下降；超声提示有盆腔、腹腔积液，后穹隆穿刺或腹腔穿刺抽出不凝血；舌淡，苔白，脉芤或细微。

【证候分析】 胎元停于宫外并致破损，故突发下腹剧痛；络伤血崩，阴血暴亡，气随血脱，故面色苍白，四肢厥冷，冷汗淋漓，甚或昏厥，血压下降；亡血则心神失养，故烦躁不安；脉络破损，血液离经妄行，积于腹腔，故超声提示有盆腔、腹腔积液，后穹隆穿刺或腹腔穿刺抽出不凝血。舌淡，苔白，脉芤或细微，为阴血暴亡，阳气暴脱之征。

【治法】 止血固脱。

【方药】 生脉散（《医学启源》，方见妊娠恶阻）合宫外孕Ⅰ号方。

如属于输卵管妊娠流产，腹腔内出血不多，在住院密切观察下可用药物治疗。若因输卵管妊娠破裂引起大量腹腔内出血，亡血厥脱，是危急重症，应立即进行抢救：

1）患者平卧，立即测血压、脉搏、呼吸、体温及观察患者神志。

2）急查血常规、血型及交叉配血。

3）立即给予吸氧、输液、输血。

4）立即进行手术治疗。

（2）**正虚血瘀证**

【主要证候】 输卵管妊娠破损后不久，仍腹痛拒按，不规则阴道流血；一侧附件区包块，有压痛；头晕神疲；舌暗，苔薄，脉细弦。

【证候分析】 输卵管妊娠破损后，血液离经外溢而为瘀，瘀阻脉络，不通则痛，故仍腹痛拒按；瘀血留结成癥，故一侧附件区包块，有压痛；气随血失而虚，故头晕神疲。舌暗，苔薄，脉细弦，为正虚血瘀之征。

【治法】 益气养血，化瘀杀胚。

【方药】 宫外孕Ⅰ号方加党参、黄芪、蜈蚣（去头足）、紫草、天花粉。

（3）瘀结成癥证

【主要证候】 输卵管妊娠破损日久，腹痛减轻或消失，小腹或有坠胀不适；一侧附件区包块，可有压痛；β-hCG曾经阳性，现转为阴性；舌暗，苔薄，脉细弦涩。

【证候分析】 破损日久，胎元已殒，则β-hCG转为阴性；络伤血溢于少腹而成瘀，瘀积日久而成癥，故腹腔包块形成；癥块阻碍气机，则下腹坠胀不适，附件包块有压痛。舌暗，苔薄，脉细弦涩为瘀血内阻之征。

【治法】 破瘀消癥。

【方药】 宫外孕Ⅱ号方加乳香、没药。

兼短气乏力、神疲纳呆者，加黄芪、党参、神曲以益气扶正，健脾助运；腹胀甚者，加枳壳、川楝子以理气行滞。

亦可辅以消癥散（经验方）外敷：

千年健60g，川续断120g，追地风、花椒各60g，五加皮、白芷、桑寄生各120g，艾叶500g，透骨草250g，羌活、独活各60g，赤芍药、当归尾各120g，血竭、乳香、没药各60g。上药共为末，每250g为1份，纱布包，蒸15分钟，趁热外敷，每日1~2次，10日为1个疗程。

六、临证要点

输卵管妊娠是妇科急腹症之一，临床以停经、腹痛、阴道流血为主要症状。输卵管妊娠基本病机为冲任不畅，少腹血瘀，少腹血瘀是输卵管妊娠的病机本质。中药治疗的基本治法是活血化瘀。

输卵管妊娠破损致腹腔内急性大出血时，为已破损期气血亏脱之妇科危急重症，一旦确诊需立即手术治疗。输卵管妊娠若盆腔超声提示附件区包块内可见原始心管搏动，虽暂无腹腔内出血，也应手术治疗。

治疗过程中，需动态观察血β-hCG、阴道超声的变化，结合患者停经时间、腹痛症状及体格检查等情况，予以动态评估，适时调整中医药治疗，或中西医结合药物治疗，或手术治疗的方案。对于血β-hCG已转为阴性，病灶包块尚未能完全吸收者，仍需密切随访。

七、预后与转归

输卵管妊娠根据其能否早期诊断，处理是否正确、及时之不同，预后吉凶不一。输卵管妊娠的早期，多可以药物治疗，免去手术，更大机会保存生育能力。如果输卵管妊娠发生破损，严重者可危及生命。输卵管妊娠以后，10%患者可再次发生输卵管妊娠，50%~60%患者继发不孕症。

第三节 胎漏、胎动不安

一、概　述

妊娠期，阴道少量流血，时出时止，或淋漓不断，而无腰酸腹痛、小腹坠胀者，称为胎漏，亦称"胞漏"或"漏胎"。妊娠期，出现腰酸腹痛、小腹下坠，或伴有阴道少量流血者，称为胎动不安，又称"胎气不安"。

"胞漏"之名首载于晋代《脉经·平妊娠胎动血分水分吐下腹痛证》。《金匮要略·妇人妊娠病脉证并治》记载了治疗癥瘤所致胎漏"下其癥"的治则治法。《诸病源候论·妇人妊娠病诸候》指出："漏胞者……冲任气虚，则胞内泄露。"《济阴纲目·胎前门》补充了其发病原因并提出了胎漏主要治则，即"故胎动宜行气，胎漏宜清热"。

"胎动不安"之名首见于《诸病源候论》，并提出"若其母有疾以动胎，治母则胎安；若其胎有不牢固，致动以病母者，治胎则母瘥"的治疗原则。明代《济阴纲目》明确了胎漏与胎动不安的症状异同。晚清张锡纯创制的寿胎丸更是"从肾论治"胎漏、胎动不安的典范。

西医学妊娠早期的先兆流产，可参照本病辨证治疗。

二、病因病机

本病的主要病机是冲任损伤，胎元不固。常由肾虚、气血虚弱、血热、血瘀所致。

（1）**肾虚**　禀赋虚弱，肾气不足，或房劳多产，或久病及肾，或孕后房事不节，损伤肾气，肾虚则冲任不固，胎失所系，以致胎动不安。

（2）**气血虚弱**　素体气血虚弱，或饮食劳倦，或大病久病耗气伤血，致脾气虚弱，化源不足；气虚胎失所载，血虚胎失所养，胎元不固，以致胎动不安。

（3）**血热**　素体阳盛，或孕后肝郁化热，或过食辛燥助阳之品，或阴虚生内热，或外感邪热，致令血热，热扰冲任，扰动胎元，损伤胎气，以致胎动不安。

（4）**血瘀**　子宫素有癥瘕之疾，或孕后不慎跌仆闪挫，或孕期手术创伤，均可致气血失和，瘀阻胞宫、胞脉，胎失所养，胎元失固，以致胎动不安。

三、诊　断

1. 病史

患者有停经史，或有早孕反应。

2. 症状

胎漏指妊娠后出现阴道少量流血，时出时止，或淋漓不断，而无腰酸腹痛、小腹坠胀。胎动不安指妊娠后出现腰酸、腹痛、小腹下坠，或伴有阴道少量流血等。

3. 检查

（1）**妇科检查**　阴道流血来自宫腔，量少，宫颈口未开，胎膜未破，子宫大小与停经月份相符。

（2）**辅助检查** ①尿妊娠试验阳性。②血hCG定量测定升高。③超声检查提示宫内妊娠，可见完整妊娠囊，或有原始心管搏动，或有胎心音，或有胎动存在，或伴有绒毛膜下出血。

四、鉴别诊断

胎漏、胎动不安应与堕胎、小产、异位妊娠、胎死不下、鬼胎、崩漏等相鉴别（表9-1）。

表9-1 胎漏、胎动不安的鉴别诊断

疾病	病史及症状	检查
胎漏	有停经史或早孕反应；阴道出血量少	子宫增大符合孕月，阴道少量出血来自宫腔；hCG阳性，超声示宫内妊娠，可见完整妊娠囊，或有原始心管搏动，或有胎心音，或有胎动存在
胎动不安	有停经史或早孕反应；仅有腰酸腹痛、小腹下坠，或伴少量阴道流血	子宫增大符合孕月，或有阴道少量出血来自宫腔；hCG阳性，超声示宫内妊娠，可见完整妊娠囊，或有原始心管搏动，或有胎心音，或有胎动存在
堕胎、小产	有停经史，或有胎漏、胎动不安病史，或有妊娠期热病史、外伤史；阴道出血、腹痛	子宫基本与孕月相符或略小；宫颈口已开大，或可见胚胎组织堵塞于宫颈口，或已破膜；hCG阳性或阴性；超声示宫腔内妊娠囊位置下移或未见妊娠囊，或蜕膜残留
异位妊娠	有停经史；阴道不规则出血，或有急性腹痛史，甚至晕厥或休克	子宫稍大而软；宫旁可扪及痛性包块；宫颈举摆痛；后穹隆饱满；hCG阳性或弱阳性；超声示宫内未见妊娠囊；后穹隆穿刺可见暗红色不凝血
胎死不下	有停经史，或有胎漏、胎动不安病史；或无明显症状，或早孕反应消失，或胎动消失	子宫小于孕月；宫颈口闭合；超声示无胎心、胎动，或可见胎体变形
鬼胎	有停经史；早孕反应较重，阴道出血色暗红伴水泡样物，或伴阵发性腹痛	子宫大于孕月；hCG阳性，超声示宫内未见妊娠囊或胎心，见"落雪状"或"蜂窝状"回声
崩漏	多有月经不调史或不孕史，多发生在青春期和绝经前后；子宫不规则出血	无阳性体征；hCG阴性；超声示子宫附件未见异常

此外，本病还应与激经相鉴别。激经为妊娠早期，个别妇女仍按月经周期有阴道少量出血而无损于胎儿者，多于妊娠中期停止；胎漏之阴道出血是无规律的，时出时止，或淋漓不断，其停止也无确定时间。

胎漏、胎动不安之阴道流血还要与宫颈局部出血相鉴别，应在严格消毒下做妇科检查，排除宫颈病变导致阴道流血。

五、辨证论治

（一）辨证要点

首辨胎元已殒或未殒。临床辨证应根据腰酸腹痛、小腹下坠的性质以及阴道流血的量色质，结合全身症状、舌脉之征，辨其虚实、寒热、气血，积极对因安胎治疗。一般腰膝酸软，或伴阴道流血，量少，色暗淡，多属肾虚；小腹空坠隐痛，或伴阴道流血，量少，色淡红，质稀薄，多属气血虚弱；腰腹坠胀作痛，或伴阴道流血，色深红，质稠，多属血热；孕妇素有癥积史，或孕后手术外伤、跌仆闪挫，腰酸、小腹坠痛，或伴阴道少量流血，色暗红，舌暗红，或有瘀斑，脉沉弦或沉涩，多属血瘀。

（二）治疗原则

治疗以安胎为大法，又因肾主生殖，肾系胎，故以补肾安胎为基本大法，并根据辨证情况辅以益气、养血、清热、化瘀等法。治疗后腰酸腹痛加重，阴道流血量增多，以致胎堕难留者，则当祛胎益母。

（三）分型论治

1. 肾虚证

【主要证候】 妊娠期间，小腹坠痛，或有阴道少量流血，色暗淡，或屡孕屡堕；头晕耳鸣，腰膝酸软，小便频数；舌淡，苔白，脉沉滑尺弱。

【证候分析】 肾为冲任之本，胞系于肾，肾虚则冲任不固，胎失所系，蓄以养胎之阴血下泄，故小腹坠痛，或有阴道少量流血，色暗淡，或屡孕屡堕；腰为肾之府，肾虚外府失荣，故腰酸；肾虚则髓海空虚，骨无所主，故头晕耳鸣，腰膝酸软；肾虚膀胱失约，故小便频数。舌淡，苔白，脉沉滑尺弱，为肾虚之象。

【治法】 补肾益气，固冲安胎。

【方药】 寿胎丸（《医学衷中参西录》）加党参、白术。

寿胎丸：菟丝子 桑寄生 续断 阿胶

方中菟丝子补肾填精，固摄冲任；桑寄生、续断补肾强腰安胎；党参、白术、阿胶益气填精，养血安胎。全方共奏补肾填精、益气养血、固冲安胎之效。

若腰痛明显，可加杜仲、覆盆子补肾强腰；若小腹空坠，可加黄芪、升麻益气升提，固摄安胎；阴道流血反复不止者，酌加地榆炭、墨旱莲养阴止血。

若肾阴虚兼有手足心热，面赤唇红，口燥咽干，舌红，少苔，脉细滑而数，治宜滋阴补肾，固冲安胎，方用寿胎丸加生地黄、山茱萸滋阴补肾。

若肾阳虚兼有腰痛如折，畏寒肢冷，小便清长或夜尿频数，面色晦暗，舌淡，苔白滑，脉沉细而迟，治宜补肾助阳，固冲安胎，方用补肾安胎饮（《中医妇科治疗学》）。

补肾安胎饮：人参 白术 杜仲 续断 益智仁 阿胶 艾叶 菟丝子 补骨脂 狗脊

2. 气血虚弱证

【主要证候】 妊娠期间，腰酸腹痛，小腹空坠，或阴道少量流血，色淡质稀；精神倦怠，心悸气短，面色㿠白；舌淡，苔薄白，脉细滑。

【证候分析】 气虚胎失所载，血虚胎失所养，气血虚弱，冲任失养，胎元不固，故孕后腰酸腹痛，阴道少量流血，色淡质稀；气虚系胞无力，血虚胞脉失养，故小腹空坠；气虚中阳不振，阳气不布故精神倦怠，心悸气短，面色㿠白。舌淡，苔薄白，脉细滑，为气血虚弱之象。

【治法】 益气养血，固冲安胎。

【方药】 胎元饮（《景岳全书》）去当归，加黄芪、阿胶。

胎元饮：人参 杜仲 白芍 熟地黄 白术 陈皮 炙甘草 当归

方中人参、炙甘草、白术益气养脾；白芍、熟地、阿胶滋阴补血；杜仲固肾安胎，陈皮理气调中，使熟地补而不腻。全方配伍，有补气养血，固肾安胎之功。

若气虚甚，加黄芪、升麻益气升提，固摄胎元；若腰酸明显，或有堕胎史可与寿胎丸合用增强补肾安胎之功。

3. 血热证

【主要证候】 妊娠期间，腰酸腹痛，小腹下坠，或阴道少量流血，血色深红或鲜红；心烦少寐，渴喜冷饮，便结溲黄；舌红，苔黄，脉滑数。

【证候分析】 热伤冲任，迫血妄行，损伤胎气，胎元不固，见腰酸腹痛，小腹下坠；血为热灼见阴道少量流血，血色深红或鲜红；热扰心神，灼伤津液，故心烦少寐、口渴喜冷饮，便结溲黄。舌红，苔黄，脉滑数，为血热之象。

【治法】 清热凉血，固冲安胎。

【方药】 保阴煎（《景岳全书》，方见月经过多）。

若下血较多者，酌加苎麻根、墨旱莲、藕节炭、地榆炭凉血止血；腰痛明显、小腹下坠甚者，酌加菟丝子、桑寄生固肾安胎。

4. 血瘀证

【主要证候】 素有癥积，孕后常有腰酸腹痛，小腹下坠，阴道不时少量下血，色暗红；或孕后手术外伤、跌仆闪挫，继之腹痛或少量阴道流血；舌暗红，或有瘀斑，脉沉弦或沉涩。

【证候分析】 妇人素有癥积，瘀血阻滞胞脉，阻碍胎元生长，甚至损伤胎气，故见腰酸腹痛，小腹下坠，阴道不时少量下血，色暗红；或孕后手术外伤、跌仆闪挫，以致气血紊乱，气乱则胎失所载，血乱则胎失所养，胎元不固，故腹痛或少量阴道流血。舌暗红，或有瘀斑，脉沉弦或沉涩，为血瘀之象。

【治法】 化瘀养血，固冲安胎。

【方药】 寿胎丸（《医学衷中参西录》，方见肾虚证）合圣愈汤（《兰室秘藏》，方见痛经）

临证寿胎丸加党参、白术健脾益气，以后天养先天，生化气血以化精；丹参活血祛瘀，养血止痛。圣愈汤加菟丝子、续断补肾固冲安胎。

跌仆伤胎用寿胎丸合圣愈汤，癥瘕伤胎用桂枝茯苓丸合寿胎丸。

六、临证要点

胎漏临证须辨明胚胎的位置是宫内还是宫外，是正常还是异常，可参考血β-hCG、孕酮、超声等结果，其中超声检查对诊断起关键作用。胎动不安主要表现为妊娠期腰酸腹痛、小腹下坠，或有阴道流血，诊断时必须排除异位妊娠及葡萄胎，以及全身性和器质性病患引起的阴道流血。胎动不安是妊娠病，临床应首辨胚胎、胎儿是否存活。在整个治疗过程中应根据症状及体征，结合血hCG测定及超声辅助检查以观察病情变化。

宫内妊娠明确后，治疗以安胎为大法，但安胎过程中须辨明胎之可安与不可安，对于胚胎或胎儿畸形，停育及出现堕胎、小产之势等不可安之胎，须及时祛胎以益母。胎元正常者，中医治疗具有特色与优势。辨证时须重视主证，详审阴道流血的色、质、量，并结合全身症状、既往孕产史等进行综合分析。

七、预后转归

胎漏以孕后阴道少量流血，而无腰酸腹痛、小腹坠胀为特征。若胎元正常，经过积极正确的治疗，可继续妊娠，分娩健康婴儿。若胎元异常，或失治、误治，可发展为堕胎、小产。若为父母遗传基因缺陷或胚胎基因缺陷等，则非药物或手术所能奏效。若为其他病因，应经过药物或手术纠正后，方可再次怀孕，以免滑胎的发生。

第四节　堕胎、小产

一、概　　述

凡妊娠12周内，胚胎自然殒堕者，为堕胎；妊娠12～28周内，胎儿已成形而自然殒堕者，为小产，亦称"半产"。也有怀孕一月不知其已受孕而殒堕者，称为暗产。

堕胎最早见于《脉经》，该书卷九言："妇人怀躯六月七月，暴下斗余水，其胎必倚而堕。"而在《金匮要略·妇人妊娠病脉证并治》中有"半产"的记载："有半产后，因续下血都不绝者。"明代虞抟《医学正传》有"小产"的病名，至《医学心悟·半产》指出二者同病异名："半产者，小产也。或至三五月而胎堕；或未足月而欲生，均谓之小产。"《医宗金鉴·妇科心法要诀》则提出了堕胎与小产的异同："五月成形名小产，未成形象堕胎言。"至《诸病源候论》有"妊娠堕胎后血出不止候"等专论，已认识到堕胎后流血不止的危急性。

堕胎、小产多由胎漏、胎动不安发展而来，也可直接发生堕胎、小产，均以自然殒堕难留为特点，且二者病因、治则、转归、预后等基本相同，故一并论述。

西医学的早期流产、晚期流产，可分别参照本节堕胎、小产治疗。堕胎、小产为自发性流产，人工流产则不在本节讨论范畴。

二、病因病机

本病发病机理主要是冲任损伤，胎元受损，胎结不实，而致胚胎、胎儿自然殒堕，离宫而下。堕胎、小产与他病可因果转化，堕胎、小产既可为一个独立的疾病，又可为胎漏、胎动不安发展的结局，还可成为滑胎的原因。其病因与胎漏、胎动不安基本相同（图9-3）。

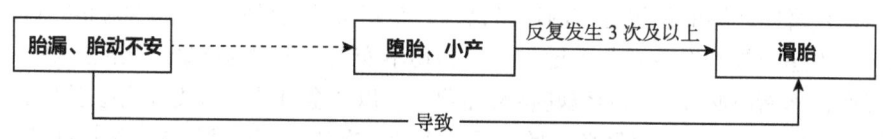

图9-3　胎漏、胎动不安与堕胎、小产和滑胎示意图

（1）**肾气亏虚**　先天禀赋不足，肾气不盛，结胎不实；或孕后房事不节，耗伤肾气。如《傅青主女科·小产》云："人之所以坐胎者，受父母先天之真火也。先天之真火，因先天之真气以成之。"肾气亏虚，胎元不固，结不实，以致堕胎、小产。

（2）**气血不足**　素体虚弱，或久病大病损伤气血，或饮食劳倦损伤脾胃，气血乏源，以致气血两虚，冲任不固，无以载胎养胎，而发堕胎、小产。如《格致余论·胎自堕论》云："血气虚损，不足荣养，其胎自堕。"

（3）**热病伤胎**　摄生不慎，感受时疫邪毒或热病温疟，热伏冲任，扰动血海，损伤胎元，以致堕胎、小产。

（4）**跌仆伤胎**　孕后不慎，跌仆闪挫，致使气血紊乱，胞宫不稳，或素有瘀滞胞宫，直接逼迫胎元而出，发生堕胎、小产。如《普济方·妊娠诸疾门》云："夫妊娠日月未足，胎气未全而产者，谓之半产……或颠仆闪挫，致气血损动……皆致半产。"

三、诊　断

1. 病史
患者有停经史，或曾有胎漏、胎动不安，或有妊娠期热病史、外伤史等。

2. 症状
妊娠28周内，或先出现阴道流血，继而小腹疼痛，或先小腹疼痛，继而阴道流血，且出血量及腹痛逐渐加重；或有羊水溢出，或可见妊娠物部分或全部排出者。发生在妊娠12周内，诊为堕胎；发生在妊娠12～28周内，诊为小产。

3. 检查
（1）**妇科检查**　阴道流血量多，宫口已开大，或见胚胎组织堵塞于宫口，此外尚可见羊水流出，或胎膜囊膨出于宫口，子宫大小与停经月份相符或小于停经月份。
（2）**辅助检查**　①尿妊娠试验呈阳性或血hCG升高。②大量失血后，血常规检查可见血红蛋白及红细胞减少。③B超可见宫内孕囊下脱，或未见孕囊，或蜕膜残留，可明确诊断。

四、鉴别诊断

（1）**胎动不安**　胎动不安与堕胎、小产相鉴别，堕胎、小产均可出现腹痛、阴道出血，但后者出现腹痛症状明显，且阴道出血量较大，B超或血hCG检查可协助诊断。
（2）**异位妊娠**　异位妊娠与堕胎、小产相鉴别，两者均有停经史和腹痛、阴道出血的病史，但堕胎、小产腹痛部位位于下腹部正中，出血为阴道出血，而异位妊娠破裂时的腹痛为一侧下腹部撕裂样疼痛，出血为阴道出血和腹腔内出血同时存在，以腹腔内出血为主，急性而大量的出血可发生失血性休克。妇科检查：阴道积血，后穹隆饱满，触痛；宫颈表面呈紫蓝色，举痛；子宫稍大，质软，一侧附件可扪及一个包块，包块大小不等，边界不清，压痛明显。阴道后穹隆穿刺抽出不凝血。B超检查：宫内未见妊娠囊，附件区见妊娠囊，囊内可见胚芽或胎心，或见包块。

除此之外，本病还应与内、外科疾病所致的出血、腹痛相鉴别。

五、辨证论治

（一）辨证要点

堕胎、小产者主要根据阴道出血的量、色、质与妊娠物排出情况、腹痛、全身症状及舌脉辨气血虚实，并结合妇科检查、B超等辨证施治。若胚胎或胎儿尚未排出，小腹坠胀疼痛，舌质正常或紫暗，舌边尖有瘀点，脉滑或涩，多为血瘀证；若胚胎或胎儿已基本排出，尚有部分组织残留于子宫，腹痛阵阵，阴道流血不止，甚至血崩，伴面色苍白，心悸气短，头晕目眩，舌淡紫苔白，脉沉细无力，多为气虚血瘀证。

（二）治疗原则

堕胎、小产的治疗原则以下胎益母为主。临证中一经确诊，应尽快终止妊娠，速去其胎。或行吸宫术或钳刮术；或于严密观察中辨证用药下胎；或中西医结合治疗。

在发生堕胎、小产的过程中，必须严密观察殒堕经过，正确判断胚胎是否完全排出，有无稽留。临证中一经确定为胎堕难留或胎堕不全者，应尽快终止妊娠，速去其胎，或在严密观察下，辨证用药以下胎，或在严格消毒下，行吸宫术或钳刮术，以防发生大出血。若殒堕过程中，突然阴血暴下，出现气随血脱的危象，当施以急救处理。若胎堕完全者，应按产后处理，宜调养气血为主。

若堕胎、小产不全，阴道大量出血不止，腹痛加剧，面色苍白，呼吸短促，甚或神志昏迷，四肢厥冷，大汗淋漓，目合口开，唇舌淡白，脉微欲绝等，此为阴血暴亡，气随血脱之危候。当急以益气回阳固脱之法，给予独参汤（《十药神书》）或参附汤（《校注妇人良方》），并在配合输血、补液、抗休克等急救措施的情况下，尽快清除宫腔残存的妊娠物。

（三）分型论治

1. 胎堕难留证

【主要证候】 多由胎漏、胎动不安发展而来。阴道流血增多，色红有块，小腹坠胀疼痛加剧，会阴坠胀，或有羊水溢出；舌质正常或紫暗，舌边尖有瘀点，苔薄，脉滑或涩。

【证候分析】 孕后因故伤胎，胞脉受损，迫血下行，故阴道流血增多，伴有血块；殒胎阻滞胞脉，不通则痛，则小腹疼痛；胎堕而欲下，则会阴坠胀；胎气下迫愈甚，胎膜破损，则羊水外溢；舌紫暗，苔薄，脉滑或涩，乃为胎堕难留、瘀血内阻之象。

【治法】 祛瘀下胎。

【方药】 脱花煎（《景岳全书》）加益母草。

脱花煎：当归　川芎　红花　肉桂　牛膝　车前子

脱花煎主治产难经日或死胎不下，有催生之功。方中当归、川芎、红花活血祛瘀，催生下胎；肉桂温通血脉，增强行血之功；川牛膝活血行血，引血下行；车前子滑利降泄。加用益母草祛瘀生新，全方配伍，具有活血化瘀，祛瘀下胎之效。

2. 胎堕不全证

【主要证候】 胎殒之后，尚有部分组织残留于胞宫，阴道流血不止，腹痛阵阵，甚至出血如崩；伴心悸气短，面色苍白，头晕目眩；舌淡紫，苔白，脉沉细无力。

【证候分析】 胎殒已堕，堕而未尽，瘀阻胞宫，新血不得归经，故阴道流血不止，甚则血崩；胎堕不全，瘀阻胞宫，胞脉不畅，"不通则痛"，块物排出，腹痛稍减，故腹痛阵阵；血液亡失，气随血脱，心与清窍失养，则心悸气短，头晕；血脉空虚，荣润失职，则面色苍白；舌淡紫，苔白，脉沉细无力，乃为气虚血瘀之象。

【治法】 益气祛瘀。

【方药】 生化汤（《傅青主女科》）加人参、益母草、炒蒲黄。

生化汤：当归　川芎　桃仁　炮姜　炙甘草

方中当归、川芎、桃仁活血祛瘀；炮姜温经止血；人参益气以助下胎排瘀之力；益母草、炒蒲黄祛瘀生新，止痛止血；甘草调和诸药。全方共奏补气化瘀止血之功。

六、临证要点

堕胎与小产的临床主证是出血与腹痛，因二者均为胎殒难留，治疗以下胎益母为主。临证中根据病史、症状、妇科检查、超声监测胚胎发育情况，明确判断胚胎是否殒堕以及其妊娠物排出情况，对胎堕不全者应尽快手术清除宫内残存物，以防出血量多不止，阴血暴亡，阳无所附，出现"阴阳离决"之危象。必要时补液、输血治疗。

若在病程中出现发热，下腹疼痛拒按，阴道流血伴秽臭，多是反复感染邪毒所致，即西医学所称"流产后感染"，亦属重症，临证时当审慎，需及时足量足疗程抗感染治疗。

七、预后与转归

本病可能由胎漏、胎动不安发展而来。若胚胎或胎儿完全排出，出血量少，则按完全流产后处理，中医调养为主。正如《女科证治准绳》所言"小产不可轻视将养十倍于正产也"。临证应重视调养，且不忘祛瘀生新，以备再次顺利妊娠。若胚胎或胎儿排出不全，出血量多，或发生晕厥，甚或阴血暴亡，出现阴阳离决之候，需紧急处理，应立即采用手术控制出血，同时开放静脉通道纠正休克，病可转安；若处理不当，可危及生命。

第五节 滑 胎

一、概 述

凡堕胎或小产连续发生3次或以上者，称为滑胎，亦称"数堕胎"。但明代以前有些医著所言滑胎是指临床催生的方法，不属本节讨论范畴。

本病首见于《诸病源候论·妊娠数堕胎候》："血气虚损者，子脏为风冷所居，则血气不足，故不能养胎，所以致胎数堕，候其妊娠，而恒腰痛者，喜堕胎。"《备急千金要方·妇人方上》则首载"治妊娠数堕胎方"。《景岳全书·妇人规》对其病机的论述较为全面："凡妊娠之数见堕胎者，必以气脉亏损而然。而亏损之由，有禀质之素弱者，有年力之衰残者，有忧怒劳苦而困其精力者，有色欲不慎而盗损其生气者。此外，如跌仆、饮食之类皆能伤其气脉，气脉有伤而胎可无恙者？"对于反复堕胎、小产的临床特点亦有细致的观察："屡见小产、堕胎者，多在三个月及五月、七月之间，而下次之堕，必如期复燃。"滑胎病名则始于清代，《医宗金鉴·妇科心法要诀》曰："数数堕胎，则谓之滑胎。"

西医学复发性流产可参照本病辨证治疗。

二、病因病机

本病主要发病机制是冲任损伤，胎元不固，或胎元不健，不能成形，故而屡孕屡堕。

（1）**肾气亏虚** 父母先天禀赋不足，肾气不充，两精虽能相合，但胎不成实；或因孕后房事不节伤肾，以致肾气亏虚，冲任不固，系胎无力，而致滑胎；或大病久病伤肾，肾精匮乏，胎失濡养，而致滑胎。

（2）**气血虚弱** 素体脾胃虚弱，气血不足，或饮食、劳倦伤脾，气血化源不足，或大病久病，耗气伤血，致气血两虚，冲任失养，故使屡孕屡堕而为滑胎。

（3）**瘀血阻滞** 母体胞宫原有癥瘕，瘀滞于内，冲任损伤，气血不调，且瘀滞日久伤肾，胎失所养，胎元不固，遂致滑胎。

三、诊 断

1. 病史

堕胎或小产连续发生3次或3次以上者,且多数发生在同一妊娠月。应注意其连续性、自然性和应期而下的发病特点。注意是否合并全身性疾病,如高血压、慢性肝肾疾病、血栓性疾病等。

2. 症状

孕前多有腰酸乏力等症状。孕后可无明显症状,或有腰酸腹痛,或阴道有少量流血等胎漏、胎动不安的症状。宫颈内口松弛的中晚期流产者,多无自觉症状,突然阵发腹痛,胎儿随之排出。

3. 检查

（1）**体格检查** 测血压,检查全身情况；妇科检查了解有无合并子宫畸形、子宫肌瘤、子宫腺肌病、宫颈内口松弛；有无盆腔肿物；是否存在宫颈手术史或宫颈重度裂伤等病史。

（2）**辅助检查** ①血常规、垂体、卵巢功能、甲状腺激素等检查；②夫妇双方染色体、地中海贫血和血型检查；③男方精液检查；④免疫功能检查；⑤风疹病毒、巨细胞病毒、弓形虫等病原体相关检查有助于诊断；⑥B超检查子宫形态、大小,有无畸形,宫颈内口宽度。大月份小产者重视是否存在宫颈功能不全情况。子宫输卵管造影、宫腹腔镜检查可了解生殖道畸形、子宫肌瘤、子宫腺肌病、宫腔粘连等情况。

四、辨 证 论 治

（一）辨证要点

滑胎以虚证居多,以脏腑、气血辨证为主,论治宜分孕前、孕后两阶段进行。本病主要以滑胎者伴随的全身脉症为其辨证要点,根据相关检查,排除男方因素或女方非药物所能奏效的因素,针对病因辨证论治。

（二）治疗原则

治疗应"预培其损"。经不调者,当先调经；若因他病而致滑胎者,当先治他病。孕前需检查相关流产原因,治疗以补肾健脾、益气养血、调理冲任为主。另外,再次受孕应距上次殒堕1年左右,以利于恢复健康。一旦妊娠或高度怀疑妊娠,应按"胎动不安"治疗。

（三）分型论治

1. 肾气亏虚证

【**主要证候**】 屡孕屡堕,甚或应期而堕；精神萎靡,头晕耳鸣,腰膝酸软,小便频数,目眶暗黑,或面色晦暗；舌淡,苔白,脉沉弱。

【**证候分析**】 肾气亏虚,冲任不固,胎元失养,胎失所系,故屡孕屡堕；肾阳亏虚,命火不足,阳气不布,则精神萎靡,目眶暗黑,或面色晦暗；肾主骨生髓,肾虚则腰膝酸软,髓海不足；清窍失养,故头晕耳鸣；膀胱失约,气化失职,则小便频数。舌淡,苔白,脉沉弱,为肾气亏虚之象。

【**治法**】 补肾固冲,益气养血。

【**方药**】 补肾固冲丸（《中医学新编》）。

补肾固冲丸：菟丝子　续断　巴戟天　杜仲　当归　熟地黄　枸杞　鹿角霜　阿胶　党参　白术　大枣　砂仁

补肾固冲丸主治肾气不足，气血两虚，冲任失固，胎元不实之滑胎。方中菟丝子补肾益精，固摄冲任；续断、巴戟天、杜仲补肾益精固冲；当归、熟地黄、枸杞、阿胶滋肾填精养血，加鹿角霜血肉之品以增强补肾养血填精之功；党参、白术、大枣健脾益气以资化源；砂仁理气调中，使补而不滞。全方合用，使肾气健旺，冲任巩固，胎有所系，则自无殒堕之虑。

若偏于阳虚，兼见畏寒肢凉，小便清长，大便溏薄，舌淡，苔薄，脉沉迟或弱，治宜温补肾阳，固冲安胎，方用肾气丸加菟丝子、杜仲、白术；若偏于阴虚，兼见心烦少寐，便结溲黄，形体消瘦，舌红，苔薄黄，脉细滑而数，治宜滋阴清热固冲，方用保阴煎加菟丝子、桑寄生、杜仲。

2. 气血虚弱证

【主要证候】　屡孕屡堕；头晕眼花，神倦乏力，心悸气短，面色苍白；舌淡，苔薄，脉细弱。

【证候分析】　气血两虚，冲任不足，不能养胎载胎，故使屡孕屡堕；气血两虚，上不荣清窍，则头晕眼花；外不荣肌肤，则面色苍白；内不荣脏腑，则神倦乏力，心悸气短。舌淡，苔薄，脉细弱，为气血两虚之象。

【治法】　益气养血，固任安胎。

【方药】　泰山磐石散（《古今医统大全》）。

泰山磐石散：人参　黄芪　白术　炙甘草　当归　续断　川芎　白芍　熟地黄　黄芩　砂仁　糯米

泰山磐石散主治妇人妊娠，气血两虚的胎动不安或屡有堕胎者。方中人参、黄芪、白术、炙甘草补中益气；当归、白芍、熟地黄、川芎补血养血；续断补肾强腰；砂仁、糯米调养脾胃以助气血生化；黄芩清热凉血，防诸药升阳化热。全方合用，共奏补气养血固冲之效。若再次妊娠，有胎漏下血者，宜去川芎，加阿胶、菟丝子、覆盆子以固摄安胎止血。

3. 瘀血阻滞证

【主要证候】　素有癥瘕之疾，屡孕屡堕；时有少腹隐痛或胀痛，肌肤无华；舌紫暗或有瘀斑，苔薄，脉细弦或涩。

【证候分析】　素有癥瘕，有碍于胎儿生长发育，瘀血阻滞，冲任损伤，胎元受损，则屡孕屡堕；瘀血阻滞，冲任气血不畅，故时有少腹隐痛或胀痛；不能荣于肌肤，故肌肤无华。舌紫暗或有瘀斑，苔薄，脉弦或涩，均为血瘀之征。

【治法】　祛瘀消癥固冲。

【方药】　桂枝茯苓丸（《金匮要略》，方见经断复来）加香附、橘核。

若拟再次妊娠，宜停药观察。在妊娠早期，应定期检查癥瘕与胎元的情况。孕后，参照"胎动不安"辨证安胎治疗。对于宫颈功能不全者，可在孕前或孕后行宫颈内口环扎术，配合补肾健脾，益气固冲治疗。

五、临证要点

本病以连续自然发生堕胎、小产，即"屡孕屡堕"为特点。且每次发生堕胎、小产的时间多在同一妊娠月份，即"应期而堕"。虽滑胎定义为连续3次或3次以上自然堕胎、小产，但发生2次的患者即应重视，予以评估，调理冲任气血。

临证时应结合有关检查，查清导致流产的原因，排除男方或女方非药物所能奏效的因素，审因论治，谨守病机，抓住主要脉症，综合判断分析，予以辨证论治。

六、预后与转归

对于滑胎者，如非器质性因素引起，经过系统治疗，预后良好；如因宫颈功能不全引起者，可在孕后行宫颈内口环扎术，同时在孕前、孕后配合补肾健脾，益气固冲治疗。对于合并全身性疾病者应审症求因，治疗得当，善后调治，或有较好预后。滑胎强调防治并重，孕前调治，预培其损，消除引起滑胎的因素。孕后及早保胎治疗，卧床休息，避免劳累，严禁房事，增加营养，保持大便通畅。用药保胎时间应超过既往堕胎小产时间的2周，同时予以心理疏导，方可求得佳效。

第六节 胎萎不长

一、概 述

妊娠4~5个月后，妊娠腹形小于相应妊娠月份，胎儿存活而生长迟缓者，称为胎萎不长，亦称"胎不长""妊娠胎萎"。

本病始见于《诸病源候论·妊娠胎萎燥候》："胎之在胞，血气资养，若血气虚损，胞脏冷者，胎则翳燥，萎伏不长。其状，儿在胎内都不转动，日月虽满，亦不能生，是其候也。而胎在内萎燥，其胎多死。"《陈素庵妇科补解·胎瘦不长》认为本病与情志因素有关，说："妊娠忧郁不解，以及阴血衰耗，胎燥而萎。"

西医学的胎儿生长受限可参照本病辨证治疗。

二、病因病机

本病病因在于父母双方禀赋虚弱，或孕后将养失宜，以致胞脏虚损。主要发病机制是母体气血不足，不能荣养胎儿。

（1）**气血虚弱** 素体气血不足，或久患宿疾，气血暗损；或孕后恶阻较重，气血化源不足；或胎漏下血日久耗伤气血，冲任气血不足，胎失所养，以致胎萎不长。

（2）**脾肾不足** 禀赋脾肾不足，或孕后房事不节，损伤肾气；或劳倦伤脾，致精血化源不足，胎失所养而生长迟缓，遂致胎萎不长。

三、诊 断

1. 病史

患者可有胎漏、胎动不安史，或有妊娠剧吐、妊娠期高血压、慢性肝肾疾病、心脏病、贫血或营养不良的病史，或孕期有高热、接触放射线史，或有烟酒、吸毒、偏食等不良嗜好等。

2. 症状

妊娠中晚期，其腹形明显小于相应妊娠月份。

3.检查

（1）**产科检查** 宫底高度、腹围与孕期不符合，明显小于妊娠月份，正常情况下，孕末期孕妇体重每周增加0.5kg，若体重不增加，或增长缓慢时，亦应考虑本病的可能。

（2）**辅助检查** B超监测胎儿双顶径增长缓慢、羊水过少、胎盘老化，或孕晚期每周测量体重增长不足0.5kg，有诊断意义。彩色多普勒超声检查脐动脉舒张期末波缺失或倒置，提示有胎萎不长可能。

四、鉴别诊断

胎萎不长应与胎死不下、羊水过少鉴别。

1.胎死不下

胎萎不长或胎死不下都有宫体小于妊娠月份的临床特点。但胎死不下可有胎动不安病史，或反复阴道出血，主要表现为妊娠中晚期，孕妇自觉胎动停止，B超检查无胎动、胎心音。胎萎不长胎儿虽小于停经月份，但有胎动、胎心音，B超可协助诊断。

2.羊水过少

胎萎不长或羊水过少均可表现为腹围及宫高小于正常孕月。但羊水过少B超检查胎儿肢体发育正常，羊水暗区在3cm以下，与胎萎不长的肢体发育偏小不同。

五、辨证论治

（一）辨证要点

辨证主要依据全身证候、舌苔、脉象等。若头晕心悸，少气懒言，多属于气血虚弱证；若头晕耳鸣，腰膝酸软，纳少便溏，多属于脾肾不足证。

（二）治疗原则

治疗重在养精血，益胎元；补脾胃，滋化源。若发现畸胎，应及时下胎益母。

（三）分型论治

1.气血虚弱证

【主要证候】 妊娠腹形小于妊娠月份，胎儿存活；身体羸弱，头晕心悸，少气懒言，面色萎黄或苍白；舌淡，苔少，脉细滑弱。

【证候分析】 孕后血虚气弱，则胎元失气血濡养而生长迟缓，故孕母腹形小于妊娠月份；气血亏虚肌体失于充养，故身体羸弱；血虚心脑失养，故头晕心悸；气虚阳气不布，故少气懒言；血虚气弱，肌肤失荣，故面色萎黄或苍白。舌淡，苔少，脉细弱，为气血不足之征。

【治法】 补益气血养胎。

【方药】 胎元饮（《景岳全书》，方见胎漏、胎动不安）。

若兼气滞，酌加苏梗、砂仁理气行滞；大便秘结者，加玄参、肉苁蓉润肠通便；血虚甚者，重用当归，加枸杞以养血安胎。

2.脾肾不足证

【主要证候】 妊娠腹形小于妊娠月份，胎儿存活；头晕耳鸣，腰膝酸软，纳少便溏，或形寒畏冷,手足不温,倦怠无力;舌淡,苔白,脉沉迟。

【证候分析】 脾肾不足,精血乏源,则胞脉失养,故胎不长养;肾虚则髓海不足,清窍失养,故头晕耳鸣;肾虚外府失养,故腰膝酸软;脾肾不足,故倦怠无力,纳少便溏;肾虚阳气不足,故形寒畏冷,手足不温。舌淡,苔白,脉沉迟,均为脾肾不足之征。

【治法】 补益脾肾养胎。

【方药】 寿胎丸(《医学衷中参西录》,方见胎漏、胎动不安)合四君子汤(《太平惠民和剂局方》)。

四君子汤:人参 白术 茯苓 炙甘草

寿胎丸固肾安胎;四君子汤健脾益气,以益气血生化之源,使胎有所养。

六、临证要点

本病以妊娠中晚期胎儿存活,但其生长明显小于妊娠月份为主证,结合兼证、舌脉进行辨证。治疗中,怀疑有染色体病变、病毒感染、射线伤害等情况时,应于孕16周后做出产前诊断,防止畸形胎儿的出生。对妊娠并发症,应以治疗母病为主,《妇人大全良方》就提出"当治其疾,益其气血,则胎自长"的治疗大法。并发症严重者,必要时终止妊娠。

七、预后与转归

胎萎不长,经过调治,胎儿可继续顺利正常发育生长。本病若不及时治疗,可影响胎儿的生长发育,甚至可致胎死腹中,或增加新生儿窒息、低体重、智力障碍的发生率。

第七节 鬼 胎

一、概 述

妊娠数月,腹部异常增大,隐隐作痛,阴道反复流血,或下水泡者,称为鬼胎,亦称"伪胎""葡萄胎"。

本病始见于《诸病源候论·妊娠鬼胎候》:"夫脏腑调和,则血气充实,风邪鬼魅不能干之,若荣卫虚损,则精神衰柔,妖魅鬼精得入于脏,状如怀娠,故曰鬼胎也。"

西医学中的完全性葡萄胎和部分性葡萄胎,可参照本病辨证治疗。

二、病因病机

本病主要发病机制是素体虚弱,七情郁结,痰浊凝滞不散,精血虽凝而终不成形,遂为鬼胎。

(1)**肾气不足** 素体禀赋不足,或肾气未充,过早交接,或多产房劳,损伤肾气,肾气渐衰,精血亏虚;冲任衰弱,孕后精血虽凝而终不成形,遂致鬼胎。

(2)**气血虚弱** 素体虚弱,气血不足,孕后冲任虚衰,胎元失养,发为鬼胎。

(3)**气滞血瘀** 素性抑郁,孕后情志不遂,肝郁气滞,血与气结,冲任不畅,瘀血结聚胞中,腹大异常，瘀血伤胎则胎坏，瘀伤胞脉则流血，发为鬼胎。

（4）**寒湿瘀滞** 孕妇久居湿地，或贪凉饮冷，或经期、产后感受寒湿，寒湿之邪客于冲任胞宫，气血瘀滞，发为鬼胎。

（5）**痰浊凝滞** 孕妇素体肥胖，或恣食厚味，或脾虚不运，湿聚成痰，痰浊内停，冲任不畅，痰浊郁结胞中，腹大异常，痰浊凝滞伤胎，瘀伤胞脉则流血，发为鬼胎。

三、诊　断

1. 病史

患者有停经史、早孕反应史、孕后不规则阴道流血史。

2. 症状

孕早、中期出现阴道不规则流血，有时大量流血，偶可在血中发现水泡状物；流血前常有隐隐的阵发性腹痛；腹大异常；约半数患者早期出现严重呕吐，持续时间长，少数患者在孕24周前出现高血压、蛋白尿和水肿。

3. 检查

（1）**妇科检查** 多数患者子宫大于停经月份，质软，有时可触及一侧或双侧卵巢呈囊性增大。

（2）**辅助检查** ①B超检查：见"落雪状"图像，而无妊娠囊、胎心搏动或胎体。②血hCG测定：其值高于相应孕周的正常值，且持续不降。③多普勒胎心测定：未听到胎心，可闻及子宫血管杂音。

四、鉴别诊断

鬼胎应与胎漏、胎动不安、胎水肿满、双胎等鉴别。

1. 胎漏、胎动不安

胎漏、胎动不安有停经史，阴道流血量少，或伴轻微腹痛，妇科检查示子宫增大符合妊娠月份，血hCG在孕期正常范围，B超见正常妊娠图像。

2. 胎水肿满

胎水肿满多见于妊娠中晚期，无阴道流血，腹大异常，腹部胀满，胸胁满闷，腹皮绷紧发亮，妇科检查示宫体大于正常妊娠月份，B超测量羊水最大暗区垂直深度≥8cm。

3. 双胎

有停经史，无腹痛、阴道流血，妇科检查示宫体大于相应孕周的正常单胎妊娠，血hCG略高于正常，B超见双胎妊娠图像。

五、辨证论治

（一）辨证要点

辨证以孕期阴道流血、腹大异常为主，结合全身症状及舌脉等综合分析。

（二）治疗原则

治疗以下胎祛瘀益母为主，佐以调补气血。鬼胎一经确诊，应及时清宫，术后可予中药益气养血祛瘀以善其后。若为恶证或有恶性倾向，可采用化疗等治疗手段。

（三）分型论治

1. 肾气不足证

【主要证候】 孕期阴道不规则流血，量多，或淋漓不断，色淡红，可有水泡状物排出；或腹痛绵绵，或腹大异常，无胎心胎动，腰膝酸软，倦怠乏力；舌淡，苔薄白，脉沉细。

【证候分析】 素体禀赋不足，或肾气未充，过早交接，或多产房劳，损伤肾气，肾气亏虚，冲任虚弱，孕后精血虽凝而终不成形，故致本病，妊娠而无胎心胎动，可有水泡状物排出；肾虚摄纳无力，故阴道流血，量多，或淋漓不断，色淡；胞脉失养，故腹痛绵绵；腰膝酸软，倦怠乏力，舌淡，苔薄白，脉沉细均为肾气亏虚之征。

【治法】 补肾固本，活血下胎。

【方药】 脱花煎（《景岳全书》，方见堕胎、小产）加续断、党参。

2. 气血虚弱证

【主要证候】 孕期阴道不规则流血，量多，色淡，质稀，腹大异常，无胎动、胎心音；时有腹部隐痛，神疲乏力，头晕眼花，心悸失眠，面色苍白；舌淡，苔薄，脉细弱。

【证候分析】 素体虚弱，气血不足，孕后冲任虚衰，胎元失养，故致本病。气血不足，故阴道流血，量多，色淡，质稀，腹部隐痛；胎失所养，则无胎动、胎心音；血虚不荣，气虚不布，故神疲乏力，头晕眼花，面色苍白；血虚心神失养，故心悸失眠。舌淡，苔薄，脉细弱，为气血两虚之征。

【治法】 益气养血，活血下胎。

【方药】 救母丹（《傅青主女科》）加枳壳、川牛膝。

救母丹：人参　当归　川芎　益母草　赤石脂　荆芥穗

方中人参大补元气为君；当归、川芎补血，使气充血旺为臣；益母草活血下胎；赤石脂化恶血，使恶血去而胎自下；荆芥穗引血归经，使胎下而不致流血过多。全方有益气养血，活血下胎之效。

3. 气滞血瘀证

【主要证候】 孕期阴道不规则流血，量或多或少，血色紫暗有块，腹大异常，无胎动、胎心音；时有腹部胀痛，拒按，胸胁胀满，烦躁易怒；舌紫暗或有瘀点，脉涩或沉弦。

【证候分析】 素多抑郁，郁则气滞，血随气结，冲任不畅，瘀血结聚胞中，故腹大异常；瘀伤胞脉，故阴道不规则流血，腹部胀痛，拒按；离经之血时瘀时流，故量或多或少，色紫暗有块；瘀结伤胎，故无胎动、胎心音；情志抑郁，气滞不宣，经脉不利，故胸胁胀满，烦躁易怒。舌紫暗或有瘀点，脉涩或沉弦，为气滞血瘀之征。

【治法】 理气活血，祛瘀下胎。

【方药】 荡鬼汤（《傅青主女科》）。

荡鬼汤：枳壳　厚朴　桃仁　红花　牡丹皮　川牛膝　雷丸　大黄　人参　当归

方中枳壳、厚朴理气行滞；桃仁、红花、牡丹皮、川牛膝活血化瘀以下胎；大黄、雷丸行瘀血，荡积滞以下胎；人参、当归补气养血，使攻积而不伤正。全方共奏理气活血，祛瘀下胎之效。

4. 寒湿瘀滞证

【主要证候】 孕期阴道不规则流血，量少，色紫暗有块，腹大异常，无胎动、胎心音；小腹冷痛，形寒肢冷；舌淡，苔白腻，脉沉紧。

【证候分析】 寒湿与血结聚胞中，故腹大异常，无胎动、胎心音；瘀伤胞脉，故阴道流血，量少，色紫暗有块；寒凝胞宫、冲任，故小腹冷痛；寒邪阻遏阳气，故形寒肢冷。舌淡，苔白腻，脉沉紧，均为寒湿凝滞之征。

【治法】 散寒除湿，逐水化瘀下胎。

【方药】 芫花散（《妇科玉尺》）。

芫花散：芫花　吴茱萸　川乌　巴戟天　秦艽　白僵蚕　柴胡

方中芫花醋炒入血分，逐水下胎为君；吴茱萸、川乌、巴戟天温经散寒为臣；秦艽、白僵蚕除湿通络为佐；柴胡理气，协理癥积为使。全方共奏散寒除湿，逐水化瘀下胎之效。

5.痰浊凝滞证

【主要证候】 孕期阴道不规则流血，量少色暗，腹大异常，无胎动、胎心音；形体肥胖，胸胁满闷，呕恶痰多；舌淡，苔腻，脉滑。

【证候分析】 痰浊内停，与血结聚胞中，故腹大异常，无胎动、胎心音；瘀伤胞脉，故阴道流血，量少色暗；痰浊内停，气机不畅，故胸胁满闷，呕恶痰多。形体肥胖，舌淡，苔腻，脉滑，均为痰湿之征。

【治法】 化痰除湿，行气下胎。

【方药】 平胃散（《太平惠民和剂局方》）加芒硝、枳壳。

平胃散：苍术　厚朴　陈皮　甘草　生姜　大枣

方中苍术燥湿健脾，健运中州；甘草健脾和中；厚朴、陈皮燥湿行气；生姜、大枣调和脾胃。全方合用，使中州健运，湿浊、瘀邪得以运行，则死胎自下。

六、临证要点

本病的特点是妊娠后腹大异常和阴道反复出血，B超和血hCG测定是重要诊断方法。临床多为急症，"急则治其标"，一经确诊，应及时清除宫腔内容物，防止病情延误。但若伴有严重的并发症，如高血压、重度贫血等应积极处理并发症，待情况好转后行清宫术。鬼胎排空后仍应中医药治疗，益气养血祛瘀结合兼证进行辨证处理，以善其后，防止恶变。并应进行定期随访，可靠避孕6个月。

七、预后与转归

完全性葡萄胎具有局部侵犯和远处转移的潜在危险，定期随访可早期发现滋养细胞肿瘤并及时处理。部分性葡萄胎发生子宫局部侵犯的概率为4%，一般不发生转移。

葡萄胎患者随访期间应可靠避孕，由于葡萄胎后滋养细胞肿瘤极少发生在hCG自然降至正常以后，所以避孕时间为6个月。

第八节　子　　满

一、概　　述

妊娠5～6个月后出现胎水过多，腹大异常，胸膈胀满，甚或遍身浮肿，喘不得卧，称为子满,亦称"胎水肿满"。本病常与胎儿畸形、多胎妊娠、巨大胎儿、孕妇合并症(如妊娠合并高血压、糖尿病、贫血等)等因素有关。

本病始见于《诸病源候论·妊娠胎间水气子满体肿候》:"胎间水气,子满体肿者,此由脾胃虚弱,脏腑之间有停水,而挟以妊娠故也……水气流溢于肌,故令体肿;水渍于胞,则令胎坏。"

西医学的羊水过多可参照本病辨证治疗。

二、病因病机

本病主要发生机制是水湿无制,水渍胞中。

(1) **脾气虚弱** 素体脾虚,孕后饮食失调,血气下聚冲任养胎,脾气益虚,水湿无制,湿渗胞中,发为子满。

(2) **气滞湿阻** 素多抑郁,孕后胎体渐大,阻碍气机,气机不畅,气滞湿阻,蓄积于胞中以致子满。

三、诊 断

1. 病史

患者有糖尿病、病毒感染史,或有胎儿畸胎、多胎妊娠史,以及母儿血型不合等病史。

2. 症状

腹大异常,胸膈胀满,腹部胀痛,甚或喘不得卧,发生紫绀,甚或下肢、外阴浮肿及静脉曲张。

3. 检查

(1) **产科检查** 腹形显著大于正常妊娠月份,皮肤张力大,有液体震颤感,胎位不清,胎心音遥远或听不清。

(2) **辅助检查** ①产科检查:腹部膨隆大于正常妊娠月份,腹部触诊有液体震荡感,胎位不清,胎心音遥远或听不清。②B超检查:羊水最大暗区垂直深度(AFV)≥8cm诊断为羊水过多,其中8~11cm为轻度羊水过多,12~15cm为中度羊水过多,>15cm为重度羊水过多;羊水指数(AFI)≥25cm诊断为羊水过多,其中25~35cm为轻度羊水过多,36~45cm为中度羊水过多,>45cm为重度羊水过多。B超对诊断无脑儿及脑积水、脊柱裂等胎儿畸形和多胎妊娠有重要意义。

四、鉴别诊断

本病主要与多胎妊娠、巨大胎儿、葡萄胎等相鉴别,主要根据病史、产科临床检查、B超检查结果,可以做出鉴别诊断。

五、辨证论治

(一) 辨证要点

本病辨证重在分辨虚实,根据肢体和腹皮肿胀的特征进行辨证,如皮薄光亮,按之有凹陷者,一般为脾虚;皮色不变,按之压痕不显者,一般为气滞。临证时还需结合全身症状、舌苔、脉象综合分析。本病以本虚标实证居多,治宜标本兼顾。

（二）治疗原则

本病治疗原则以利水除湿为主，佐以益气行气，消水而不伤胎。若胎水肿满伴有胎儿畸形者，应及时终止妊娠，下胎益母。

（三）分型论治

1. 脾气虚弱证

【主要证候】 孕期胎水过多，腹大异常，腹部皮肤发亮，下肢及阴部水肿，甚或全身浮肿；食少腹胀，神疲肢软，面色淡黄；舌淡，苔白，脉沉缓。

【证候分析】 脾虚失运，水湿留聚，浸淫胞中，发为胎水过多，腹大异常，腹部皮肤发亮；水湿泛溢肌肤趋下，故下肢及阴部水肿，甚或全身浮肿；脾虚中阳不振，则食少腹胀，神疲肢软，面色淡黄。舌淡，苔白，脉沉缓，为脾虚湿困之征。

【治法】 健脾渗湿，养血安胎。

【方药】 当归芍药散（《金匮要略》）去川芎，或鲤鱼汤（《备急千金要方》）。

当归芍药散：当归　白芍　川芎　茯苓　白术　泽泻

鲤鱼汤：鲤鱼　白术　白芍　当归　茯苓　生姜

当归芍药散主治妊娠腹中痛。方中当归、白芍养血安胎，白术、茯苓健脾益气生血，泽泻淡渗行水。全方共奏养血安胎止痛之功。

鲤鱼汤主治妊娠腹大，胎间有水气，通身肿满。方中鲤鱼善行胞中之水而消肿；白术、茯苓、生姜健脾益气渗湿以行水；当归、白芍养血安胎，使水行而不伤胎。全方共奏健脾渗湿，养血安胎之效。

兼畏寒肢冷者，酌加黄芪、桂枝以温阳化气行水；腰痛者，酌加杜仲、续断、菟丝子固肾安胎。

2. 气滞湿阻证

【主要证候】 孕期胎水过多，腹大异常，胸膈胀满，甚则喘不得卧，肢体肿胀，按之压痕不显；舌红，苔白滑，脉弦滑。

【证候分析】 气机郁滞，水湿停聚，蓄积胞中，故胎水过多，腹大异常；湿浊上迫心肺，则胸膈胀满，甚则喘不得卧；气滞湿郁，泛溢肌肤，故肢体肿胀，按之压痕不显。舌红，苔白滑，脉弦滑，为气滞湿阻之征。

【治法】 理气行滞，利水除湿。

【方药】 茯苓导水汤（《医宗金鉴》）去槟榔。

茯苓导水汤：茯苓　槟榔　猪苓　砂仁　木香　陈皮　泽泻　白术　木瓜　大腹皮　桑皮　苏叶

茯苓导水汤主治妊娠水肿胀满，喘而难卧。方中茯苓、猪苓、白术、泽泻健脾行水；木香、砂仁、苏叶醒脾理气；大腹皮、桑皮、陈皮消胀行气；木瓜、槟榔行气除湿。全方共奏理气行滞，利水除湿之效。

腹胀甚者，酌加枳壳理气消胀满；喘甚不得卧者，酌加桑白皮泻肺行水，下气定喘；下肢肿甚者，酌加防己除湿消肿。

六、临证要点

子满属西医学羊水过多范畴。部分是由于胎儿畸形、多胎妊娠、妊娠合并糖尿病、妊娠期高血压疾病等所致。因此，首先要判断胎儿是否正常。若胎儿畸形，则应下胎益母。本病主要发生机制是水湿无制，水渍胞中。其病机多属本虚标实，常由脾气虚弱和气滞湿阻所致。本着治病与安胎并举的原则，佐以养血安胎，使水行而不伤胎。对于糖尿病等引起的胎水肿满，要积极治疗原发疾病，对症处理。及时有效的治疗，可明显降低早产率，减少胎膜早破、胎盘早期剥离、产后出血等并发症的发生，降低围生儿死亡率。

七、预后与转归

胎儿无畸形，症状较轻者，经治疗多能维持妊娠至足月；症状严重，或有妊娠合并症者，可能易出现胎盘早剥、胎膜早破及产后出血，早产及围生儿死亡率增高；羊水过多合并胎儿畸形者，应及时终止妊娠。

第九节 子肿、子晕、子痫

一、概 述

妊娠中晚期，孕妇肢体、面目发生肿胀者，称为子肿，亦称"妊娠肿胀"。根据肿胀部位、程度的不同，分别有"子气""子肿""皱脚""脆脚"等名称。《医宗金鉴·妇科心法要诀》云："头面遍身浮肿，小水短少者，属水气为病，故名曰子肿；自膝至足肿，小水长者，属湿气为病，故名曰子气……但两脚肿而肤厚者，属湿，名曰皱脚；皮薄者，属水，名曰脆脚。"如在妊娠七八月后，仅脚部浮肿，休息后自消，且无其他不适者，为妊娠晚期常见现象，可不必治疗。

子肿始见于《金匮要略·妇人妊娠病脉证并治》："妊娠有水气，身重，小便不利，洒淅恶寒，起即头眩，葵子茯苓散主之。"《经效产宝·治妊娠水气身肿腹胀方论》明确指出本病的发病机制为"脏气本弱，因产重虚，土不克水"。《医学入门》提出"子肿"的病名并沿用至今。《沈氏女科辑要》认为子肿"不外有形之水病，与无形之气病而已"，将其分为水病和气病，为该病的病因奠定了基础。

妊娠中晚期，出现头晕目眩，甚则昏眩欲厥者，称为子晕，又称"子眩"或"妊娠眩晕"。妊娠晚期，或正值临产时，或新产后，发生眩晕倒仆，昏不知人，两目上视，牙关紧闭，四肢抽搐，全身强直，少顷可醒，醒后复发，甚或昏迷不醒者，称为子痫，亦称"妊娠痫证"。发生在妊娠晚期及临产前者最常见，称为产前子痫；部分发生在分娩过程中，即产时子痫。产后发生者较少见，一般发生在产后24小时内。

子晕始见于《陈素庵妇科补解·胎前杂症门》："妊娠头眩目晕，忽然视物不明……风火相搏，伤血动胎，热甚则头旋目晕，视物不明。"《叶氏女科证治·卷二》指出："妊娠七八月，忽然卒倒僵仆，不醒人事，顷刻即醒，名曰子晕。"《女科证治约旨·卷三》进一步明确指出子晕是由"肝火上升，内风扰动"或"痰涎上涌"所致。

子痫多数在重症妊娠眩晕的基础上发作，也可不经此阶段而突发子痫。子痫发生在妊娠晚期，或临产时，或新产后，突然眩晕倒仆，昏不知人，两目上视，牙关紧闭，四肢抽搐，全身强直，少顷可醒，醒后复发，甚或昏迷不醒。本病始见于《诸病源候论·妇人妊娠诸候》云："体虚受风，而伤太阳之经，停滞经络，后复遇寒湿相搏，发则口噤背强，名之为痉。妊娠而发者闷冒不识人，须臾醒，醒复发，亦是风伤太阳之经作痉也。亦名子痫，亦名子冒也。"《万氏女科》指出："子痫乃气虚夹痰夹火症也。"《沈氏女科辑要·妊娠似风》曰："阴虚失纳，孤阳上逆，或痰滞经络，或肝阳内风暴动。"

子肿、子晕、子痫三者的病机有内在联系。子肿诊治不及时，可逐渐演变为子晕，甚至发生子痫，故作为一类疾病进行论述。

西医学妊娠期高血压疾病根据不同阶段的临床表现，可参照本类疾病进行论治。

二、病因病机

主要病机为脾虚、肾虚、气滞，导致水湿痰聚发为子肿；阴虚阳亢，或痰浊上扰，发为子晕；若子肿、子晕进一步发展，肝风内动，痰火上扰，发为子痫（图9-4）。本病主要以脏腑虚损，阴血不足为本，风、火、湿、痰为标。

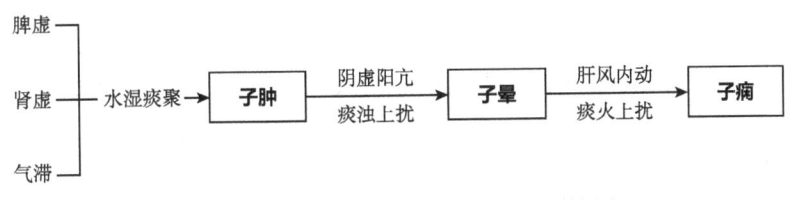

图9-4 子肿、子晕、子痫病机演变示意图

（1）**脾虚** 脾气素弱，或劳倦忧思，或过食生冷，脾阳受损，运化失职，水湿停滞，溢于四肢肌肤，发为子肿；水湿停聚，精血传输受阻；脾虚化源不足，营血亏虚；孕后阴血养胎，精血愈虚，肝失濡养，脾虚肝旺，发为子晕；肝阳上亢，肝风内动，遂发子痫。

（2）**肾虚** 素体肾虚，孕后阴血下聚养胎，有碍肾阳敷布，不能化气行水，且肾为胃之关，肾阳不布，则关门不利，聚水而从其类，水湿泛溢四肢、肌肤而为子肿；或素体肝肾阴虚，加之孕后血聚养胎，阴血益亏，肝失所养，肝阳上亢，上扰清窍，发为子晕；血不荣筋，则肝风内动；精不养神，则心火偏亢；风火相煽，遂发子痫。

（3）**气滞** 素多抑郁，肝失疏泄，气机不畅，孕后胎体渐长，阻碍气机，升降失司，气滞湿郁，泛溢肌肤，遂致子肿；气滞湿停，痰浊中阻，清阳不升，则发为子晕；气郁痰滞，蕴久化火，痰火交织，上蒙清窍，发为子痫。

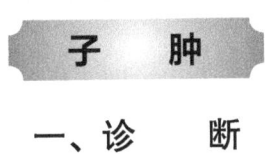

一、诊　断

1. 病史

患者有慢性肾炎、高血压、糖尿病、心脏病、贫血、营养不良等病史，或为高龄初孕，或多胎妊娠，或羊水过多。

2. 症状

妊娠20周后出现水肿，多由踝部开始，渐延至小腿、大腿、外阴部、腹壁，甚至全身水肿或有腹水。若无明显水肿，但每周体重增加异常也是临床表现之一。

3. 检查

（1）**体格检查** 根据水肿部位，确定水肿的严重程度。水肿局限于膝以下为"+"，水肿延及大腿为"++"，外阴腹壁水肿为"+++"，全身水肿或伴有腹水为"++++"。

（2）**辅助检查** 注意体重，血压，尿蛋白、血红蛋白含量，肝肾功能等检测，及时发现子肿的原因。尿蛋白定量≥0.3g/24h，或尿蛋白/肌酐比值≥0.3，或随机尿蛋白（+）（无条件进行蛋白定量时的检查方法）。若每周体重增加≥0.9kg，或每4周体重增加≥2.7kg是子痫前期的信号。

二、鉴别诊断

子肿应与妊娠合并慢性肾炎、妊娠合并心脏病、营养不良性水肿相鉴别。

1. 妊娠合并慢性肾炎

妊娠合并慢性肾炎孕前有肾炎史，孕20周前发病，水肿始于眼睑。尿常规检查除蛋白阳性外，可见红细胞或管型。

2. 妊娠合并心脏病

妊娠合并心脏病孕前有心脏病史，孕后出现心悸、气短、踝部浮肿、心动过速等。心脏及心功能检查可助鉴别。

3. 营养不良性水肿

营养不良导致低蛋白血症而引起水肿，常伴有消瘦、乏力、贫血、多尿等症状。血浆蛋白总量及白蛋白浓度测定有助于鉴别诊断。

三、辨证论治

（一）辨证要点

子肿辨证时需辨明水病和气病。水病者，皮薄，色白而光亮，按之凹陷难起；气病者，皮厚而色不变，随按随起。病在脾者，以四肢、面目浮肿为主；病在肾者，面浮肢肿，下肢尤甚。

（二）治疗原则

子肿的治疗原则以运化水湿为主，脾虚者健脾利水，肾虚者温肾利水，气滞者理气化湿。并根据"治病与安胎并举"的原则，随证加入养血安胎之品。慎用温燥、寒凉、滑利之品，以免伤胎。

（三）分型论治

1. 脾虚证

【主要证候】 妊娠数月，面浮肢肿，甚则遍身俱肿，皮薄光亮，按之凹陷；脘腹胀满，气短懒言，口中淡腻，食欲不振，小便短少，大便溏薄；舌体胖嫩，边有齿痕，苔白润，脉沉缓。

【证候分析】 脾主肌肉、四肢，脾虚不运，水湿停聚，泛溢肌肤、四肢，故面浮肢肿，甚则遍身俱肿；水溢皮下，故皮薄光亮，按之凹陷；脾虚中阳不振，故脘腹胀满，气短懒言；脾虚不运，水湿内停，故口中淡腻，食欲不振；水湿流走肠间，故大便溏薄；脾气不足，不能运化水湿，水道不利，则小便短少。舌体胖嫩，边有齿痕，苔白润，脉沉缓，为脾虚湿盛之征。

【治法】 健脾除湿，行水消肿。

【方药】 白术散（《全生指迷方》）加砂仁。

白术散：白术　茯苓　大腹皮　生姜皮　陈皮

方中白术、茯苓健脾除湿利水；砂仁、生姜皮温中理气化饮；大腹皮下气宽中行水；陈皮理气和中。全方有健脾理气，温中行水之效。

若肿势明显，酌加猪苓、泽泻、防己以利水消肿；肿甚并伴胸闷而喘者，酌加杏仁、厚朴以宽中行气，降逆平喘；食少便溏严重者，酌加山药、薏苡仁、扁豆、芡实以实脾利湿；气短懒言，神疲乏力重者，酌加人参、黄芪以补脾益气。

脾虚气滞明显者，可以选用健脾利水汤（《胎产心法》）。

健脾利水汤：人参　茯苓　白术　当归　川芎　大腹皮　紫苏　陈皮　炙甘草

方中白术健脾益气，燥湿利水；茯苓利水渗湿健脾；人参补中益气；大腹皮下气宽中行水；当归补血养血；陈皮理气健脾；紫苏行气健脾；川芎活气行血；炙甘草补脾益气，调和诸药。

2. 肾虚证

【主要证候】 妊娠数月，面浮肢肿，下肢尤甚，按之如泥；腰酸乏力，下肢逆冷，小便不利；舌淡，苔白润，脉迟沉。

【证候分析】 肾气素虚或孕后精血养胎，有碍肾气化生。肾气不足，上不能温煦脾阳，下不能温煦膀胱，以致脾失健运，膀胱气化不利，水湿泛溢肌肤，故面浮肢肿；湿性重浊，故肿势下肢尤甚；腰为肾之外府，肾虚则腰酸乏力；阳虚不能外达，故下肢逆冷；水湿气化不利，故见小便不利。舌淡，苔白润，脉沉迟，均为肾虚之象。

【治法】 补肾温阳，化气行水。

【方药】 真武汤或肾气丸。

1）真武汤（《伤寒论》）：附子　生姜　茯苓　白术　白芍

方中附子大辛大热，温阳化气行水为君，病势急重，非此莫属，因其有毒，用时必须遵循以下两点：①用量不宜太重，一般6～9g；②入药先煎、久煎。一般病情可易桂枝通阳化气行水。生姜、白术、茯苓健脾燥湿，白芍开阴结，与阳药同用，引阳入阴，以消阴翳。

加减：若腰痛甚，加续断、桑寄生固肾安胎；便溏，加扁豆、莲子健脾利水。

2）肾气丸（《金匮要略》，方见经行浮肿）

3. 气滞证

【主要证候】 妊娠数月，肢体肿胀，始于两足，渐上及腿，皮色不变，压痕不显；头晕胀痛，胸胁胀满，纳呆食少；舌质淡，苔白滑或腻，脉弦或滑。

【证候分析】 气机郁滞，升降失司，清阳不升，浊阴下滞，故肿始于两足，渐上及腿；气滞而湿气内停，故皮色不变，压痕不显；清阳不升，湿蒙清窍，故头晕胀痛；气滞不宣，影响脾胃枢机，故胸胁胀满，纳呆食少。舌质淡，苔白滑或腻，脉弦或滑，为气滞湿气内停之征。

【治法】 理气行滞，化湿消肿。

【方药】 天仙藤散或正气天香散。

1）天仙藤散（《校注妇人良方》）

天仙藤散：天仙藤　香附　陈皮　甘草　乌药　生姜　紫苏叶　木瓜

原方治疗妊娠胎水肿满。天仙藤行气祛风消肿为君，配辛散温中之生姜，疏肝理气之香附、乌药，宣肺行水之紫苏叶，理脾和胃之陈皮、木瓜、甘草，使三焦气顺，水调湿除而肿自消。

若肿势重，腹胀纳呆，加茯苓、白术、大腹皮健脾行水；肺气壅塞，气逆面肿加桑白皮、杏仁、桔梗宣肺降气，利水消肿；胸胁胀痛，情志不畅加柴胡、佛手疏肝理气。

2）正气天香散（《医学纲目》引刘河间方）

正气天香散：香附　陈皮　乌药　干姜　苏叶

方中香附理气行滞；陈皮、干姜温中行气；紫苏宣上焦之滞；乌药开下焦之郁滞。全方共奏理气行滞，化湿消肿之效。

四、临证要点

子肿表现为妊娠中晚期孕妇肢体面目发生肿胀，可见于多种疾病。诊断时必须详细了解病史，仔细检查，明确病因。对于水肿伴有高血压或蛋白尿者要予以重视。子肿主要发生机制不外虚实两个方面，虚者脾肾阳虚，水湿内停；实者气滞湿阻，泛溢肌肤，以致胀肿。因此，临证时应辨明虚实，辨证施治。子肿的治疗以利水化湿为主，脾虚者健脾除湿，利水消肿；肾阳虚者补肾温阳，化气行水；气滞者理气行滞，化湿消肿。"诸湿肿满，皆属于脾"，水湿为病，其制在脾，重用白术，配以茯苓、防己等健脾利湿之品，可提高利水消肿之功效。但利水不可太过，行气温阳不可太燥，有毒之品宜慎用，以免损伤胎元。根据"治病与安胎并举"的原则，可随证加入养血安胎之品。

五、预后与转归

本病是孕妇多发病，其特点以面目、肢体肿胀为主，单纯性妊娠水肿预后良好。若肿胀严重并伴有高血压、蛋白尿，则可发展为子晕或子痫。

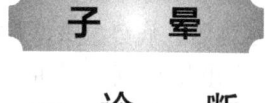

子　晕

一、诊　断

1. 病史

本病主要发生在妊娠中、晚期，初产妇多见；有营养不良、贫血、双胎、羊水过多等病史。

2. 症状

头目眩晕，视物昏花，常兼浮肿，小便短少等。如头晕眼花，头痛剧烈，往往是子痫前期症状，应引起重视。

3. 检查

（1）**体格检查**　中晚期妊娠，可伴不同程度水肿或血压升高，收缩压≥140mmHg和（或）舒张压≥90mmHg。

（2）**辅助检查**　进行血常规、尿常规、肝肾功能、心电图、B超等检查，了解母体与胎儿状况。对可疑子痫前期孕妇应测24小时尿蛋白定量。病情需要时，应酌情增加眼底检查、凝血功能、电解质及影像学等检查。

二、鉴别诊断

子晕与妊娠贫血鉴别。妊娠贫血妊娠中晚期出现头晕、乏力、心悸、气短，甚至下肢、面目浮肿，但不伴有高血压、蛋白尿，血常规等检查可资鉴别。

三、辨证论治

（一）辨证要点

子晕以眩晕为特征，属本虚标实之证，辨证时应根据眩晕的特点、舌脉等辨别阴虚肝旺或脾虚肝旺。阴虚肝旺者以头晕目眩为主；脾虚肝旺者头晕而重，伴肢肿，胸闷泛呕。还应注意检测水肿、蛋白尿、高血压异常程度，评估病情轻重。妊娠眩晕进一步发展常致子痫。

（二）治疗原则

治疗以平肝潜阳为主，或佐以滋阴潜降，或健脾利湿等法。慎用辛散温燥之品，以免重伤其阴而反助风火之邪。

（三）分型论治

1. 阴虚肝旺证

【主要证候】 妊娠中晚期，头晕目眩，视物模糊；心中烦闷，颜面潮红，多梦易醒，口燥咽干，手足心热，甚或猝然昏倒；舌红，苔少，脉弦细数。

【证候分析】 素体阴虚，孕后血聚冲任养胎，阴血愈感不足，水不涵木，肝阳偏亢，上扰清窍，则头晕目眩，视物模糊；阴虚内热，则颜面潮红，口燥咽干，手足心热；热扰心神，则心中烦闷，多梦易醒，甚或猝然昏倒。舌红，苔少，脉弦细数，为肝肾阴虚之征。

【治法】 滋阴补肾，平肝潜阳。

【方药】 杞菊地黄丸（《医级》，方见经行头痛）加龟甲、牡蛎、石决明、钩藤。

若水肿明显，加茯苓、防己、泽泻利水渗湿；腰膝酸软重者，加杜仲、桑寄生以补肾壮腰；若热象明显者，酌加知母、黄柏滋阴泻火；若口苦心烦重者，酌加黄芩、竹茹清热除烦；眩晕昏仆者，酌加钩藤、天麻镇肝息风。

2. 脾虚肝旺证

【主要证候】 妊娠中晚期，头晕眼花，头胀而重，面浮肢肿，胸闷欲呕，胸胁胀满，纳差便溏；舌红，苔白腻，脉弦滑。

【证候分析】 脾虚湿停，痰浊中阻，孕后血聚养胎，肝失滋养，肝阳偏旺。肝阳夹痰湿上扰清窍，故头晕眼花，头胀而重；脾失健运，水湿泛溢肌肤，故见面浮肢肿；脾虚肝旺，则见胸闷欲呕，胸胁胀满，纳差便溏。舌红，苔白腻，脉弦滑，为脾虚肝旺之征。

【治法】 健脾利湿，平肝潜阳。

【方药】 半夏白术天麻汤（《医学心悟》，方见经行头痛）加白蒺藜、钩藤、石决明。

3. 气血虚弱证

【主要证候】 妊娠中晚期，眼前发黑，眩晕，心悸健忘，少寐多梦，神疲乏力，气短懒言，面色苍白或萎黄；舌淡，脉细弱。

【证候分析】 素体气血不足，孕后气以载胎，血以养胎，因孕重虚，气血愈感不足，气虚则清阳不升，血虚则脑失所养，即发眩晕；心悸健忘，少寐多梦，神疲乏力，气短懒言，面色苍白或萎黄，舌淡，脉细弱均为气血不足之象。

【治法】 调补气血。

【方药】 八珍汤（《正体类要》，方见经行头痛）加何首乌、钩藤、石决明。

原方治气血两虚证。加何首乌调补气血，钩藤、石决明平潜肝阳。

若头晕眼花严重者，可去党参，加太子参益气阴，加枸杞、蔓荆子养血平肝；心悸，少寐健忘，加远志、枣仁、龙眼肉养心安神。

四、临证要点

子晕常见于妊娠中晚期，以头晕目眩，甚则昏眩欲厥为主要症状。可见于西医学的妊娠期高血压疾病等引起的眩晕。诊断时需详询病史，明确病因。子晕常为子痫前期表现，及时有效的治疗可控制和预防子痫的发作，必要时需配合西医治疗。本病属本虚标实之证。针对其肝阳上亢，易于化火生风的病机特点，平肝潜阳为治疗之首要，以防其传变，酌情配以行气化痰、养血活血、利水消肿之品。血压增高者，可选用钩藤、石决明、白蒺藜等平肝潜阳。蛋白尿者，可加用生黄芪、芡实等健脾固肾涩精。

五、预后与转归

本病若能及早正确治疗，预后大多良好；若失治或误治，病情进一步发展为子痫，可威胁母胎生命。

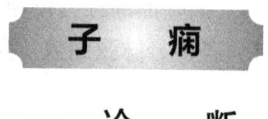

子 痫

一、诊 断

1. 病史

妊娠中晚期，有高血压、水肿或蛋白尿史。

2. 症状

妊娠晚期，或临产时，或新产后，突然眩晕倒仆，昏不知人，两目上视，牙关紧闭，四肢抽搐，全身强直，少顷可醒，醒后复发，甚或昏迷不醒。

3. 检查

（1）**体格检查** 子痫发作前血压可明显升高。

（2）**辅助检查** 进行血常规、尿常规、肝肾功能、24小时尿蛋白定量、凝血功能、电解质、心电图、眼底检查、胎心监测、B超等检查。

二、鉴别诊断

子痫主要与妊娠合并癫痫发作相鉴别。癫痫患者既往有发作史；一般无高血压、水肿、蛋白尿等症状和体征；发作时突然出现意识丧失，抽搐开始即出现全身肌肉持续性收缩。而子痫患者有高血压、水肿、蛋白尿；抽搐前有先兆，抽搐时初为面部等局部肌肉，以后波及全身，伴面部青紫，呼吸暂停1～2分钟。

三、急症处理

1）控制抽搐，纠正缺氧和酸中毒，控制血压；抽搐控制后终止妊娠。常用方法有：①25%硫酸镁20mL加于25%葡萄糖液20mL中，缓慢静脉推注（15～20分钟），继之硫酸镁以1～2g/h的速度静脉滴注。②应用镇静剂。③20%甘露醇250mL快速静脉滴注以降低颅内压。④血压高时给予降压药。⑤间断面罩吸氧，根据二氧化碳结合力及尿素氮值给予适量4%碳酸氢钠纠正酸中毒。⑥抽搐控制2小时后可考虑终止妊娠。对于早发性子痫前期治疗效果较好者，可适当延长孕周。

2）保持环境安静，避免声光刺激；吸氧，防止口舌咬伤、窒息及坠地受伤；密切观察体温、脉搏、呼吸、血压、神志及尿量等；密切观察病情变化，及早发现并发症，并积极处理。

四、辨证论治

（一）辨证要点

本病临证要特别注意昏迷与抽搐发作程度和频率，一般昏迷深、发作频者病情较重。

（二）治疗原则

对子痫应防重于治，因其病程进展有明显阶段性，所以中医治疗重点在先兆子痫，以滋阴养血、平肝潜阳为法，防止子痫的发生（参照子晕）。子痫一旦发生，要充分注意昏迷与抽搐的发作程度与频率，治疗以平肝息风、安神定痉为主，因病情危急，需中西医结合抢救治疗。

（三）分型论治

1. 肝风内动证

【主要证候】 妊娠晚期，或临产时，或新产后，头痛眩晕，颜面潮红，心悸烦躁，突然昏仆不知人，两目上吊，牙关紧闭，四肢抽搐，腰背反张，时作时止，或良久不醒；舌红或绛，苔少，脉弦细而数或弦劲有力。

【证候分析】 素体肝肾阴虚，孕后血聚冲任养胎，阴血更虚，阴不制阳，肝阳上亢，故头痛眩晕，颜面潮红；阳热扰心，故见心悸烦躁；热扰神明，以致昏仆不知人；风火相煽，筋脉挛急，则两目上吊，牙关紧闭，四肢抽搐，腰背反张；舌红或绛，苔少，脉弦细而数或弦劲有力，均为阴虚阳亢，肝风内动之征。

【治法】 滋阴潜阳，平肝息风。

【方药】 羚角钩藤汤（《重订通俗伤寒论》）。

羚角钩藤汤：羚羊角 钩藤 桑叶 菊花 贝母 竹茹 生地黄 白芍 茯神 甘草

羚角钩藤汤主治肝风上扰，头晕胀痛，耳鸣心悸，手足躁扰，甚则瘛疭，狂乱痉厥；以及孕妇子痫，产后惊风。方中以羚羊角、钩藤平肝清热，息风镇痉；桑叶、菊花清肝明目；贝母、竹茹清热化痰；生地黄、白芍养阴清热；茯神宁心安神；甘草和中缓急。全方共奏平肝育阴息风之功效。

2. 痰火上扰证

【主要证候】 妊娠晚期，或临产时，或新产后，头痛胸闷，突然昏仆不知人，气粗痰鸣，口流涎沫，两目上吊，牙关紧闭，四肢抽搐，腰背反张，时作时止；舌红，苔黄腻，脉弦滑而数。

【证候分析】 痰火内蕴，则胸闷；痰火上蒙清窍，则头痛，昏仆不知人，气粗痰鸣，口流涎沫；痰阻经脉，精血输送受阻，肝失濡养，肝风内动，则两目上吊，牙关紧闭，四肢抽搐，腰背反张。舌红，苔黄腻，脉弦滑而数，均为痰火内盛之征。

【治法】 清热开窍，豁痰息风。

【方药】 牛黄清心丸（《痘疹世医心法》）加竹沥。

牛黄清心丸：牛黄　郁金　黄连　黄芩　栀子　朱砂

方中以牛黄、竹沥清心化痰开窍，黄连、黄芩、栀子清心肝之热，朱砂安神镇惊，佐郁金以开心胸之郁，使气通利，经脉畅，则痰热除，抽搐止。

若见邪热内陷心包证者，用安宫牛黄丸（《温病条辨》）。

安宫牛黄丸：牛黄　郁金　水牛角　黄连　黄芩　栀子　朱砂　雄黄　冰片　麝香　珍珠　金箔衣

方中牛黄、水牛角、麝香清心开窍，解毒；黄连、黄芩、栀子清热泻火；冰片、郁金辟秽化浊通窍；雄黄辟秽解毒；珍珠、朱砂镇心安神。两方共奏清热开窍，豁痰息风之效。

五、临证要点

本病主要病机是肝阳上亢，肝风内动；或痰火上扰，蒙蔽清窍。治疗以息风、安神、镇痉为主。肝风内动者滋阴潜阳，平肝息风；痰火上扰者清热开窍，豁痰息风。临床诊治时应树立"防重于治"的思想，"上工治未病"，及时诊断与治疗子肿、子晕，预防子痫的发生和控制病情的发展。子痫的病情发展迅速，病势危重，危及母子生命，应密切观察病情变化，尤其是孕妇全身情况、胎儿发育情况与胎盘功能，采用中西医结合积极救治，适时终止妊娠。

六、预后与转归

子痫未及时抢救，可因肝阳上亢、风火相煽，或痰火走窜脏腑、经络之间，导致出现昏迷不醒，呼吸困难，小便不利等症。如治疗不及时，可出现患者死亡。亦可因火热内灼胎儿，致胎儿宫内窘迫、死胎、死产。

第十节　妊娠小便淋痛

一、概　　述

妊娠期间，尿频、尿急、淋沥涩痛者，称为妊娠小便淋痛，亦称"子淋"。

本病始见于《金匮要略·妇人妊娠病脉证并治》："妊娠小便难，饮食如故，当归贝母苦参丸主之。"《诸病源候论·妇人妊娠诸候》云："淋者，肾虚膀胱热也。肾虚不能制水，则小便数也；膀胱热，则水行涩，涩而且数，淋沥不宣。妊娠之人，胞系于肾，肾患虚热成淋，故谓子淋。"

西医学的妊娠合并泌尿系统感染可参照本病辨证治疗。

二、病因病机

本病主要的发病机制是膀胱郁热，气化失司。其热有虚实之分，虚者阴虚津亏，实证由心火偏亢，湿热下注所致。《妇人大全良方·妊娠门》云："夫淋者，由肾虚膀胱热也，肾虚不能制水，则小便数也。膀胱热，则小便行涩而数不宣。妊娠之人胞系于肾，肾间虚热而成淋，疾甚者心烦闷乱，故谓之子淋也。"

（1）**阴虚津亏** 素体阴虚，孕后阴血下注冲任养胎，阴血愈亏，阴虚火旺，下移膀胱，灼伤津液，则小便淋沥涩痛。

（2）**心火偏亢** 素体阳盛，孕后阴血下注冲任养胎，阴不济阳，心火偏亢；或孕后嗜食辛辣，或感受热邪，热蕴于内，引动心火，心火亢盛，移热小肠，传入膀胱，热灼津液，则小便淋沥涩痛。

（3）**湿热下注** 孕期摄生不慎，感受湿热之邪，湿热蕴结，下注膀胱，灼伤津液，气化失司，发为本病。

三、诊　　断

1. 病史
孕前可有尿频、尿急、淋沥涩痛的病史或不洁性生活史。

2. 症状
妊娠期间出现尿频、尿急、淋沥涩痛，甚则点滴而下，小腹坠胀疼痛等，或有腰痛。

3. 辅助检查
尿常规检查见红细胞、白细胞、尿蛋白；尿培养有助于诊断治疗。

四、鉴别诊断

1. 妊娠小便不通
妊娠小便不通以妊娠期间小腹拘急、尿液潴留为特征，但无灼热疼痛。尿常规基本正常，B超显示有尿液潴留。

2. 妊娠遗尿
妊娠遗尿表现为妊娠期间小便不能控制而自行排出，小便频、淋沥，但无尿急、尿痛。尿常规检查正常。

五、辨证论治

（一）辨证要点

本病多因于热，但有虚实之分。应根据尿频、尿急、尿痛的情况及病程的长短辨其虚实，结合兼证、舌脉综合分析。虚热者小便淋沥不爽，量少色淡黄；实热者小便艰涩不利，灼热疼痛，尿短赤。

（二）治疗原则

治疗大法以清润为主，不宜过于通利，以免损伤胎元。必须予以通利者，应佐以固肾安胎之品。

（三）分型论治

1. 阴虚津亏证

【主要证候】 妊娠期间，小便频数，淋沥涩痛，量少色黄；午后潮热，手足心热，大便干结，颧赤唇红；舌红，苔少或无苔，脉细滑数。

【证候分析】 素体阴虚，孕后阴血下注冲任养胎，阴血愈亏，阴虚火旺，津液亏耗，膀胱气化不利，故小便频数，淋沥涩痛，量少色黄；阴虚内热，故手足心热，午后潮热；虚热上浮，则颧赤唇红；阴虚津液不足，则大便干结。舌红，苔少或无苔，脉细滑数，为阴虚津亏之征。

【治法】 滋阴清热通淋。

【方药】 知柏地黄丸（《医宗金鉴》，方见经行口糜）。

若潮热显著者，酌加麦冬、五味子、地骨皮滋阴清热；尿中带血者，酌加女贞子、墨旱莲、小蓟滋阴清热，凉血止血。

2. 心火偏亢证

【主要证候】 妊娠期间，小便频数，艰涩刺痛，尿短赤；面赤心烦，渴喜冷饮，甚则口舌生疮；舌红欠润，苔薄黄，脉滑数。

【证候分析】 素体阳盛，孕后阴血下注冲任养胎，心火偏亢，移热小肠，传入膀胱，故小便频数，艰涩刺痛，尿短赤；心火上炎，灼伤清窍，则面赤心烦，渴喜冷饮，甚则口舌生疮。舌红欠润，苔薄黄，脉滑数，为心火偏亢之征。

【治法】 清心泻火通淋。

【方药】 导赤散（《小儿药证直诀》）加麦冬、玄参。

导赤散：生地黄　甘草梢　木通　淡竹叶

导赤散主治小儿心热。生地黄清热养阴生津；麦冬、玄参养阴生津，降心火；木通清心火，通利小便；淡竹叶清心除烦，引热下行；甘草梢清热止淋，直达病所。全方共奏清心泻火，润燥通淋之功。

小便热甚者，酌加黄芩、栀子以清热解毒；尿中带血者，酌加地榆、大蓟、小蓟、白茅根以凉血止血。

3. 湿热下注证

【主要证候】 妊娠期间，突感尿频、尿急，尿色黄赤，艰涩不利，灼热刺痛；口苦咽干不欲饮，胸闷食少；带下黄稠量多；舌红，苔黄腻，脉滑濡数。

【证候分析】 湿热之邪，蕴结膀胱，气化不利，故小便频数、短赤，艰涩不利，灼热刺痛；湿热熏蒸于上，故口苦咽干不欲饮；湿困脾胃，则胸闷食少；湿热下注损伤冲任，则带下黄稠量多。舌红，苔黄腻，脉滑濡数，为湿热内盛之征。

【治法】 清热利湿通淋。

【方药】 加味五淋散（《医宗金鉴》）。

加味五淋散：黑栀子　赤茯苓　当归　白芍　黄芩　甘草梢　生地黄　泽泻　车前子　木通　滑石

加味五淋散主治子淋。黑栀子、黄芩、滑石、木通清热泻火通淋；赤茯苓、泽泻、车前子利湿通淋；白芍、甘草梢养阴清热，又可缓急止痛；当归、生地黄养血安胎。全方共奏清热利湿，润燥通淋之功。方中滑石、木通，性较滑利，易动胎气，须慎用，可改用通草。

热盛毒甚者，酌加金银花、野菊花、蒲公英、紫花地丁清热解毒；尿中带血者，酌加大蓟、小蓟、侧柏叶、地榆以凉血止血。

六、临证要点

妊娠小便淋痛通过临床表现、尿常规检查或中段尿培养即可确诊。本病以热证居多，但有虚热实热之分，阴虚津亏、心火偏亢、湿热下注等证常见。本病应注意阴部卫生，节制性生活，注意休息，多饮水，饮食宜清淡。治疗以清润为主，应遵循急则治标、缓则治本的原则，中病即止，通利不可太过，清热不可过于苦寒，以免损伤胎元，宜治病与安胎并举。

七、预后与转归

本病是常见的妊娠并发症，如能及时正确治疗，预后较好。治疗不及时或不彻底，易致邪气久羁，缠绵难愈，应予以足够重视。严重者可出现高热、寒战、重症感染，甚至可由高热引起流产、早产、胎死宫内等，如果反复发作，可发展成慢性肾盂肾炎，必要时可中西医结合治疗。

第十一节 妊娠小便不通

一、概　　述

妊娠期间，小便不通，甚至小腹胀急疼痛，心烦不得卧，称为妊娠小便不通，又称"转胞"或"胞转"。常见于妊娠中晚期。

本病首见于《金匮要略·妇人杂病脉证并治》："妇人病，饮食如故，烦热不得卧，而反倚息者，何也？师曰：此名转胞，不得溺也，以胞系了戾，故致此病，但利小便则愈，宜肾气丸主之。"可见本病的发生与肾虚有关。

西医学的妊娠合并尿潴留可参照本病辨证治疗。

二、病因病机

本病的主要病机为胎气下坠，压迫膀胱，致膀胱不利，水道不通，溺不得出，属本虚标实证。《素问·灵兰秘典论》曰："膀胱者，州都之官，津液藏焉，气化则能出矣。"《素问·宣明五气》云："膀胱不利为癃。"

（1）**肾虚**　素有肾气不足，胞系于肾，孕后肾气愈虚，无力系胞，胎压膀胱，溺不得出，或肾虚不能化气行水，故小便不通。

（2）**气虚**　素体虚弱，中气不足，妊娠后胎体渐长，气虚无力举胎，胎压膀胱，溺不得出。

三、诊　　断

1. 病史

患者有妊娠中晚期多胎妊娠、糖尿病，妊娠中晚期巨大胎儿等情况。

2. 症状

本病多发生在妊娠中晚期，以小便不通、小腹胀满疼痛等为主证。

3. 检查

（1）**产科检查**　若为巨大胎儿，产科检查可见腹部明显膨隆，宫高＞35cm，触诊胎体大，先露部高浮。听诊时胎心清晰，但位置较高。

（2）**辅助检查**　尿液常规检查基本正常，B超检查显示有尿液潴留可协助诊断。

四、鉴别诊断

1. 妊娠小便淋痛

妊娠小便淋痛以小便淋沥涩痛为主，尿常规见红细胞、白细胞及少量蛋白。妊娠小便不通以妊娠期间小腹拘急、尿液潴留为特征，无灼热疼痛，尿常规基本正常，B超显示有尿液潴留。

2. 羊水过多

羊水过多以妊娠5~6个月后出现胎水过多，腹大异常，胸膈胀满，甚或遍身浮肿，喘不得卧为主，产科检查见腹形显著大于正常妊娠月份，辅助检查B超可见羊水过多。妊娠小便不通以小腹胀满、尿潴留为特征，B超提示羊水量正常。

五、辨证论治

（一）辨证要点

本病以小便不通为主，症见小便胀痛，伴腰膝酸软，畏寒肢冷者，多属肾虚；症见小便不痛或点滴量少，伴神疲倦怠，心悸气短，头重眩晕者，多属气虚。

（二）治疗原则

本病治疗以"急则治其标，缓则治其本"为原则，以补气升提助膀胱气化为主，不可妄用通利之品，以免影响胚胎。《沈氏女科辑要笺正》云："转胞一证，因胎大压住膀胱，或因气虚不能举膀胱之底。气虚者补气，胎压者托胎，若浪投通利，无益于病，反伤正气。"

（三）分型论治

1. 肾虚证

【主要证候】　妊娠期间，小便不通，或频数量少；小腹胀满而痛，坐卧不安，腰膝酸软；舌淡，苔薄润，脉沉细或沉滑无力。

【证候分析】　肾虚系胞无力，胎压膀胱或命门火衰，不能温煦膀胱，化气行水，故小便不通，或频数量少；溺蓄胞中，致小腹胀满而痛，坐卧不安。腰膝酸软，舌淡，苔薄润，脉沉细或沉滑无力，均为肾虚之象。

【治法】　温肾助阳，化气行水。

【方药】　肾气丸（《金匮要略》，方见经行浮肿）去牡丹皮、附子，加巴戟天、菟丝子。

肾气丸方中附子有毒，用量宜小，且须先煎，可加生姜以制其毒。牡丹皮泻火伤阳，故去之。

2. 气虚证

【主要证候】　妊娠期间，小便不通，或频数量少；小腹胀急疼痛，坐卧不安，面色㿠白，神疲倦怠，头重眩晕；舌淡，苔薄白，脉缓滑无力。

【证候分析】 气虚无力举胎，胎重下坠压迫膀胱，水道不利，以致小便不通，或频数量少；溺停膀胱，膀胱胀满，故小腹胀急疼痛，坐卧不安；面色㿠白，神疲倦怠，头重眩晕，舌淡，苔薄白，脉缓滑无力，均为气虚之征。

【治法】 补中益气，升陷举胎。

【方药】 益气导溺汤（《中医妇科治疗学》）。

益气导溺汤：党参 白术 白扁豆 茯苓 桂枝 升麻 桔梗 通草 乌药

益气导溺汤主治妊娠气虚下陷，小便不通。党参、白术、白扁豆、茯苓补气健脾以载胎；升麻升提举胎；乌药温肾散寒；桂枝温阳化气；桔梗、通草化气行水而通溺。全方共奏益气导溺之效。

若气虚甚者，加黄芪、山药等。

六、临证要点

妊娠小便不通表现为妊娠七八月小便不通，饮食如常，小腹胀急，心烦不得卧。临床虽不多见，但中医药治疗效果较好。通过病史、临床表现、尿常规或B超检查等可明确诊断，但需排除泌尿系统结石、肿瘤等病变。妊娠小便不通为本虚标实证，临床上有气虚、肾虚之分，治疗以补气升提、温肾通阳，助膀胱气化为主，不可妄用通利之品，以免犯虚虚之戒，影响胚胎。若小便胀痛难忍，可本着"急则治其标、缓则治其本"的原则，采用导尿术等法以救其急，待病情缓解，再调理善后。

七、预后与转归

本病在临床较少见，属急证，通过对症处理可迅速缓解，但易反复。孕后勿强忍小便，孕后小便不通者，可取仰卧高臀位，缓解先露部对膀胱的压迫。若小便不通时间长，尿潴留过多，使用导尿法排出尿液时，应注意控制速度，不可过急，以免引起患者昏厥或出现血尿。

第十二节 胎气上逆

一、概 述

妊娠期，胸腹胀满，甚或喘急，烦躁不安者，称为胎气上逆，亦名"胎上逼心""子悬"。

本病始见于《普济本事方》："治妊娠胎气不和，怀胎近上，胀满疼痛，谓之子悬。"其所载紫苏饮已成为后世治疗子悬的传统方剂。《医学心悟·子悬（子眩）》又言："子悬者，胎上逼也。胎气上逆，紧塞于胸次之间，名曰子悬。其症由于恚怒伤肝者居多，亦有不慎起居者，亦有脾气郁结者，宜用紫苏饮加减主之。"《医宗金鉴·妇科心法要诀》云："孕妇胸膈胀满，名曰子悬，更加喘甚者，名曰胎上逼心。"《沈氏女科辑要笺正》："子悬是胎元之上迫，良由妊妇下焦气分不疏，腹壁逼窄，所以胎渐居上，而胀满疼痛乃作。"

二、病因病机

本病主要机制是气血失和，以致胎气上逆，气机不利，壅塞胸腹。

（1）肝气犯脾 素性抑郁或忿怒伤肝，气机逆乱，肝气犯脾，脾失运化，湿浊内停；孕后血聚冲任养胎，冲脉气盛，夹肝气、湿浊上犯，遂致胸腹胀满而为子悬。

（2）肺胃积热 平素阳盛，肺胃积热，孕后血聚冲任养胎，冲脉气盛，冲气夹热上扰心胸，以致胸腹胀满而病子悬。

三、诊　　断

1. 病史

患者既往有心脏病史，详细询问过去发病情况、诊疗情况、有无心力衰竭史；或妊娠中晚期有情志不调、饮食失节病史；或有呼吸系统感染史等。

2. 症状

本病多见于妊娠中、晚期，发作时胸腹胀满，甚或心悸、喘息气急、烦躁不安，劳作后症状加重。

3. 检查

（1）**产科检查**　无异常发现。

（2）**辅助检查**　①妊娠合并呼吸道感染者血常规可见异常。②心电图、心脏彩超提示心律失常、心肌损害、心功能异常等。③脑钠肽（BNP）、心肌酶谱、血气分析等，有重要诊断意义。

四、鉴别诊断

1. 子烦

子烦表现为孕后烦闷不安，或心烦胆怯，或烦躁易怒，临床表现以心烦为主，而本病主要表现为胸胁胀满，甚则喘息。

2. 胎水肿满

胎水肿满表现为妊娠5~6个月后出现的胎水过多，以腹大异常，胸膈胀满，甚或遍身浮肿，喘不得卧为主要表现，检查可见腹部明显大于正常月份，腹壁皮肤发亮，有液体震颤感，胎位不清，胎心音遥远或听不到等。B超可显示羊水过多。而本病仅有胸胁胀闷，甚则喘息烦躁不安，而无腹部异常增大症状及体征。

五、辨证论治

（一）辨证要点

胎气上逆依据胸腹胀满，甚或喘息气急的主证，结合全身症状、舌脉进行综合辨证分析。

（二）治疗原则

治疗以理气行滞为主，佐以健脾、清肺胃热等法。

（三）分型证治

1. 肝气犯脾证

【**主要证候**】 妊娠期，胸腹胀满，甚或喘急不安；心悸乏力，烦躁易怒，食少嗳气，大便溏薄；舌淡红，苔薄腻，脉弦滑。

【证候分析】 妊娠期间，肝气犯脾，气血失和，以致胎气上逆，壅塞于胸腹，故胸腹胀满，甚或喘急不安；肝失条达，气郁不畅，故烦躁易怒；肝气犯脾，脾失健运，故食少嗳气，乏力，大便溏薄；脾虚湿浊上犯，则心悸。舌淡红，苔薄腻，脉弦滑，均为肝气犯脾之征。

【治法】 疏肝健脾，理气行滞。

【方药】 紫苏饮（《普济本事方》）。

紫苏饮：紫苏 陈皮 大腹皮 当归 白芍 川芎 人参 甘草

紫苏饮主治妊娠胎气上逼，胸膈胀满疼痛者。方中紫苏、陈皮、大腹皮宽中下气；当归、白芍养血柔肝，川芎活血行气；人参、甘草益气扶脾。全方共奏疏肝健脾，理气行滞之功。

若兼痰热内蕴，舌红苔黄腻，脉滑数，加黄芩、栀子、竹茹清热化痰；若湿浊上泛，胎气迫肺，喘息不安，加茯苓、瓜蒌皮降逆平喘。

2. 肺胃积热证

【主要证候】 妊娠期，胸腹胀满，甚或喘息不安；咳痰黄稠，口渴口臭，小便短赤，大便秘结；舌红，苔黄，脉滑数。

【证候分析】 肺胃积热，热气逆上，窒塞心胸，故胸腹胀满，甚或喘急不安；痰热壅肺，肺失宣降，故咳痰黄稠；胃火炽盛，故口渴口臭；热盛伤津，故小便短赤，大便秘结。舌红，苔黄，脉滑数，为肺胃积热之征。

【治法】 清肺胃热，降逆化痰。

【方药】 芩术汤（《女科秘诀大全》）加瓜蒌、桑白皮、栀子、枳壳

芩术汤：黄芩、白术

方中黄芩、栀子、瓜蒌、桑白皮清肺胃积热而化痰平喘；枳壳配瓜蒌宽胸和中而降逆气；白术健脾除湿而安胎。全方有清肺胃积热、降逆化痰之效。

或用芦根汤（《济阴纲目》）：芦根、竹茹、麦门冬、前胡、橘皮加减，则清痰热，降逆气亦效。

六、临证要点

本病主要由于气血失和，以致胎气上逆，气机不利，壅塞胸腹而致，情志内伤往往可以诱发本病。治疗应理气行滞为主，佐以健脾，或清肺胃热等法。临证用药宜中病即止，不可过用或久用破气耗气之品，以免损伤胎气，可适当选配固肾安胎之品。

七、预后与转归

合并心脏病的患者，孕前、孕早期应全面检查以评估心功能情况决定可否妊娠；孕后作为高危孕妇应加强孕期监护。患者应注意休息，保持心情舒畅，生活规律，饮食宜清淡营养，适当限制食盐量，保证充足的睡眠。注意预防感冒。

如患者心脏病变较轻，心功能Ⅰ级和Ⅱ级，妊娠后经适当治疗，一般可以承受妊娠和分娩的负担，但须加强孕产期保健，注意监护。心功能Ⅲ级和Ⅲ级以上、既往有心力衰竭史、严重心律失常、风湿热活动期、肺动脉高压、右向左分流型心脏病、心脏病并发细菌性心内膜炎、急性心肌炎患者，孕产期易发生心力衰竭，不宜妊娠；若已妊娠，则应在妊娠早期终止妊娠，以防在孕产期发生心力衰竭而危及生命。

第十三节 妊娠咳嗽

一、概　　述

妊娠期间，咳嗽不已，称为妊娠咳嗽，亦称"子嗽""子咳"。

早在《诸病源候论》中就有"妊娠咳嗽候"的记载，认为本病主要责之于肺，但随四时气候的变更，五脏应之，皆能令人咳。朱丹溪认为"胎前咳嗽，由津液聚养胎元，肺失濡润，又兼痰火上炎所致"，治疗上主张润肺为主。《女科证治准绳·胎前门》提出："盖肺属辛金，生于己土，咳久不愈者，多因脾土虚而不能生肺气……或因肺气虚不能生水，以致阴火上炎所致。治法当壮土金、生肾水为善。"

西医学妊娠合并上呼吸道感染，或合并急性支气管炎、慢性支气管炎、肺炎可参照本病辨证治疗。

二、病因病机

本病病位主要在肺，关系到脾，主要病机为阴虚肺燥、脾虚痰饮、痰火犯肺导致肺失宣降而致咳嗽。

（1）**阴虚肺燥**　素体阴虚，孕后阴血下聚养胎，阴血愈亏，虚火内生，灼肺伤津，肺失濡润，肃降失职而成咳嗽。

（2）**脾虚痰饮**　素体脾胃虚弱，痰湿内生，孕后饮食失宜伤脾，脾失健运，水湿内停，聚湿生痰，上犯于肺，胎阻气机，肺失肃降，发为咳嗽。

（3）**痰火犯肺**　素有痰湿，郁久生热化火，加之孕后阴血下聚养胎，阳气偏亢，两因相感，火邪刑金，肺失宣降，发为咳嗽。

（4）**外感风寒**　孕期起居不慎，外感风寒，或孕妇素体虚弱，腠理不密，易感邪气，外邪犯肺，肺失宣降，遂发咳嗽。

三、诊　　断

1. 病史

患者孕前有慢性咳嗽史，孕后有贪凉饮冷史或有感受外邪等病史。

2. 症状

妊娠期间，咳嗽不已，甚或胸闷气促，不得平卧等。

3. 检查

可行血常规、痰培养等检查。胸部X线摄片有助于本病的诊断及鉴别诊断，但放射线可能对胎儿造成伤害，故应权衡利弊施行。

四、鉴别诊断

本病应与抱儿痨相鉴别。抱儿痨孕前多有痨病史，临床表现为久咳不愈，形体消瘦，潮热盗汗，痰中带血，可行结核菌素试验加以鉴别，必要时行胸部X线摄片辅助诊断。

五、辨证论治

（一）辨证要点

本病辨证时根据咳嗽的特征，有无咳痰及痰的质地、颜色，同时结合兼证、舌脉进行。干咳无痰或少痰，多属阴虚肺燥；咳嗽痰多，色白量多，属脾虚痰饮；咳嗽不已，咳痰不爽，痰液黄稠，则多为痰火犯肺；咳嗽痰稀，鼻塞流涕，头痛恶寒，骨节酸楚，则多为外感风寒。

（二）治疗原则

本病治疗以润肺化痰止咳为主，重在治肺，兼顾治脾。因本病发生在妊娠期间，须遵循治病与安胎并举的原则，治咳兼顾胎元，必要时加用安胎之药，慎用降气、豁痰、滑利之品。

（三）分型论治

1. 阴虚肺燥证

【主要证候】 妊娠期间，咳嗽不已，干咳无痰或少痰，甚或痰中带血；口燥咽干，手足心热；舌红，苔少，脉细滑数。

【证候分析】 素体阴虚，孕后阴血下聚冲任养胎，因孕重虚，虚火内生，灼肺伤津，肺失濡润，肃降失职，故干咳无痰或少痰，口燥咽干；肺络受损，则痰中带血；阴虚内热，则手足心热。舌红，苔少，脉细数，为阴虚内热之征。

【治法】 养阴润肺，止咳安胎。

【方药】 百合固金汤（《医方集解》）。

百合固金汤：百合 熟地黄 生地黄 麦冬 玄参 当归 白芍 贝母 桔梗 生甘草

百合固金汤主治肺伤咽痛，喘嗽痰血。方中百合滋阴清热，润肺止咳；生地黄、熟地黄滋肾壮水，其中生地黄兼能凉血止血，三药相伍，为润肺滋肾，金水并补的常用组合，共为君药。麦冬协百合以滋阴清热，润肺止咳；玄参助二地滋阴壮水，以清虚火，兼利咽喉，共为臣药。当归治咳逆上气，伍白芍以养血敛阴；贝母清热润肺，化痰止咳，俱为佐药。桔梗宣肺利咽，化痰散结，并载药上行；生甘草清热泻火，调和诸药，共为佐使药。全方滋肾养阴润肺，使金水相生，阴津充足，虚火自平，则咳嗽自愈。

若咳嗽带血严重，酌加侧柏叶、仙鹤草、墨旱莲养阴清热止血；若颧红潮热，手足心热甚，酌加地骨皮、白薇、十大功劳叶滋阴清热；若伴大便干结，酌加肉苁蓉、胡麻仁润肠通便；若伴腰酸、腹坠等胎动不安之兆，应酌加杜仲、桑寄生、菟丝子以固肾安胎。

2. 脾虚痰饮证

【主要证候】 妊娠期间，咳嗽痰多，胸闷气促，甚则喘不得卧；神疲纳呆；舌淡胖，苔白腻，脉濡滑。

【证候分析】 素体脾虚，孕后气以载胎，脾虚益甚，运化失司，水湿内停，聚而成痰，痰饮犯肺，肺失肃降，故咳嗽痰多，胸闷气促，甚则喘不得卧；脾虚中阳不振，故神疲纳呆。舌淡胖，苔白腻，脉濡滑，为脾虚痰饮内停之征。

【治法】 健脾除湿，化痰止咳。

【方药】 六君子汤（《校注妇人良方》）。

六君子汤：党参 白术 茯苓 甘草 半夏 陈皮 生姜 大枣

六君子汤主治胃气虚弱，用此方调理脾胃，诸症自愈。方中四君子汤加生姜、大枣调和脾胃，脾胃健运，痰湿自除；陈皮、半夏健脾祛湿，加强化痰止咳之功。全方健脾助运，降逆祛痰，标本同治，子嗽自愈。

胸闷痰多甚者，加陈皮、紫菀、苏梗、枇杷叶以宽胸顺气，化痰止咳。

3. 痰火犯肺证

【主要证候】 妊娠期间，咳嗽不已，咳痰不爽，痰液黄稠；面红口干，胸闷烦热；舌红，苔黄腻，脉弦滑而数。

【证候分析】 素有痰湿，郁久生热化火，加之孕后阴血下聚养胎，阳气偏亢，两因相感，痰火犯肺，灼肺伤津，肺失宣降，故咳嗽不已，咳痰不爽，痰液黄稠；痰火扰心，故胸闷烦热；津液不能上承，故面红口干。舌红，苔黄腻，脉弦滑而数，均为痰火内盛之征。

【治法】 清热降火，化痰止咳。

【方药】 清金化痰汤（《杂病广要》引《医学统旨》）。

清金化痰汤：黄芩　栀子　桑白皮　麦冬　知母　橘红　茯苓　瓜蒌仁　贝母　桔梗　甘草

清金化痰汤主治咽喉干痛，面赤，鼻出热气，痰难以咳出，色黄且浓，或带血丝，或出腥臭。方中黄芩、栀子、桑白皮清泻肺火；麦冬、知母养阴清热，润肺止咳；橘红理气化痰，使气顺则痰降；茯苓健脾利湿，湿去则痰自消；更以瓜蒌仁、贝母、桔梗清热涤痰，宽胸开结；甘草解毒利咽，补土而和中。全方清热降火，化痰止咳，使痰火得清，咳止胎安。

若痰火甚，咳逆不得卧，加知母、青蛤壳；若痰中带血，加仙鹤草、蒲黄炭；若纳食不香，脘痞不舒，加陈皮、炒谷芽、炒麦芽。

4. 外感风寒证

【主要证候】 妊娠期间，咳嗽痰稀；鼻塞流涕，头痛恶寒，骨节酸楚；舌淡苔薄白，脉浮滑。

【证候分析】 风寒犯肺，郁遏气道，肺气不能宣畅则咳嗽痰稀，鼻塞流涕；风寒束于肌表，寒性凝滞闭塞，阳郁不达，故头痛恶寒，骨节酸楚。舌淡苔薄白，脉浮滑，为风寒在表之征。

【治法】 祛风散寒，宣肺止咳。

【方药】 桔梗散（《妇人大全良方》）。

桔梗散：天门冬　桑白皮　桔梗　紫苏　赤茯苓　麻黄　贝母　人参　甘草

桔梗散主治妊娠肺壅咳嗽、喘急，不食。方中麻黄、紫苏辛温解表散寒；桔梗、甘草宣肺利咽；天门冬、贝母润肺化痰；桑白皮、赤茯苓清痰利湿；人参益气扶正。全方祛风散寒，宣肺止咳，风寒得去，咳嗽自止。

六、临证要点

妊娠咳嗽病位在肺。咳嗽易伤肺气，甚则累及脾肾，影响胞胎，易有胎动不安、堕胎、小产之变，《妇人大全良方》谓："夫肺内主气，外司皮毛，皮毛不密，寒邪乘之则咳嗽……其嗽不已，则传于腑，妊娠病久不已，则伤胎也。"治疗虽与一般内科咳嗽相同，但必须照顾胎元，不宜使用滑利、燥热、活血、动胎、有毒之品。遣方用药时，发表不宜太过，宣肺不宜太燥，以免耗气伤津；清热不宜太凉，最忌苦寒，恐遏邪入里；痰湿者，当慎用豁痰滑利之品，以防伤胎；若有胎动不安表现者，更应佐以固肾安胎。饮食宜清淡、凉润，忌服辛燥酸辣之品。

七、预后与转归

本病若病情轻微，未损胎元，辨证准确，经过适当的治疗和休息，一般预后良好。若久咳不已，或失治、误治，或原有流产甚至习惯性流产病史患者，病情进一步发展，损伤胎元，可导致胎漏、胎动不安，甚至堕胎、小产。

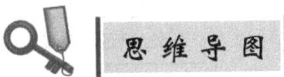

思维导图

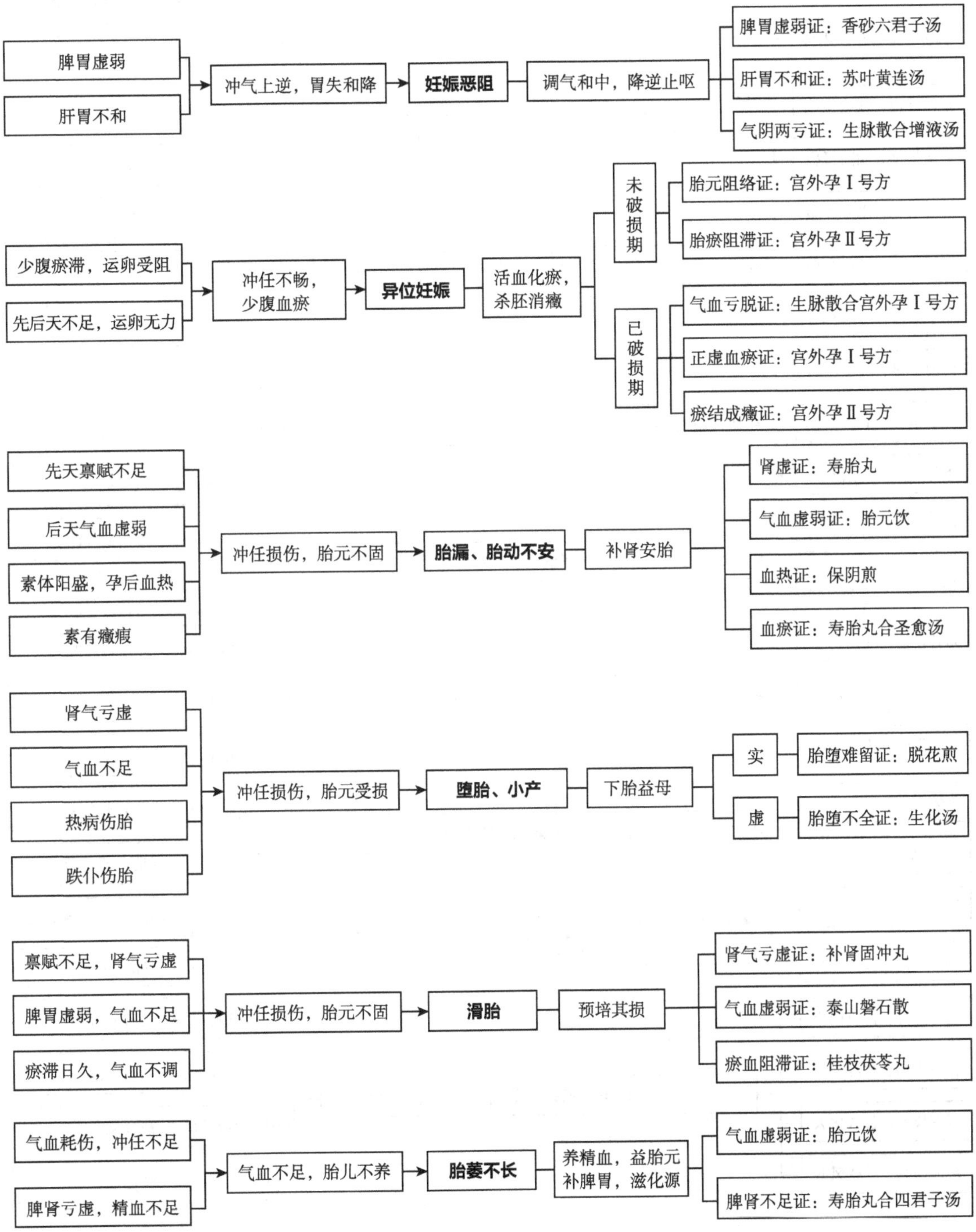

```
脾胃虚弱 ┐
          ├─→ 冲气上逆，胃失和降 ─→ 【妊娠恶阻】 ─→ 调气和中，降逆止呕 ─┬─ 脾胃虚弱证：香砂六君子汤
肝胃不和 ┘                                                              ├─ 肝胃不和证：苏叶黄连汤
                                                                        └─ 气阴两亏证：生脉散合增液汤

少腹瘀滞，运卵受阻 ┐                                      ┌─ 未破损期 ─┬─ 胎元阻络证：宫外孕Ⅰ号方
                    ├─→ 冲任不畅，少腹血瘀 ─→ 【异位妊娠】 ─→ 活血化瘀，杀胚消癥 ─┤              └─ 胎瘀阻滞证：宫外孕Ⅱ号方
先后天不足，运卵无力 ┘                                      └─ 已破损期 ─┬─ 气血亏脱证：生脉散合宫外孕Ⅰ号方
                                                                        ├─ 正虚血瘀证：宫外孕Ⅰ号方
                                                                        └─ 瘀结成癥证：宫外孕Ⅱ号方

先天禀赋不足 ┐                                        ┌─ 肾虚证：寿胎丸
后天气血虚弱 ┤                                        ├─ 气血虚弱证：胎元饮
素体阳盛，孕后血热 ├─→ 冲任损伤，胎元不固 ─→ 【胎漏、胎动不安】 ─→ 补肾安胎 ─┤
素有癥瘕     ┘                                        ├─ 血热证：保阴煎
                                                      └─ 血瘀证：寿胎丸合圣愈汤

肾气亏虚 ┐
气血不足 ┤                                        ┌─ 实 ─ 胎堕难留证：脱花煎
热病伤胎 ├─→ 冲任损伤，胎元受损 ─→ 【堕胎、小产】 ─→ 下胎益母 ─┤
跌仆伤胎 ┘                                        └─ 虚 ─ 胎堕不全证：生化汤

禀赋不足，肾气亏虚 ┐                                      ┌─ 肾气亏虚证：补肾固冲丸
脾胃虚弱，气血不足 ├─→ 冲任损伤，胎元不固 ─→ 【滑胎】 ─→ 预培其损 ─┤ 气血虚弱证：泰山磐石散
瘀滞日久，气血不调 ┘                                      └─ 瘀血阻滞证：桂枝茯苓丸

气血耗伤，冲任不足 ┐                                   养精血，益胎元 ┌─ 气血虚弱证：胎元饮
                    ├─→ 气血不足，胎儿不养 ─→ 【胎萎不长】 ─→ 补脾胃，滋化源 ─┤
脾肾亏虚，精血不足 ┘                                                    └─ 脾肾不足证：寿胎丸合四君子汤
```

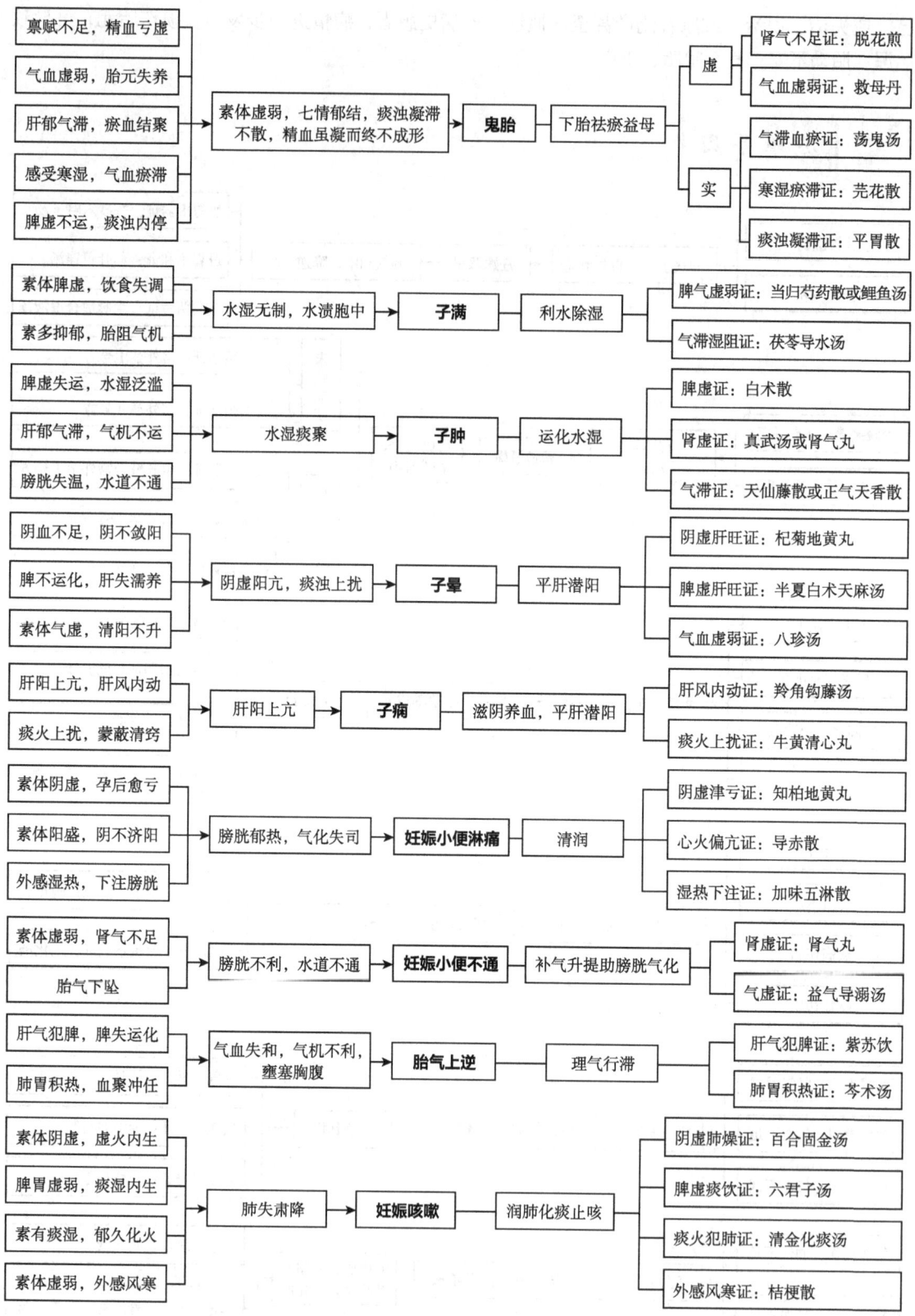

第十章 产后病

一、概　　述

产妇在产褥期内发生的与分娩和产褥有关的疾病，称为产后病。

产褥期是指产妇从胎盘娩出至除乳腺外全身各器官恢复或接近正常未孕状态所需的时间，一般为6周。新产后是指产后7日以内，包括在产褥期内。

二、范　　围

常见的产后病有产后血晕、产后痉病、产后发热、产后腹痛、产后恶露不绝、产后身痛、产后自汗盗汗、产后大便难、产后小便不通、产后小便淋痛、产后缺乳、产后乳汁自出、产后情志异常等，其中产后血晕、产后痉病、产后发热属危急重症。

产后病首见于汉代《金匮要略·妇人产后病脉证治》。此后，后世医家将产后常见病和危重症概括为"三病""三冲""三急"。《金匮要略·妇人产后病脉证治》云："新产妇人有三病，一者病痉，二者病郁冒，三者大便难。"即"三病"指产后病痉、郁冒、大便难；清代《张氏医通》所论的"冲心者，十难救一；冲胃者，五死五生；冲肺者，十全一二"，即指败血上冲，故"三冲"指冲心、冲胃、冲肺；该书还提出"产后诸病，惟呕吐、盗汗、泄泻为急，三者并见必危"，即"三急"指呕吐、盗汗、泄泻。

三、病因病机

由于分娩时用力、出血、出汗，或因手术损伤等均造成产妇阴血亏虚，元气大伤，加之还要排出胞中余血浊液，故百脉空虚，多虚多瘀是产后生理特征和发病基础及特点。主要病因有气血两虚、瘀血内停、外感邪气、饮食劳倦等。基本病机有三：一是亡血伤津，元气亏损，虚阳外浮，虚火易动，易致产后血晕、产后痉病、产后发热、产后大便难等病；或失血过多，气随血耗，气虚失摄，导致产后小便异常、恶露不绝、产后乳汁异常、产后自汗盗汗、产后血劳等。二是瘀血内阻，气机不利，血行不畅，败血为病，或气机逆乱，易致产后血晕、产后发热、产后腹痛、恶露不绝、产后身痛、产后郁证等病。三是脏腑虚弱，腠理疏松，所谓"产后百节空虚"，复为饮食劳倦、外邪所伤，气血不调，营卫失和，脏腑功能失常，冲任损伤，易致产后发热、产后痉病、产后腹痛、恶露不绝、产后身痛、产后小便异常等。

四、诊　治

诊断产后病，在运用四诊八纲的基础上，还须结合新产后的生理特点，尤其要注意"三审"。即先审小腹痛与不痛，以辨有无恶露停滞；次审大便通与不通，以验津液之盛衰；再审乳汁行与不行及饮食多少，以察胃气之强弱。同时要了解孕前产前的相关病史、分娩方式、产时情况，并结合必要的体格检查、妇科检查、实验室及影像学检查，综合分析，做出正确诊断。

根据产后亡血伤津，瘀血内阻，多虚多瘀的生理特点，本着"勿拘于产后，亦勿忘于产后"的原则，结合病情进行辨证论治。临证时应注意，产后多虚，应以大补气血为主，但其用药须防滞邪、助邪之弊；产后多瘀，当以活血化瘀为法，然又须佐以养血，使祛邪而不伤正，化瘀而不伤血。选方用药必须兼顾气血，行气勿过于耗散，化瘀勿过于攻逐，消导必兼扶脾，祛寒慎用温燥，疗热谨防冰伏。虽有虚损宜补，但不可过于温热滋腻厚味，以防碍胃助邪。同时，应掌握产后用药"三禁"：禁大汗，以防亡阳；禁峻下，以防亡阴；禁通利小便，以防亡津液。同时调理饮食起居，畅情志，禁房事，护理好外阴及乳房，及时修复治疗产伤，预防邪毒内侵。此外，对产后急危重症如产后血晕、产后血崩、产后痉病、产后发热等，须及时明确诊断，必要时中西医结合积极救治。

第一节　产后血晕

一、概　述

产妇分娩后突然头晕眼花，不能起坐，或心胸满闷，恶心呕吐，或痰涌气急，心烦不安，甚则神昏口噤，不省人事，称为产后血晕，又称"产后血运"。产后血晕多发生在产后数小时内，临床有闭证、脱证之分。由于产后大出血，致心神失养，或出血量少，致血瘀气逆，发为血晕，属急危重症之一，若救治不及时，往往危及产妇生命。

本病始见于隋代《诸病源候论·产后血运闷候》，书中指出："运闷之状，心烦气欲绝是也……若产去血过多，血虚气极……若下血过少，而气逆者……则烦闷而心满急。"基本概括了虚实两类血晕之病因病机、症状鉴别及预后。唐代《经效产宝·产后血晕闷绝方论》首见"产后血晕"一词，并从病机证治方面进行论述："产后血晕者，其状心烦，气欲绝是也……若下血多晕者，但烦而已。下血少而气逆者，则血随气上揍，心下满急……若不急疗，即危其命也。"首次提出以烧秤锤江石令赤，淬醋熏气促其苏醒的外治法。清代《傅青主女科·产后血晕不语》说："急用银针刺其眉心，得血出则语矣，然后以人参一两煎汤灌之，无不生者。"历代医家对产后血晕的论述，给后人奠定了良好的基础，一些中医急救措施沿用至今，影响甚远。

西医学产后出血、羊水栓塞等导致的晕厥或休克，可参照本病辨证治疗。

二、病因病机

本病主要病机不外虚、实两端，虚者多为阴血暴亡，血虚气脱，心神失养；实者多因瘀血上攻，瘀阻气闭，扰乱心神。常由血虚气脱和瘀阻气闭所致。

（1）**血虚气脱** 产妇素体虚弱，气血不足，复因产时失血过多，以致营阴下夺，气失所附，阳气虚脱，心神失养而致血晕之脱证。

（2）**瘀阻气闭** 素体阳气不足，产后胞脉空虚，因产感寒，血为寒凝；或产时精神过度紧张，气滞血瘀，或因手术创伤，瘀滞冲任；或产后元气亏虚，运血无力，滞而成瘀，以致恶露涩少，血瘀气逆，上扰神明，蒙蔽心窍而致血晕之闭证。

三、诊　　断

1. 病史

患者多素体气血虚弱，或阳气不足；或既往有严重的贫血、血小板减少、凝血功能障碍等慢性消耗性疾病；或有妊娠合并心脏病、妊娠高血压疾病等病史；或产时软产道裂伤、产后宫缩乏力、胎盘剥离不全、剥离后滞留、胎盘嵌顿、胎盘植入或胎盘残留等。

2. 症状

产妇在新产之后数小时内，突然出现头晕目眩，不能起坐，胸满喘促，痰壅气急，心悸愦闷，烦躁不安，神昏口噤，或晕厥，甚则昏迷不省人事。

3. 检查

（1）**产科检查** 检查胎盘、胎膜是否完整，子宫收缩情况，软产道有无损伤，是否有阴道出血过多（尤其在分娩后24小时内的大量出血）。查明阴道出血的来源，观察恶露的量、色、质。

（2）**辅助检查** 血常规、凝血酶原时间、纤维蛋白原定量、纤维蛋白降解产物、D-二聚体等有关凝血功能的实验室检查，有助于诊断。血压、心率、B超、心电图、心脏功能检测等可辅助诊断。

四、鉴别诊断

产后血晕与产后子痫、产后痉证发生于新产之际，症急势危。同属于产后危急重症，临床当以详辨。

1. 产后子痫

产后子痫者产前每有肢体、面目浮肿，头晕目眩，以及高血压、蛋白尿等病史可参。产后血晕临床表现为突然出现头晕目眩，不能起坐，胸满喘促，痰壅气急，心悸愦闷，烦躁不安，神昏口噤，或晕厥，甚则昏迷不省人事。而产后子痫以抽搐、昏迷为主证。二者虽均可出现神志不清，但产后子痫有典型抽搐，无阴道出血过多或恶露不下，可资鉴别。

2. 产后痉证

产后痉证多由产时创伤，感染邪毒，或产后亡血伤津，筋脉失养所致，产后数日始发。以四肢抽搐，项背强直，甚则口噤，角弓反张，神志不清为主证。

3. 产后郁冒

产后郁冒与产后血晕都可见眩晕症状，但产后郁冒是因产后亡血复汗感受寒邪所致，症见头眩目瞀，郁闷不舒，呕不能食，大便反坚，但头汗出；而产后血晕则临床诊断时以不省人事、口噤、昏迷不醒为特点。

五、辨证论治

（一）辨证要点

产后血晕，根据病史、晕厥的特点、恶露多少及全身证候等辨别虚实。虚者为脱证，脱证多见于产时、产后大出血，面色苍白，冷汗淋漓，心悸愤闷，甚者昏厥，目闭口开，手撒肢冷；实者为闭证，闭证多见恶露量少或不下，面色紫暗，心腹胀痛，神昏口噤，两手握拳。

（二）治疗原则

血虚气脱者，以益气固脱为主；瘀阻气闭者，以行血逐瘀为主。本病无论虚实都属急危重症，均须及时救治。必要时进行中西医结合抢救，以免延误病情，危及产妇生命。

（三）分型论治

1. 血虚气脱证

【主要证候】产时或产后失血过多，突然晕眩，面色苍白，心悸愤闷，甚则昏不知人，眼闭口开，手撒肢冷，冷汗淋漓；舌淡，无苔，脉微欲绝或浮大而虚。

【证候分析】产时或产后失血过多，冲任不固，血不养心，神明失守，故晕眩；气血大亏，心神失养，故心悸愤闷，甚则昏不知人；阴血暴脱，不能上荣于目，则眼闭；气随血脱，脾阳衰微，故面色苍白，口开，手撒肢冷；营阴暴脱，阴不内守，孤阳外泄，则冷汗淋漓。舌淡，无苔，脉微欲绝或浮大而虚，为血虚气脱之征。

【治法】益气固脱。

【方药】参附汤（《校注妇人良方》）。

参附汤：人参　附子

参附汤主治阳气暴脱之证。方中人参大补元气，固脱生津；附子温里散寒，回阳救逆。

若阴道下血不止，加黑芥穗、姜炭以收涩止血；若患者神志昏迷，无法口服药物，可行鼻饲；待患者神志清醒后，应大补气血，方用当归补血汤（《医理真传》）。阴道出血不止者，加姜炭、茜草炭、乌贼骨以固冲止血；若阴损及阳，见自汗多，口渴频饮者，加麦冬、五味子、煅龙骨、煅牡蛎以养阴固脱。

2. 瘀阻气闭证

【主要证候】产后恶露不下，或下亦甚少，少腹疼痛拒按，突然头晕眼花，不能起坐，甚则心下急满，气粗喘促，痰涌气急，恶心呕吐，神昏口噤，不省人事，两手握拳，牙关紧闭，面色青紫；唇舌紫暗，脉涩。

【证候分析】新产感寒，内侵胞中，余血浊液遇寒则凝滞，或气滞血瘀，冲任瘀滞，或气虚运血无力，滞而成瘀，瘀血停蓄，不得下出，故恶露不下，或下亦甚少；瘀血内阻，停蓄少腹，故少腹疼痛拒按；败血停留，气机不畅，逆上攻心则扰乱神明，清窍闭塞，故神昏口噤，不省人事；攻肺则肺失清肃，故心下急满，气粗喘促，痰涌气急；攻胃则胃失和降，则见恶心呕吐；瘀血内停，筋脉失养而拘急，故两手握拳，口噤。面色青紫，唇舌紫暗，脉涩，为瘀阻气闭之征。

【治法】行血逐瘀。

【方药】夺命散（《妇人大全良方》）加当归、川芎。

夺命散：没药　血竭

夺命散主治血瘀气逆之闭证。方中没药、血竭活血理气，逐瘀止痛；加当归、川芎以增强行血逐瘀之力。瘀去则气机调畅，逆气可平，晕厥亦除，则神自清。

六、临证要点

产后血晕属产后危急重症，以产妇分娩后突然头晕目眩，甚或神志不清为特点。临证首当辨其虚实，分清脱证、闭证。如属产后出血，应尽快查明出血原因，针对性地给予治疗，以达到迅速止血的目的。对产后血晕昏迷不醒者，无论脱证与闭证，均先抗休克抢救，同时采用中西医结合的方法积极迅速治疗，预防感染，可先用针灸或熏鼻促醒，尽快促其苏醒，以免延误病情。待病情稳定后再行辨证论治，切勿在昏迷中强灌中药，以免误吸入气管，发生意外。

七、预后与转归

产后出血属产后危急重症，是导致产妇死亡的首位原因。由于出血量多，阳气暴脱，稍有延误则可危及产妇生命；即使挽回生命，亦可因血气虚衰而致产后缺乳、闭经，或因产妇的抵抗力削弱，容易继发产褥感染。如病情较轻，及时处理，多能痊愈；若产时发生羊水栓塞，引发急性肺栓塞、过敏性休克、弥散性血管内凝血、肾衰竭等，则死亡率高，预后不良。

第二节　产后痉证

一、概　述

产褥期内，产妇突然发生四肢抽搐，项背强直，甚则口噤不开，角弓反张，称为产后痉证，又称"产后病痉""产后痉风"。产后痉证为新产三病之一，可因阴血虚而发病，亦可因产创、感染邪毒而发病。感染邪毒而痉者，为产后"破伤风"，是产后危急重症之一。

本病始见于《金匮要略·妇人产后病脉证治》："新产血虚，多汗出，喜中风，故令病痉。"同时指出，产后血虚、汗出过多、风邪乘虚侵入为其发病原因。《诸病源候论·产后中风证候》曰："产后中风痉者，因产伤动血脉，脏腑虚竭，饮食未复，未满日月，荣卫虚伤，风气得入五脏，伤太阳之经，复感寒湿，寒搏于筋，则发痉。其状口急噤，背强直，摇头马鸣，腰为反折，须臾十发，气急如绝，汗出如雨，手拭不及者，皆死。"从病因病机、症状及预后进行了论述。《妇人大全良方》认为："产后汗多变痉，因气血亏损，肉理不密，风邪所乘，以小续命汤速灌之。"《景岳全书·妇人规》强调："凡遇此证，速当察其阴阳，大补气血。用大补元煎或理阴煎及十全大补汤之类，庶保其生。若认为风痰而用发散消导之剂，则死无疑矣。"《傅青主女科》以加减生化汤专治有汗变痉者。由此可见，历代医家对本病已有明确的认识。

西医学的产后手足搐搦症、产后破伤风，可参照本病辨证治疗。

二、病因病机

本病的发生，主要是亡血伤津，筋脉失养，或感染邪毒，直窜筋脉所致。

（1）**阴血亏虚** 素禀阴血不足，因产重虚，失血伤津，营阴耗损，津液虚竭，筋脉失养，阴虚风动，而致发痉。

（2）**感染邪毒** 产时接生不慎，产创护理不洁，邪毒乘虚而入，损伤脉络，直窜筋脉，以致发痉。

三、诊 断

1. 病史

患者素体血虚阴亏，产时、产后失血过多，复多汗出；或有接生、护理不慎，产褥用品不洁，产创感染等病史。

2. 症状

产后突然口角搐动，四肢抽搐，项背强直，牙关紧闭，角弓反张，面色苍白；或呈苦笑面容，发热恶寒。

3. 检查

（1）**产科检查** 阴道出血量多，或见软产道损伤。

（2）**辅助检查** 血常规、血钙测定、宫腔分泌物细菌培养等有助于诊断。

四、鉴 别 诊 断

产后痉证应注意与产后子痫鉴别，详见产后血晕的鉴别诊断。

五、辨 证 论 治

（一）辨证要点

根据发病特点、全身证候辨其虚实。产后四肢抽搐，牙关紧闭，面色苍白者，属阴血亏虚证；四肢抽搐，项背强直，牙关紧闭，角弓反张，苦笑面容者，属感染邪毒证。

（二）治疗原则

治疗总以息风镇痉为主。阴血亏虚者，以养血息风为主；感染邪毒者，以解毒镇痉为要。注意不可过用辛温之品，以防燥血伤津，变生他疾。

（三）分型论治

1. 阴血亏虚证

【主要证候】 产后出血过多，突然发痉，头项强直，四肢抽搐，牙关紧闭，面色苍白或萎黄；舌淡红，少苔或无苔，脉虚细无力。

【证候分析】 产时或产后失血过多，亡血伤津，筋脉失养，血虚肝风内动，则头项强直，四肢抽搐；手三阳之筋皆结于颔颊，风若乘之入颔颊，则牙关紧闭；血虚不能上荣于面，故面色苍白或萎黄。舌淡红，少苔或无苔，脉虚细无力，为阴血亏虚之征。

【治法】 滋阴养血，柔肝息风。

【方药】 三甲复脉汤（《温病条辨》）加天麻、钩藤、石菖蒲。

三甲复脉汤：阿胶　白芍　鳖甲　龟甲　牡蛎　麦冬　干地黄　火麻仁　炙甘草

三甲复脉汤主治温病热邪久羁下焦，热深厥甚，阴血亏虚之证。方中阿胶、白芍、干地黄、麦冬、火麻仁滋阴养血为君药，取"治风先治血"之意；龟甲、鳖甲、牡蛎（三甲）育阴潜阳为臣药；天麻、钩藤平肝息风，石菖蒲芳香开窍，共为佐药；炙甘草健脾和中为使药。全方共奏滋阴养血，育阴潜阳，柔肝息风，镇痉开窍之功，使津充血足，筋脉得养，诸症自愈。

阴道出血不止者，加党参、黄芪益气摄血，山茱萸敛阴止血；汗出过多者，加浮小麦、山茱萸、麻黄根收敛止汗。

2. 邪毒感染证

【主要证候】　产后头项强痛，发热恶寒，牙关紧闭，口角抽动，面呈苦笑，继而项背强直，角弓反张；舌淡红，苔薄白，脉浮大而弦。

【证候分析】　产后血气亏损，百脉空虚，易感外邪，加之接生、护理不慎，邪毒乘虚而入，初起邪在肌肤，正邪交争，故发热恶寒，头项强痛；继而邪窜经脉，致使牙关紧闭，口角抽动，面呈苦笑；进而邪毒入里，直犯筋脉，筋脉拘急，则项背强直，角弓反张。新感外邪，故舌未变，脉浮大而弦，为邪毒感染、风动之征。

【治法】　解毒镇痉，理血祛风。

【方药】　玉真散（《外科正宗》）加僵蚕、蜈蚣。

玉真散：白附子　天南星　天麻　羌活　防风　白芷

玉真散主治破伤风，为创伤之后，感受风毒之邪。方中白附子、天南星祛风化痰，定搐解痉；天麻息风解痉；羌活、防风、白芷疏散经络风邪，导邪外出；僵蚕、蜈蚣解毒镇痉，息风定搐。全方合用，共奏解毒化痰，息风镇痉，祛风定搐之效，使邪毒清、痰浊化、抽搐止。

若邪毒内传攻心，病情急重，伴高热不退，抽搐频繁发作，应当中西医结合抢救，控制抽搐。

六、临证要点

产后痉证，目前临床较少见，多发生于产后24小时后至产后数日内，以突发四肢抽搐，项背强直，甚者口噤不开，角弓反张为特征。本病有虚实、轻重之分，轻者乃产后阴血亏虚，筋脉失养，治以滋阴养血，柔肝息风。重者乃产后破伤风，由产后本虚，邪毒入侵，直窜经脉所致，症急势危，中医治以解毒镇痉，理血祛风，可内服中药，配合针灸等治疗；同时必须采用中西医结合救治，以免贻误病情，导致产妇死亡。

七、预后与转归

产后痉证有轻重之分，若属阴血亏虚，病情较轻，经治疗多可痊愈；若为感染邪毒之产后破伤风，病势险急，难以速效，其发生发展过程甚为迅速，死亡率高，预后不良。

第三节　产后发热

一、概　述

产后发热是指产褥期内，出现发热持续不退，或低热持续，或突然高热寒战，并伴有腹痛、恶露异常或外感症状者。产后1~2日内，由于产妇阴血骤虚，营卫暂时失于调和，常有轻微的发热，不兼有其他症状者，属生理性发热，一般能在短时间内自退。亦有的在产后3~4日泌乳期间低热，俗称"蒸乳"，也非病态，在短期内会自然消失。

本病始见于《素问·通评虚实论》："帝曰：乳子而病热，脉悬小者何如？岐伯曰：手足温则生，寒则死。"汉代《金匮要略·妇人产后病脉证治》载有产后发热条文三条，载方三首。指出其症有"头微痛，恶寒，事事有热"等，可予"阳旦汤治之"。隋代《诸病源候论》最早论述本病病因病机，提出产后发热病因有风邪、阴阳不和、寒伤、热伤、瘀血等。病机为"阳盛则热，阴盛则寒，阴阳相加"。"其腹时刺痛"是辨瘀血的要点。至宋代《妇人大全良方》首见产后发热之病名："凡产后发热，头痛身热，不可便作感冒治之。"并明确提出产后发热多虚多瘀的发病机理。《陈素庵妇科补解·产后众疾门》有多篇产后发热专论，其论病因病机颇为全面，将病因分为外因、内因两大类，补充了蒸乳、伤食、劳伤肾气均可引起产后发热的病因病机，且针对不同病因分别治之。遣方用药皆以四物汤加味。《景岳全书·妇人规》对本病的认识更加深入，将发热分为外感风寒、邪火内盛、水亏阴虚、劳倦虚烦、去血过多等，其分型论治至今仍基本沿用。《医宗金鉴·妇科心法要诀》则将产后发热分为伤食、外感、血瘀、血虚、蒸乳等类型，亦颇合临床实际。嗣后，历代医家对本病的病因病机、辨证论治不断充实完善，立论独到，阐述深入，感染邪毒致病者，根据其症情严重、传变迅速的特点，属温热病的范畴。温病学家为产后发热感染邪毒证提供了有实践意义的施治原则和用药准绳。

本病以产后发热持续不退，且伴有小腹疼痛或恶露异常为特点，严重者常可危及产妇生命，应当引起高度重视。

西医学的产褥感染、产褥中暑、产褥期上呼吸道感染等可参照本病辨证治疗。

二、病因病机

引起产妇发热的原因很多，但致病机理与产后"正气亦虚，易感病邪，易生瘀滞"的特殊生理状态密切相关。本病的病因病机主要是感染邪毒、外感、血瘀或血虚。

（1）**感染邪毒** 产后胞脉空虚，元气受损，血室正开，若产时接生不慎，消毒不当，或产后护理不洁，或不禁房事，致使邪毒乘虚而入，稽留于冲任、胞脉，正邪交争，因而发热。若邪毒炽盛，与血相搏，则传变迅速，直犯胞宫，热入营血，甚则逆传心包，则易发为险症。

（2）**外感** 产后耗伤气血，百脉空虚，腠理不密，卫阳不固，以致风寒暑热之邪客于表，止邪相争，营卫不和，因而发热。如明代龚信《古今医鉴·产后》曰："产后荣卫俱虚，腠理不密，若冒风发热者，其脉浮而微，或自汗。"

（3）**血瘀** 产后情志不遂，加之手术损伤，或为产后血室正开，寒邪所客，或为胞衣残留，瘀血内停，恶露不下，败血停滞，阻碍气机，营卫不通，而致发热。如《陈素庵妇科补解·产后众疾门》云："产后瘀血陆续而至，十日外血海未有不净者……一遇风冷外袭，则余血凝结，闭而不行，身即发热，所谓血瘀发热也。"

（4）**血虚** 素体阴血不足，因产伤血，血虚愈甚；或产时产后血去过多，阴血暴虚，阳无所附，以致虚阳越浮于外，而令发热。如《医宗金鉴·妇科心法要诀·发热证治》曰："产后发热，多因阴血暴伤，阳无所附。"

上述病因病机充分体现了产后发热总的发病机理，即感染邪毒、阴虚阳浮、瘀血停滞、营卫不和。若邪毒炽盛，传变迅速，不及时施治，可热入营血，内陷心包，或出现高热、神昏谵语等危重证候,临证必须密切观察。

三、诊　　断

1. 病史

患者多有孕晚期或产后房事不节,或孕期伴贫血、子痫、阴道炎等病史,或素体虚弱,营养不良以及妊娠期高血压等病史;或分娩产程过长,胎膜早破,产后出血过多,剖宫产、助产手术及产道损伤或胎盘、胎膜残留,消毒不严,产褥不洁等病史;或产时、产后不慎感受风寒,不避暑热,或素性抑郁,或产后情志不畅史。

2. 症状

本病以产褥期内的发热为最主要表现,尤其新产后为多。临床表现为持续发热,或突然寒战高热,或发热恶寒,或乍寒乍热,或低热缠绵等。除发热外,常伴有恶露异常和小腹疼痛。

3. 检查

(1) **产科检查**　会阴感染时,可见局部红肿、化脓或伤口裂开、压痛;阴道、宫颈感染时,黏膜充血、溃疡,脓性分泌物增多;宫体或盆腔感染时,子宫大而软,复旧不良,触痛明显,活动受限,脓性分泌物进一步增多;若炎症蔓延至附件及宫旁组织,检查时可触及附件增厚、压痛或盆腔肿物,表现出盆腔炎性疾病和腹膜炎的体征。

(2) **辅助检查**　①血液检查:血常规检查可见白细胞总数及中性粒细胞升高;血培养可发现致病菌,并应做药敏试验。检测血清C反应蛋白＞8mg/L(速率散射浊度法),有助于早期诊断产褥感染。②宫颈分泌物检查:分泌物检查或培养并做药敏试验,可确定产褥感染的致病菌。③B超检查:盆腔B超检查见盆腔有液性暗区,提示有炎症或脓肿。④CT、MRI等检查:对感染形成的包块、脓肿及静脉血栓的定位和定性进行协助诊断。

四、鉴别诊断

产后发热涵盖了许多中西医妇科疾病,如蒸乳发热、产后乳痈、产后淋证、产后痢疾、产后中暑等,临床治疗前需根据病史、症状体征和辅助检查加以鉴别,明确诊断(表10-1)。

表10-1　产后发热的鉴别诊断

疾病	症状	检查
蒸乳发热	产后3～4日泌乳期乳房胀硬,乳汁未下,或下亦甚少,间见低热,可自然消失,俗称"蒸乳"。当乳汁通畅后,其热自除,属生理现象,不属病理范畴	体温升高,余无异常
产后乳痈	产后3～4日内出现发热,伴乳房局部症状(如乳房胀硬、红肿、热痛),甚则溃腐化脓,可触及腋下肿大压痛的淋巴结	体格检查可触及乳房胀硬,伴红肿、热痛;腋下可触及肿大淋巴结,伴压痛
产后淋证	发热恶寒,伴有尿频、尿急、淋沥涩痛、尿黄或赤	体温升高;尿常规检查可见红细胞、白细胞;尿培养可见致病菌
产后痢疾	大便次数增多,里急后重,脓血便,伴腹痛、肛门灼热等	大便常规检查可见红细胞、白细胞或脓细胞
产后中暑	身热多汗,可突然头晕胸闷,甚至昏迷,不省人事	体温升高

五、辨证论治

（一）辨证要点

产后发热，证有虚实，病有轻重，病因不同，症状各异，临证应根据发热的特点、恶露情况、腹痛性质及全身症状和舌脉分析明辨。若高热寒战，持续不退，恶露紫暗秽臭，小腹疼痛拒按，心烦口渴，舌红，苔黄，脉数有力，多属感染邪毒；若恶寒发热，身痛流涕，苔薄白，脉浮，为外感发热；如正值盛夏炎热季节，高热多汗，口渴心烦，体倦少气，为外感暑热发热；寒热时作，恶露量少，色暗有块，小腹疼痛拒按，舌紫暗，脉弦涩，属血瘀发热；若产后失血过多，低热不退，恶露量少，色淡，腹痛绵绵，头晕心悸，舌淡，苔薄白，脉细数，乃血虚发热。

（二）治疗原则

本病的治疗总以扶正祛邪、调气血、和营卫为主。感染邪毒者，宜清热解毒，凉血化瘀；外感风寒者，宜扶正解表，疏邪宣肺；外感风热者，宜辛凉解表，肃肺清热；外感暑热者，宜清暑益气，养阴生津；血瘀发热者，宜活血化瘀，清热解毒；血虚发热者，宜补血益气，养阴清热。

治疗时要时时照顾正气，以扶正为主，但不可不辨病情，片面强调补虚，而忽视外感和里实之证，致犯虚虚实实之戒，时时遵循"勿拘于产后，勿忘于产后"的原则。用药时不能不分寒热虚实而妄投辛温滋腻之品，以致闭门留寇；或妄投活血逐瘀之品，以伤正气。清热勿过于苦寒，疏风勿过于发散，化瘀勿过于攻破。对于感染邪毒者，其证危急且重，必须采用中西医结合治疗。

（三）分型论治

1. 感染邪毒证

【主要证候】产后高热寒战，壮热不退，小腹疼痛拒按，恶露初时量多，继则量少，色紫暗，质如败酱，或如脓血，其气臭秽；心烦不宁，口渴喜饮，小便短赤，大便燥结；舌红，苔黄而干，脉数有力。

【证候分析】新产血室正开，百脉俱虚，邪毒乘虚内侵，损及胞宫、胞脉，正邪交争急剧，致令高热寒战，壮热不退；邪毒与血相搏，瘀血互结于胞中，胞脉痹阻，则小腹疼痛拒按，恶露色紫暗；热迫血行则量多，热与血结则恶露量少；热毒熏蒸，故恶露质如败酱，或如脓血，其气臭秽；热扰心神，则心烦不宁；热为阳邪，灼伤津液，则口渴喜饮，小便短赤，大便燥结。舌红，苔黄而干，脉数有力，为邪毒内燔之征。

【治法】清热解毒，凉血化瘀。

【方药】解毒活血汤（《医林改错》）加金银花、黄芩。

解毒活血汤：连翘　葛根　柴胡　枳壳　当归　赤芍　生地黄　红花　桃仁　甘草

解毒活血汤主治瘟毒初起，上吐下泻，转筋。方中连翘清热解毒，泻火散结；柴胡、葛根清热疏泄，升散退热；生地黄、赤芍清热凉血；枳壳理气行滞止痛；当归养血和营，活血行滞；桃仁、红花活血散瘀，祛瘀生新；甘草清热解毒，调和药性；加金银花、黄芩以增清热活血之力。诸药合用，共奏清热解毒，凉血祛瘀之效。

若高热不退，大汗出，烦渴引饮，尿少色黄，脉虚大而数，为热入气分，耗气伤津之候，治宜清热除烦，益气生津，应于上方加入石膏、北沙参、石斛或配合白虎加人参汤（《伤寒论》）；若症见壮热不退，下腹胀痛，痛而拒按，恶露不畅，秽臭如脓，大便燥结，神昏谵语，苔黄而燥，或焦老起芒刺，脉弦数，此乃热毒与瘀血互结胞中，阳明腑实，应急下存阴，治宜清热解毒，化瘀通腑，方用大黄牡丹汤（《金匮要略》）加蒲公英、败酱草、连翘；如寒热往来，加柴胡、黄芩和解少阳；若正不胜邪，热入营血，高热不退，心烦汗出，斑疹隐隐，舌红绛，苔少或花剥，脉弦细数，治宜清营解毒，凉血养阴，方用清营汤（《温病条辨》）加蒲公英、败酱草、紫花地丁以增清热解毒之功；若热入心包，持续高热，神昏谵语，甚则昏迷，面色苍白，四肢厥冷，脉微欲绝，热深厥深，治宜凉血解毒，清心开窍，方用清营汤（《温病条辨》）送服安宫牛黄丸（《温病条辨》）或紫雪丹（《太平惠民和剂局方》）；若冷汗淋漓，四肢厥冷，脉微欲绝，为阴竭阳亡，生命垂危，急当回阳救逆，方用生脉散（《内外伤辨惑论》）、参附汤（《世医得效方》）。

本证之发热，因产妇体质强弱不同，所感邪毒种类之差异，其临床表现也颇为复杂，而且病情变化迅速，故当随证论治。若邪毒炽盛，向内传变与血相搏，热入营血，甚则逆传心包（脑）者，应进行中西医结合救治。

2. 外感证

（1）外感风寒证

【主要证候】 产后恶寒发热；头痛身痛，肢体酸痛，鼻塞流涕，咳嗽，无汗；舌淡，苔薄白，脉浮紧。

【证候分析】 产后元气虚弱，卫阳失固，腠理不实，风寒袭表，正邪交争，则恶寒发热，头痛身痛；风寒客于太阳经脉，故肢体酸痛；肺与皮毛相表里，肺气失宣，则鼻塞流涕，咳嗽。无汗，舌淡，苔薄白，脉浮紧，为风寒表实之征。

【治法】 养血祛风，散寒解表。

【方药】 荆防四物汤（《张皆春眼科证治》）加紫苏叶。

荆防四物汤：荆芥 防风 生地黄 当归 白芍 川芎

方中四物汤养血扶正；荆芥、防风祛风散寒解表。全方共奏养血疏风之效。

（2）外感风热证

【主要证候】 产后发热，微汗或汗出恶风；头痛身痛，咽喉肿痛，口渴欲饮，咳嗽，痰黄，恶露正常，无下腹痛；舌红，苔薄黄，脉浮数。

【证候分析】 产后气血俱虚，卫外之阳不固，风热之邪袭表，热郁肌腠，卫表失和，故发热身痛；风性开泄，卫表不固，则微汗或汗出恶风；风热上扰清窍，则头痛；肺失肃降，则咳嗽；风热之邪熏蒸清道，故咽喉肿痛；热邪伤津，则口渴欲饮；邪尚在表，未伤及胞宫气血，故恶露正常，无下腹痛。舌红，苔薄黄，脉浮数，为风热侵于肺卫之征。

【治法】 辛凉解表，疏风清热。

【方药】 银翘散（《温病条辨》）。

银翘散：金银花 连翘 竹叶 荆芥穗 牛蒡子 薄荷 桔梗 淡豆豉 甘草 芦根

银翘散主治温病上焦风热证。方中金银花、连翘清热解毒，轻宣透表；荆芥穗、薄荷、淡豆豉辛散表邪，透热外出；牛蒡子、桔梗、甘草合用，能解毒利咽散结，宣肺祛痰；竹叶、芦根甘凉轻清，清热生津止渴。全方共奏辛凉解表，疏风清热之功。

若外邪客于少阳之半表半里，症见往来寒热，胸胁痞满，口苦，咽干作呕，默默不欲饮食，舌苔薄白，脉弦，治宜和解表里，方用小柴胡汤（《伤寒论》）；若产时正值炎热酷暑季节，症见身热多汗，口渴心烦，倦怠乏力，舌红，少津，脉虚数，治宜清暑益气，养阴生津，方用清暑益气汤（《温热经纬》），并迅速改善居处环境，降温通风。

3. 血瘀证

【主要证候】 产后乍寒乍热，恶露不下，或下亦甚少，色紫暗有块，小腹疼痛拒按，块下痛减，口干不欲饮；舌紫暗，或有瘀点、瘀斑，苔薄，脉弦涩有力。

【证候分析】 产后瘀血内阻，营卫不通，阴阳失和，则乍寒乍热；瘀血内停，阻滞胞脉，则恶露不下，或下亦甚少，色紫暗有块；不通则痛，则小腹疼痛拒按。舌紫暗，或有瘀点、瘀斑，苔薄，脉弦涩有力，为血瘀之征。

【治法】 活血祛瘀，和营除热。

【方药】 生化汤（《傅青主女科》，方见堕胎、小产）加牡丹皮、丹参、益母草。

生化汤主治产后恶露不下，恶露不绝，产后腹痛。方中重用当归养血活血，化瘀生新为君；川芎、桃仁行瘀为臣；炮姜性温入血分，温经止痛为佐；炙甘草补中缓急为使，用黄酒助药力直达病所，加强活血祛瘀之功。诸药相合，具有活血祛瘀，和营除热之效，可使瘀血去而新血生。

4. 血虚证

【主要证候】 产时、产后失血过多，低热不退，动则自汗出；头晕眼花，心悸少寐，恶露或多或少，色淡质稀，小腹绵绵作痛，喜按；舌淡红，苔薄白，脉细弱。

【证候分析】 产后亡血伤津，阴血骤虚，阴不敛阳，阳无所依，虚阳越浮于外，故低热缠绵，自汗；血虚不能上荣清窍，则头晕眼花；血虚心神失养，则心悸少寐；气随血耗，气虚冲任不固，则恶露量多；血虚冲任不足，则恶露量少；气血虚弱，则恶露色淡质稀；血虚不荣，则小腹绵绵作痛，喜按。舌淡红，苔薄白，脉细弱，为血虚之征。

【治法】 养血益气，和营退热。

【方药】 八珍汤（《正体类要》，方见经行头痛）加枸杞、黄芪。

若血虚阴亏，症见午后热甚，两颧红赤，口渴喜饮，小便短黄，大便秘结，舌嫩红，脉细数，治宜滋阴养血清热，方用加减一阴煎（《景岳全书》）加白薇。若偏气虚，症见产后发热，气短懒言，身疲自汗，面色不华，舌淡，苔薄白，脉虚细，治宜补中益气，和营退热，方用补中益气汤（《脾胃论》）。

六、临证要点

产后发热是临床常见病，有感染邪毒、外感、内伤之不同，其发病机理不一。虚实夹杂证多见，纯实证不多，临床各证型可互相转化，或相兼出现，临证时要仔细辨证，分清主次，辨证求因，审因论治。发热中感染邪毒型属急重症，证候复杂多样，变化迅速，治疗时要把握时机，准确辨证，合理诊治，及时控制病情，以防他变。另外，本着"勿拘于产后，勿忘于产后"的原则，依据产后"多虚多瘀"的特点，谨守病机，知常达变。补虚不忘除瘀，除瘀须防伤正。用药须注意清热勿过于苦寒，疏风勿过于发散，化瘀勿过于攻破，如病情需要攻下者，虽石膏、大黄亦可大胆应用，唯当"中病即止"。其中之感染邪毒证，相当于西医的产褥感染，属产科危急重症，临床变化迅速，是导致产妇死亡的四大原因之一，诊治贵在及时、果断、有效。

充分做好预防和产后调护工作，以避免本病的发生：①加强孕期保健，注意均衡营养，增强体质，孕晚期应禁房事。②正确处理分娩，产程中严格无菌操作，尽量避免产道损伤和产后出血，及时仔细缝合。③产褥期应避风寒，慎起居，保持外阴清洁，严禁房事，以防外邪入侵。④产后取半卧位，有利于恶露排出。⑤防患于未然，凡有产道污染、产道手术、胎膜早破、产后出血等有感染可能者，给予抗生素或清热解毒之品，预防病邪入侵。

七、预后与转归

产后发热的预后由于病因不同而各异。若属血虚、血瘀、外感发热者,因病情较缓,及时、合理、准确地治疗,很快即可痊愈。中暑发热,病势较急,若治疗不及时,可致阴阳离决,危及生命。感染邪毒发热是产后发热中的危急重症,及时治疗抢救,可痊愈。若失治、误治,病情传变,以致邪毒内传,累及营血,甚则热陷心包,热深厥脱,可危及生命;即使抢救成功,亦可造成多器官功能损伤而成产后虚损;或可因血栓性静脉炎引起其他并发症,则预后不良。

第四节 产后腹痛

一、概 述

产后腹痛是指产妇在产褥期,发生与分娩或产褥有关的小腹疼痛,又称"儿枕痛""产后腹中痛"等。孕妇分娩后,由于子宫收缩,小腹呈阵阵作痛,于产后1～2日出现,持续2～3日自然消失,属生理现象,一般不需治疗。若腹痛阵阵加剧,难以忍受,或腹痛绵绵,疼痛不已,影响产妇的康复,则为病态,应予以治疗。

本病始见于《金匮要略·妇人产后病脉证治》:"产后腹中疠痛,当归生姜羊肉汤主之""产后腹痛,法当以枳实芍药散,假令不愈者,此为腹中有干血着脐下,宜下瘀血汤主之"。《诸病源候论·妇人产后腹中痛候》认为产后腹痛之因多责于"脏虚",瘀血未尽遇风冷凝结所致,并有变成"血瘕"之虞。《傅青主女科》从血虚、血瘀立论,创加减生化汤、散结定疼汤等治之。

西医学的产后宫缩痛及人工流产后的腹痛可参照本病辨证治疗。

二、病因病机

本病主要病机是气血运行不畅,不荣则痛为虚,不通则痛为实。

(1) **血虚** 素体虚弱,复因产时、产后失血过多,因产重虚,冲任血虚,胞脉失养,或血少气弱,运行无力,血行迟滞,不荣则痛。

(2) **血瘀** 产后情志不畅,肝气郁结,气滞血瘀,瘀血内停,阻滞冲任、子宫,不通则痛。或因产后起居不慎,感受寒邪,风寒乘虚而入,血为寒凝,胞脉受阻,发生腹痛。

三、诊 断

1. 病史

本病好发于经产妇,可有难产、胎膜早破、产时或产后失血过多、情志不遂,或感受寒邪等病史。

2. 症状

产妇分娩1周以上,小腹疼痛仍不消失;或产后不足1周,但小腹阵发性疼痛加剧,或伴有恶露异常。

3. 检查

（1）**妇科检查** 腹部检查可有子宫复旧不全。腹痛发作时，下腹部可触及子宫呈球状硬块，或按之痛甚；产褥感染时，有腹肌紧张及反跳痛。注意观察恶露的量、色、质、气味有无异常；有无伤口感染；宫颈口有无组织物嵌顿；盆腔有无触痛包块。

（2）**辅助检查** ①血液检查：血常规检查可有贫血。②阴道分泌物培养：排除产褥感染的可能。③B超检查：了解子宫复旧情况及胎盘、胎膜是否有残留。

四、鉴别诊断

1. 产褥感染

产褥感染腹痛持续不减而拒按，伴恶寒发热，甚则高热寒战，恶露臭秽，色紫暗如败酱。血常规有白细胞、C反应蛋白升高，分泌物涂片及培养、妇科检查、B超等检查，可资鉴别。

2. 伤食腹痛

伤食腹痛有饮食失节史。疼痛部位多在胃脘部，伴有嗳腐吞酸，食欲不振，大便或秘或溏滞不爽等消化道症状。恶露可无改变。

3. 产后下利

起病急，有不洁进食史。疼痛部位在脐周，腹部绞痛，伴有发热，下利脓血，里急后重。大便常规可见大量红细胞、白细胞。

五、辨证论治

（一）辨证要点

根据腹痛性质和程度、恶露性状及伴随症状并结合兼证、舌脉以辨虚实。一般实痛多腹痛拒按，恶露不畅，紫暗有块；虚痛者腹痛喜温喜按，恶露色淡质稀。

（二）治疗原则

重在调畅气血。虚者补而调之，实者通而调之，促使气充血畅，胞脉流通，则腹痛自除。根据产后"多虚多瘀"的生理特点，药贵平和，补虚不可过于滋腻，泻实逐瘀不可过于攻伐，以免损伤正气，忌用攻下破血之品。

（三）分型证治

1. 血虚证

【主要证候】 产后小腹隐隐作痛，数日不止，喜按喜揉，恶露量少，色淡质稀无块；面色苍白，头晕眼花，神疲乏力，心悸怔忡，大便干结；舌淡，苔薄白，脉细弱。

【证候分析】 冲为血海，任主胞胎。素体气血不足，因产耗气伤血，冲任血虚，子宫失养，"不荣则痛"，或血少气弱，运行无力，血行迟涩，故小腹隐隐作痛，喜按喜揉；营血亏虚，冲任血少，则恶露量少，色淡质稀无块。血虚津亏，肠道失于濡养，故大便干结。面色苍白，头晕眼花，心悸怔忡，舌淡，苔薄白，脉细弱，均为血虚之征。

【治法】 补血益气，缓急止痛。

【方药】 肠宁汤（《傅青主女科》）。

肠宁汤：当归 熟地黄 阿胶 人参 山药 续断 麦冬 肉桂 甘草

方中当归补血和营，活血行滞，补虚又止痛；熟地黄、阿胶滋阴养血，以助当归补养阴血；麦冬养阴润燥；人参、山药、甘草补气健脾，以资阴血之生化；续断补肾养肝，强壮腰膝；肉桂温通血脉，散寒止痛。诸药合用，共奏补益气血，温通止痛之效。

若血虚津亏便秘较重者，去肉桂，加肉苁蓉、火麻仁润肠滋液通便；若腹痛兼有下坠感，为血虚兼气不足，加黄芪、白术益气升提；若腹痛喜热熨者，加吴茱萸、艾叶、小茴香、炮姜温阳行气，暖宫止痛。

2. 血瘀证

【主要证候】 产后小腹疼痛，拒按，得热痛缓；恶露量少，涩滞不畅，色紫暗有块，块下痛减；面色青白，或伴胸胁胀痛；舌紫暗，苔薄，脉沉紧或弦涩。

【证候分析】 产后百脉空虚，血室正开，寒邪乘虚入侵，寒凝血瘀，或情志所伤，肝气郁滞，血行不畅，瘀滞冲任，胞脉不通，瘀血停留子宫，故小腹疼痛，拒按；血得热则畅行，凝滞稍通，故得热痛缓；血行不畅，恶露当下不下，故恶露量少，色紫暗有块；涩滞不畅，血块排出则瘀滞缓解，故腹痛暂缓。面色青白，胸胁胀痛，舌紫暗，苔薄，脉沉紧或弦涩，为瘀滞子宫之征。

【治法】 活血化瘀，温经止痛。

【方药】 生化汤（《傅青主女科》，方见堕胎、小产）加乌药、延胡索、川楝子。

若小腹冷痛、绞痛较甚者，酌加小茴香、吴茱萸温经散寒；若瘀滞较甚，恶露血块多，加五灵脂、炒蒲黄化瘀止痛；若小腹胀痛，加香附、乌药、枳壳理气行滞；伴气短乏力，神疲肢倦者，加黄芪、党参益气补虚。

六、临证要点

产后腹痛应注意产后"多虚多瘀"的特点，以平为期，注意把握补虚与祛瘀的关系。同时消除精神紧张，注意保暖，切忌饮冷受寒。对于瘀阻子宫所致产后腹痛，应B超观察是否有胎盘、胎衣残留，若有胎盘、胎衣残留，应行清宫术，刮出物送病检，以明确诊断。

七、预后与转归

本病为产后常见病，经积极治疗后大多能痊愈。若失治、误治，瘀血日久，新血不生，血不归经，可生变证。

第五节 产后恶露不绝

一、概 述

产后血性恶露持续10日以上，仍淋漓不尽者，称为产后恶露不绝，又称"产后恶露不尽""产后恶露不止"。

恶露指胎儿、胎盘娩出后，胞宫中遗留的余血浊液，随胞宫缩复而逐渐排出，总量约250～500mL。正常的恶露有血腥味，但无臭味，约4～6周干净。若产后子宫复旧不全或宫腔内残留胎盘、胎膜或合并感染时，恶露的时间会延长。

本病始见于汉代《金匮要略·妇人产后病脉证治》。《诸病源候论·产后崩中恶露不尽候》明确了本病的病因病机为"风冷搏于血""虚损""内有瘀血"，对瘀血治疗提出"不可断之，断之终不断"的观点。《医宗金鉴·妇科心法要诀》提出根据恶露的色、质、气味辨虚实的原则。《傅青主女科·产后编》立加减生化汤为治。

西医学的子宫复旧不全、晚期产后出血、部分胎盘胎膜残留均可参照本病辨证治疗。

二、病因病机

恶露出于胞中，乃血所化，而血源于脏腑，注于冲任。本病发病机制主要为胞宫藏泻失度，冲任不固，血海不宁。

（1）**气虚** 素体气虚，正气不足，复因产时气随血耗，或产后操劳过早，劳倦伤脾，中气不足，冲任不固，血失统摄，以致恶露日久不止。

（2）**血热** 素体阴虚，或过食辛燥，又加之产后亡血伤津，营阴更亏，阴虚则内热；或产后感受热邪；或因情志不遂，肝郁化热，热扰冲任，迫血妄行，而致恶露不绝。

（3）**血瘀** 产后胞宫、胞脉空虚，寒邪乘虚而入，血为寒凝，结而成瘀；或七情内伤，气滞而血瘀，瘀阻冲任，血不归经，以致恶露淋漓不尽。

三、诊　　断

1. 病史

患者体质素弱；或产时感邪、操作不洁；或有产程过长、胎盘胎膜残留、产后子宫复旧不良、产后感染等病史。

2. 症状

产后血性恶露逾10日仍淋漓不止，或有恶臭味，可伴神疲懒言，气短乏力，小腹空坠，或伴小腹疼痛拒按。出血多时可合并贫血，严重者可致昏厥。

3. 检查

（1）**全身检查** 注意观察患者精神状态，有无体温升高、脉搏增快、下腹部压痛、腹肌紧张及反跳痛。

（2）**妇科检查** 子宫复旧不良者，子宫较同期正常产褥子宫大而软，或伴压痛；胎盘残留者，有时可见胎盘组织堵塞于宫颈口处。同时应注意有无软产道损伤。

（3）**辅助检查** ①实验室检查：血常规、凝血功能检测等，了解感染及贫血情况，除外凝血功能障碍；血hCG、尿hCG、血人胎盘催乳素（hPL）检测，有助诊断胎盘残留、妊娠滋养细胞肿瘤。②B超检查：了解宫腔内是否有残留组织，有无子宫黏膜下肌瘤，了解子宫切口愈合情况。③诊断性刮宫：刮出物送病理检查，以确诊有无胎盘、胎膜残留和胎盘部位滋养细胞肿瘤。

四、鉴别诊断

1. 子宫黏膜下肌瘤

子宫黏膜下肌瘤，孕前即有黏膜下子宫肌瘤，产后表现为阴道出血淋漓不尽，妇科检查示子宫增大或B超提示有黏膜下肌瘤。

2. 凝血障碍性疾病

有凝血障碍性疾病病史，如血小板减少症、再生障碍性贫血、白血病、慢性肝炎等病史，多数在妊娠前即存在，可通过血液检查明确诊断。

3. 妊娠滋养细胞肿瘤

本病继发于足月产、流产、葡萄胎后，表现为不规则阴道出血，常伴有贫血、子宫均匀增大或不规则增大，血hCG、hPL轻度升高。B超检查、诊断性刮宫有助于诊断。

4. 产后外伤出血

多有产褥期性交或外伤史。妇科检查可见阴道或宫颈有裂伤。

五、辨 证 论 治

（一）辨证要点

辨证根据恶露的量、色、质、气味等，并结合全身症状辨别寒热、虚实。如恶露量多，色淡，质稀，无臭气者，多为气虚；色红或紫，黏稠而臭秽者，多为血热；色暗有块，小腹疼痛者，多为血瘀。

（二）治疗原则

治疗应遵循虚者补之，瘀者攻之，热者清之的原则分别益气、化瘀、清热治之，并随证选加相应止血药以标本同治，达到补虚不留瘀，祛瘀不伤正的目的，必要时中西医结合治疗。

（三）分型证治

1. 气虚证

【主要证候】产后恶露过期不止，量多，色淡红，质稀，无臭味；面色㿠白，精神倦怠，四肢无力，气短懒言，小腹空坠；舌淡，苔薄白，脉缓弱。

【证候分析】气虚统摄无权，冲任不固，则恶露过期不止，量多；血失气化，则色淡红，质稀，无臭味；气虚中阳不振，则精神倦怠，四肢无力，气短懒言；中气不足，则小腹空坠；气虚清阳不升，则面色㿠白，舌淡，苔薄白，脉缓弱。

【治法】益气养血，固摄冲任。

【方药】补中益气汤（《脾胃论》，方见月经先期）加阿胶、艾叶、乌贼骨。

若症见恶露过期不止，腰膝酸软，头晕耳鸣者，此乃肝肾不足，酌加菟丝子、金樱子、续断、巴戟天等补肝肾，固冲任。

2. 血热证

【主要证候】产后恶露过期不止，量较多，色深红或色如败酱，质黏稠，气臭秽，腹痛；五心烦热，口燥咽干，面色潮红，便秘；舌红，苔少，脉细数无力。

【证候分析】产后失血伤津，阴液亏耗，虚热内生，热扰冲任，迫血妄行，故恶露过期不止，量较多，色深红，质黏稠；热灼津液，故见五心烦热，口燥咽干，面色潮红，便秘；血结成瘀，日久化腐，气血瘀阻，不通则痛，故恶露色如败酱而臭秽，或兼腹痛；舌红，苔少，脉细数无力为阴虚内热之象。

【治法】养阴清热，凉血止血。

【方药】 保阴煎（《景岳全书》，方见月经过多）加煅牡蛎、地榆。

若兼乳房、少腹胀痛，心烦易怒，恶露夹血块，口苦咽干，脉弦数者，此属肝郁血热之证，治宜疏肝解郁，清热止血，方用丹栀逍遥散加生地黄、墨旱莲、茜草清热凉血止血。

3. 血瘀证

【主要证候】 产后恶露过期不止，淋漓量少，或突然量多，色暗有块，或伴小腹疼痛拒按，块下痛减；舌紫暗，或有瘀点，苔薄，脉弦涩。

【证候分析】 瘀血阻滞冲任，新血不得归经，则恶露过期不止，淋漓量少，或突然量多，色暗有块；瘀血内阻，不通则痛，故小腹疼痛拒按；块下瘀滞稍通，故使痛减。舌紫暗，或有瘀点，苔薄，脉弦涩，为瘀血阻滞之征。

【治法】 活血化瘀，理血归经。

【方药】 生化汤（《傅青主女科》，方见堕胎、小产）加益母草、茜草、三七、蒲黄。

若兼口干咽燥，舌红，脉弦数者，酌加地榆、黄柏以清热止血；若气虚明显，伴小腹空坠者，加党参、黄芪补气摄血；若瘀久化热，恶露臭秽，兼口干咽燥，加紫草、马齿苋、蒲公英清热化瘀；若为胞衣残留者，视具体情况，可行清宫术，并配合中西药物治疗。

六、临证要点

产后10日以上血性恶露仍淋漓不尽，临床应视为异常，需积极治疗。恶露不尽因出血日久易致失血耗气，使病情加重，影响子宫复旧或变生他病，甚或导致大出血引起晕厥。产后恶露不绝是胞宫藏泻失度，冲任不固，气血运行失常所致。在治疗用药方面，针对恶露不绝虚中夹实、瘀热互见的病理，施以益气、化瘀、清热为主的治法。发现有胎盘胎膜残留，有活动性出血者，应尽快清宫。对于久治不愈者，需警惕变生他病。临床根据产后恶露不绝的中医理法方药治疗引产后、人工流产后的阴道异常出血，亦可取得很好的疗效。人工流产后出血不止，经检查为胎盘、胎膜残留者，需及时手术。

七、预后与转归

本病若及时治疗，大多可愈。若出血日久可导致贫血，如有胎盘胎膜残留，可继发感染，严重者可因出血过多而昏厥，应积极抢救。其出血量虽少，但淋漓不尽者，排除其他病变外，应考虑滋养细胞肿瘤的可能，须进一步检查以明确诊断。

第六节 产后身痛

一、概　　述

产妇在产褥期内，出现肢体、关节酸楚、疼痛、麻木、重着者，称为产后身痛，亦称"产后遍身疼痛""产后关节痛""产后痛风""产后痹证"，俗称"产后风"。

对于本病的论述，首见于《诸病源候论·妇人产后病诸候》："产则伤动血气，劳损脏腑，其后未平复，起早劳动，气虚而风邪乘虚伤之，致发病者，故曰中风。若风邪冷气，初客皮肤经络，疼痹不仁，若乏少气。"《医宗金鉴·妇科心法要诀》概括本病病因主要有血虚、外感与血瘀。《沈氏女科辑要笺正》根据产后多虚多瘀的特点进一步指出本病的治疗当以"养血为主，稍参宣络，不可峻投风药"。产后身痛的病因历代医家都强调产失血多虚为其发病之根本，故论治亦提出以养血为主，这一理论至今仍对临床有重要的指导意义。

西医学无产后身痛病症，产后缺钙（尤其是哺乳期妇女）引起全身肌肉关节疼痛，以及妊娠期孕激素升高引起关节韧带松弛，产后未能恢复可能是本病的主要病因。此外，妊娠后、分娩中致耻骨联合分离，或产后运动、休息不当等因素亦可引发本病。产褥期肌肉关节疼痛，除外风湿性关节炎、类风湿性关节炎、血栓性静脉炎等疾病者，可参照本病辨证治疗。

二、病因病机

产后气血不足，百脉空虚为本病发生的重要内在因素，风、寒、湿之邪乘虚而入，为其外在因素。主要病机为产后气血虚弱，风、寒、湿之邪乘虚而入，经脉痹阻，不通则痛；或经脉失养，不荣则痛。

（1）**血虚** 素体血虚，复加产时产后失血，阴血愈虚，或产时、产后失血过多，阴血亏虚，四肢百骸、筋脉关节失之濡养，而致肢体酸楚、麻木、疼痛。

（2）**肾虚** 素体肾虚，复因产伤动肾气，耗伤精血，胞脉失养，则腰腿疼痛。

（3）**外感** 产后百节空虚，卫表不固，起居不慎，风、寒、湿邪乘虚而入，留着经络、关节、肌肉，凝滞气血，经脉痹阻，瘀滞作痛。

（4）**血瘀** 产伤血瘀，或产后恶露去少，余血未净，瘀血留滞经络、筋骨，气血运行受阻，以致产后身痛。

三、诊　断

1. 病史

素体虚弱，复加产时产后失血，或产时、产后失血过多，或产褥期汗出过多，并当风感寒，或居处环境潮湿阴冷。

2. 症状

产褥期间出现肢体关节酸楚、疼痛、麻木、重着，甚至活动不利；或痛处游走不定，或关节刺痛，或腰腿疼痛。可伴面色不华，神疲乏力，或恶露量少色暗，小腹疼痛拒按，恶风怕凉等。

3. 检查

（1）**体格检查** 关节活动度减低，或关节肿胀，病久不愈者可见肌肉萎缩、关节变形。

（2）**辅助检查** 红细胞沉降率、抗链球菌溶血素"O"及类风湿因子有助于明确有无风湿或类风湿；必要时可查X线片、静脉血管超声等，以明确有无骨关节疾病及血栓性静脉炎等。

四、鉴别诊断

1. 痹证

本病外感风寒型与痹证的发病机理相近，临床表现也相类似。但本病仅发生在产褥期，与产褥生理百节空虚，卫外不固有关，以虚为主，或兼有外邪，而痹证初发以邪实为主，可发生于任何时期。

2. 痿证

本病与痿证的症状均在肢体关节。本病以肢体、关节疼痛、重着、屈伸不利为特点，有时亦兼麻木不仁，但无瘫痪的表现；痿证则以肢体痿弱不用，肌肉瘦削为特点，肢体关节不痛。

五、辨证论治

（一）辨证要点

本病辨证首以疼痛的部位、性质为主要依据，结合兼证与舌脉综合分析。肢体关节酸楚疼痛、麻木者多属血虚证；产后腰酸，足跟疼痛，伴头晕耳鸣，属肾虚；肢体关节疼痛游走不定者多属风；冷痛而得热痛减者多属寒；肿痛灼热者多属热；重着而痛者多属湿；若疼痛较重，痛有定处，麻木，发硬，重着，屈伸不利，多属血瘀。

（二）治疗原则

本病以内伤气血为主，而兼风、寒、湿、瘀，临床表现往往本虚标实，治疗当以养血益气补肾为主，兼活血通络，祛风止痛。养血之中，应佐以理气通络之品以标本同治；祛邪之时，当配养血补虚之药以助祛邪而不伤正。本病与一般痹证不同，因产后气血俱虚，虽夹外感，也应以调理气血为主。

（三）分型证治

1. 血虚证

【主要证候】产后遍身关节酸楚疼痛，肢体麻木；面色萎黄，头晕心悸；舌淡，苔薄白，脉细弱。

【证候分析】素体血虚，复加产时产后失血，或因产失血过多，百骸空虚，血虚经脉失养，则遍身关节酸楚疼痛，肢体麻木；血虚不能上荣于面，则面色萎黄；血虚上不荣髓海则头晕，不能养心则心悸。舌淡，苔薄白，脉细弱，为血虚之象。

【治法】补血益气，通络止痛。

【方药】黄芪桂枝五物汤（《金匮要略》）加秦艽、当归、丹参、鸡血藤。

黄芪桂枝五物汤：黄芪　桂枝　白芍　生姜　大枣

黄芪桂枝五物汤主治气血不足，营卫虚滞之痹证。方中黄芪益气固表；桂枝温通血脉，白芍养血补血；生姜温阳散寒；大枣益气补中，化生气血，并调和诸药；秦艽祛风湿，舒筋络；当归、丹参养血活血；鸡血藤补血，活血，通络。全方共奏益气养血，温经通痹之功。

若关节疼痛较重兼有外邪者，加羌活、独活以疏风活络止痛；若上肢疼痛为主，加桑枝宣络止痛；下肢疼痛加怀牛膝补肝肾、强筋骨，引药下行。

2. 肾虚证

【主要证候】产后腰膝、足跟疼痛，艰于俯仰，头晕耳鸣，夜尿多；舌淡暗，苔薄，脉沉细弦。

【证候分析】腰为肾之外府，膝属肾，足跟为肾经所过，素体肾虚，因产伤肾气，耗伤精血，肾之精血亏虚，失于濡养，故腰膝、足跟疼痛，艰于俯仰；头晕耳鸣，夜尿多，舌淡暗，苔薄，脉沉细弦，均为肾气亏损、精血亏虚之征。

【治法】 补肾填精，强腰壮骨。
【方药】 养荣壮肾汤（《叶氏女科证治》）加熟地黄、秦艽、山茱萸。
养荣壮肾汤：当归 川芎 独活 肉桂 防风 杜仲 续断 桑寄生 生姜
养荣壮肾汤主治产后腰痛，属劳伤，或风寒所乘者。方中杜仲、续断、桑寄生补肾强腰，壮筋骨；当归、川芎养血活血止痛；防风、独活祛风湿而止痛；山茱萸、熟地黄补益肝肾；秦艽祛风湿，舒筋络；肉桂、生姜温经散寒。全方可收补肾填精，强腰壮骨止痛之效。
若足跟痛甚，加枸杞、黄精益肾填精；若夜尿多，加海螵蛸固精缩尿。

3. 外感证

【主要证候】 产后肢体关节疼痛、麻木、屈伸不利，项背不舒，或痛处游走不定，或冷痛剧烈，或关节肿胀、重着，恶风畏寒；舌淡，苔薄白，脉浮紧或细弦。
【证候分析】 产后失血耗气，腠理不密，百骸空虚，摄生不慎，风、寒、湿邪乘虚内侵，稽留于肌肤、经络、关节之间，阻痹气血运行，则肢体关节疼痛，屈伸不利，项背不舒；风邪偏盛者，则其痛处游走不定；寒邪偏盛者，则冷痛剧烈，恶风畏寒；湿邪偏盛者，则关节肿胀、重着；邪阻经脉，血行不畅，肢体失养，则肢体麻木。舌淡，苔薄白，脉浮紧或细弦，为产后气血虚弱，外感风寒之征。
【治法】 养血祛风，散寒除湿。
【方药】 独活寄生汤（《备急千金要方》）。
独活寄生汤：独活 桑寄生 细辛 肉桂 防风 秦艽 杜仲 牛膝 当归 白芍 干地黄 川芎 人参 茯苓 甘草
独活寄生汤主治痹证日久，肝肾亏虚，气血不足证。方中独活祛风散寒，除湿止痛；细辛、肉桂辛温散寒，温经止痛；防风、秦艽祛风胜湿，舒利关节；桑寄生、杜仲、牛膝补肝肾，强筋骨，祛风湿，止痹痛；当归、白芍、干地黄、川芎养血活血；人参、茯苓、甘草补气健脾；甘草调和诸药。全方祛风散寒除湿以祛邪，补气血，益肝肾以扶正，共奏扶正祛邪之效。
若关节疼痛恶风，游走不定者，加羌活祛风通络；若关节重着麻木明显者，酌加苍术、木瓜以除湿；若关节疼痛，活动不利者，加青风藤、伸筋草、络石藤、路路通以宣络止痛。

4. 血瘀证

【主要证候】 产后身痛，或关节刺痛，屈伸不利，按之痛甚；恶露量少，色紫暗夹血块，或小腹疼痛拒按；舌紫暗，苔薄白，脉弦涩。
【证候分析】 产后多瘀，瘀血稽留肌肤、经络、骨节之间，瘀阻脉络，不通则痛，故产后身痛，或关节刺痛，屈伸不利，按之痛甚；瘀血留滞，胞脉不利，则恶露量少色紫暗，或小腹疼痛拒按。舌紫暗，苔薄白，脉弦涩，乃为瘀血内阻之象。
【治法】 养血活络，行瘀止痛。
【方药】 身痛逐瘀汤（《医林改错》）加毛冬青、忍冬藤、益母草、木瓜。
身痛逐瘀汤：当归 川芎 桃仁 秦艽 红花 甘草 羌活 没药 香附 五灵脂 牛膝 地龙
身痛逐瘀汤主治寒凝血瘀之痹证。方中当归、川芎养血和血；桃仁、红花、五灵脂、没药活血逐瘀定痛；香附行气，使气行则血行；秦艽、羌活、地龙祛风胜湿，通络止痛；牛膝破血行瘀，强筋壮骨；毛冬青、忍冬藤、益母草、木瓜活血通络；甘草缓急止痛，调和诸药。全方共奏养血活血，化瘀祛湿之功。
若痛处不温喜热者，加桂枝、姜黄以温经散寒止痛；若小腹疼痛拒按者，加益母草、炮姜以温经通络，化瘀止痛；若身痛较甚者，加鸡血藤以增活血化瘀之力。

六、临证要点

本病多发于冬春严寒季节，但由于现代空调的广泛应用，夏季酷暑之时也可发生。产后身痛与痹证相似，但病在产后，与产褥期密切相关；也有因产后发热余邪未净，后遗而来。本病病因各异，但总因产后失血过多，气血虚弱不能濡养经脉为其根本，故治疗应以养血为主，纵有外感也不可峻投风药，只宜稍佐宣络之品，临证大多以补益气血，兼祛外邪进行调治。

七、预后与转归

本病的预后与转归与体质差异、病情的轻重、治疗调摄是否适宜有关，若治疗及时，预后佳。若失治、误治，日久不愈，正气愈虚，经脉气血瘀阻愈甚，转虚实夹杂之证，可致关节屈伸不利，僵硬变形，甚则残疾。

第七节 产后自汗、盗汗

一、概　述

产妇于产后涔涔汗出，持续不止，动则益甚者，称为产后自汗；若寐中汗出湿衣，醒来自止者，为产后盗汗，统称为"产后汗证"。

《金匮要略·妇人产后病脉证治》已有"新产血虚，多汗出，喜中风……"的论述，并把多汗视为产后三病的病因之一。《校注妇人良方·产后门》明确提出"产后自汗、盗汗"病名。

有些产妇在新产后汗出较平时为多，尤以进食、活动后或睡眠时为著，此因产后气血骤虚，腠理不密所致，可在数日后营卫自调而缓解，不作病论。

二、病因病机

气虚、阴虚为本病主因。气虚腠理不密；阴虚阳气外越，迫津外泄，而致自汗、盗汗。

（1）**气虚**　素体虚弱，复因产时耗伤气血，气虚益甚，卫阳不固，腠理不实，阳不敛阴，阴津外泄，乃致自汗不止。

（2）**阴虚**　营阴素亏，加之因产失血伤津，阴血益虚，阴虚内热，寐时阳乘阴分，迫津外泄，致令盗汗。醒后阳气卫外，充腠理，实皮毛而汗自止。亦有因气随血伤，醒后卫阳仍不固而自汗不止者。

三、诊　断

1. 病史
注意询问患者平素体质情况，有无结核、贫血等慢性病史。

2. 症状
产后出汗量过多或持续时间长。产后自汗者，白昼汗多，动则益甚；产后盗汗者，寐中汗出，醒后自止。

3. 检查

产后盗汗疑有肺结核者,应进行结核菌素试验及肺部X线检查。

四、鉴别诊断

本病应与产后发热、中暑等所致的出汗相鉴别,应结合病史、病情缓急、有无发热等做出鉴别诊断。

1. 产后发热

产后发热多以发热为主要症状,临床上以高热多汗,汗出热退为特征。而产后自汗、盗汗为汗出过多而无发热。

2. 产后中暑

产后中暑,产时正值炎热酷暑之季,感染暑邪,以骤然高热、汗出、神昏,甚则躁扰抽搐为特征。产后自汗、盗汗无明显季节性,无发热及神志改变。

五、辨证论治

(一)辨证要点

本病以产后出汗量多和持续时间长为特点。辨证以虚证为主,但有气虚、阴虚之别。白昼汗多,动则尤甚为气虚自汗;寐中出汗,醒后即止为阴虚盗汗。

(二)治疗原则

治疗产后自汗、盗汗,气虚者,治以益气固表,和营止汗;阴虚者,治以益气养阴,生津敛汗。

(三)分型论治

1. 气虚证

【主要证候】产后汗出过多,不能自止,动则益甚;时有恶风身冷,气短懒言,面色㿠白,倦怠乏力;舌淡,苔薄白,脉细弱。

【证候分析】产后伤血,气随血耗,腠理不密,卫阳不固,阴液外泄,故自汗不止,恶风身冷;动则耗气,故动则汗出加剧;气虚阳衰,故气短懒言,面色㿠白,倦怠乏力。舌淡,苔薄白,脉细弱均为气虚之征。

【治法】益气固表,和营止汗。

【方药】黄芪汤(《济阴纲目》)。

黄芪汤:黄芪 白术 防风 熟地黄 煅牡蛎 茯苓 麦冬 大枣 甘草

黄芪汤主治卫气不固自汗证。方中黄芪益气固表为君;白术、茯苓、甘草健脾补气为臣;熟地黄、麦冬、大枣养血滋阴,煅牡蛎固涩敛汗,防风走表,助黄芪、白术以益气御风,共为佐药。全方共奏补气固表止汗之效。

若汗出过多,可加浮小麦、麻黄根、五味子固涩敛汗;若头晕心悸,唇甲苍白,加党参、何首乌、阿胶益气养血。

2. 阴虚证

【主要证候】产后睡中汗出,甚则湿透衣衫,醒后即止;面色潮红,头晕耳鸣,口燥咽干,渴不思饮；或五心烦热，午后尤甚，腰膝酸软；舌红，苔少，脉细数。

【证候分析】 平素阴血素虚，复因产时伤血，营阴耗损，阳气偏盛，阴虚生内热，热迫汗出，故产后睡中汗出，甚则湿透衣衫；醒后阳出于阴，卫表得固，故汗出可止；阴虚阳浮于上，故面色潮红，头晕耳鸣；虚热灼阴，津不上乘，故口燥咽干，渴不思饮；阴虚生内热，则五心烦热，午后尤甚；腰膝酸软为阴虚损及肝肾所致。舌红，苔少，脉细数均为阴虚内热之征。

【治法】 益气养阴，生津敛汗。

【方药】 生脉散（《医学启源》，方见妊娠恶阻）加煅牡蛎、浮小麦。

生脉散原治暑热汗多，耗气伤阴，以及久咳肺虚，气阴两伤之证。方中人参益气生津为君药；麦冬养阴清热，润肺生津，故为臣药；五味子敛肺止汗，生津止渴，煅牡蛎、浮小麦敛阴止汗，为佐药。全方共奏益气养阴，生津敛汗之效。

若口燥咽干甚者，加石斛、玉竹生津滋液；五心烦热甚者，加白薇、地骨皮、生地黄、栀子滋阴清热除烦。

六、临证要点

产后自汗、盗汗因虚所致，前者主要责之于气虚，后者主要责之于阴虚。临床辨证时，除根据出汗时间在昼、在夜外，尚须结合兼证及舌脉进行分析。

产后自汗、盗汗，虽有气虚和阴虚之分，但临床上阳损及阴，阴损及阳，故自汗、盗汗并非绝对的分属气虚、阴虚，正如《景岳全书·汗证》云："诸古法云自汗者属阳虚……盗汗者属阴虚……自汗、盗汗亦各有阴阳之征，不得谓自汗必属阳虚，盗汗必属阴虚也。"

治疗时，针对病因或补虚或滋阴，并宜酌加敛汗之品，标本兼治，方收良效。基于气与津互根互生的生理关系，治疗自汗时，勿忘佐以补津化气之品；治疗盗汗时，勿忘佐以补气生津之物。如此，"阴中求阳，阳中求阴"，相得益彰，其效更佳。

治疗本病还需注重心肾。自汗多由气虚，盗汗多因阴虚，然而心主血，汗为心之液，血汗同源，治汗要治血，治血要治心；此外，肾藏精而主五液，治汗不忘肾。心肾并治，则阴血来复，阳气宁谧，水火相济，血足神宁，其汗亦自止。

七、预后与转归

产后自汗、盗汗及时治以补虚敛汗，预后良好。但若汗出不止，日久不瘥者应预防气随津脱，变生他疾，如津枯肠燥而大便难；阴血不足，乳汁乏源而致缺乳；阴血不足，复感风邪，筋脉失养而病痉等。故对久治不愈者应予以重视，对于长期盗汗者，应借助胸部X线摄片等检查，除外结核病变。

第八节 产后大便难

一、概 述

产后饮食如常，大便数日不解，或艰涩难以排出者，称为产后大便难，又称"产后大便不通""产后便秘"。

本病始见于《金匮要略·妇人产后病脉证治》："新产妇人有三病，一者病痉，二者病郁冒，三者大便难……亡津液，胃燥，故大便难。"《诸病源候论》列有"产后大便不通候"。

西医学的产后便秘可参照本病辨证治疗。

二、病因病机

本病主要病机为血虚津亏，肠燥失润；或脾肺气虚，传导无力；或阳明腑实，肠道阻滞；或素体阴虚，津亏便结。

（1）**血虚津亏** 素体阴血亏虚，因产时或产后失血过多，或产后多汗，津液亏耗，或阴虚内热，火灼津液，肠失濡润，无水行舟，故令大便难，甚至不通。

（2）**脾肺气虚** 素体气虚，因产失血耗气，脾肺之气益虚，脾气虚则升降无力，肺气虚则肃降失司，大肠传送无力，致令大便难解。

（3）**阳明腑实** 因产正气耗伤，复伤饮食，食热内结，糟粕壅滞，肠道阻滞，阳明腑实，以致大便艰涩。

（4）**阴虚火旺** 素体阴虚，产时失血更加伤阴，无以制火，火灼阴津，津液更亏，大便结于肠腑。

三、诊　　断

1. 病史
滞产或难产，产时、产后失血过多，或汗出过多，或素体气虚、血虚、阴虚，大便困难。

2. 症状
新产后或产褥期，饮食如常，大便数日不解，或艰涩难下，或大便不坚，努责难出。

3. 检查
（1）**体格检查** 腹软无压痛，或可触及肠型。
（2）**妇科检查** 无异常。

四、鉴别诊断

1. 痔疮
产后大便难有滞产或难产，产时、产后失血过多，或汗出过多，或素体气虚、血虚，大便困难史，表现为产后饮食如常，大便数日不解，或艰涩难出。检查示肛门局部无异常，腹部无阳性体征。痔疮表现为无痛性、间歇性便血，大便疼痛，直肠坠痛，肿物脱出，肛门分泌物，肛门瘙痒；若孕前有痔疮病史，孕后或产后加重。检查示肛门有阳性体征。

2. 肠梗阻
肠梗阻表现为腹痛、呕吐、腹胀，排气与排便停止。检查示腹部膨胀，听诊腹部闻及肠鸣音亢进，呈高调金属音，亦可肠鸣音减弱或消失，见肠型或蠕动波。产后大便难有滞产或难产，产时、产后失血过多病史，表现为产后饮食如常，大便数日不解，或艰涩难出等。

五、辨证论治

（一）辨证要点

辨证重在辨其在气、在血。大便干燥，艰涩难下，兼见面色萎黄、心悸少寐者多属血虚津亏，兼见颧红咽干，五心烦热者多属阴虚火旺；大便不坚，努责难解者，多属脾肺气虚；脘腹胀满，大便燥结不下者，属阳明腑实。

（二）治疗原则

针对产后血虚津亏的特点，治以养血润肠为主。不宜妄行苦寒通下，徒伤中气。

（三）分型论治

1. 血虚津亏证

【主要证候】 产后大便干燥，数日不解，或解时艰涩难下，腹无胀痛；饮食正常，或伴心悸少寐，肌肤不润，面色萎黄；舌淡，苔薄白，脉细弱。

【证候分析】 素体血虚，营阴不足，因产重虚，血虚津伤，肠道失于濡润，而致大便干燥，数日不解，或解时艰涩难下；非里实之证，故腹无胀痛；血虚不能上奉于心，心神失养，则心悸少寐；血虚不能外荣于头面肌肤，故面色萎黄，肌肤不润。舌淡，苔薄白，脉细弱，为血虚之征。

【治法】 滋阴养血，润肠通便。

【方药】 四物汤（《太平惠民和剂局方》）加肉苁蓉、柏子仁、火麻仁。

四物汤：当归、熟地黄、白芍、川芎

方中四物汤养血生津润燥，肉苁蓉、柏子仁、火麻仁滋补阴液，润肠通便。

若精神倦怠，气短乏力者，酌加白术、黄芪以益气；口燥咽干者，酌加玄参、麦冬、玉竹、石斛以养阴润燥。

2. 脾肺气虚证

【主要证候】 产后大便数日不解，或努责难出；神倦乏力，气短汗多；舌淡，苔薄白，脉缓弱。

【证候分析】 素体虚弱，因产用力耗气，其气益虚，气虚大肠传送无力，则大便数日不解，努责难出；气虚中阳不振，则神倦乏力；气虚卫气不固，腠理不密，则气短汗多。舌淡，苔薄白，脉缓弱，为气虚之征。

【治法】 补脾益肺，润肠通便。

【方药】 润燥汤（《万氏妇人科》）。

润燥汤：人参 甘草 枳壳 槟榔 当归 生地黄 火麻仁 桃仁

润燥汤主治产后气血俱虚，大便闭涩不通。方中人参补脾气而益肺气，为君药。枳壳、槟榔理气行滞，以利传导；当归、生地黄养血育阴以润肠；火麻仁、桃仁润肠通便，共为臣药。甘草补脾气，调和诸药，为佐使药。全方共奏补脾益肺，润肠通便的功效。

若大便秘结难解，重用白术、生何首乌以益气润肠通便。

3. 阳明腑实证

【主要证候】 产后大便艰结，多日不解；身微热，脘腹胀满疼痛，或时有矢气臭秽，口臭或口舌生疮；舌红，苔黄或黄燥，脉弦数。

【证候分析】 产后正气已伤，复因饮食失节，食热内结，糟粕壅滞，肠道阻塞以致大便艰结，多日不解，脘腹胀满疼痛；肠胃积热已久，腑气不通，故矢气臭秽，口臭或口舌生疮；里热炽盛，蒸腾于外，故见身微热。舌红，苔黄或黄燥，脉弦数，为热盛之象。

【治法】 通腑泄热，养血通便。

【方药】 玉烛散（《儒门事亲》）。

玉烛散：熟地黄　当归　白芍　川芎　大黄　芒硝　甘草

玉烛散主治血虚发热，大便秘结。方中熟地黄养血调血，大黄泻下通便，两者共为君药；当归、白芍滋阴养血，川芎活血行气，芒硝泄热通便，共为臣药；甘草调和诸药，为佐使药。合用共奏通腑泄热，养血通便的功效。

若脘腹胀甚，加鸡内金、佛手、枳壳；心烦口臭、口疮者，加黄芩、栀子、竹叶。

4. 阴虚火旺证

【主要证候】 产后大便干结，数日不解；伴颧红咽干，五心烦热；舌红，少苔或苔薄黄，脉细数。

【证候分析】 阴虚火盛，灼伤津液，肠道干涩，故产后大便干结，数日不解；虚火上炎，故颧红咽干；火扰心神，故五心烦热；舌红，少苔或苔薄黄，脉细数，亦为阴虚火旺之象。

【治法】 滋阴清热，润肠通便。

【方药】 两地汤（《傅青主女科》，方见月经先期）加火麻仁、柏子仁。

五心烦热甚者，可酌加白薇、生龟甲以育阴潜阳、清虚热；口燥咽干者，可加石斛、玉竹以润燥生津。

六、临证要点

防止产后大便难的发生，关键要注意饮食调养，要多饮水，多食清淡新鲜蔬菜，少食辛辣、煎炒、炙煿之品；产后应早期起床活动；同时养成每日定时排便的习惯。产后多亡血伤津，身体较为虚弱，临证治疗时以养血润肠为主，或佐以滋阴，或佐以益气，如有腑实便燥，对苦寒峻泻之品需慎用，以免更伤阴血。一旦大便通畅，应立即停止，再辨证改用他药。同时，要注意产伤的护理，以免会阴肿胀影响产妇排便。

七、预后转归

产后大便难是新产三病之一，要注意饮食、生活习惯的调养，预后良好。如控制不佳，可继发肛肠疾病。

第九节　产后小便不通

一、概　　述

新产后排尿困难，小便点滴而下，甚或闭塞不通，小腹胀急疼痛者，称为产后小便不通，又称"产后癃闭"。本病多发生于产后3日内,亦可发生在产褥期中,以初产妇、滞产及手术助产后多见,为产后常见病。

本病始见于《诸病源候论·产后小便不通候》:"因产动气,气冲于胞,胞转屈辟,不得小便故也。亦有小肠本夹于热,因产水血俱下,津液竭燥,胞内热结,则小便不通也。然胞转则小腹胀满,气急绞痛,若虚热津液竭燥者,则不甚胀急,但不通,津液生,气和,则小便也。"

西医学的产后尿潴留可参照本病辨证治疗。

二、病因病机

小便的正常排出,有赖于膀胱的气化调节。肺气的通调不畅、脾气的转输不利和肾气的开阖失常,导致膀胱气化功能失常,出现小便不通。因此,膀胱气化失司为本病的主要病机。

(1) **气虚** 素体虚弱,肺脾气虚,或产时耗气伤血,或新产后忧思劳累过度,脾肺之气亦虚,不能通调水道,膀胱气化不利,而致小便不通。

(2) **肾虚** 素禀薄弱,元气不足,复因产时劳伤肾气,以致肾阳不振,失于温煦,气化失司,膀胱气化不利,致小便不通。或素体肾阴虚,产时耗血伤津,阴虚更甚,虚热移于膀胱,州都气化失常,溺不得出。

(3) **气滞** 素性抑郁,或产后情志不遂,肝失疏泄,气机阻滞,膀胱气化不利,而致小便不通。

(4) **血瘀** 多因滞产,膀胱受压过久,血瘀内伤,或产后恶露不下,败血停滞,气血运行不畅,膀胱气化不利,而致小便不通。瘀久化热,瘀热互结,影响膀胱气化功能,亦可导致小便不通。

三、诊　断

1. 病史

禀赋不足,或素体虚弱,或有难产、产程延长、手术助产、产时产后失血过多等病史。

2. 症状

新产后,尤其产后6～8小时或产褥期,产妇发生排尿困难,小便点滴而下,甚则癃闭不通,小腹胀急疼痛。

3. 检查

(1) **腹部检查** 下腹部膨隆,膀胱充盈,可有触痛。

(2) **妇科检查** 无异常。

(3) **辅助检查** 尿常规检查多无异常。

四、鉴别诊断

本病应与小便生成障碍和其他因素导致的小便不通相鉴别。

1. 小便生成障碍

小便生成障碍主证为产后无尿或少尿,腹软无胀急疼痛,膀胱不充盈,行导尿术无尿液排出。

2. 泌尿系统结石（石淋）

泌尿系统结石（石淋）所致的小便不通，其主证为产后无尿或少尿，伴或不伴尿道刺激症状，或尿血或肿瘤，采用B超、泌尿系统造影或膀胱镜、CT、MRI等检查可明确诊断。

3. 产后小便淋痛

两者均为产后排尿困难。本病以小便频急涩痛，欲出未尽为特征，或伴有恶寒发热，尿常规检查可见红细胞、白细胞。产后小便闭塞不通或点滴而下，但无尿痛，尿常规检查无异常。

五、辨证论治

（一）辨证要点

根据产后小便情况，结合全身证候，辨其虚实。若产后小便不通兼见面白少华，倦怠乏力，气短懒言，为气虚证；若兼见面色晦暗，头晕耳鸣，腰膝酸软，为肾虚证；若小腹胀痛，情志抑郁或胸胁胀痛，烦闷不安，为气滞证；若有产伤史，尿色略混浊带血丝，舌质正常或暗，脉涩，为血瘀证。

（二）治疗原则

以通利小便为治疗原则，虚者补气温阳以化之，实者疏利决渎以通之。产后多虚，不可滥用通利之品。

（三）分型论治

1. 气虚证

【主要证候】 产后小便不通，小腹胀急疼痛；精神萎靡，气短懒言，倦怠乏力，面色少华；舌淡，苔薄白，脉缓弱。

【证候分析】 肺脾气虚，不能通调水道，下输膀胱，膀胱气化不利，则产后小便不通；腹中尿液滞留而不得下行，则小腹胀急疼痛；气虚中阳不振，故精神萎靡，气短懒言，倦怠无力；清阳不升，则面色少华。舌淡，苔薄白，脉缓弱，为气虚之征。

【治法】 补气升清，化气行水。

【方药】 补中益气汤（《脾胃论》，方见月经先期）。

多汗，咽干口渴者，酌加沙参、麦冬、生地黄、葛根以生津益肺；伴腰膝酸软者，酌加杜仲、巴戟天、桑寄生、续断以补肾壮腰膝。

2. 肾虚证

【主要证候】 产后小便不通，小腹胀急疼痛，坐卧不宁；腰膝酸软，面色晦暗；舌淡，苔白，脉沉细无力，尺脉弱。

【证候分析】 肾阳不足，不能温煦膀胱，膀胱气化不利，故令小便不通；尿蓄于膀胱不得出，故令小腹胀急疼痛，坐卧不宁；腰为肾之外府，肾主骨，肾虚失养，则腰膝酸软，面色晦暗。舌淡，苔白，脉沉细无力，尺脉弱，为肾阳虚之征。

【治法】 补肾温阳，化气利水。

【方药】 济生肾气丸（《济生方》）。

济生肾气丸：熟地黄 山茱萸 牡丹皮 山药 茯苓 泽泻 肉桂 附子 牛膝 车前子

腰痛甚者，酌加巴戟天、杜仲、续断以补肾强腰；小腹下坠者，酌加黄芪、党参、升麻以益气温阳。

3. 气滞证

【主要证候】 产后小便不通，小腹胀痛；情志抑郁，或胸胁、乳房胀痛，烦闷不安；舌淡红，苔薄白，脉弦。

【证候分析】 因产后情志不遂，肝郁气滞，膀胱气化不利，故小便不通；尿液潴留，久之则小腹胀痛；肝气郁滞，失其条达，故情志抑郁，或胸胁、乳房胀痛，烦闷不安。舌淡红，苔薄白，脉弦，为气滞之征。

【治法】 疏肝理气，行水利尿。

【方药】 木通散（《妇人大全良方》）。

木通散：枳壳 槟榔 木通 滑石 冬葵子 甘草

木通散主治产后小便不利。方中枳壳、槟榔理气行滞，气行则水行；木通、滑石、冬葵子利水通小便；甘草和中。全方合用，有理气行滞，调畅气机，通利小便之效。

4. 血瘀证

【主要证候】 产程不顺，产时损伤膀胱，产后小便不通或点滴而下，尿色略混浊带血丝；小腹胀满刺痛，乍寒乍热；舌暗，苔薄白，脉沉涩。

【证候分析】 因难产、产程过长，膀胱受压，气血循行受阻，瘀血阻滞，气机不畅，则膀胱气化不利，小便不通或点滴而下，尿色略混浊带血丝；尿潴留于膀胱不得出，则令小腹胀满刺痛；瘀血内阻，阴阳乖格，故乍寒乍热。舌暗，苔薄白，脉沉涩，为血瘀之征。

【治法】 养血活血，祛瘀利尿。

【方药】 加味四物汤（《医宗金鉴》）。

加味四物汤：熟地黄 白芍 当归 川芎 蒲黄 桃仁 牛膝 木香 瞿麦 滑石 木通 甘草梢

加味四物汤主治产后热邪夹瘀血流渗胞中，令小便淋闭。方中熟地黄、白芍养血缓急止痛；当归、川芎养血活血；蒲黄、桃仁、牛膝活血祛瘀止痛；木香宣通气机；瞿麦、滑石、木通、甘草梢通利小便。

六、临证要点

本病以新产后产妇发生排尿困难，小便点滴而下，甚或闭塞不通，小腹胀急疼痛为特点，既往体弱，或有难产、产程延长等病史。产后多虚多瘀，气虚、肾虚、气滞、血瘀等均可影响膀胱气化功能，致使产后小便不通。临证可通过B超、尿常规、CT等检查辅助诊断。治疗时以"通利小便"为原则，辨证用药，不可滥用通利之品，以免伤正。可用温开水冲洗外阴及尿道口周围诱导排尿。下腹部按摩或放置热水袋，刺激膀胱肌肉收缩。必要时导尿治疗。

七、预后与转归

本病经及时治疗后，预后良好。若延治，膀胱过度膨胀可致破裂，或肌肉失去张力而难以恢复。膀胱积尿过久，易感染邪毒致产后小便淋痛，严重影响产妇生活及产褥期恢复。

第十节 产后小便淋痛

一、概　述

产后出现尿频、尿急、淋沥涩痛等症状，称为产后小便淋痛，又称"产后淋""产后溺淋"。

早在《诸病源候论·产后淋候》中就指出："因产虚损，而热气客胞内，虚则起数，热则泄少，故成淋也。"《经效产宝·产后淋病诸方论》认为："产后患淋，因虚损后有热气客于脬中。"《妇人大全良方·产后门》云："产后诸淋，因热客于脬，虚则频数，热则涩痛，分虚实论治。"《女科证治准绳·产后门》云："产妇小水淋沥或时自出，用分利降火之剂二年不愈，余以肺肾之气虚，用补中益气汤、六味地黄丸而愈。"

西医学的产褥期尿路感染可参照本病辨证治疗。

二、病因病机

本病主要病机是膀胱气化失司，水道不利。

（1）**湿热蕴结**　产后血室正开，胞脉空虚，若摄生不慎，外阴不洁，或多次导尿消毒不严，或产时不顺，阴部创伤，秽浊湿热之邪乘虚入侵膀胱，或过食辛辣肥甘厚腻，酿成湿热，流注膀胱，气化不利，致小便淋痛。

（2）**肾阴亏虚**　素体肾虚，复因产时、产后失血伤阴，肾阴亏虚，虚火旺盛，热灼膀胱，气化不利，致小便淋痛。

（3）**肝经郁热**　素体肝旺，复因产后失血伤阴，肝失所养，或产后情志所伤，肝失条达，气机郁滞，郁而化火，气火郁于下焦，热移膀胱，气化失司，致小便淋痛。

三、诊　断

1. 病史
多有产后尿潴留，多次导尿史；外阴伤口愈合不良，或分娩及产后失血过多史；或情志所伤史。

2. 症状
以产后出现尿频、尿急、淋沥涩痛为主要症状。

3. 辅助检查
（1）**妇科检查**　可见外阴伤口愈合不良，尿道口、阴道口充血。
（2）**辅助检查**　尿常规检查可见白细胞、脓球，甚则红细胞；尿细菌培养可见致病菌。

四、鉴别诊断

产后小便淋痛应与尿血、尿浊、产后小便不通相鉴别。

1. 尿血
尿血者以小便出血、尿色红赤为特点，尿常规检查红细胞多，甚至满视野，但无尿痛感。产后小便淋痛则尿意频急、淋沥涩痛。

2. 尿浊

尿浊者产后小便混浊，色白如泔浆，但无排尿淋沥涩痛感。

3. 产后小便不通

产后小便闭塞不通或点滴而下，尿总量减少，但无尿痛，尿常规检查无异常。

五、辨证论治

（一）辨证要点

产后小便淋痛以尿频、尿急、淋沥涩痛为主要特点，病位在膀胱，病性为热，故临床辨证主要根据全身症状和舌脉以分虚实。实证者多见小便涩痛，尿黄赤色深，伴口渴心烦，舌红，苔黄腻，脉滑数；虚证者多见小便短涩，淋沥灼痛，伴腰酸，手足心热，头晕耳鸣，舌红，少苔，脉细数。

（二）治疗原则

本病以热证、实证居多，临证以清热通淋为主，根据虚实的不同，实则清利，虚则补益。但鉴于产后多虚多瘀的特点，清热不可过于苦寒，除湿不宜过于通利，补虚不忘化瘀。

（三）分型论治

1. 湿热蕴结证

【主要证候】 产时不顺，产后突感小便频急，淋沥不畅，灼热刺痛，小腹疼痛胀急，尿黄赤或混浊；口渴不欲饮，心烦；舌红，苔黄腻，脉滑数。

【证候分析】 产后血室正开，胞脉空虚，若多次导尿或摄生不慎，外阴不洁，感染湿热之邪，或过食辛辣肥厚之品，积湿生热，湿热下注膀胱，致小便淋痛，小腹疼痛胀急，尿黄赤或混浊；湿热熏蒸，则口渴，心烦。舌红，苔黄腻，脉滑数，均为湿热内蕴之象。

【治法】 清热利湿通淋。

【方药】 加味五淋散（《医宗金鉴》，方见妊娠小便淋痛）加益母草。

若热伤胞络，尿色红赤者，加小蓟、地榆、白茅根、益母草、旱莲草以清热利尿止血；若口舌生疮，心烦者，加竹叶以清心除烦；若小便混浊者，加萆薢、石菖蒲以分清泌浊；若肝经郁热，口苦便干，心烦易怒者，加龙胆草、茵陈以清肝泄热；若口渴引饮，舌红少津者，加知母、玉竹、石斛以养阴生津。

2. 肾阴亏虚证

【主要证候】 产后小便频数淋沥，尿道灼热疼痛，尿少，尿色深黄；五心烦热，腰膝酸软，头晕耳鸣；舌红，少苔，脉细数。

【证候分析】 素体肾阴不足，复因分娩失血伤阴，肾阴愈亏，阴虚火旺，移热膀胱，气化失常，致小便频数；热灼津液，水道不利，故小便淋沥不爽，尿道灼热疼痛；肾阴亏虚，阴虚火旺，故腰酸膝软，头晕耳鸣，五心烦热；舌红，少苔，脉细数，均为肾阴亏虚之象。

【治法】 滋肾养阴通淋。

【方药】 知柏地黄丸（《医宗金鉴》，方见经行口糜）加猪苓、川牛膝。

若虚火内盛，潮热明显者，加地骨皮、生地黄、玄参以滋阴清热；心烦少寐者，加酸枣仁、柏子仁以滋阴安神，交通心肾；尿中带血者，加白茅根、小蓟等以清热凉血止血。

3. 肝经郁热证

【主要证候】 产后小便艰涩而痛，余沥不尽，尿色红赤；情志抑郁或心烦易怒，小腹胀满，甚或两胁胀痛，口苦咽干，大便干结；舌红，苔黄，脉弦数。

【证候分析】 素体肝旺，复因产后失血伤阴，肝失所养，或产后情志所伤，肝郁气滞，郁而化火，气火郁于下焦，移热膀胱，气化失司，致小便艰涩而痛，余沥不尽；热灼津液，故尿色红赤；经气不舒，则情志抑郁或心烦易怒，小腹胀满，甚则两胁胀痛，口苦咽干，大便干结，以及舌、脉，均为肝郁化火之征。

【治法】 疏肝清热通淋。

【方药】 沉香散（《医宗必读》）。

沉香散：沉香　石韦　滑石　瞿麦　冬葵子　当归　王不留行　赤芍　白术　甘草

沉香散主治气淋。方中沉香理气行滞；石韦、滑石、瞿麦、冬葵子行水通淋；当归、赤芍、王不留行养血化瘀；白术健脾行水；甘草缓急止痛，调和诸药。

若小腹胀满，胸胁胀痛明显者，加青皮、柴胡、枳壳以疏肝理气止痛；若恶露日久不止，小腹疼痛者，加益母草、炒蒲黄、五灵脂以化瘀止痛。

六、临证要点

本病以产后出现尿频、尿急、淋沥涩痛为特点，患者多有产后尿潴留或导尿史等病史。下焦湿热、肝郁化热、肾虚火旺等均可使膀胱气化失司，水道不利，出现小便淋痛。临证需注意复查尿常规及尿培养，镜检可见白细胞、红细胞数值高甚至有脓球，伴有发热当及时抗感染治疗。临床辨证治疗时，以通为主，但不可滥用通利之品；另外，应当酌情选用滋阴之品以防过利伤阴，更耗气伤津。尚须注意产后多虚多瘀的特点，清热不可过于苦寒，除湿不宜过于通利，补虚不忘化瘀，免犯虚虚实实之戒。

七、预后与转归

本病预后与证型和病情的轻重有关，一般初起证轻，多易治愈。但少数病重者，可热入营血，出现高热等，治疗不及时可日久不愈或反复发作。

第十一节　产后缺乳

一、概　述

哺乳期内，产妇乳汁甚少，或无乳可下，称为缺乳，又称"乳汁不足""乳汁不行"。

《诸病源候论》最早列有"产后乳无汁候"，其云："妇人手太阳、少阴之脉，下为月水，上为乳汁……既产则水血俱下，津液暴竭，经血不足者，故无乳汁也。"

西医学产后缺乳、泌乳过少等病可参照本病辨证治疗。

二、病因病机

缺乳的主要病机为乳汁化源不足，或乳汁运行受阻。此外，精神紧张、劳逸失常、哺乳方法不当等，均可造成乳汁分泌不足。

（1）**气血虚弱**　素体气血亏虚，或脾胃虚弱，气血生化不足，复因分娩失血耗气，以致气血虚弱，不能化生乳汁，因而乳汁甚少或无乳可下。

（2）**肝郁气滞**　素性抑郁，或产后情志不遂，肝失条达，气机不畅，致乳络不通，乳汁运行不畅，因而缺乳。

（3）**痰浊阻滞**　素体肥胖，痰湿内盛，或产后膏粱厚味，脾失健运，聚湿成痰，乳络壅滞，遂致缺乳。

三、诊　　断

1. 病史

素体气血不足，或脾胃虚弱，或产时、产后失血过多，或素性抑郁，或产后情志不遂，或素体肥胖等。

2. 症状

哺乳期乳汁甚少，不足以喂养婴儿，或乳汁全无。

3. 检查

检查乳房及乳汁。应注意乳房有无红肿结块、压痛、乳头凹陷、皲裂，或乳房发育不良。

四、鉴别诊断

本病应与乳痈相鉴别。乳痈初起乳房有红肿热痛，恶寒发热，继之化脓成痈等特征，一般单侧发病。

五、辨证论治

（一）辨证要点

缺乳有虚实两端。若乳汁清稀，乳房柔软，属虚证，多为气血虚弱；若乳汁浓稠，乳房胀硬疼痛，属实证，多为肝郁气滞；若乳汁不稠，乳房胀大而柔软，属虚实夹杂证，多为痰浊阻滞。

（二）治疗原则

治疗以调理气血，通络下乳为主。虚者补益气血，实者疏肝解郁或健脾化痰，均宜佐以通乳之品。

（三）分型论治

1. 气血虚弱证

【主要证候】产后乳少，甚或全无，乳汁清稀，乳房柔软，无胀感；面色少华，倦怠乏力；

舌淡，苔薄白，脉细弱。

【证候分析】 气血虚弱，乳汁化源不足，无乳可下，故乳少，甚或全无，乳汁清稀；乳汁不充，乳腺空虚，故乳房柔软，无胀感；气虚血少，不能上荣头面、四肢，故面色少华，倦怠乏力。舌淡，苔薄白，脉细弱，均为气血虚弱之征。

【治法】 补气养血，佐以通乳。

【方药】 通乳丹（《傅青主女科》）。

通乳丹：人参 黄芪 当归 麦冬 木通 桔梗 猪蹄

通乳丹主治产后气血两虚，乳汁不下。方中人参、黄芪补气；当归、麦冬养血滋阴增液；木通、桔梗利气通络；猪蹄补血滋养通乳。全方共奏补气养血，通络下乳之功。

食少便溏者，加炒白术、茯苓、炒扁豆健脾渗湿；头晕心悸者，加阿胶、白芍、何首乌养血安神。

2. 肝郁气滞证

【主要证候】 产后乳少，甚或全无，乳汁浓稠，乳房胀硬、疼痛；胸胁胀满，情志抑郁，食欲不振；舌质正常，苔薄黄，脉弦或弦数。

【证候分析】 情志不舒，肝气郁结，气机不畅，乳络受阻，故乳汁少，甚或全无；乳汁壅滞，运行受阻，故乳房胀硬、疼痛，乳汁浓稠；肝经布胁肋，肝气郁结，疏泄不利，故胸胁胀满；肝气不疏，故情志抑郁；肝气犯脾，脾失健运，故食欲不振。舌质正常，苔薄黄，脉弦或弦数，均为肝郁气滞之征。

【治法】 疏肝解郁，通络下乳。

【方药】 下乳涌泉散（《清太医院配方》）。

下乳涌泉散：柴胡 青皮 当归 白芍 川芎 生地黄 天花粉 白芷 穿山甲 王不留行 漏芦 通草 桔梗 甘草

下乳涌泉散主治产妇乳汁不行。方中柴胡、青皮疏肝解郁；当归、白芍、川芎养血行血；生地黄、天花粉补血滋阴；白芷入阳明，气芳香以散风通窍；穿山甲、王不留行、漏芦通络下乳；通草、桔梗理气通络；甘草调和诸药。全方共奏疏肝理气，补血养血，通络行乳之效。

若乳房胀痛甚者，酌加橘络、丝瓜络、香附以增理气通络之效；乳房胀硬疼痛，局部有热感，触之有块者，加蒲公英、夏枯草、赤芍、路路通以清热散结通络；若乳房红肿掣痛，伴高热恶寒，或乳房结块有波动感者，应按乳痈诊治。

3. 痰浊阻滞证

【主要证候】 乳汁甚少或无乳可下，乳房硕大或下垂不胀满，乳汁不稠；形体肥胖，胸闷痰多，纳少便溏，或食多乳少；舌淡胖，苔腻，脉沉细。

【证候分析】 素体脾虚，或膏粱厚味伤脾，脾失健运而生痰浊，痰阻乳络，故乳房硕大或下垂不胀满；乳络壅滞，故乳汁甚少或无乳可下；痰湿困阻脾阳，运化失司，故形体肥胖，胸闷痰多，纳少便溏，或食多乳少。舌淡胖，苔腻，脉沉细，均为痰浊阻滞之征。

【治法】 健脾化痰，通乳。

【方药】 苍附导痰丸（《叶氏女科证治》，方见月经后期）合漏芦散（《济阴纲目》）。

漏芦散：漏芦 蛇蜕 瓜蒌

漏芦散主治妇人肥盛，气脉壅塞，乳汁不行，以及经络凝滞，乳内胀痛，留蓄邪毒，或作痈肿。两方合用增强化痰通乳之功。

气虚明显者，加黄芪、党参、白术以健脾益气。

六、临证要点

产后缺乳有虚实之分。虚者,乳汁化源不足,无乳可下;实者,乳汁运行受阻,排出不畅。治疗以调理气血,通络下乳为主。虚者,补益气血,以增乳汁之化源;实者,疏肝解郁或健脾化痰,以通经活络。然而无论虚实,均宜佐以通络下乳之品,以助乳汁分泌。

本病的特点是哺乳期完全无乳或乳汁甚少,不足以喂养婴儿,多发生在产后 2~3 日至半个月内,也可发生在整个哺乳期。产妇要重视产后调理,饮食富于营养,易消化,不偏食;调畅情志,劳逸结合,按需哺乳;注意乳房护理,建立正确的哺乳方法,均可使乳汁分泌增加。

七、预后与转归

本病无论虚实,预后均较好。若治疗及时,脾胃功能、气血津液恢复正常,则乳汁可下;但若身体虚弱,经治疗后乳汁无明显增加或先天乳腺发育不良,则疗效不佳;若乳汁壅滞,经治疗乳汁仍然排出不畅,化热成脓,可发展为乳痈。

第十二节 产后乳汁自出

一、概 述

哺乳期内,产妇乳汁不经婴儿吸吮而自然流出者,称乳汁自出,亦称"漏乳"。

乳汁自出始见于《诸病源候论》,书中列有"产后乳汁溢候",但所言为生理性乳汁溢出。若乳母身体健壮,气血旺盛,乳汁充沛,乳房饱满,由满而溢,或断乳之时乳汁难断而自出者,均不属病态。

西医学产后溢乳可参照本病辨证治疗。

二、病因病机

本病的发生分虚实两端。虚者胃气不固,气虚失摄;实者肝经郁热,迫乳外溢。

(1) **气虚失摄** 因产耗气失血,或饮食劳倦伤脾,中气不足,胃气不固,摄纳无权,乳汁随化随出,而致乳汁自出。

(2) **肝经郁热** 产后情志抑郁,郁久化火;或大怒伤肝,肝火亢盛,疏泄太过,迫乳外溢,而致乳汁自出。

三、诊 断

1. 病史

素体脾胃虚弱,劳倦过度;或素性抑郁,五志过极化火。

2. 症状

产妇在哺乳期中,乳汁不经婴儿吸吮或挤压而自然溢出。

3. 检查

双侧乳头或一侧乳头乳汁点滴而下，乳汁清稀或浓稠，渗湿衣衫。乳头未见皲裂，乳房柔软或胀满。

四、鉴别诊断

1. 乳泣

乳泣为妊娠期间乳汁自然溢出，发生在产前而非产后。

2. 乳腺癌

乳腺癌时乳房溢出血性液体，乳房有块者，应警惕乳腺癌的发生。

3. 高催乳素血症

各种原因导致血清催乳素异常升高，＞1.14nmol/L（25μg/L），垂体疾病是最常见的病因，临床表现为溢乳、月经紊乱、不育、头痛等。

五、辨证论治

（一）辨证要点

本病分虚实两端，应根据乳房有无胀痛、是否柔软及乳汁稀稠进行辨证。乳汁清稀，乳房柔软者，为气虚失摄；乳汁浓稠，乳房胀痛者，为肝经郁热。

（二）治疗原则

本病治法，虚者宜补气摄乳；实者宜清热敛乳。同时注意加强营养，调畅情志，有利于乳汁的生化与蓄溢。

（三）分型论治

1. 气虚失摄证

【主要证候】 产后乳汁自出，量少，质清稀，乳房柔软无胀感；神疲乏力，气短懒言，面色淡白；舌淡，苔薄白，脉细弱。

【证候分析】 产后中气不足，胃气不固，摄纳无权，乳汁失约，故乳汁自出；气血不足，乳汁化源匮乏，故乳少，质清稀；乳汁外溢，乳房空虚，故乳房柔软无胀感；中气不足，则气短懒言；气虚血少，不能上荣于面，故面色淡白。舌淡，苔薄白，脉细弱均为气虚之征。

【治法】 补气养血，佐以固摄。

【方药】 补中益气汤（《脾胃论》，方见月经先期）加芡实、五味子。

2. 肝经郁热证

【主要证候】 产后乳汁自出，量多，质稠，乳房胀痛；胸胁胀满，情志抑郁或烦躁易怒，口苦咽干，便秘尿黄；舌红，苔薄黄，脉弦数。

【证候分析】 肝郁化热，迫乳外溢，故乳汁自出而量多；热灼乳汁，故质稠；肝气郁滞，肝失条达，气机不畅，故情志抑郁，乳房胀痛，胸胁胀满；肝郁化火，故烦躁易怒；热伤津液，故口苦咽干，便秘尿黄。舌红，苔薄黄，脉弦数，均为肝经郁热之征。

【治法】 疏肝解郁，清热敛乳。

【方药】 丹栀逍遥散（《内科摘要》，方见月经先期）去生姜，加生地黄、夏枯草、生牡蛎。

六、临证要点

本病临床辨证时应注意乳汁量、质及乳房柔软或胀痛等要点。治疗以敛乳为要，虚证以补气为主，养血为辅，但补血不宜过于滋腻，以防碍胃伤脾；实者疏肝清热，凉血敛乳，但清肝不宜寒凉。

七、预后与转归

本病一般预后良好。及时治疗，加强营养，适当锻炼，心情舒畅，多可痊愈。若溢出为血性液，乳房有块者，应警惕乳腺癌。

附　回乳

若产后不宜哺乳，或已到断乳之时，可予回乳。回乳时要防止乳痈的发生。常用方法如下：
1）炒麦芽60～120g，水煎代茶饮。
2）免怀散（《济阴纲目》）：红花、赤芍、当归尾、川牛膝水煎服，连服3～7剂。
3）芒硝120g，装于布袋，排空乳汁后，敷于乳部（暴露乳头），扎紧，待湿后更换。
4）针刺足临泣、光明、悬钟等穴位，两侧交替，每日1次，7日为1个疗程。

第十三节　产后情志异常

一、概　述

产妇在产褥期出现精神抑郁，沉默寡言，情绪低落，或心烦不安，失眠多梦，或神志错乱，狂言妄语等症者，称为产后情志异常，症状严重者，称"产后郁病"，通常在产后2周内发病，4～6周症状明显。

《诸病源候论·产后风虚癫狂候》较早论述了类似病证："产后血气俱虚，受风邪入并于阴则癫忽发……邪入并于阳则狂，发则言语倒错，或自高贤，或骂詈不避尊卑是也。"

西医学的产褥期抑郁症，可参照本病辨证治疗。

二、病因病机

本病主要发病机制为产后多虚，心脾两虚，心神失养；或产后多瘀，瘀血停滞，上攻于心；或情志所伤，肝气郁结，肝血不足，魂失潜藏。

（1）**心脾两虚**　产后思虑太过，所思不遂，心血暗耗，脾气受损，气血生化不足，气虚血弱，血不养心，心神失养，而致产后郁证。《万氏妇人科》云："产后血去太多，心神恍惚，睡卧不安，言语失度，如见鬼神。"

（2）**瘀血内阻**　产后元气亏虚，复因劳倦耗气，气虚无力运血，血滞成瘀；或产时、产后感寒，寒凝血瘀；或产后胞宫瘀血停滞，败血上攻，扰乱心神，神明失常，而致产后情志异常。

（3）肝气郁结 素性忧郁，胆怯心虚，气机不畅，复因产后情志所伤或突受惊恐，加之产后血虚，肝血不足，肝不藏魂，魂不守舍，而致产后情志异常。

三、诊 断

1. 病史

产时或产后失血过多，产后忧愁思虑，过度劳倦，或素性抑郁，以及既往有精神病史、难产史。

2. 症状

多在产后2周内发病，产后4～6周症状逐渐明显。症状有精神抑郁，情绪低落，伤心落泪，默默不语，悲观厌世，失眠多梦；或内疚、焦虑、易怒；甚则喜怒无常，哭笑不休，狂言妄语，登高弃衣，不认亲疏等。

3. 检查

妇科检查多无异常变化；血常规检查正常或血红蛋白低于正常。

四、鉴别诊断

本病应与产后神经衰弱相鉴别。产后神经衰弱主要表现为失眠、多梦、记忆力下降及乏力等，经充分休息，可较快恢复。

五、辨证论治

（一）辨证要点

根据产后多虚多瘀及气血变化的特点，结合产后全身症状及舌脉，辨明虚实及在气在血，分而治之。产后焦虑忧郁，情绪低落，悲伤欲哭，不能自制，心神不安，失眠多梦，气短懒言，舌淡，脉细，多属虚；产后忧郁寡欢，默默不语，失眠多梦，神志恍惚，狂言妄语，舌暗有瘀斑，苔薄，脉弦或涩，多属实。

（二）治疗原则

治疗以调和气血，安神定志为主，同时配合心理治疗。

（三）分型论治

1. 心脾两虚证

【主要证候】 产后焦虑，忧郁，心神不宁，精神萎靡，情绪低落，常悲伤欲哭，健忘，失眠多梦；伴神疲乏力，面色萎黄，纳少便溏，脘闷腹胀；舌淡，苔薄白，脉细弱。

【证候分析】 产后失血过多，思虑太过，所思不遂，心血暗耗，心失所养，神明不守，故产后焦虑，忧郁，心神不宁；血虚不能养神，故精神萎靡，情绪低落，常悲伤欲哭，健忘，失眠多梦；脾虚气弱，气血不足，故神疲乏力，面色萎黄；气结于中，脾失运化，故纳少便溏，脘闷腹胀；舌、脉均为心脾两虚之征。

【治法】 健脾益气，养心安神。

【方药】 归脾汤（《严氏济生方》，方见月经先后无定期）。

惊悸不宁者，加龙齿、琥珀镇心安神；心神不宁、失眠多梦者，加合欢皮解郁安神。

2. 瘀血内阻证

【主要证候】 产后抑郁寡欢，默默不语，失眠多梦，神志恍惚；恶露淋漓日久，色紫暗有块，面色晦暗；舌暗有瘀斑，苔白，脉弦或涩。

【证候分析】 产后气血虚弱，或劳倦过度，气血运行无力，血滞成瘀，或情志所伤，气滞血瘀，或胞宫内瘀血停滞，败血上攻，闭于心窍，神明失常，故产后抑郁寡欢，默默不语，失眠多梦，神志恍惚；恶血不去，新血不归，则恶露淋漓日久，色紫暗有块；面色晦暗及舌脉均为血瘀之征。

【治法】 活血化瘀，宁心安神。

【方药】 调经散（《太平惠民和剂局方》）或芎归泻心汤（《胎产心法》）。

调经散：当归　肉桂　没药　琥珀　赤芍　细辛

芎归泻心汤：当归　川芎　延胡索　蒲黄　五灵脂　牡丹皮　桂心

调经散原方治产后瘀血留滞经络，四肢面目浮肿。方中琥珀镇心安神，活血祛瘀；当归、赤芍、没药养血活血祛瘀；肉桂、细辛温通血脉，促进血行。诸药合用，共奏活血化瘀，镇静安神之效。

芎归泻心汤方中当归、川芎、延胡索、蒲黄、五灵脂通利血脉，活血散瘀；牡丹皮入心经血分，活血行瘀；桂心辛热行散温通，偏行血分，温阳散寒，活血通经，增强活血祛瘀之力。诸药合用，活血散瘀，瘀血去而心神自宁。

心烦者，加朱砂清心安神；兼有热结，大便燥坚者，加炒枳实、大黄泻下攻积。

3. 肝气郁结证

【主要证候】 产后心情抑郁，心烦易怒，心神不安，夜不入寐，或恶梦纷纭，惊恐易醒；恶露量或多或少，色紫暗，有血块；胸胁、乳房胀痛，善太息；舌淡红，苔薄，脉弦或弦细。

【证候分析】 素性忧郁，产后复因情志所伤，肝郁胆虚，魂不归藏，故产后心情抑郁，心神不安，夜不入寐，或恶梦纷纭，惊恐易醒；肝郁气滞，气机失畅，故胸胁、乳房胀痛，善太息；肝郁化火，则心烦易怒；肝气郁结，疏泄失调，故恶露量或多或少，色紫暗，有血块。舌淡红，苔薄，脉弦或弦细，均为肝郁之征。

【治法】 疏肝解郁，镇静安神。

【方药】 逍遥散（《太平惠民和剂局方》，方见月经先后无定期）加夜交藤、合欢皮、磁石、柏子仁。

六、临证要点

产后情志异常以发病急、症状多样性为特点。其主要病因病机与产褥期"多虚多瘀"的生理特点有关。治宜调和气血，安神定志，且须配合心理治疗，要了解患者的心理状态和个性特征，建立良好、融洽的家庭环境氛围，给予患者足够的社会支持和重视，循循善诱，缓解其精神压力。

七、预后与转归

本病初起，经过药物及心理治疗，预后良好。若治疗不及时，产妇可出现自杀倾向或杀害婴儿的行为，影响夫妻及整个家庭关系。

第十章 产后病

思维导图

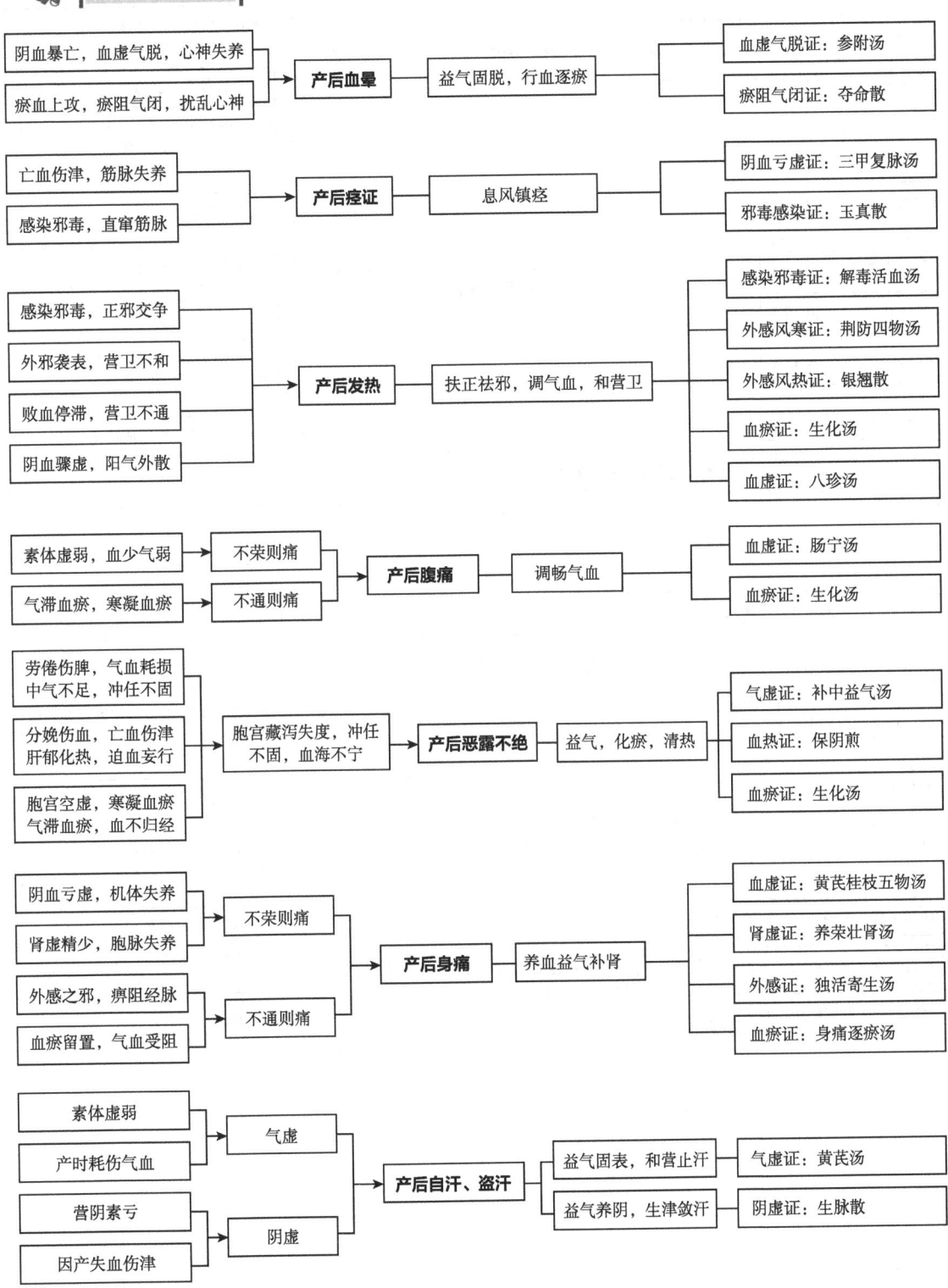

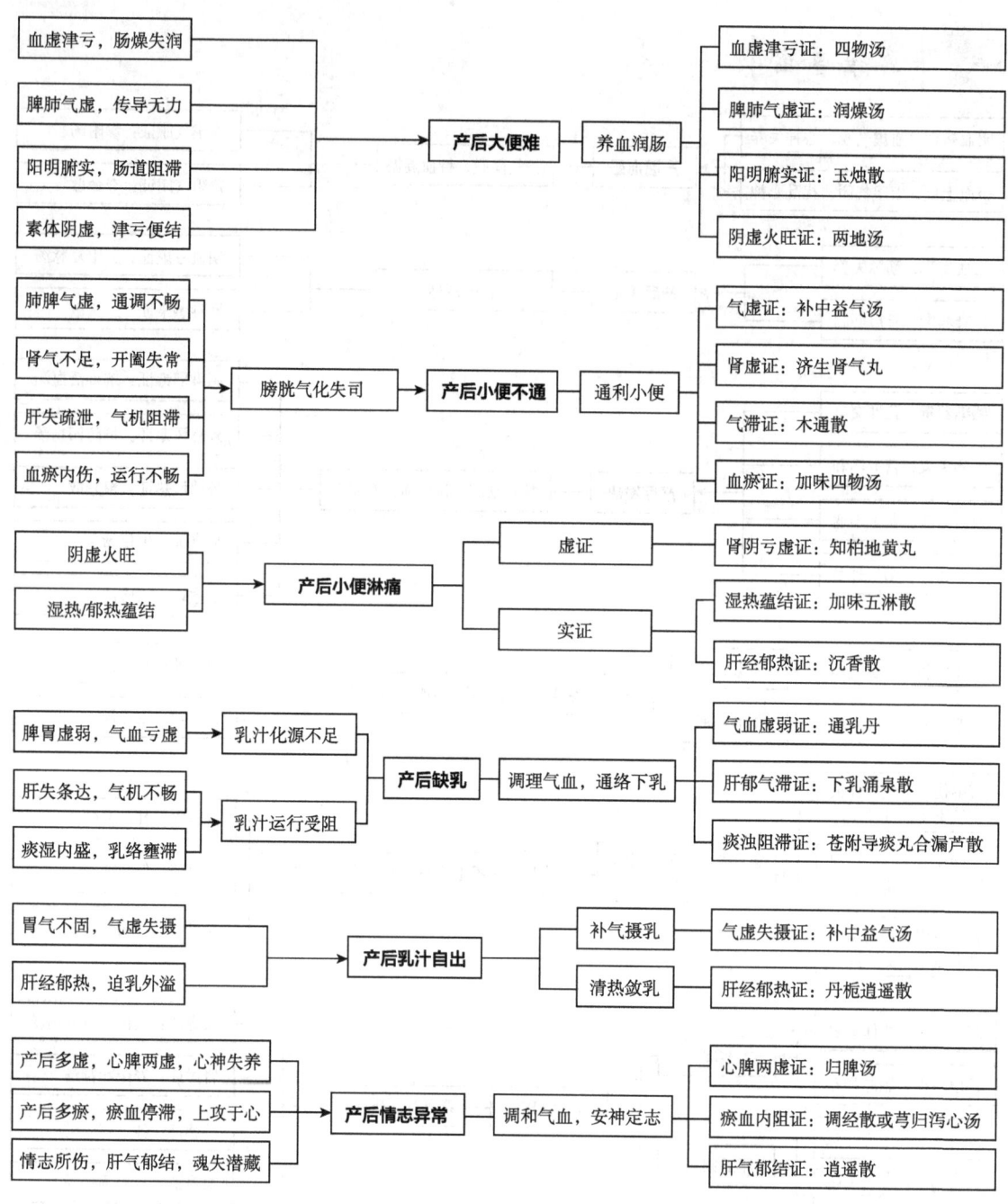

第十一章 妇科杂病

一、概　述

凡不属经、带、胎、产疾病，而又与女性的解剖、生理、病理特点密切相关的妇科疾病，统称为妇科杂病，包括癥瘕、不孕症、阴痒、阴疮和阴挺等。

二、范　围

随着社会的发展和疾病谱的变化，在中医古籍中未见记载的疾病如盆腔炎性疾病、早发性卵巢功能不全等，目前已颇为常见，并且中医治疗上述疾病具有一定特色和优势，因此，将其纳入本章进行介绍。

三、病因病机

妇科杂病的病因病机较复杂。主要是由于禀赋薄弱、感受外邪、房劳多产和情志内伤等导致肝、脾、肾功能失常，气血失调，冲任、胞宫、胞脉、胞络直接或间接损伤。

四、诊　治

妇科杂病的表现复杂，亦可影响经、带、胎、产。应根据病史、症状、舌象、脉象等，结合妇科检查和必要的辅助检查，进行综合分析，以明确诊断。

妇科杂病的治疗重在调补脏腑，调理气血，调治冲任、胞宫，使其恢复生理功能，并兼顾祛邪，身心兼调，内外兼治，方能显效。常用的治法有补肾、健脾、疏肝、益气养血、活血祛瘀、消癥散结、除湿化痰、清热解毒及外用杀虫止痒等。

第一节　癥　瘕

一、概　述

癥瘕是指妇女小腹内的结块，伴有或胀，或痛，或满，并常致月经或带下异常，甚至影响生育的疾病。

关于癥瘕之疾，其论瘕者早于癥。瘕始见于《素问·骨空论》："任脉为病……女子带下瘕聚。"癥始见于《金匮要略·妇人妊娠病脉证并治》:"妇人宿有癥病，经断未及三月，而得漏下不止，胎动在脐上者，为癥痼害。"癥瘕并称首见于《神农本草经》:"夫大病之主……坚积癥瘕。"

癥与瘕的病变性质不同。癥者，坚硬成块，固定不移，推揉不散，痛有定处，病属血分；瘕者，痞满无形，时聚时散，推揉转动，痛无定处，病属气分。由于癥瘕的产生，常先气聚成瘕，日久则血瘀成癥，二者不易分开，故古今多以癥瘕并称。

西医学的妇科生殖系统肿瘤、盆腔炎性疾病后遗症、子宫内膜异位囊肿、子宫腺肌病、陈旧性宫外孕等可参照本病辨证治疗。

二、病因病机

癥瘕的发生主要是正气不足，或外邪内侵，或内有七情、房事、饮食所伤，引起脏腑功能失调，致体内气滞、瘀血、痰湿、湿热等病理产物聚结于冲任、胞宫、胞脉，久而形成癥瘕。

（1）**气滞血瘀** 情志内伤，肝气郁结，阻滞经脉，血行受阻，气聚血凝，积而成块；或经行产后，血室正开，风寒侵袭，血脉凝涩不行，邪气与余血相搏结，积聚成块，逐日增大而成癥瘕。

（2）**痰湿瘀结** 素体脾虚，或饮食所伤，脾失健运，水湿不化，凝而为痰，痰湿与瘀血相搏，痰瘀互结，积聚成块，久而成癥瘕。

（3）**肾虚血瘀** 肾藏精，主生殖，妇人以血为本，气血之根在于肾，先天肾气不足或后天伤肾，或瘀血久积，化精乏源，均成肾虚血瘀，阻滞冲任胞宫，日久成癥瘕。

（4）**湿热瘀阻** 经行产后，胞脉空虚，湿热之邪入侵，与气血相搏，或痰湿蕴结日久化热，结于冲任、胞宫、胞脉，日久成癥瘕。

三、诊 断

1. 病史

患者有长期情志不舒、经行产后感受外邪、月经不调、带下异常等病史。亦有部分患者无明显病史。

2. 症状

妇人小腹有包块，兼有或胀满，或疼痛等；可有异常子宫出血，如月经量多或经期延长等；或有异常带下；或伴有不孕、贫血、压迫症状如尿频尿急、大便改变等。亦有部分患者无明显症状。

3. 检查

（1）**妇科检查** 可扪及包块，质地或硬或软，或有压痛，或推之活动，或推之不移。

（2）**辅助检查** ①B超、CT、MRI等影像学检查，检测肿块的形态、大小、部位、性状，有助于鉴别肿块性质；②血清肿瘤标志物检查，有助于判断肿瘤性质；③宫颈细胞学检查、宫颈或子宫内膜活检，有助于早期诊断癌前病变；④宫腔镜、腹腔镜检查，有助于确诊盆腔炎性包块、子宫内膜异位症或盆腔肿瘤等（图11-1）。

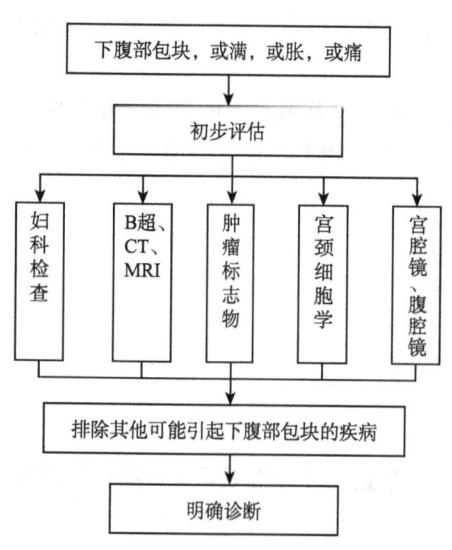

图11-1 癥瘕的诊断步骤及辅助检查

四、鉴别诊断

首先应通过血或尿hCG，以及B超检查，与妊娠子宫鉴别，还应与尿潴留鉴别。然后需进一步识别妇科癥瘕的主要病种，如子宫肌瘤、卵巢肿瘤、盆腔炎性包块、陈旧性宫外孕等。其鉴别要点见表11-1。

表11-1 癥瘕的鉴别诊断

鉴别内容	妊娠子宫	尿潴留	子宫肌瘤	卵巢良性肿瘤	盆腔炎性包块	子宫内膜异位症	陈旧性宫外孕
月经	有停经史	—	月经量多或经期延长	一般无变化	月经失调，量多，经期延长，痛经	继发性痛经，进行性加重，经量增多或经期延长	多有停经史
病史症状	可有早孕反应	排尿不畅史	尿频、便秘等压迫症状	无特殊病史，常偶然发现	慢性盆腔感染史，急性发作时伴发热、腹痛	或伴肛门坠胀感，不孕，性交痛，排便痛	不规则阴道出血，腹痛，昏晕史
位置大小性质	下腹中央，子宫增大与停经月份相符	下腹较表浅固定，一般较大，明显囊性感，包块界限不清	位于下腹正中子宫上，一般不大，活动好，多为实质性	位于少腹一侧或双侧，大小不一，活动度好，囊性或实质性	位于一侧或双侧少腹，大小不一，活动差，囊性或实质性	子宫腺肌病位于下腹正中子宫，卵巢巧克力囊肿位于少腹，大小不一，活动差，囊性或实质性	位于一侧少腹部、子宫旁，一般较小，亦有较大者，质地较实，界限较清
妇科检查	宫颈软，紫蓝色，宫体软，大小与停经月份相符	下腹膨隆，因膀胱充盈扪诊困难	子宫增大，质硬，或表面不规则	子宫正常，附件区触及肿块，一般无压痛	脓性白带，宫颈举痛，宫体压痛，宫旁组织增厚、压痛，附件可触及包块、压痛	子宫多为后位，呈球形增大，粘连固定；一侧或双侧附件可触及肿块，压痛；后穹隆及宫骶韧带可触及痛性小结节	宫颈举痛，宫旁可触及包块，固定不动，质稍硬，压痛，大小与停经月份无关
B超	提示宫内早孕，可有胎心及胎动波	液平段宽度大	实性低回声或等回声结节	实性或囊性包块，边界清	附件区炎性或不规则液性包块，周界不清	囊性肿块，边界清晰或不清，囊肿内可见颗粒状细小回声，或表现为混合性肿块	宫体无变化，宫旁囊实性或不均质包块，形态不规则
实验室检查	hCG阳性	一般无异常	可有贫血	一般无异常	急性期白细胞增高明显	CA125水平可升高，抗子宫内膜抗体可呈阳性	血hCG曾有升高，后降至正常；有贫血象；白细胞中度增高

五、辨证论治

（一）辨证要点

1. 辨善恶

辨善恶即辨癥瘕之良恶性。良性癥瘕一般生长缓慢，质地较软，边界清楚，活动良好；恶性癥瘕一般生长较快，质地坚硬，边界不清，并伴消瘦、腹水等。

2. 辨虚实

辨虚实即辨虚实的属性。实邪多属瘀、痰、寒、湿、热等。一般包块固定、质硬，痛有定处，舌质暗或有瘀点者属瘀；包块质地软，舌淡苔腻者属痰；小腹冷痛，喜温者属寒；带下色黄，舌苔黄腻者属湿热。

3. 辨新病久病

一般而言，新病发病初期以实邪为主，中期以邪实正虚为主，久病则以正虚为主；在疾病发展中，邪可以伤正，虚可以致实。

（二）治疗原则

癥瘕的治疗方法为活血化瘀，软坚散结，即《素问·阴阳应象大论》云："血实宜决之。"瘕证之病在气者，以理气行滞为主，佐以理血；病在血者，以活血破瘀散结为主，佐以理气；新病体质较强者，宜攻宜破；久病体质较弱者，可攻补兼施，或先攻后补，或先补后攻，随证施治。需遵循"衰其大半而止"的原则，不可猛攻峻伐，以免损伤元气。恶证应尽快手术，术后或放疗、化疗期间，可配合中医药治疗。良性肿瘤之瘤体较大，也需手术切除。总之，临床上宜根据患者寒热虚实属性之不同，结合体质及病程长短而酌用攻补，以期达到阴阳平和之目的。

（三）分型证治

1. 气滞血瘀证

【主要证候】胞中结块，触之有形，小腹胀满，月经先后不定，经血量多有块，色暗，经行难净；精神抑郁，胸闷不舒，面色晦暗，肌肤甲错；舌紫暗，或有瘀斑，苔薄白，脉沉弦涩。

【证候分析】气血瘀结，滞于胞宫冲任，则胞中结块，触之有形；气机紊乱，则小腹胀满，月经先后不定，经行难净；经期经血下行，则经血量多有块，色暗；肝气郁结，气机不畅，瘀血阻滞，则精神抑郁，胸闷不舒，面色晦暗，肌肤甲错；舌脉皆为气滞血瘀之象。

【治法】行气活血，化瘀消癥。

【方药】香棱丸（《严氏济生方》）。

香棱丸：木香　丁香　三棱　枳壳　青皮　川楝子　小茴香　莪术

方中木香、丁香、小茴香温经理气；青皮疏肝解郁，消积行滞；川楝子、枳壳除下焦之郁结，行气止痛；三棱、莪术行气破血，消癥散结。

若经行量多，或经漏淋漓不止，加炒蒲黄、五灵脂、血余炭；月经后期或量少，加牛膝、泽兰、川芎；经行腹痛加延胡索。

2. 痰湿瘀结证

【主要证候】胞中结块，触之不坚，固定难移，经行量多，淋漓难净，经间带下增多；胸脘痞闷，腰腹疼痛；舌体胖大，紫暗，有瘀点、瘀斑，苔白厚腻，脉弦滑或沉涩。

【证候分析】痰湿结于下腹，气血运行不畅，故胞中有结块；包块系痰湿所凝结，故触之不坚，固定难移；痰湿下注，故经间带下增多；脾肾阳气不足，故胸脘痞闷；舌脉均为痰湿瘀结之象。

【治法】化痰除湿，活血消癥。

【方药】苍附导痰丸（《叶氏女科证治》，方见月经后期）合桂枝茯苓丸（《金匮要略》，方见经断复来）。

以苍附导痰丸化痰除湿健脾，桂枝茯苓丸活血化瘀，二方相合，祛痰湿，化瘀血，通经络，行滞气，则癥瘕可除。

脾胃虚弱，正气不足者，加党参、白术、黄芪健脾益气；胸脘痞闷，食少者，加鸡内金、神曲消积导滞；腰痛者，加续断、桑寄生补肾强腰。

3. 肾虚血瘀证

【主要证候】 胞中结块，触之疼痛，月经后期，量或多或少，经色紫暗有块，经行腹痛较剧，婚久不孕或反复流产；腰膝酸软，头晕耳鸣；舌淡暗，边见瘀点或瘀斑，苔白润，脉沉涩。

【证候分析】 先天肾气不足或房劳多产伤肾，肾虚血瘀，阻于冲任、胞宫、胞脉，日久成癥；肾虚血瘀，冲任不畅，故见月经后期，量或多或少，经色紫暗有块；胞脉阻滞，不通则痛，故经行腹痛较剧；婚久不孕或反复流产，腰膝酸软，头晕耳鸣，均为肾虚之象。舌淡暗，边见瘀点或瘀斑，苔白润，脉沉涩，为肾虚血瘀之象。

【治法】 补肾活血，消癥散结。

【方药】 肾气丸（《金匮要略》，方见经行浮肿）合桂枝茯苓丸（《金匮要略》，方见经断复来）。

肾气丸以附子、桂枝为主药，各取少量，取"少火生气"之意，补命门之火，引火归原；辅以熟地黄等六味药物滋补肾阴；与桂枝茯苓丸合用，共奏补肾活血，消癥散结之效。

若积块较坚，加三棱、莪术、血竭；若积块不坚，可加浙贝母、鸡内金；若经行腹痛明显，经期可加艾叶、吴茱萸、延胡索；若经量多，经期可加三七、炒蒲黄、五灵脂。

4. 湿热瘀阻证

【主要证候】 胞中结块，热痛起伏，触之痛剧，痛连腰骶，经行量多，质黏稠，经期延长，带下量多色黄，或赤白兼杂；身热口渴，心烦不宁，大便秘结，小便黄赤；舌暗红有瘀斑，苔黄腻，脉弦滑数。

【证候分析】 湿热之邪与余血相搏结，瘀阻胞宫冲任，故胞中结块；邪正交争，病势进退，则热痛起伏；邪热内扰，血失统摄，则经行量多，质黏稠，经期延长；湿热下注则带下量多色黄，或赤白兼杂；邪热留恋伤津，则身热口渴，心烦不宁，大便秘结，小便黄赤；舌脉均为湿热瘀结之象。

【治法】 清热利湿，化瘀消癥。

【方药】 大黄牡丹汤（《金匮要略》）。

大黄牡丹汤：大黄 牡丹皮 桃仁 冬瓜仁 芒硝

方中大黄泻火逐瘀；牡丹皮凉血清热，活血散瘀，二者合用，共泄湿热，消癥结；芒硝软坚散结，协大黄荡涤实热；桃仁性善破血；冬瓜仁清利湿热。

若带下秽臭，加椿根皮、黄柏、茵陈清热利湿；若腹痛剧烈，加延胡索、川楝子行气止痛；若腹胀满，加厚朴、枳实行气除满。

六、临证要点

癥瘕为妇人小腹内积块，临证时需鉴别恶性肿瘤及良性肿瘤恶性变，明确诊断，符合手术指征者，需尽快手术，完善治疗，避免延误病情。中医药治疗肿瘤有一定的优势。根据不同的年龄阶段及病情程度而选择治法，育龄期有生育需求者，既要控制肿瘤的生长，又须兼顾消癥和助孕，在孕育过程中，需定期观察癥瘕的变化，警惕肿瘤的变性。无生育需求者，重在消癥散结，应辨证用药，以理气、活血、除湿、清热等法治之。围绝经期是癥瘕的好发期，但子宫肌瘤在绝经后可自然缩小,若绝经后肿瘤继续增大,应警惕恶变。

癥瘕的病程往往较长,病情复杂,虚实并见,治疗时要注重扶正与消坚、化瘀与止血。经量过多致血虚者,需攻补兼施,止血和养血并举,祛瘀不破血,止血不留瘀。

七、预后与转归

中医药治疗癥瘕强调整体调治,对改善症状、控制或缩小瘤体、调经助孕、孕后安胎等有较好效果。若属于恶性肿瘤,或良性肿瘤发生恶变,应及时手术治疗,或配合放疗、化疗和中医治疗,亦有较好的疗效。然而恶性肿瘤晚期,或体质较差者,预后不良。

第二节 不 孕 症

一、概 述

女子与配偶同居1年,性生活正常,未避孕而未孕者,称为不孕症。从未妊娠者,称为原发性不孕,《备急千金要方》称为"全不产";曾经有过妊娠,未避孕1年而未孕者,称为继发性不孕,《备急千金要方》称为"断绪"。不孕症是全世界关注的人类自身生殖健康问题,总发病率为10%~15%,阻碍受孕的因素中女方因素占60%,男方因素占30%,男女双方因素占10%。

不孕之名首载于《周易》,其曰:"妇三岁不孕。"《素问·骨空论》曰:"督脉者……此生病……其女子不孕。"阐述其发病机理。《诸病源候论》提出"夹疾无子",即"月水不利无子""月水不通无子""子脏冷无子""带下无子""结积无子"等。《丹溪心法·子嗣》中提及肥盛妇人痰湿闭塞子宫和怯瘦妇人子宫干涩皆可导致女子不孕。《广嗣纪要·择配篇》提出"五不女",即螺、纹、鼓、角、脉,指出女子先天生理缺陷和生殖器官畸形可导致女子不孕。《备急千金要方·求子》曰"凡人无子,当为夫妻俱有五劳七伤、虚羸百病所致,故有绝嗣之殃",认为不孕可由夫妇双方导致,并提出"男服七子散,女服紫石门冬丸"的治法。《格致余论·受胎论》言:"男不可为父,得阳气之亏者也;女不可为母,得阴气之塞者也。"《神农本草经》中记载紫石英治疗"女子风寒在子宫,绝孕十年无子"以及当归治疗"绝子"。《景岳全书·妇人规》谓"种子之方,本无定轨,因人而药,各有所宜",认为不孕的治疗应当辨证论治。《傅青主女科·种子》提出治疗不孕应从肝肾论治,列出种子十条,创制养精种玉汤、温胞饮、开郁种玉汤等方剂。

西医学不孕症由排卵功能障碍、黄体功能不全、输卵管因素、子宫因素、免疫因素、身心因素等所致者可参照本病辨证论治。

二、病因病机

中医学认为本病主要病机为肾气不足,冲任气血失调。《医宗金鉴》云:"女子不孕之故,由伤其任冲也。"

(1) **肾虚** 肾藏精,精化气,肾中精气的盛衰主宰着人体的生长、发育与生殖。素体肾气不足,或房事不节,或多产,或久病大病,或年逾五七,肾气渐虚,精不化血,冲任亏虚,不能摄精成孕;素体阳虚,或寒湿伤肾,肾阳不足,命门火衰,冲任虚寒,胞宫失煦,不能成孕;素体阴虚，或久病，或房劳多产，真阴亏虚，天癸乏源，冲任失养，或阴虚内热，热扰冲任，导致不孕。如《女科经纶·嗣育门》引朱丹溪语："妇人久无子者，冲任脉中伏热也……其原必起于真阴不足，真阴不足，则阳胜而内热，内热则荣血枯。"

（2）**肝气郁结** 素性抑郁；或七情内伤，情志不畅；或久不受孕，肝郁气滞，气血失调，冲任失和，不能摄精成孕。《景岳全书·妇人规》谓："产育由于血气，血气由于情怀，情怀不畅则冲任不充，冲任不充则胎孕不受。"肝郁克脾，任、带失调，不能成孕。

（3）**痰湿内阻** 素体肥胖，恣食肥甘；或肝木犯脾；或思虑过度；或饮食不节，脾阳不足，运化失司，水湿内生，湿聚成痰，壅滞冲任，不能摄精成孕。《傅青主女科·种子》言："妇人有身体肥胖，痰涎甚多，不能受孕者。人以为气虚之故，谁知是湿盛之故乎……而肥胖之湿，实非外邪，乃脾土之内病也。"

（4）**瘀滞胞宫** 瘀血既是病理产物，又是致病因素。经期、产后余血未净，房事不节；或经期、产后感邪，邪入胞宫；或寒凝血瘀；或热灼血瘀；或气虚血瘀，瘀血阻滞冲任、胞宫、胞脉，不能成孕。《诸病源候论·妇人杂病诸候》引养生方曰："月水未绝，以合阴阳，精气入内，令月水不节，内生积聚，令绝子。"现代研究表明，在经期或子宫内膜炎时性交，引起女方产生抗精子抗体，或导致子宫内膜异位症，导致不孕。

三、诊 断

不孕症是一种由多种原因导致的生育障碍状态。不孕症的诊断关键是夫妇双方全面检查、查找病因。

1. 病史

询问患者年龄、婚史、同居时间、配偶健康状况、性生活情况、月经史、既往生育史、既往史（有无结核、甲状腺疾病、糖尿病及盆腹腔手术史等）及家族史。对继发不孕者注意询问有无感染病史。

2. 症状

同居1年，性生活正常，未避孕或曾有过妊娠（包括足月产、早产、流产、异位妊娠、妊娠滋养细胞疾病等）未避孕1年而未孕。

3. 检查

（1）**体格检查** 包括一般检查与妇科检查。一般检查需测量患者的身高、体重，计算体重指数，注意第二性征发育情况、体毛分布情况、乳房有无溢乳、甲状腺有无肿大等。妇科检查需注意内外生殖器，有无发育畸形、炎症及包块等。

（2）**辅助检查** ①卵巢功能检查：了解卵巢有无排卵及黄体功能状态，包括基础体温测定、B超监测排卵、宫颈黏液结晶检查、子宫内膜活检、血清生殖内分泌激素测定（抗米勒管激素、基础性激素等）、黄体中期孕酮测定等。②输卵管通畅试验：常用子宫输卵管通液术、子宫输卵管造影、腹腔镜下行输卵管通液术、超声子宫输卵管造影、宫腔镜下插管通液。③超声影像学检查：超声检查是不孕症的常用检查方法。④免疫因素检查：包括生殖相关抗体，如抗精子抗体、抗子宫内膜抗体等。⑤宫腔镜检查：了解宫腔情况，诊断宫腔粘连、黏膜下肌瘤、内膜息肉、子宫畸形等。⑥腹腔镜检查：用于盆腔情况的诊断，直接观察子宫、输卵管、卵巢有无病变或粘连，直视下可行输卵管亚甲蓝通液，确定输卵管是否通畅。⑦当怀疑垂体病变时，应行头CT、MRI检查，排除垂体病变导致的不孕。⑧男方精液分析：精液常规、精浆生化、精浆免疫等（图11-2）。

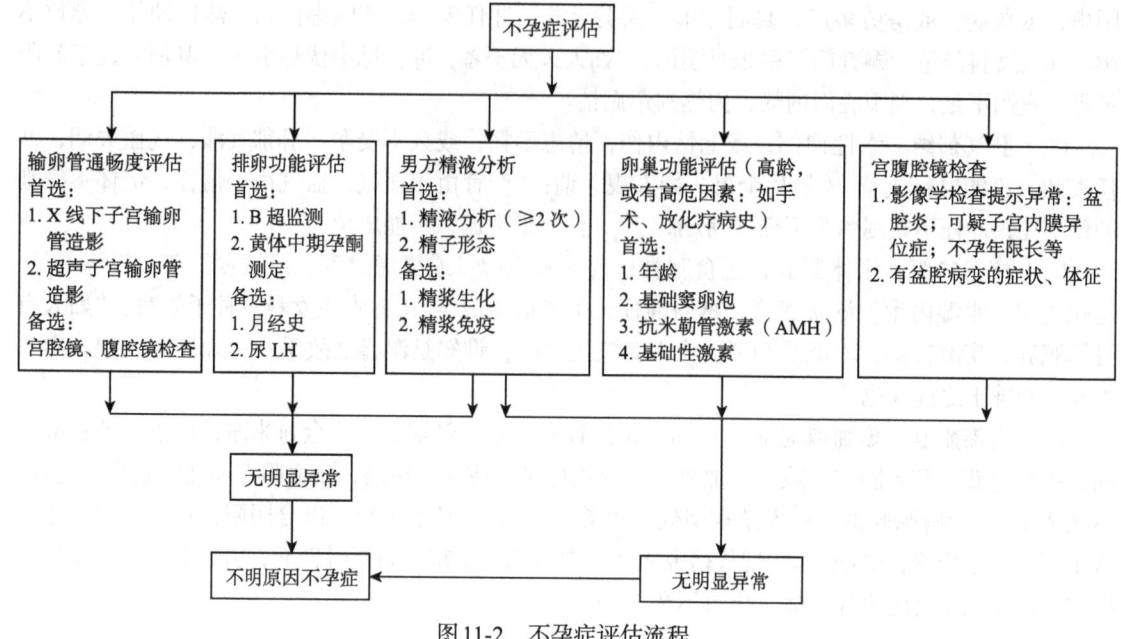

图 11-2 不孕症评估流程

四、鉴别诊断

不孕症应与暗产相鉴别。暗产是指早早孕期，胚胎初结而自然流产。此时孕妇尚未有明显的妊娠反应，一般不易觉察，易误认为不孕。通过基础体温测定、早孕试验及病理学检查可鉴别。

五、辨证论治

（一）辨证要点

不孕症的辨证要点在于辨明脏腑、气血、冲任、胞宫的病位，以及其寒、热、虚、实。主要依据月经、带下、全身症状及舌象、脉象等综合分析，强调辨病与辨证相结合。

（二）治疗原则

治疗以温养肾气，填精益血，调理气血为主。调畅情志，择"的候"而合阴阳，则胎孕可成。

（三）分型证治

1. 肾虚证

（1）肾气虚证

【主要证候】 婚久不孕，初潮延迟，月经不调或停闭，量多或少，色淡暗质稀；腰膝酸软，头晕耳鸣，神疲肢倦，小便清长；舌淡，苔薄，脉沉细，两尺尤甚。

【证候分析】 肾气亏虚，冲任虚衰，不能摄精成孕，故婚久不孕；肾气不足，天癸迟至，故初潮延迟；冲任不调，血海失司，故月经不调或停闭，量多或少；肾主骨生髓，腰为肾之外府，肾气亏虚，故腰膝酸软，神疲肢倦；肾开窍于耳，脑为髓海，髓海不足，故头晕耳鸣；肾气虚则气化失常，故小便清长，经色淡暗质稀。舌淡，苔薄，脉沉细，两尺尤甚，均为肾气虚之象。

【治法】 补肾益气，温养冲任。
【方药】 毓麟珠（《景岳全书》）。
毓麟珠：当归　熟地黄　白芍　川芎　人参　白术　茯苓　炙甘草　菟丝子　杜仲　鹿角霜　川椒

毓麟珠主治妇人血气俱虚，经脉不调，不受孕者。方中八珍气血双补，温养冲任，菟丝子、杜仲温养肝肾、调补冲任，鹿角霜、川椒温补肾阳。全方既温养先天肾气以生精，又培补后天脾胃以生血，精血充足，胎孕乃成。

若经来量多，加阿胶、炒艾叶固冲止血；若经来量少不畅，加丹参、鸡血藤活血调经；若心烦少寐，加柏子仁、夜交藤养心安神；若腰膝酸软甚，加续断、桑寄生补肾强腰；若头晕耳鸣甚，加枸杞、女贞子补肾益精血；若小便清长，夜尿多，加益智仁、桑螵蛸补肾缩尿。

（2）肾阳虚证
【主要证候】 婚久不孕，月经迟发，或月经后期，量少色淡质稀，甚至停闭，带下量多，清稀如水；腰膝酸冷，性欲淡漠，面色晦暗，大便溏薄，小便清长；舌淡，苔白，脉沉细或沉迟。

【证候分析】 肾阳不足，命门火衰，冲任虚寒，胞宫失煦，不能触发氤氲乐育之气，故婚久不孕；阳虚内寒，天癸迟至，冲任血海空虚，故月经迟发，或月经后期，甚至停闭；肾阳虚衰，水湿内生，湿注任带，故带下量多，清稀如水；腰为肾之府，肾阳虚则外府失煦，故腰膝酸冷；火衰故性欲淡漠；火不暖土，脾阳不足，故大便溏薄；膀胱失约，故小便清长；肾阳亏虚，血失温养，血行不畅，故面色晦暗、经量少色淡质稀。舌淡，苔白，脉沉细或沉迟，均为肾阳虚之象。

【治法】 温肾助阳，调补冲任。
【方药】 温胞饮（《傅青主女科》），或右归丸（《景岳全书》，方见崩漏）加龟甲。

温胞饮主治下部冰冷不孕。方中巴戟天、补骨脂、菟丝子、杜仲温肾助阳；肉桂、附子补益命门；人参、白术益气健脾；山药、芡实补肾涩精。全方共奏温肾助阳，暖宫助孕之效。

若小便清长，夜尿多，加益智仁、桑螵蛸补肾缩尿；若畏寒肢冷，腰痛如折，小腹冷甚，性欲淡漠，加紫石英、淫羊藿、巴戟天温肾散寒；若头晕耳鸣，失眠健忘，加枸杞、酸枣仁、柏子仁养血安神；若经色暗、唇色暗，加川芎、赤芍、桃仁补肾活血；紫河车、龟甲、鹿茸等血肉有情之品，具温肾益精，通补奇经之效，以助子宫发育，可适时加味。

肾阳虚，也可选右归丸加龟甲，全方温补肾阳、滋养肾阴，体现阴阳互根，阴中求阳，"则阳得阴助而生化无穷"。

（3）肾阴虚证
【主要证候】 婚久不孕，月经先期，量少色红质稠，甚或闭经，或带下量少，阴中干涩；腰膝酸软，头晕耳鸣，形体消瘦，五心烦热，口干失眠；舌淡或舌红，少苔，脉细或细数。

【证候分析】 肾阴亏虚，天癸乏源，血海匮乏，胞宫失养，故婚久不孕；阴虚血亏，精血不足，故月经量少，甚或闭经；阴虚火旺，热迫血行，故月经先期；津亏血少，阴液不足，任带失养，阴窍失濡，故带下量少，阴中干涩；腰为肾之府，肾阴亏虚，故腰膝酸软；阴虚血少，清窍失养，血不养心，故头晕耳鸣，失眠；阴虚火旺，故形体消瘦，五心烦热，口干，经色红质稠。舌淡或舌红，少苔，脉细或细数，均为肾阴虚之象。

【治法】 补肾益精，调补冲任。
【方药】 养精种玉汤（《傅青主女科》）。
养精种玉汤：当归　白芍　熟地黄　山茱萸

养精种玉汤主治身瘦水亏火旺不孕。方中重用熟地黄补益肾精为君；山萸肉滋养肝肾为臣；

当归、白芍养血柔肝为佐使。全方具滋肾养血、调补冲任之功。傅氏认为："此方之用，不特补血，而纯于填精，精满则子宫易于摄精，血足则子宫易于容物，皆有子之道也。"

若胁肋隐痛，两目干涩，加女贞子、墨旱莲柔肝养阴；若面色萎黄，头晕眼花，加龟甲、紫河车填精养血；若五心烦热，午后潮热，加地骨皮、牡丹皮、知母滋阴清热；若头晕耳鸣，心烦少寐，加枸杞、酸枣仁滋肾养血，交通心肾。

亦可选用左归丸（《景岳全书》，方见崩漏）。

左归丸以大量滋阴补肾药，配伍温补肾阳药，阳中求阴，"则阴得阳升而泉源不竭"。又稍佐活血药，方中龟版胶、鹿角胶等温肾益经、调经种子。

2. 肝气郁结证

【主要证候】 婚久不孕，月经先后不定期，量或多或少，色暗，有血块，经行腹痛，或经前胸胁、乳房胀痛；精神抑郁，或烦躁易怒；舌淡红，苔薄白，脉弦。

【证候分析】 情志不畅，肝气郁结，疏泄失常，冲任失和，故婚久不孕；肝失条达，气机不畅，血海蓄溢失常，故月经先后不定期，量或多或少；气郁血滞，故经色暗，有血块；足厥阴肝经循少腹布胁肋，肝失条达，经脉不利，故经前胸胁、乳房胀痛；肝郁气滞，血行不畅，不通则痛，故经行腹痛；郁久化火，故精神抑郁，或烦躁易怒。舌淡红，苔薄白，脉弦，均为肝郁之象。

【治法】 疏肝解郁，理血调经。

【方药】 开郁种玉汤（《傅青主女科》）。

开郁种玉汤：当归　白芍　牡丹皮　香附　白术　茯苓　天花粉

方中重用白芍养血柔肝为君；当归养血为臣，酒洗开郁；白术、茯苓健脾培土，香附理气解郁；牡丹皮凉血活血，配天花粉清热生津。全方共成疏肝健脾，养血种子之功。

若痛经较重，加延胡索、生蒲黄、山楂化瘀止痛；若心烦口苦，加栀子、夏枯草清泄肝热；若胸闷纳少，加陈皮、砂仁健脾和胃；若经前乳房胀痛明显，加橘核、青皮、玫瑰花理气行滞。

3. 痰湿内阻证

【主要证候】 婚久不孕，月经后期，甚或闭经，带下量多，色白、质黏稠；形体肥胖，胸闷泛恶，心悸头晕；舌淡胖，苔白腻，脉滑。

【证候分析】 脾阳不振，聚湿成痰，或肥胖之体，躯脂满溢，痰湿内盛，冲任阻滞，故婚久不孕；痰阻冲任、胞宫，气机不畅，故月经后期，甚或闭经；湿浊下注，故带下量多，色白、质黏稠；痰浊中阻，饮停心下，清阳不升，故胸闷泛恶，心悸头晕。舌淡胖，苔白腻，脉滑，均为痰湿内阻之象。

【治法】 燥湿化痰，理气调经。

【方药】 苍附导痰丸（《叶氏女科证治》，方见月经后期）。

若带下量多，加芡实、金樱子固涩止带；若胸闷气短，加瓜蒌、石菖蒲宽胸利气；若心悸，加远志祛痰宁心；若月经后期、闭经，加丹参、泽兰养血活血通经；若腰膝冷痛，加鹿角片、杜仲、菟丝子、续断以温肾助阳。常加淫羊藿、巴戟天、黄芪、党参补肾健脾以治本，先治标或标本兼顾，痰湿得化，再加强补肾调经助孕，经调而有子嗣矣。

4. 瘀滞胞宫证

【主要证候】 婚久不孕，月经后期，经行不畅，量或多或少，色紫黑，有血块，或经行腹痛；平素小腹或少腹疼痛，或肛门坠胀不适；舌紫暗，边有瘀点，脉弦涩。

【证候分析】 瘀血内停，冲任阻滞，胞脉不通，故婚久不孕；冲任气血不畅，血海不能按时满溢，故月经后期，经行不畅，量少，色紫黑；瘀阻冲任，血不归经，则月经量多，有血块；血瘀气滞，不通则痛，故经行腹痛，或小腹、少腹疼痛，肛门坠胀不适。舌紫暗，边有瘀点，脉弦涩，均为血瘀之象。

【治法】 逐瘀荡胞，调经助孕。

【方药】 少腹逐瘀汤（《医林改错》，方见痛经）。

少腹逐瘀汤原方治"小腹积块疼痛……更出奇者，此方种子如神"。少腹逐瘀汤、膈下逐瘀汤由王清任创制，分别适用于血瘀偏寒、偏气滞的不同血瘀证。

若小腹冷痛，加吴茱萸、乌药温经散寒；若经血淋漓不止，加茜草、三七粉化瘀止血；若下腹结块，加鳖甲、炮山甲散结消癥；若带下量多，加苍术、白术、车前子以利湿止带。

六、临证要点

不孕是生殖健康的不良事件，病因复杂，临床表现纷繁多样，往往不是单独的一个病证，而是多种疾病的结局，可由多囊卵巢综合征、子宫内膜异位症、高催乳素血症及盆腔炎性疾病后遗症等妇科疾病导致，亦与多种内、外科疾病密切相关。需详问病史，认真查体，明确病因、病位、病证等，提高临床疗效。临床还要重视男方因素，提倡夫妇同诊同治，需重视心理治疗，建立良好的医患合作关系，可提高受孕率。

肾虚与肝郁是不孕症的主要病机，瘀血与痰湿是常见的病理产物，且互为因果。中医药治疗不孕症特色鲜明，强调"种子必先调经"，如朱丹溪所言："求子之道，莫如调经。"注意个体化治疗，辨病与辨证相结合，强调中西医结合治疗。

七、预后与转归

不孕症的预后与患者年龄、发育、病史、病因及病程长短等密切相关。一般而言，年龄较轻、发育正常、病因单一、病程短者预后较好；年龄偏大、发育欠佳、病因复杂、病程长者疗效欠佳。

第三节 脏 躁

一、概 述

脏躁指女性精神抑郁，烦躁不宁；无故悲伤欲哭，或哭笑无常；呵欠频作，不能自控。

本病首见于《金匮要略·妇人杂病脉证并治》，且其提出了治疗方药："妇人脏躁，喜悲伤欲哭，象如神灵所作，数欠伸，甘麦大枣汤主之。"

西医学的女性癔病可参照本病辨证治疗。

二、病 因 病 机

脏躁乃因脏阴不足，致干燥躁动之象。是五脏失养导致的情志异常。主要机制为内伤于心，或心血不足，则神无所依；或病后伤阴，使精血内亏，五脏失于濡养，五志之火内动，上扰心神。

临床以心气不足，心肾不交之证多见。

（1）**心血不足** 患者素多抑郁，思虑不解，积久伤心，则神无所依；或劳倦伤脾，化源不足，心失所养，脏阴亏损，发为脏躁。

（2）**心肾不交** 患者素体阴虚，因经孕产乳数伤于血，或病后伤阴，或房事不节，或年老肾虚，使精血内亏，肾阴不足，虚火妄动，上扰心神，发为脏躁。

三、诊　　断

1. 病史

患者多有精神抑郁、情志内伤或数伤于血等病史。

2. 症状

精神抑郁，呵欠频作，悲伤欲哭，哭后恢复如常，或哭笑无常，语无伦次，情绪不稳，时时发作。

3. 检查

妇科检查及实验室检查无异常。

四、鉴别诊断

本病须与癫狂鉴别。癫狂为临床常见的一组精神失常疾患，其中癫证以精神抑郁、表情淡漠、沉默呆钝、语无伦次、静而少动为特征；狂证以精神亢奋、狂躁刚暴、喧扰不宁、毁物打骂、动而多怒为特征。二者在临床上症状并存，相互转化，以癫狂并称。不同于脏躁患者以悲伤欲哭，情绪抑郁为主，且脏躁患者意识清楚，发作后复如常人。

五、辨证论治

（一）辨证要点

本病属内伤虚证，病位在心脾肾。

（二）治疗原则

脏躁的治疗原则：虽有火而不宜苦降，属虚证而不宜大补，当以甘润滋养之法为主。

（三）分型证治

1. 心血不足证

【主要证候】　心中烦乱，悲伤欲哭，情绪易于波动，少寐多梦，呵欠频作，心悸气短，倦怠乏力，不思饮食；舌淡，苔薄，脉细弱。

【证候分析】　思虑伤脾，化源不足，心失所养，则心中烦乱，悲伤欲哭，情绪易于波动，少寐多梦；心气不足则心悸气短，呵欠频作；脾虚中气不足，则不思饮食，倦怠无力；舌淡，苔薄，脉细弱，为心气不足之征。

【治法】　养心安神，甘润健脾。

【方药】　甘麦大枣汤（《金匮要略》，方见经行情志异常）。

失眠多梦，坐卧不宁者，酌加酸枣仁、柏子仁龙骨、牡蛎；呵欠频作者，酌加葛根、丹参、玄参；胸闷、心烦易怒者，酌加瓜蒌、陈皮、川楝子以宽胸利气解郁。

2. 心肾不交证

【主要证候】 心中烦乱，哭笑无常，呵欠频作，或神志恍惚，心悸少寐，头晕耳鸣，手足心热，口干不欲多饮，腰膝酸软，便秘溲赤；舌红，苔少，脉弦细数。

【证候分析】 心肾阴虚则虚火上炎，扰犯神明，故心中烦乱，哭笑无常，呵欠频作，心悸少寐；肾阴虚不能上荣头目，故神志恍惚，头晕耳鸣；外府失养，故腰膝酸软；阴虚生内热，故手足心热，口干不欲多饮，便秘溲赤；舌红，苔少，脉弦细数，为心火偏亢，肾阴不足之征。

【治法】 滋阴清热，养心安神。

【方药】 天王补心丹（《校注妇人良方》，方见经断前后诸证）。

六、临证要点

脏躁之发生与素体脏虚、阴液不足有关，平素宜服滋阴润燥之品，忌服辛苦酸辣之物，以免灼伤阴液，导致阴虚火旺，热扰心神。此外，需避免紧张和情绪过激，保证充足的睡眠，保持心情开朗、愉悦。

在药物治疗过程中可配合精神心理疗法。

七、预后与转归

本病初起，经过药物及心理治疗，预后良好。

第四节 阴　　痒

一、概　　述

女性外阴及阴道瘙痒，甚则痒痛难忍，坐卧不宁，或伴带下增多者，称为阴痒，又称"阴门瘙痒"。

东汉《金匮要略·妇人杂病脉证并治》载："蛇床子散方，温阴中坐药。"隋代《肘后备急方》载治疗"阴痒汁出""阴痒生疮"的方药。《诸病源候论·阴痒候》指出"妇人阴痒，是虫食所为……其虫作势，微则痒，重者乃痛""肾荣于阴器，肾气虚……为风邪所乘，邪客腠理，而正气不泄，邪正相干，在于皮肤故痒"。

西医学外阴瘙痒症、外阴炎、阴道炎及外阴色素减退性疾病等出现阴痒症状者，均可参照本病辨证治疗。

二、病因病机

阴痒分虚实两类。虚者多因肝肾阴虚，血燥生风，阴户失养；实者多因肝经湿热，下渍阴部，或感染病虫，虫扰阴中，而致阴户瘙痒。

（1）**肝肾阴虚** 素体肝肾不足；或年老体衰，精血亏损；或大病久病，伤精耗血，以致肝肾阴虚。肝脉过阴器，肾司二阴，肝肾阴虚，精血亏少，阴部肌肤失养；或阴虚生风化燥，风动则痒，发为阴痒。

（2）**肝经湿热** 情志不舒，郁怒伤肝，木旺乘土，脾虚生湿，湿蕴化热，湿热互结，流注下焦，浸淫阴部，遂致作痒；或外阴不洁，或久居湿地，湿虫蚀于阴中，而致阴痒。

三、诊　　断

1. 病史

患者有禀赋不足，摄生不慎，情志抑郁焦虑，大病久病，久居湿地史，或有外阴、阴道炎病史。

2. 症状

阴部瘙痒，或如虫行状，甚至奇痒难忍，坐卧不宁，或伴灼热、疼痛，或波及肛门周围，或兼带下量多、臭秽。

3. 检查

（1）**妇科检查** 外阴皮肤正常或潮红，有抓痕，分泌物增多。病程长者，或见外阴色素减退，甚则皮肤黏膜粗糙、皲裂、溃疡、湿疹。

（2）**辅助检查** 阴道分泌物检查正常，或见滴虫、假丝酵母菌、阴道嗜血杆菌等致病菌。阴道微生态检查或见异常。

四、鉴别诊断

1. 股癣

股癣发生于股内侧及会阴部，属皮肤真菌感染所致的体癣。病灶呈堤状，清晰可见，表面有鳞屑，有明显的炎症改变。

2. 湿疹

湿疹的皮肤病变呈对称分布，边界明显，易复发，常在水洗或食鱼腥虾蟹后病情加重，可以发生在全身任何部位。

3. 糖尿病所致阴痒

糖尿病所致阴痒除顽固性阴痒外，还可见多饮、多食、多尿、消瘦等特征。尿糖阳性，空腹和（或）餐后血糖升高。

4. 阴虱

阴虱除阴痒外，局部有红色斑点或丘疹，阴毛上可找到阴虱或虱卵。

五、辨证论治

（一）辨证要点

根据阴痒的特点，结合带下的量、色、质、气味及全身症状辨明虚实。阴痒伴灼痛、潮湿，带下量多，色黄如脓，稠黏臭秽，多为肝经湿热下注，属实证，常见于育龄期；阴痒伴阴部干涩、灼热，或皮肤增厚、萎缩、粗糙、溃疡、色素减退，多为肝肾阴虚，血燥生风，属虚证，常见于绝经前后。

（二）治疗原则

阴痒治疗应遵循"治外必本诸内"的原则，内服与外治、整体与局部相结合进行施治，着重调理肝、肾、脾的功能。治疗以止痒为主，实者宜清热利湿止痒；虚者宜滋阴养血止痒。除内服药物外，还应结合阴道分泌物化验，辨证配合相应的外治方药，择用阴道冲洗、熏洗、纳药等方法，以提高疗效。

（三）分型证治

1.肝肾阴虚证

【主要证候】 阴部干涩，奇痒难忍，或阴部皮肤变白、增厚或萎缩、皲裂、破溃；五心烦热，头晕目眩，时有烘热汗出，腰膝酸软；舌红，苔少，脉弦细数。

【证候分析】 肝肾阴虚，精血两亏，故阴户干涩；血燥生风，风动则痒，故阴痒难忍；风盛则肿，故阴部皮肤增厚；阴部肌肤失养，则皮肤变白、萎缩、皲裂、破溃；阴虚火旺，故五心烦热，时有烘热汗出；阴不涵阳，肝阳偏亢，则头晕目眩；肾虚则腰膝酸软。舌红，苔少，脉弦细数，为肝肾阴虚之征。

【治法】 滋肾益肝，养血止痒。

【方药】 知柏地黄汤（《医宗金鉴》，方见经行口糜）加制何首乌、当归、白鲜皮。

知柏地黄汤主治肝肾阴虚，虚火上炎，下焦湿热证。加制何首乌、当归益精养血，白鲜皮祛风燥湿止痒。全方滋补肝肾阴精，清泄下焦湿热，阴复火去湿利则肌肤得养，瘙痒可宁。

若口干咽燥，加玄参、麦冬养阴生津；若外阴皮肤干燥，加黄精、玉竹以滋阴润燥；阴痒甚，加防风、徐长卿、蝉蜕祛风止痒；若病久局部皮肤变厚、变硬，宜加红花、赤芍、桃仁以活血祛瘀；带中夹血，酌加茜草、海螵蛸凉血止带。

2.肝经湿热证

【主要证候】 阴部瘙痒灼痛，带下量多，色黄如脓，或呈泡沫状或米泔样，质稠臭秽。伴心烦易怒，口苦咽干，胸胁胀痛，大便干结，小便黄赤；舌红，苔黄腻，脉弦滑数。

【证候分析】 肝经湿热下注，浸淫阴中，则阴部瘙痒，甚则灼痛；湿热损伤任带，故使带下量多，色黄如脓，或呈泡沫状或米泔样，质稠臭秽；肝郁化火扰心，则口苦咽干，胸胁胀痛，心烦易怒；湿热伤津灼液，则大便干结，小便黄赤。舌红，苔黄腻，脉弦滑数，为肝经湿热之征。

【治法】 清肝泄热，除湿止痒。

【方药】 龙胆泻肝汤（《医方集解》）加苦参、白鲜皮。

龙胆泻肝汤：龙胆草　黄芩　柴胡　栀子　车前子　木通　泽泻　生地黄　当归　甘草

龙胆泻肝汤主治肝胆实火上炎和肝经湿热下注证。加苦参、白鲜皮以加强燥湿杀虫，祛风止痒之力。全方清利肝胆湿热为主，湿热火毒去，则带止痒消。

若外阴溃烂，加黄柏、红藤、败酱草清热解毒利湿；若带下呈豆渣样，去龙胆草，加薏苡仁、土茯苓、萆薢以利湿化浊；若湿虫滋生，阴痒难忍，带下量多臭秽者，方用萆薢渗湿汤（方见经断复来）加白头翁、苦参、防风以清热利湿，解毒杀虫。

六、外　治　法

（1）**蛇床子散**　去铅粉，加苦参、花椒、百部、明矾各10～15g。适用于各种阴痒，尤适用于滴虫性阴道炎。煎汤熏洗，每日1次，每次20分钟，10次为1个疗程。阴痒破溃者，去花椒。

（2）**塌痒汤**（《外科正宗》） 鹤虱草30g，苦参、威灵仙、当归尾、蛇床子、狼毒各15g。煎汤熏洗，每日1次，每次20分钟，10次为1个疗程。

七、临证要点

阴痒的病因复杂，临证须详察辨证，审因论治。阴痒与带下关系密切，临证施治时应首先依据瘙痒的性质、特点，结合带下的量、色、质、气味，与兼证、舌脉等辨其虚实。中医治疗以止痒为主，实者宜清热利湿止痒，虚者宜滋阴养血止痒；配合中药熏洗、阴道纳药等外治法，内外合治。对于接触、过敏等因素引发的阴痒，去除诱因是关键。全身慢性疾病导致的阴痒，则以治疗原发病为主。

阴痒之病易反复发作，迁延难愈。反复发作者临证应夫妇双方同查同治，标本兼治。注意个人卫生，特别是经期宜保持外阴清洁、干燥，勿搔抓，勿用开水烫洗或刺激性洗剂清洗；规律起居，饮食清淡，情志调畅，暂禁房事。

八、预后与转归

阴痒经规范治疗，保持外阴部清洁卫生，多可治愈，预后较好。若治疗不当，可使病情迁延，反复发作，甚至转为恶证。

第五节 阴　疮

一、概　述

妇人阴户生疮，结块红肿、热痛，或化脓腐烂，黄水淋漓，甚则溃疡如虫蚀，或者肿块位于阴道边侧，如有蚕茧，称为阴疮，又称"阴蚀""阴茧"。

《神农本草经》多次述及"阴蚀"。《金匮要略·妇人杂病脉证并治》论述了妇人"少阴脉滑而数者，阴中即生疮。阴中蚀疮烂者，狼牙汤洗之"。

西医学的外阴溃疡、外阴脓肿、前庭大腺炎和前庭大腺脓（囊）肿可参照本病辨证治疗。

二、病因病机

本病主要由热毒炽盛，或寒湿凝滞，侵蚀外阴部肌肤所致。

（1）**热毒** 经行产后，摄生不慎，热毒侵入；或感受湿热之邪，侵蚀外阴皮肤，破溃成疮。

（2）**寒湿** 久居阴湿之地，或经期、产后感寒饮冷，以致寒湿凝滞，瘀血内停；或脾肾阳虚，痰浊内停，痰瘀交阻，冲任阻滞，前阴失养，日久溃腐，而成阴疮。

三、诊　断

1. 病史

患者外阴感染、外阴溃疡，或有前庭大腺炎病史。

2. 症状

外阴红肿、热痛，积结成块，或化脓腐烂，脓水淋漓，甚则溃疡如虫蚀者，或凝结成块，冷肿稀水，不能敛口，或者肿块位于阴道边侧，如有蚕茧。

3. 检查

（1）**妇科检查**　外阴局部黏膜充血、糜烂、溃疡、流脓，或覆有脓苔。若有脓肿形成时可触及波动感，溃疡则有脓性分泌物。

（2）**辅助检查**　分泌物涂片及细菌培养检查。

四、鉴别诊断

1. 梅毒

因梅毒引起的外阴溃烂，其初疮是典型的硬下疳，患者有性生活不洁或感染史。梅毒血清试验阳性，活组织检查可查到梅毒螺旋体。

2. 生殖器疱疹

生殖器及肛周皮肤散在或簇集小水泡，破溃后形成糜烂或溃疡，自觉疼痛，检测病毒抗原、病毒培养单纯疱疹病毒呈阳性。

五、辨证论治

（一）辨证要点

首先辨别阴阳、寒热。初期为阳证，日久属阴证。一般而言，红肿热痛，发病急骤，脓稠臭秽，或伴全身发热者，为实为热；肿块坚硬，皮色不变，日久不消，形体虚羸者，多属虚寒证。其次要辨善恶，若疮疡溃腐，久不收敛，脓水淋漓，恶臭难闻，多属热毒蕴结，为气血衰败之恶候。

（二）治疗原则

初起属热毒者，以清热解毒，活血化瘀，消肿止痛为主。病程日久，以扶正祛邪为主，治疗应内外兼顾，重视局部治疗。

（三）分型证治

1. 热毒证

【主要证候】　阴部生疮，灼热结块，甚则溃烂流脓，黏稠臭秽；恶寒发热，头晕目眩，口苦咽干，心烦不宁，便秘尿黄；舌红，苔黄，脉滑数。

【证候分析】　热毒侵入，凝滞气血，以致阴户突然肿胀、疼痛；热毒蕴结，腐肉成脓，故阴部生疮，溃腐流脓，黏稠臭秽；邪正相争，故恶寒发热；热毒熏蒸，故头晕目眩；伤津，则口苦咽干，便秘；热扰心神，则心烦不宁。舌红，苔黄，脉滑数，为湿热邪毒之征。

【治法】　清热利湿，解毒消疮。

【方药】　龙胆泻肝汤（《医方集解》，方见阴痒）加土茯苓、蒲公英。

若热毒壅盛，症见发热不退，渴喜冷饮，溃脓臭秽，治宜清热解毒，化瘀除湿，方用仙方活命饮（《校注妇人良方》，方见盆腔炎性疾病）。

2. 寒湿证

【主要证候】 阴疮坚硬，皮色不变，日久不愈，脓水淋漓；神疲倦怠，食少纳呆；舌淡，苔白腻，脉细弱。

【证候分析】 寒湿相结，痰瘀交阻，肌肤失养，故阴疮坚硬，皮色不变，或有疼痛，溃后脓水淋漓；寒湿凝滞，脾阳不振，故神疲倦怠，食少纳呆。舌淡，苔白腻，脉细弱，为寒湿凝滞之征。

【治法】 散寒除湿，活血散结。

【方药】 阳和汤（《外科证治全生集》）。

阳和汤：熟地黄 鹿角胶 炮姜炭 肉桂 麻黄 白芥子 生甘草

阳和汤主治阴疽、乳岩、结核等阴凝证。方中重用熟地黄、鹿角胶滋阴补阳为君；辅以肉桂、炮姜炭、麻黄、白芥子温通血脉，助阳活血为臣；生甘草解毒调和诸药而为使。全方共奏温经通络，祛寒除湿，解毒消肿之功。

若正虚邪盛，症见疮久不敛，心悸气短，治宜托里消毒，方用托里消毒散（《外科正宗》）。

托里消毒散：人参 川芎 白芍 黄芪 当归 白术 茯苓 金银花 白芷 甘草 皂角刺 桔梗

六、临证要点

阴疮病因复杂，若按上述论治，久不收口者，要注意是否为外阴癌，必要时考虑活组织检查，病理确诊。

七、预后与转归

病程短者，热毒为患，及时治疗，多可在短期内治愈。寒湿日久，不易在短期内痊愈，常常迁延日久，反复缠绵。发生癌变者则预后不良。

第六节 阴 挺

一、概 述

子宫下脱，甚至挺于阴户外，或阴道壁膨出，统称阴挺，又称阴脱。根据突出形态的不同有"阴菌""阴痔""葫芦颓"等别名。因多发生于产后，又有"产肠不收"之称。

《诸病源候论·阴挺出下脱候》指出本病发生与分娩密切相关："有因产而用力偃气，而阴下脱者。"《景岳全书·妇人规·前阴类》中论述更加全面详尽："妇人阴中突出如菌如芝，或挺出数寸，谓之阴挺。此或因胞络伤损，或因分娩过劳，或因郁热下坠，或因气虚下脱，大都此证当以升补元气，固涩真阴为主。"至今对临床仍有指导意义。

西医学的子宫脱垂、阴道前后壁膨出可参照本病治疗。

二、病因病机

阴挺的主要病机为气虚下陷，或肾虚不固，致胞络受损，提摄无力，子宫脱出。

（1）**气虚** 素体虚弱，中气不足；或产时用力太过，产程过长，分娩损伤；或产后早劳过劳持重；或久嗽便秘；或年老久病，致脾气虚弱，中气下陷，系胞无力，故阴挺下脱。

（2）**肾虚** 先天不足，或年老体弱，或房劳多产，致肾气虚损，摄纳失职，带脉弛纵，无力系胞，而致阴挺下脱。

此外，子宫脱出阴户外，摩擦伤损，若调护不慎，外邪易侵，则湿热浸淫，可致溃烂。

三、诊　　断

1. 病史

患者禀赋素弱，或年老体衰，或产育过多，或有分娩损伤史、产后早劳过劳史、久咳便秘史、大病久病史。

2. 症状

阴中有物下脱，甚至脱出阴道口外，平卧休息可变小或还纳，站立、久行、劳动、下蹲或排便等腹压增加时加重。伴小腹、会阴下坠，腰骶酸痛，排尿困难、癃闭，或尿频、尿失禁，或大便秘结。若脱出物摩擦日久，可致表面溃疡，带下量多，黄水淋漓。

3. 妇科检查

阴道前后壁组织或宫颈、宫体可脱出阴道口外，评价患者阴道前后壁及子宫脱垂程度以患者平卧时最大用力向下屏气为准。子宫脱垂分为3度。

（1）**Ⅰ度** 轻型：宫颈外口距处女膜缘＜4cm，未达处女膜缘；重型：宫颈外口已达处女膜缘，阴道口可见宫颈。

（2）**Ⅱ度** 轻型：宫颈脱出阴道口外，宫体仍在阴道内；重型：宫颈及部分宫体脱出阴道口外。

（3）**Ⅲ度** 宫颈与宫体全部脱出于阴道口外。

四、鉴别诊断

1. 子宫黏膜下肌瘤（带蒂脱出阴道型）

子宫黏膜下肌瘤（带蒂脱出阴道型）妇科检查见阴道内球状物，色红质硬，或可脱出至阴道口，表面找不到宫颈口，其根部周围可触及扩张变薄的宫颈边缘。B超宫腔内可见条状低回声带，宫颈管可扩张，脱出物为实性低回声团块。

2. 阴道壁肿物

阴道壁肿物妇科检查扪及阴道壁肿物，囊性或实性，边界清楚，位置固定。

3. 宫颈延长

宫颈延长妇科检查宫体仍在盆腔内，位置无下移，宫颈细长如柱状，阴道前后壁无膨出，前后穹隆位置无下降。

五、辨证论治

（一）辨证要点

本病虚为本，或可兼有湿热之标证。临证主要依据子宫下脱症状，结合全身证候辨证。若伴见神疲乏力，少气懒言，多属气虚；若伴见腰膝酸软，头晕耳鸣，多属肾虚。兼湿热者，脱出物表面红肿溃烂，黄水淋漓，有臭气。

（二）治疗原则

遵"虚者补之，陷者举之，脱者固之"之则，以益气升提，补肾固脱为治疗大法。兼湿热者，佐以清热利湿。

（三）分型证治

1. 气虚证

【主要证候】 子宫下移，或脱出阴道口外，劳则加剧；小腹下坠，少气懒言，四肢无力，面色少华，小便频数，或带下量多，色白质稀；舌淡，苔薄，脉虚细。

【证候分析】 脾虚气弱，中气下陷，提摄无力，故子宫脱垂，小腹下坠；脾虚中阳不振，肺金之气不足，故少气懒言；脾为气血生化之源，主肌肉、四肢，脾虚则面色少华，四肢乏力；下元气虚，膀胱失约，故小便频数；脾虚生湿，湿浊下注，则带下量多，色白质稀；舌淡，苔薄，脉虚细，均为气虚之象。

【治法】 补中益气，升阳举陷。

【方药】 补中益气汤（《脾胃论》，方见月经先期）加杜仲、金樱子。

方中重用黄芪补气升提为君；人参、白术、甘草健脾益气为臣，助黄芪补益中气；血为气之母，当归养血，助气血互资互化；少量升麻、柴胡升阳举陷，以助君臣升提中气；陈皮理气和胃，使诸药补而不滞，共为佐使。胞络者系于肾，故加杜仲、金樱子补肾固脱。全方共奏补中益气，举陷固脱之效，阳举气升则子宫复其常位。

若小便失禁或夜尿多，加覆盆子、桑螵蛸固精缩尿；若兼带下量多，色黄质黏腻，有臭气，加黄柏、败酱草、薏苡仁清热利湿。

2. 肾虚证

【主要证候】 子宫下移，或脱出阴道口外，劳则加剧；小腹下坠，头晕耳鸣，腰膝酸软，小便频数，入夜尤甚；舌淡，苔薄，脉沉弱。

【证候分析】 胞络者系于肾，肾虚则冲任不固，胞络损伤，提摄无力，故子宫脱垂，小腹下坠；肾精不足，髓海失养，故头晕耳鸣；腰为肾府，膝为筋府，肝肾同源，肾虚故腰膝酸软；肾虚阳气不足，膀胱气化失司，故小便频数，入夜尤甚；舌淡，苔薄，脉沉弱，均为肾虚之征。

【治法】 补肾固脱，益气升提。

【方药】 大补元煎（《景岳全书》，方见月经后期）加黄芪、升麻、金樱子。

若腰膝冷，加补骨脂、肉桂温肾壮阳；若兼带下量多，色白质稀，加海螵蛸、芡实固涩止带；若便溏加炒白术、莲子、葛根。

子宫下脱日久，摩擦损伤，继发湿热湿毒，可见红肿溃烂，灼热痒痛，带下量多，色黄如脓，有臭气，舌红，苔黄腻，脉濡数或滑数。轻者可于方中加入黄柏、败酱草、土茯苓、车前草等清利湿热；重者用龙胆泻肝汤（《医方集解》）清泄肝经湿热，但需注意中病即止，以免苦寒伤正。待湿热清除后，仍需补气扶正固本。

六、其他疗法

1. 外洗

1）蛇床子、乌梅各60g。煎水熏洗，每日1～2次。适用于肾虚证。

2）枳壳50g，黄芪25g，益母草25g，升麻10g。煎水熏洗，每日1～2次。适用于气虚证。

3）金银花、紫花地丁、蒲公英、苦参、黄柏各30g。煎水熏洗，每日1～2次。适用于湿热下注证。

2. 针灸

（1）**体针** 取穴百会、关元、维胞、维道、三阴交、长强。补法，每日1次，10次为1个疗程。可同时灸百会。

（2）**耳穴压豆** 取穴子宫、皮质下、交感、脾、肾。3～4日1次，10次为1个疗程。

3. 盆底肌肉锻炼

盆底肌肉（提肛肌）锻炼，也称为Kegel锻炼，可用于所有子宫脱垂患者。嘱咐患者做收缩肛门锻炼，用力收缩3秒以上后放松，再收缩，再放松，如此反复，每次10～15分钟，每日2～3次。

4. 放置子宫托

子宫托是一种支持子宫和阴道壁使其维持在阴道内而不脱出的工具。适用于Ⅰ、Ⅱ度子宫脱垂。手术前放置可促进脱出面溃疡愈合。

5. 手术治疗

对子宫脱垂超出处女膜且有症状者可考虑手术治疗。根据患者年龄、生育要求及全身健康状况等个体化选择手术方式。

七、临证要点

本病主要表现为子宫下脱，甚至脱出于阴道口，下腹、会阴坠胀不适。临证重在详询病史，进行妇科检查，与相关疾病进行鉴别，明确诊断和分度。

辨证以阴挺的主证为主，结合全身症状、舌脉、病史等进行综合分析。施治当遵"虚者补之，陷者举之，脱者固之"之则，以益气升提，补肾固脱为大法，兼湿热者，佐以清热利湿。

内服配合外洗、针灸、盆底肌肉锻炼等综合疗法有助于提高疗效。保守治疗无效者，应考虑手术治疗。

八、预后与转归

一般而言，轻度子宫脱垂者，在内服药物治疗的同时，辅以外洗、盆底肌肉锻炼、针灸或使用子宫托等方法，综合施治，预后较好。对病程长，反复发作，保守治疗无效，或Ⅲ度子宫脱垂者，应行手术治疗。随着年龄增长，子宫脱垂常进行性加重，伴有压力性尿失禁，严重影响患者正常生活和身心健康。

第七节 阴 吹

一、概 述

阴吹是指妇人阴道中时时出气，或气出有声，状如矢气者。

本病始见于《金匮要略·妇人杂病脉证并治》云："胃气下泄，阴吹而正喧，此谷气之实也，膏发煎导之。"

临床多见于经产体弱的妇女，可根据伴随症状，辨证治疗。若偶有此症而无其他伴随症状者，可不作病论。

二、病因病机

多因中气不足，谷道欠利；胃肠燥化，腑气不通；气机紊乱，腑气不循常道；或因脾阳不运，痰湿停聚，阻遏腑气下泄而致阴吹。常由气虚、胃燥、气郁和痰湿所致。

（1）**气虚** 素体脾虚，或劳倦伤脾，以致中气下陷，腑气不循常道，从前阴而出，故致阴吹。

（2）**胃燥** 素体阳盛，或外感热邪，或过食辛辣助阳之品，热盛灼津，胃燥便坚，腑气不通，逆走前阴，而致阴吹。

（3）**气郁** 素性抑郁，或暴怒伤肝，肝气郁结，气机紊乱，痞塞中焦，腑气不通，迫走前阴，故致阴吹。

（4）**痰湿** 素体肥胖，痰湿内盛，或过食肥甘，脾失健运，痰湿内生，盘踞中焦，壅塞谷道，腑气不通，转走前阴，故致阴吹。

三、诊　断

1. 病史

经产体弱，素体中气不足，或便秘，或抑郁，或肥胖。

2. 症状

妇人阴中时时气出有声，如矢气状，或频频排气而无声音。

3. 检查

妇科检查多无特殊变化，或有阴道壁松弛，或有阴道炎症。

四、辨证论治

（一）辨证要点

治疗须辨别虚实，可根据阴中出气的声音及全身证候进行辨证。一般阴吹声高，伴大便秘结者为实证，见于气郁或胃燥；若吹声低沉，兼虚坐努责者为虚证，见于气虚；形体肥胖，脘痞倦怠者多属痰湿，为虚中夹实证。

（二）治疗原则

治疗当分清虚实。本着"陷者升之""塞者通之"的原则，属于虚证者，宜补中升提，使气走常道；属于实证者，以通腑导滞、疏通谷道为主。

（三）分型论治

1. 气虚证

【主要证候】阴中有气排出，状如矢气，声音低沉，时断时续；神倦乏力，气短懒言，小腹空坠，虚坐努责；舌淡，苔白，脉缓弱。

【证候分析】 脾虚气弱，中气下陷，腑气逆走前阴，则致阴吹；脾虚中气不足，故阴吹时断时续，声音低沉；中阳不振，则神倦乏力，气短懒言；气虚失于提挈，则小腹空坠；气虚肠道传导无力，则虚坐努责；舌淡，苔白，脉缓弱，为气虚之征。

【治法】 补中益气，升清降浊。

【方药】 补中益气汤（《脾胃论》，方见月经先期）。

大便干结者，酌加肉苁蓉、柏子仁；带下量多，质稀者，酌加怀山药、芡实。

2. 胃燥证

【主要证候】 阴中有气排出，状如矢气，喧响有声；口燥咽干，腹部胀满，大便燥结；舌红，苔黄或黄糙，脉滑数。

【证候分析】 素体阳盛，热结肠胃，灼伤津液，则口燥咽干，大便燥结，腹部胀满；腑气不通，谷道欠利，谷气反其常道，逼走前阴，故见阴吹喧响有声；舌红，苔黄或黄糙，脉滑数，为胃中燥热之征。

【治法】 泄热润燥，通腑导滞。

【方药】 麻子仁丸（《金匮要略》）。

麻子仁丸：火麻仁 芍药 枳实 大黄 厚朴 杏仁 白蜜

方中火麻仁、杏仁理气润肠通便；大黄、枳实、厚朴泻热破积导滞；芍药、白蜜养阴润燥。全方可使腑气通畅，气循常道，则阴吹自止。

3. 气郁证

【主要证候】 阴中有气排出，状如矢气，气出有声，时轻时重；精神抑郁，烦躁易怒，胸胁、少腹胀痛，嗳气食少，时欲叹息；舌正常，苔薄白，脉弦或弦涩。

【证候分析】 忧思郁结，肝气不疏，疏泄失常，横侮中土，升降失序，谷气不循常道，转走前阴，故使阴吹有声，时轻时重；肝郁经脉不通，则见胸胁、少腹胀痛；肝气不疏，则精神抑郁，烦躁易怒，时欲叹息；肝气犯胃，则嗳气食少；苔薄白，脉弦或弦涩，为肝郁气滞之征。

【治法】 疏肝解郁，行气导滞。

【方药】 逍遥散（《太平惠民和剂局方》，方见月经先后无定期）。

大便秘结者，酌加瓜蒌仁、桃仁以润肠通便。

4. 痰湿证

【主要证候】 阴中有气排出，状如矢气，或簌簌有声；带下量多，色白黏腻，胸脘痞闷，或呕吐痰涎，口中淡腻；舌淡，苔白腻，脉缓滑。

【证候分析】 脾阳素虚，或嗜食肥甘，痰湿停聚，盘踞中焦，谷气不能行于常道而迫走前阴，故阴吹；痰湿下注任带，则带下量多，色白黏腻；痰湿阻于中焦，气机升降失常，则胸脘痞闷，呕吐痰涎，口中淡腻；舌淡，苔白腻，脉滑缓，为痰湿内停之征。

【治法】 健脾化湿，行气祛痰。

【方药】 橘半桂苓枳姜汤（《温病条辨》）。

橘半桂苓枳姜汤：茯苓 桂枝 生姜 橘皮 制半夏 枳实

方中茯苓健脾渗湿而宁心；桂枝、生姜温中通阳，化饮止呕；制半夏、橘皮燥湿化痰，降逆止呕；枳实行气除痞。全方可使脾阳健运，痰湿消除，腑气归于常道，则阴吹自止。

偏于湿热者，症见带下量多，色黄黏稠臭秽，上方去桂枝、生姜，酌加黄柏、苍术、薏苡仁、土茯苓。

五、临证要点

本病以阴道时时出气，状如矢气为特点。临证可根据阴吹声音和伴随症状进行辨证论治。治疗上根据虚证、实证及虚实夹杂证的不同，可采取升提、导滞、开郁、化痰等治法。本病多发于经产或体虚之人，可在辨证治疗基础上，配合阴道局部功能锻炼。经年便秘者，要注意养成定时排便，保持大便通畅的生活习惯。对于症状明显的阴吹患者，应注重心理调节，避免讳疾忌医，加重精神负担。

六、预后与转归

本病经辨证治疗，配合局部功能锻炼，预后多良好。对于反复不愈的患者，需完善妇科相关检查，找出根本原因，再针对性治疗。

第八节 多囊卵巢综合征

一、概 述

多囊卵巢综合征（polycystic ovary syndrome，PCOS）是青春期及育龄期女性最常见的妇科内分泌疾病之一，以持续无排卵、雄激素过多和胰岛素抵抗为主要特征，并伴有生殖功能障碍及糖脂代谢异常。临床表现有月经紊乱、肥胖、多毛、痤疮、黑棘皮、不孕及孕后流产等，其远期并发症包括子宫内膜癌、糖尿病、高血压、心血管疾病等。中医学无此病名，根据其临床特征及表现，归属于"不孕""月经过少""月经后期""闭经""癥瘕"等范畴。

二、病因病机

本病主要是以脏腑功能失调为本，痰浊、瘀血阻滞为标，故临床表现多为虚实夹杂、本虚标实之证。其发病多与肾、脾、肝关系密切，但以肾虚、脾虚为主，加之痰湿、瘀血等病理产物作用于机体，导致肾-天癸-冲任-胞宫生殖轴功能紊乱而致病。

（1）**肾虚** 禀赋不足，素体孱弱，或早婚房劳，肾气受损，天癸乏源，血海空虚，而致月经稀少，甚至经闭不行而难以受孕。

（2）**脾虚痰湿** 素体肥胖，痰湿内盛，或饮食劳倦，或忧思过度，损伤脾气，脾失健运，痰湿内生，阻滞冲任胞脉，而致月经稀少或经闭不来，不能摄精成孕。

（3）**气滞血瘀** 精神抑郁，或暴怒伤肝，情志不畅，肝气郁结，气滞则血瘀；或经期、产后调摄不慎，余血未尽复感邪气，寒凝热灼而致血瘀，瘀阻冲任，闭阻胞脉，经血不能下达，而致闭经或不孕。

（4）**肝郁化火** 素性抑郁，或七情内伤，情志不遂，郁久化火，热扰冲任，冲任不调，气血失和，而致面部多毛、痤疮、月经紊乱、不孕。

三、诊 断

1. 病史

多起病于青春期，初潮后渐现月经稀发或稀少，甚则闭经，或月经频发、淋漓不尽等，渐可转为继发性闭经、不孕、肥胖、多毛等症状。

2. 症状

（1）**月经失调** 主要表现为月经稀发与闭经，也有的表现为月经频发或淋漓不净等崩漏征象（部分患者可表现为崩漏与闭经交替出现）。

（2）**不孕** 主要与月经失调和无排卵有关，且妊娠也易出现不良妊娠结局。

3. 体征

（1）**多毛** 可出现毛发增粗、增多，尤以性毛为主，还可见口唇细须。亦有部分患者出现脂溢性脱发。

（2）**痤疮** 多见油性皮肤及痤疮，以颜面、背部较著。

（3）**黑棘皮** 常在阴唇、项背部、腋下、乳房下和腹股沟等皮肤褶皱部位出现对称性灰褐色色素沉着，呈对称性，皮肤增厚，质地柔软。

（4）**肥胖** 多始于青春期前后，其脂肪分布及体态并无特异性，常见腹部肥胖（腰围/臀围≥0.80），体重指数（BMI）≥25。

4. 检查

（1）**体格检查** 常有多毛、痤疮及黑棘皮症等。

（2）**妇科检查** 外阴阴毛较长而浓密，可布及肛周、腹股沟及腹中线；阴道通畅；子宫体大小正常或略小；双侧或单侧卵巢增大，较正常卵巢大1～3倍，呈圆形或椭圆形，但质坚韧。也有少数患者卵巢并不增大。

（3）**辅助检查** 根据病史及临床表现疑似多囊卵巢综合征者，可行下列检查。

1）基础体温：不排卵患者表现为单相型。

2）B型超声检查：见双侧卵巢均匀性增大，包膜回声增强，轮廓较光滑，间质内部回声增强。一侧或双侧卵巢各可见12个以上直径为2～9mm无回声区围绕卵巢边缘，呈车轮状排列，称为"项链征"。连续监测未见优势卵泡发育和排卵迹象。

3）内分泌测定：①血清雄激素：睾酮水平通常不超过正常范围上限2倍（如果睾酮水平高于正常范围上限2倍，要排除卵巢和肾上腺肿瘤的可能）。雄烯二酮浓度升高，脱氢表雄酮（DHEA）、硫酸脱氢表雄酮（DHEAS）浓度正常或者轻度升高。性激素结合球蛋白（SHBG）低于正常值提示患者血清中睾酮水平增加。②血清FSH、LH：卵泡早期血清FSH值偏低或者正常而LH值升高，LH/FSH＞2。③血清雌激素：雌酮（E_1）升高，雌二醇（E_2）正常或者轻度升高，恒定于早卵泡期水平，无周期性变化，$E_1/E_2＞1$，高于正常周期。④血清催乳素（PRL）：部分患者可出现血清PRL水平轻度增高。⑤尿17-酮类固醇：正常或者轻度升高。正常时提示雄激素来源于卵巢，升高时提示肾上腺功能亢进。⑥口服葡萄糖耐量试验（OGTT）：测定空腹胰岛素水平及葡萄糖负荷后血清胰岛素最高浓度。注意结合糖尿病家族史。⑦促甲状腺素水平：排除甲状腺功能异常引起的高雄激素血症。

4）诊断性刮宫：月经前或者月经来潮6小时内行诊断性刮宫，子宫内膜呈增生期或增生过长，无分泌期变化。对B超提示子宫内膜增厚的患者或者年龄＞35岁的患者应进行诊断性刮宫，以除外子宫内膜不典型增生或子宫内膜癌。

5）腹腔镜检查：镜下可见卵巢增大，包膜增厚，表明光滑，呈白色，有新生血管，包膜下显露多个卵泡，但无排卵征象（排卵孔、血体或黄体）。腹腔镜下取卵巢组织送病理检查，诊断即可确定。在诊断的同时可进行腹腔镜治疗。

四、鉴别诊断

多囊卵巢综合征应与卵泡膜细胞增殖综合征、肾上腺皮质增生或肿瘤、卵巢雄激素肿瘤、甲状腺功能异常等疾病鉴别。

1. 卵泡膜细胞增殖综合征

本病临床表现和内分泌检查与多囊卵巢综合征相似，但比多囊卵巢综合征更加严重，而且肥胖与男性化的程度比多囊卵巢综合征更明显。血清睾酮值增高，硫酸脱氢表雄酮水平正常，LH/FSH比值可正常。卵巢活体组织检查，镜下可见卵巢皮质黄素化的卵泡膜细胞群，皮质下无类似多囊卵巢综合征的多个小卵泡。

2. 肾上腺皮质增生或肿瘤

多囊卵巢综合征血清硫酸脱氢表雄酮值超过正常范围上限2倍时，应与肾上腺皮质增生或肿瘤相鉴别。肾上腺皮质增生患者的血17α-羟孕酮明显增高，促肾上腺皮质激素（ACTH）兴奋试验反应亢进，地塞米松抑制试验抑制率≤0.7；肾上腺皮质肿瘤患者则对这两项试验均无明显反应。

3. 卵巢雄激素肿瘤

卵巢睾丸母细胞瘤、门细胞瘤、肾上腺残迹肿瘤等均可产生大量雄激素，但多为单侧性、实性，进行性增大明显，可通过B超、CT或MRI协助鉴别。

4. 甲状腺功能异常

临床上也可出现月经失调或闭经，可通过检测血清促甲状腺激素（TSH）鉴别。

五、辨证论治

（一）辨证要点

本病以肾、脾、肝三脏功能失调为本，痰湿、血瘀为标，且二者互为因果作用于机体而致病，故临床以虚实夹杂证多见。辨证主要根据临床症状、体征与舌脉；辨治分青春期和育龄期两个阶段，青春期重在调经，以调畅月经为先，恢复周期为根本；育龄期以助孕为要。根据体胖、多毛、卵巢增大、包膜增厚的特点，临床常配以祛痰软坚、化瘀消癥之品治疗。

（二）治疗原则

治疗以补肾治其本，健脾理气化痰，疏解肝郁泻火，活血化瘀调经治其标，标本同治。同时还应根据月经周期的不同时间和患者的体质情况辨证论治，选方用药。

（三）分型论治

1. 肾虚证

（1）肾阴虚

【主要证候】月经初潮迟至，月经后期，量少，色淡质稀，渐至闭经，或经期延长，崩漏不止；婚久不孕，头晕耳鸣，腰膝酸软，手足心热，便秘溲黄；舌红，少苔或无苔，脉细数。

【证候分析】 肾阴亏虚，精血不足，冲任亏虚，则天癸延迟不至，月经后期，量少，甚则闭经，亦不能凝精成孕；肾虚精亏血少，不能上荣清窍则头晕耳鸣，内不荣脏腑则腰膝酸软，手足心热，便秘溲黄。舌红，少苔或无苔，脉细数，均为阴虚内热之象。

【治法】 滋肾填精，调经助孕。

【方药】 左归丸（《景岳全书》，方见崩漏）去川牛膝。

胁胀痛者，加柴胡、香附、白芍疏肝解郁柔肝；咽干，眩晕者，加玄参、牡蛎、夏枯草养阴平肝清热；心烦，失眠者，加五味子、柏子仁、夜交藤养心安神。

（2）肾阳虚

【主要证候】 月经初潮迟至，月经后期，量少，色淡，质稀，渐至闭经，或月经周期紊乱，经量多或淋漓不尽；婚久不孕，形体较胖，腰痛时作，头晕耳鸣，面额痤疮，性毛浓密，小便清长，大便时溏；舌淡，苔白，脉沉弱。

【证候分析】 禀赋素弱，肾阳不足，天癸至而不盛，血海不满，则经行量少；腰为肾之外府，肾阳不足，外府失荣，则腰痛时作；膀胱失于温煦，气化不利，则小便清长，大便时溏。舌淡，苔白，脉沉弱，均为肾阳虚之征。

【治法】 温肾助阳，调经助孕。

【方药】 右归丸（《景岳全书》，方见崩漏）去肉桂，加补骨脂、淫羊藿。

若患者肾阴亏虚，致肾阴阳两虚，恐其辛热伤肾，去肉桂、附子，加阿胶；兼有月经不至或愆期，为痰湿阻滞脉络所致，可加半夏、陈皮、贝母、香附以理气化痰通络；兼见少腹刺痛不适，月经有血块而块出痛减者，为血滞，可酌加桃仁、红花以活血行滞。

2. 脾虚痰湿证

【主要证候】 月经后期，量少，或月经稀发，甚则闭经，形体肥胖，多毛；头晕胸闷，喉间多痰，肢倦神疲，脘腹胀闷；带下量多，婚久不孕；舌体胖大，色淡，苔厚腻，脉沉滑。

【证候分析】 痰湿脂膜阻滞于冲任，气血运行受阻，血海不能按时满盈，则月经后期，量少，或月经稀发，甚则闭经；痰湿内阻胞宫，则不能摄精成孕；脾虚痰湿不化，下注冲任，则带下量多；痰湿内困，清阳不升，浊阴不降，则头晕胸闷，喉间多痰；痰湿溢于肌肤，则形体肥胖；留滞于经髓，则肢倦神疲。舌体胖大，色淡，苔厚腻，脉沉滑，均为痰湿内盛之象。

【治法】 化痰除湿，通络调经。

【方药】 苍附导痰丸（《叶氏女科证治》，方见月经后期）。

月经不行，为顽痰闭塞者，可加浙贝母、海藻、石菖蒲软坚散结，化痰开窍；痰湿已化，血滞不行者，加川芎、当归活血通络；脾虚痰湿不化者，加白术、党参以健脾祛湿；胸膈满闷者，加郁金、薤白以行气解郁。

3. 气滞血瘀证

【主要证候】 月经后期，量少或数月不行，经行有块，甚则经闭不孕；精神抑郁，烦躁易怒，胸胁胀满，乳房胀痛；舌暗红或有瘀点、瘀斑，脉沉弦涩。

【证候分析】 情志内伤，或外邪内侵，气机郁结，冲任气血郁滞，经行不畅，则月经后期，量少或数月不行，经行有块，甚则经闭不孕；情志伤肝，肝失条达，气机郁滞，则精神抑郁，烦躁易怒，胸胁胀满，乳房胀痛。舌暗红或有瘀点、瘀斑，脉沉弦涩，均为气滞血瘀之象。

【治法】 理气活血，祛瘀通经。

【方药】 膈下逐瘀汤（《医林改错》，方见闭经）。

经血不行者，可加牛膝、卷柏、泽兰等行血通经之品；寒凝血瘀，见小腹凉，四肢不温者，酌加肉桂、巴戟天、石楠叶以温阳通脉。

4. 肝郁化火证

【主要证候】 月经稀发，量少，甚则经闭不行，或月经紊乱，崩漏淋漓；毛发浓密，面部痤疮，经前胸胁、乳房胀痛，肢体肿胀，大便秘结，小便黄，带下量多，外阴时痒；舌红，苔黄厚，脉沉弦或弦数。

【证候分析】 肝气郁结，疏泄无度，则月经或先或后，或淋漓不止，或经闭不行；肝气郁结日盛不得发散，则经前胸胁、乳房胀痛，肢体肿胀；肝热内盛，则面生痤疮，大便秘结，小便黄。舌红，苔黄厚，脉沉弦或弦数，均为肝郁化火之征。

【治法】 疏肝理气，泻火调经。

【方药】 丹栀逍遥散（《内科摘要》，方见月经先期）。

湿热之邪阻滞下焦，大便秘结者，加大黄清热通便；肝气不舒，溢乳者，加夏枯草、炒麦芽以清肝回乳；胸胁满痛者，加郁金、王不留行以活血理气；月经不行者，加生山楂、牡丹皮、丹参以活血通经；肝经湿热而见月经不行，带下多，阴痒者，可选用龙胆泻肝汤。

六、临证要点

多囊卵巢综合征是妇科的常见病和疑难病，属于内分泌紊乱综合征。排卵障碍导致月经紊乱、闭经和不孕，临床表现多属于虚实夹杂、本虚标实之证。病因病机是以脏腑功能失常为本，痰浊、瘀血阻滞为标。治疗上以滋肾补肾为主，当根据肾虚证、脾虚痰湿证、气滞血瘀证、肝郁化火证的不同证型而分别采取补肾调经、健脾化痰除湿、行气活血、疏肝泻火等法。针药结合治疗在改善症状、调整月经周期和控制体重方面具有较好的疗效。对于迫切要求生育而中医药促排卵未有明显疗效者，应配合西医促排卵治疗，必要时行腹腔镜探查术。

七、预后与转归

多囊卵巢综合征因其多态性，涉及多系统的代谢紊乱。病情复杂，缠绵难愈。一般预后尚可。多数患者病程较长，青春期表现为月经稀发、闭经或崩漏，月经不能按时来潮；育龄期因为无排卵而影响生育；孕后容易流产，需早期治疗，孕期保胎治疗，及时观察胚胎情况，完善围生期的检查；生育后亦需长期治疗，防止发生糖尿病、子宫内膜癌等。

第九节 早发性卵巢功能不全

一、概　述

早发性卵巢功能不全（premature ovarian insufficiency，POI）指女性在40岁以前出现的卵巢功能减退，主要表现为月经异常（闭经或月经稀发≥4个月）、FSH水平升高、雌激素波动性下降，全球发生率为1%，在我国约为2.8%，近年来有增加趋势。中医学无此病名，根据其临床特征及表现，归属于"经水早断""月经后期""月经过少""闭经""不孕"等范畴。古代医籍记载的"经水早断"，最早见于《傅青主女科·调经篇》："女子七七而天癸绝。有年未至七七而经水先断者。"

女性卵巢功能减退是一个逐渐进展的过程，早发性卵巢功能不全是卵巢功能减退至一定阶段所发生的疾病状态，与之相关的另外两个疾病状态分别是卵巢储备功能减退（diminished ovarian reserve，DOR）和卵巢早衰（premature ovarian failure，POF）。其中，卵巢早衰指女性40岁以前出现闭经，两次间隔4周以上查FSH＞40U/L，伴有雌激素水平降低等内分泌异常和不同程度的围绝经期症状，是早发性卵巢功能不全的终末阶段。

二、病因病机

本病的发生是肾-天癸-冲任-胞宫轴失衡的结果，肾虚是其根本，心肝脾功能失调是重要因素。

（1）**肝肾阴虚** 先天不足、早婚多产、房事不节等导致肾中精气不足，或素体肝血不足，日久累及于肾，致肝肾阴虚，冲任失养，血海不能满溢，遂致本病的发生。

（2）**肾虚肝郁** 肾虚精血匮乏，肝失疏泄，气机不利，冲任失调，血海不能按时满溢，遂致月经稀发或闭经，发为本病。

（3）**脾肾阳虚** 感受寒邪，或过食寒凉生冷，损伤脾阳，脾阳不振，损及肾阳；或肾阳不足，命火虚衰，不能温煦脾阳，而致脾肾阳虚，冲任胞宫虚寒，发为本病。

（4）**心肾不交** 平素积虑伤心，或久病伤阴，房事过度等，导致阴精暗耗，肾水不足，心火偏亢，消烁阴液，血海不充，致经水生化乏源，冲任失养，而致经水早断。

（5）**肾虚血瘀** 禀素肾气不足，或房劳多产，或久病不愈，损伤肾气，气虚运血无力，瘀阻脉络，冲任血海不能满溢，遂致经水早断。

（6）**气血虚弱** 素体虚弱，或脾胃虚弱，化源不足，或大病久病，致气血虚弱，胞脉失养，血海不能满溢，发为本病。

三、诊 断

1. 病史

发病年龄在40岁以前，多数患者无明显诱因。少数可有：家族遗传史；自身免疫性疾病史，其中甲状腺疾病、肾上腺皮质功能减退（Addison病）与早发性卵巢功能不全的关系密切；盆腔放射、全身化疗、服用免疫抑制剂及生殖器官手术等医源性损伤史；吸烟饮酒、有毒有害物质接触史；或在发病前有突发的惊恐或持续不良的精神刺激史。

2. 症状

（1）**月经改变** 早发性卵巢功能不全患者常以月经周期改变为先兆，患者一般是先出现月经周期延后、经期缩短、经量减少、不规则子宫出血而后逐渐发展为月经停闭至少4个月。

（2）**雌激素水平低下** 患者常表现为潮热、盗汗、性交不适、阴道干涩、睡眠不佳、情绪改变、注意力不能集中、尿频、性欲低下、乏力等，其临床症状的严重程度各不相同。

（3）**不孕** 生育力显著下降；自然流产和胎儿染色体异常的风险增加。
（4）**其他** 如由自身免疫性疾病引起的早发性卵巢功能不全可出现相关疾病的表现。

3. 检查

（1）**全身检查** 注意观察患者精神状态、形态特征及营养状况，女性第二性征发育情况、乳房发育、身高等。

（2）**妇科检查** 闭经日久，可出现生殖器官萎缩，阴道黏膜变薄、皱襞消失。

（3）**辅助检查** 在月经周期的第2～4日，或闭经时随机血检测，两次检测间隔4周，至少两次血清基础FSH＞25U/L。必要时可结合影像、遗传、免疫等相关检查明确病因（图11-3）。

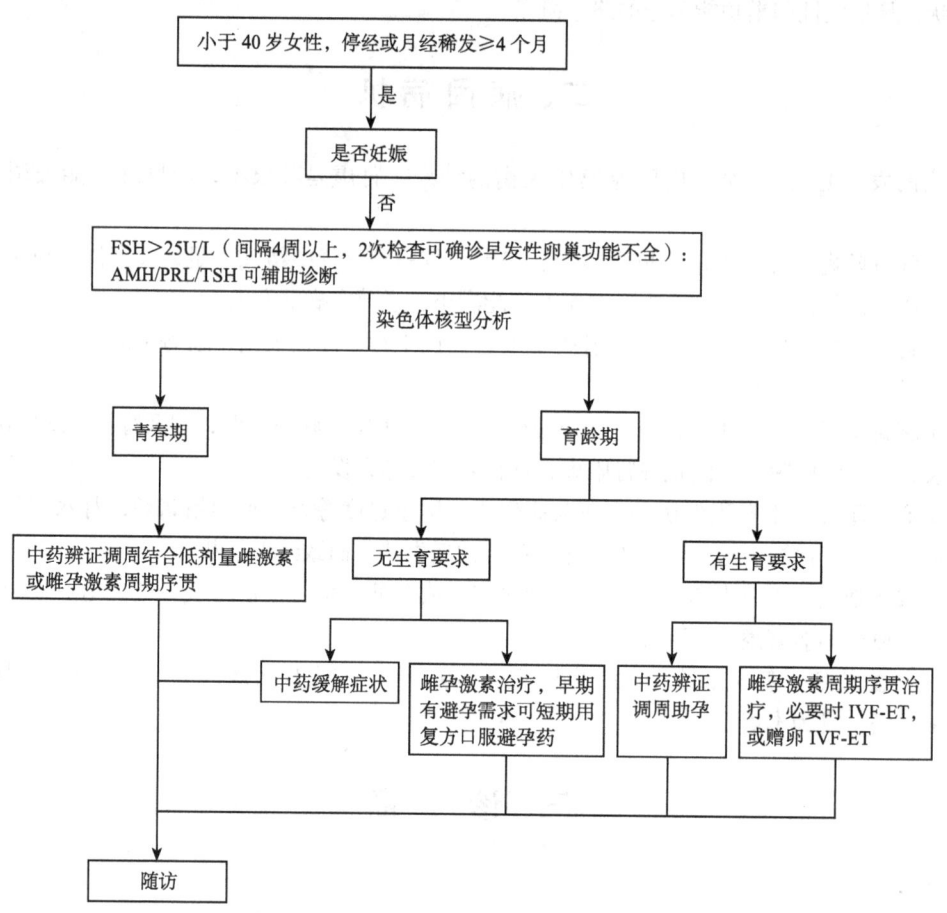

图11-3 早发性卵巢功能不全的诊治步骤及辅助检查
AMH：抗米勒管激素；IVF-ET：体外受精胚胎移植术

四、鉴别诊断

首先应通过B超及性激素检查排除妊娠，然后进一步检查识别具体病种。其鉴别要点见表11-2。

表 11-2　早发性卵巢功能不全的鉴别诊断

疾病	病因	症状	检查
子宫腔粘连综合征（Asherman综合征）	刮宫时损伤宫颈管黏膜或子宫内膜基底层、肌层，局部创面形成而致粘连	闭经、月经过少和不孕	孕激素试验及雌孕激素序贯试验均无撤退性出血
希恩综合征	产后大出血和休克时间持续较长导致腺垂体促性腺激素细胞缺血坏死，引起腺垂体功能下降	闭经、无泌乳、性欲减退、毛发脱落、第二性征衰退，出现畏寒、嗜睡、低血压等症状	腺垂体激素、性激素、甲状腺激素、皮质醇分泌均可有不同程度的减低
卵巢抵抗综合征	可能与卵巢促性腺激素受体异常有关，致卵巢对外源性促性腺激素不敏感，又称卵巢不敏感综合征	原发性闭经，女性第二性征存在	卵巢内多数为始基卵泡及初级卵泡；内源性促性腺激素，特别是FSH升高
高催乳素血症	下丘脑疾病、垂体疾病、原发性甲状腺功能减退症及多囊卵巢综合征、自身免疫性疾病等其他因素	月经稀发、闭经及泌乳	PRL≥25μg/L；B超可见卵巢内有发育的卵泡；血清LH、FSH及TSH水平均正常
多囊卵巢综合征	病因尚不明确，可能为遗传或环境因素相互作用	月经稀发或闭经，不孕，常伴有肥胖、多毛、痤疮及黑棘皮征等高雄激素临床表现	B超可见单侧或双侧卵巢内卵泡≥12个，直径在2～9mm，和（或）卵巢体积≥10mL
中枢神经-下丘脑性闭经	精神应激、神经性厌食、剧烈体育运动、药物等引起的下丘脑分泌GnRH功能失调或抑制引发闭经，属于低促性腺激素闭经	继发性闭经	下丘脑合成和分泌GnRH缺陷或下降导致垂体促性腺激素，即FSH特别是LH的分泌功能低下

五、辨证论治

（一）辨证要点

本病以肾虚为本，累及心、肝、脾多脏。辨证当审证求因，结合舌脉综合分析。

（二）治疗原则

补肾贯穿治疗始终。在治疗中勿破血行气；应补中有通，通中有养；补肾兼顾养血、疏肝、健脾、清心之法。

（三）分型证治

1. 肝肾阴虚证

【主要证候】 月经后期或稀发，量少、色红、质稠，或闭经；五心烦热，潮热汗出，失眠多梦，阴户干涩、灼、痛；头晕耳鸣，腰膝酸软，两目干涩，视物昏花；舌红，少苔，脉弦细数或细数。

【证候分析】 肝肾阴虚，精血亏少，冲任气血不充，血海不能按时满盈，故月经后期或稀发，量少，或闭经；阴虚内热，热灼阴血，则血色红、质稠；热扰心神，炼灼津液，故五心烦热，失眠多梦，阴户干涩；热邪迫津外泄，故潮热汗出；精血亏少，外府不荣，故腰膝酸软；阴血不足，清空失养，故头晕耳鸣，两目干涩，视物昏花；舌红，少苔，脉弦细数或细数，为肝肾阴虚之征。

【治法】 滋补肝肾，养血调经。

【方药】 左归丸（《景岳全书》，方见崩漏）

若阴虚阳亢，头晕目眩，酌加石决明、木贼草、钩藤以育阴潜阳。

2. 肾虚肝郁证

【主要证候】 月经稀发，量少，色暗，夹有血块，或闭经；腰膝酸软，烘热汗出，精神抑郁，胸闷叹息，烦躁易怒；舌暗淡，苔薄黄，脉弦细，尺脉无力。

【证候分析】 肾虚，精血亏少，冲任气血不充，血海空虚，故月经稀发，量少、色暗，或闭经；肝气不舒，阻滞胞脉，故月经夹有血块；肾虚不能化生精血，腰府失养，故腰膝酸软；虚热迫津外泄，故烘热汗出；肝郁气滞，气机不利，故烦躁易怒，精神抑郁，胸闷叹息。舌暗淡，苔薄黄，脉弦细，尺脉无力，为肾虚肝郁之征。

【治法】 补肾疏肝，理气调经。

【方药】 一贯煎（《续名医类案》，方见经行乳房胀痛）。

若烦急，胁痛或乳房胀痛，酌加柴胡、郁金以疏肝清热；若口干渴，大便结，脉数，酌加黄芩、知母、大黄以清热泻火。

3. 脾肾阳虚证

【主要证候】 月经稀发，量少，色淡，质稀，或闭经；腹中冷痛，面浮肢肿，腰膝酸软，畏寒肢冷，性欲淡漠，带下清冷，久泻久痢或五更泻；舌淡胖，边有齿痕，苔白滑，脉沉迟无力或沉迟弱。

【证候分析】 阳虚内寒，脏腑失养，精血化生乏源，冲任气血不充，血海空虚，故月经稀发，量少，或闭经；阳虚，胞宫失于温煦，故月经色淡，质稀，腹中冷痛；脾肾阳虚，水湿泛溢，故面浮肢肿；肾虚，外府不荣，故腰膝酸软；肾阳虚，阳气不达于外，故畏寒肢冷；肾阳虚，命火不足，故性欲淡漠；湿邪下注任带，故带下清冷；火不暖土，脾阳不足，故久泻久痢或五更泻。舌淡胖，边有齿痕，苔白滑，脉沉迟无力或沉迟弱，为脾肾阳虚之征。

【治法】 温肾健脾，养血调经。

【方药】 毓麟珠（《景岳全书》，方见不孕症）。

若形体肥胖、痰涎壅盛，酌加半夏、陈皮健脾燥湿化痰；若大便溏薄，酌加薏苡仁健脾除湿。

4. 心肾不交证

【主要证候】 月经周期延后，量少，色红，质稠，或闭经；心烦不寐，心悸怔忡，失眠健忘，头晕耳鸣，腰膝酸软，口燥咽干，五心烦热；舌尖红，苔薄白，脉细数或尺脉无力。

【证候分析】 肾水不足，心火偏亢，消烁阴液，血海不充，故月经周期延后，量少，色红，质稠，或闭经；水火不济，热扰心神，故心烦不寐，心悸怔忡；精血不充，髓海失养，故失眠健忘，头晕耳鸣；肾精亏少，外府不荣，故腰膝酸软；阴虚内热，煎烁津液，故五心烦热，口燥咽干。舌尖红，苔薄白，脉细数或尺脉无力，为心肾不交之征。

【治法】 清心降火，补肾调经。

【方药】 黄连阿胶汤（《伤寒论》）。

黄连阿胶汤：黄连　阿胶　黄芩　鸡子黄　芍药

方中黄连、黄芩泻心火，使心气下交于肾；阿胶、鸡子黄、芍药滋肾阴，使肾水上济于心。全方共奏清心降火，补肾调经之效。

若口干不欲饮，加北沙参、天花粉、石斛养阴清热以生津。

5. 肾虚血瘀证

【主要证候】 月经稀发，量少，色暗，质稠，或闭经；头晕耳鸣，腰膝酸软，口干不欲饮，胸闷胁痛，口唇紫暗；舌紫暗，边有瘀点或瘀斑，苔薄白，脉沉涩无力。

【证候分析】 肾虚血瘀，冲任瘀阻，血海不能满溢，故月经稀发，量少，色暗，质稠，或闭经；肾开窍于耳，肾虚，故头晕耳鸣；腰为肾之外府，肾虚，故腰膝酸软；瘀血内阻，津液不能上承，故口干不欲饮；瘀阻气机，故胸闷胁痛，口唇紫暗。舌紫暗，边有瘀点或瘀斑，苔薄白，脉沉涩无力，为肾虚血瘀之征。

【治法】 补肾益气，活血调经。

【方药】 肾气丸（《金匮要略》，方见经行浮肿）合失笑散（《太平惠民和剂局方》，方见月经过多）。

肾气丸以附子、桂枝为主药，各取少量，取"少火生气"之意，补命门之火，引火归原，辅以干地黄等六味药物滋补肾阴；失笑散重在化瘀，其中五灵脂通利血脉，蒲黄行血消瘀。二方相合，共奏补肾益气，活血调经之效。

若偏肾阳虚，症见畏寒肢冷、下肢尤甚，加肉桂、淫羊藿以温补肾阳，引火归原。

6. 气血虚弱证

【主要证候】 月经稀发，量少，色淡，质稀，或闭经；神疲肢倦，头晕眼花，心悸气短，面色萎黄；舌淡，苔薄白，脉细弱或沉缓。

【证候分析】 气血不足，冲任空虚，血海不足，故月经稀发，量少，或闭经；气虚中阳不振，故月经色淡，质稀，神疲肢倦；气血不足，髓海失养，故头晕眼花；血虚则无以养心神，荣头面，故心悸气短，面色萎黄。舌淡，苔薄白，脉细弱或沉缓，为气血虚弱之征。

【治法】 补气养血，和营调经。

【方药】 人参养荣汤（《太平惠民和剂局方》，方见闭经）。

若失眠多梦，酌加合欢皮、夜交藤，养心安神；若食少便溏，酌加炒扁豆、薏苡仁健脾渗湿。

六、临证要点

早发性卵巢功能不全以持续性月经稀发或月经停闭为特征，诊断需除外妊娠，可做妊娠试验，必要时经腹部或阴道B超检查加以确认。临床诊疗中还需结合病史、家族史、既往史、染色体及其他辅助检查结果进行遗传性、免疫性、医源性等病因学诊断以进一步明确疾病特点，提高疗效。

七、预后与转归

本病治疗较为棘手。

早发性卵巢功能不全病因复杂，可能与多种因素有关。其并发症包括围绝经期综合征、骨密度（BMD）降低，骨折风险增加，不孕、情绪障碍（抑郁和焦虑）、性功能障碍、自身免疫性疾病发病率增加，心血管疾病风险增加，2型糖尿病的风险增加等，应加强健康生活方式，减少危险因素带来的不良影响。此外，对于有生育要求的女性，应加强对该病的早期预防，及早发现和及早治疗以延缓病情发展，但目前妊娠率较低，尚无最佳用药方案；IVF-ET或赠卵IVF-ET是早发性卵巢功能不全患者解决生育问题的可选途径。

第十节 盆腔炎性疾病

盆腔炎性疾病（pelvic inflammatory disease，PID）指女性上生殖道及其周围组织的一组感染性疾病，主要包括子宫内膜炎、输卵管炎、输卵管卵巢脓肿、盆腔腹膜炎。炎症可局限于一个部位，也可同时累及几个部位，以输卵管炎、输卵管卵巢炎最常见。盆腔炎性疾病大多发生在育龄期妇女，初潮前、绝经后或未婚者很少发病，若发生也往往是邻近器官炎症的扩散。严重的盆腔炎性疾病可引起弥漫性腹膜炎、败血症、感染性休克，甚至危及生命。

中医古籍无此病名记载，根据其症状特点，归属于"热入血室""带下病""妇人腹痛""癥瘕""产后发热"等范畴。《景岳全书·妇人规·癥瘕类》曰："瘀血留滞作癥，唯妇人有之，其证则或由经期，或由产后，凡内伤生冷，或外受风寒，或恚怒伤肝，气逆而血留……总由血动之时，余血未净，而一有所逆，则留滞日积，而渐以成癥矣。"此论述与盆腔炎性疾病后遗症过程相似。1983年《中国医学百科全书·中医妇科学》首次编入"盆腔炎"。

急性盆腔炎

一、病因病机

本病主要机制为湿、热、毒交结，邪正相争于胞宫、胞脉，或在胞中结块，蕴积成脓，从而发热疼痛。

（1）**湿热蕴结** 经行产后，血室正开，余血未净，若摄生不慎，或房事不禁，则湿热内侵，蕴结冲任、胞宫、胞脉，或留滞于少腹而发病。

（2）**热毒炽盛** 经期、产后、流产后或手术后血室正开，若摄生不慎，或房事不禁，邪毒内侵，直中胞宫，客于冲任、胞宫、胞脉，化热酿毒，或蕴积成脓而发病。

二、诊　断

1. 病史

患者多有近期妇产科手术史；或经期产后摄生不慎，或房事不洁史；或慢性生殖器炎症史。

2. 症状

下腹部或全腹部疼痛难忍，高热伴恶寒或寒战，头痛，带下量多或赤白兼杂，甚至如脓血，可伴有腹胀、腹泻、尿频、尿急等症状。

3. 检查

（1）**妇科检查** 阴道可见脓臭分泌物；宫颈举痛或充血，或见脓性分泌物从宫颈口流出；子宫体可增大，压痛明显，附件区压痛明显，甚至触及包块；伴腹膜炎时，下腹部有压痛、反跳痛及腹肌紧张；盆腔脓肿形成位置较低者则后穹隆饱满，有波动感。

（2）**辅助检查** ①血常规检查：白细胞总数及中性粒细胞数增高。②血沉＞20mm/h。③宫颈管分泌物检查：可做病原体检测、培养及药敏试验。④B超检查：可见盆腔积液或包块。⑤后穹隆穿刺：若B超检查显示直肠子宫陷凹积液，穿刺抽出脓液即可确诊，穿刺物涂片检查或细菌培养可明确病原体。⑥腹腔镜检查：输卵管表面明显充血，输卵管管壁水肿，输卵管伞端或浆膜面有脓性渗出物。

4. 诊断标准[美国疾病控制中心（CDC）诊断标准，2015年]

（1）**最低标准** 子宫压痛或附件压痛或宫颈举痛。

（2）**附加标准** ①口腔温度≥38.3℃。②宫颈或阴道脓性分泌物。③阴道分泌物显微镜检查有白细胞增多。④红细胞沉降率升高。⑤C反应蛋白水平升高。⑥实验室检查证实有宫颈淋病奈瑟菌或沙眼衣原体感染。

（3）**特异性诊断标准** ①子宫内膜活检组织学证实子宫内膜炎。②阴道超声或MRI检查显示输卵管增粗，输卵管积液，伴或不伴有盆腔积液、输卵管或卵巢肿块。③腹腔镜发现盆腔炎性疾病征象。

三、鉴别诊断

盆腔炎性疾病应与急性阑尾炎、异位妊娠、卵巢囊肿蒂扭转、子宫内膜异位囊肿破裂等相鉴别。

1. 急性阑尾炎

两者均有身热、腹痛、血白细胞升高。盆腔炎性疾病痛在下腹部，病位较低，常伴月经异常、带下增多；急性阑尾炎痛多局限于右下腹，有麦氏点压痛、反跳痛，可做腰大肌和闭孔内肌试验以资鉴别。

2. 异位妊娠

异位妊娠者多有停经、下腹疼痛、阴道不规则流血，血、尿hCG阳性，阴道后穹隆穿刺可吸出不凝血。盆腔炎性疾病下腹痛常伴发热，血中白细胞明显升高，阴道后穹隆穿刺可抽出脓液或淡黄色积液，可资鉴别。

3. 卵巢囊肿蒂扭转

常突发下腹痛，逐渐加重，与体位改变有关，可伴有恶心呕吐。多有附件包块病史，B超、妇科检查可资鉴别。

4. 子宫内膜异位囊肿破裂

常突发剧烈腹痛，与性生活等腹压增加有关，伴恶心呕吐和肛门坠胀。多有子宫内膜异位囊肿病史，妇科检查、B超、经阴道后穹隆穿刺可资鉴别。

四、辨证论治

（一）辨证要点

根据发热特点，下腹疼痛、带下异常等情况，结合全身症状、舌脉综合分析。辨证以湿热、湿毒、热毒证为主。

（二）治疗原则

本病以中西医结合治疗为主，西医以抗生素治疗为主，中医药治疗应以"急则治其标"为原则，治以清热解毒利湿，凉血行气止痛以祛邪泄实；合并癥瘕脓肿者，又当解毒消肿排脓，活血消癥散结。必要时采取手术治疗。

（三）分型论治

1. 湿热蕴结证

【主要证候】 下腹胀痛，或伴腰骶部胀痛，发热，热势起伏或寒热往来，带下量多，色黄味臭；或经期延长或淋漓不止，口腻纳呆，小便黄，大便溏或燥结；舌红，苔黄厚，脉滑数。

【证候分析】 湿热客于冲任、胞宫，与气血相搏，则下腹胀痛，或伴腰骶部胀痛；邪正交争，互有进退，湿遏热伏，则热势起伏或寒热往来；湿热蕴结下焦，损伤任带二脉，则带下量多，色黄味臭；湿热扰及冲任，血海不宁，则经期延长或淋漓不止；湿热内蕴，肠道传化失司，则大便溏或燥结；湿热下注膀胱，则小便黄。舌红，苔黄厚，脉滑数，均为湿热蕴结之征。

【治法】 清热利湿，化瘀止痛。

【方药】 仙方活命饮（《校注妇人良方》）

仙方活命饮：金银花 防风 白芷 当归 陈皮 赤芍 穿山甲 天花粉 贝母 乳香 没药 皂角刺 甘草

方中金银花清热解毒疗疮；当归、赤芍、乳香、没药通络消肿止痛；白芷、防风祛风透邪除湿；贝母、天花粉清热化痰散结；穿山甲、皂角刺通络透脓溃坚；陈皮理气燥湿化痰；甘草清热解毒，调和诸药；诸药合用，共奏清热利湿，化瘀止痛之功。

低热起伏者，加茵陈、柴胡以除湿清热；月经量多或淋漓不止者，加马齿苋、贯众、炒地榆利湿凉血止血；形成癥瘕者，加夏枯草、三棱、莪术等消肿散结，化瘀消癥。

2. 热毒炽盛证

【主要证候】 下腹胀痛或灼痛剧烈，高热，或壮热不退，恶寒或寒战，带下量多，色黄或赤白杂下，味臭秽；口苦烦渴，精神不振，或月经量多或崩中下血，大便秘结，小便短赤；舌红，苔黄厚或黄燥，脉滑数或洪数。

【证候分析】 感染热毒，直犯冲任胞宫，与气血搏结，正邪急剧交争，营卫不和，则下腹胀痛或灼痛剧烈，高热，或壮热不退，恶寒或寒战；热毒壅盛，损伤任带二脉，则带下量多，色黄或赤白杂下，味臭秽；热毒之邪迫血妄行，则月经量多或崩中下血；热毒炽盛，伤津耗液，则口苦烦渴，尿赤便结。舌红，苔黄厚或黄燥，脉滑数或洪数，均为热毒炽盛之征。

【治法】 清热解毒，利湿排脓。

【方药】 五味消毒饮（《医宗金鉴》，方见带下过多）合大黄牡丹汤（《金匮要略》，方见癥瘕）。

带下臭秽者，加椿根皮、黄柏、茵陈清热利湿止带；腹胀满者，加厚朴、枳实以理气消胀；盆腔形成脓肿者，加红藤、皂角刺、白芷消肿排脓。

五、临证要点

流产或产后、宫腔或盆腔手术操作后感染，或经期卫生不良，感染湿热毒邪，为盆腔炎性疾病的主要致病因素。盆腔炎性疾病发病急、病情重，病势凶险，如感染较重，治疗不及时，或患者体质虚弱易致炎症扩散。治疗上应以抗生素治疗为主，中医药治疗为辅。积极采用抗生素迅速控制感染，选择广谱抗生素或联合用药。如盆腔脓肿已形成，可手术切除病灶并引流。中医药治疗以清热解毒利湿，凉血活血止痛为主。急性期高热阶段属实属热，以清热解毒，凉血活血止痛为主；合并脓肿者，又当消肿排脓；热减或热退后，以清热除湿，行气活血消癥为主。

中西医结合治疗可优势互补，增强疗效和缩短疗程，对防治病情迁延，转为慢性有积极的作用。

六、预后与转归

盆腔炎性疾病的预后取决于治疗是否及时、有效、彻底。若经及时、规范、有效的治疗，多可在短期内治愈。若失治、误治，病情加重，可发展为腹膜炎、败血症、感染性休克。若病情迁延，多转为盆腔炎性疾病后遗症，包括慢性盆腔痛、盆腔炎反复发作、不孕症、异位妊娠，严重影响患者的生殖健康和生活质量。

盆腔炎性疾病后遗症

一、概　　述

盆腔炎性疾病后遗症（sequelae of PID）是盆腔炎性疾病的遗留病变，既往称为慢性盆腔炎，多是由于盆腔炎性疾病未能得到及时正确的治疗，迁延日久而来，临床缠绵难愈。盆腔炎性疾病后遗症以不孕、输卵管妊娠、慢性盆腔痛反复发作或带下异常为主要临床表现，严重影响妇女的生殖健康和生活质量。根据发病部位及病理不同，可分为慢性输卵管炎与输卵管积水、输卵管卵巢炎及输卵管卵巢囊肿、慢性盆腔结缔组织炎。

二、病因病机

本病病因较为复杂，但可概括为湿、热、瘀、寒、虚五个方面。湿热是本病主要的致病因素，瘀血阻遏为本病的根本病机。

（1）**湿热瘀结**　湿热内蕴，余邪未尽，正气已伤，气血阻滞，湿热与瘀血交结，阻滞冲任、胞宫、胞脉。

（2）**气滞血瘀**　素性抑郁，肝失条达，气机不利，气滞而血瘀，阻滞冲任、胞宫、胞脉。

（3）**寒湿瘀滞**　经行产后，余血未尽，冒雨涉水，感寒饮冷；或久居寒湿之地，寒湿伤及冲任、胞宫、胞脉，血为寒湿所凝，血行不畅，凝结瘀滞而发病。

（4）**气虚血瘀**　素体虚弱，或大病久病，正气不足，余邪留恋或复感外邪，留着于冲任、胞宫、胞脉，血行不畅，瘀血停聚而发病。

（5）**肾虚血瘀**　素禀肾气不足，或房劳多产，损伤肾气，冲任气血失调，血行瘀滞；或久病不愈，肾气受损，瘀血内结而发病。

三、诊　　断

1. 病史

患者有盆腔炎病史，经期延长史，宫腔、盆腔手术史，或不洁性生活史。

2. 症状

下腹部疼痛或坠胀痛，痛连腰骶，常在劳累、性交后及月经前后加重。可伴有低热起伏，易疲劳，劳则复发，带下增多，月经不调，不孕等。

3. 检查

（1）**妇科检查** 阴道分泌物异常；宫颈举痛；子宫常后倾后屈，压痛，活动受限或粘连固定；宫体一侧或两侧附件增厚，或触及呈条索状增粗的输卵管，或触及囊性肿块，压痛；宫骶韧带增粗、变硬、触痛。

（2）**辅助检查** ①实验室检查：白带常规、阴道微生态、衣原体、支原体、宫颈分泌物培养及血沉、血常规检查等可有异常发现。②B超检查：可有输卵管增粗、一侧或两侧输卵管积液，盆腔积液，盆腔炎性包块。③腹腔镜检查：盆腔粘连，输卵管积水、伞端闭锁。

四、鉴别诊断

1. 子宫内膜异位症

子宫内膜异位症与盆腔炎性疾病后遗症相似，但常表现为痛经，进行性加重；盆腔炎性疾病后遗症疼痛不仅限于经期，平时亦有腹部疼痛，且可伴有发热，抗感染治疗有效。妇科检查、B超、腹腔镜检查有助于诊断。

2. 盆腔瘀血综合征

两者均可表现为长期慢性下腹疼痛、腰骶痛，但盆腔瘀血综合征妇科检查多无明显异常，有时可见宫颈紫蓝或有举痛。腹腔镜检查及盆腔静脉造影有助于诊断与鉴别。

3. 卵巢肿瘤

盆腔炎性疾病后遗症相关的输卵管积水或卵巢囊肿除有盆腔炎病史外，肿块成腊肠形，囊壁较薄，周围有粘连。而卵巢良性肿瘤以圆形或椭圆形较多，多为囊性，表面光滑，活动；卵巢恶性肿瘤在阴道后穹隆触及盆腔内硬结节，肿块多为双侧，实性或半实性，表面凹凸不平，不活动，常伴有腹水，晚期可有恶病质征象。

五、辨证论治

（一）**辨证要点**

盆腔炎性疾病后遗症病机主要是湿热毒邪残留于冲任、胞宫及胞脉，与气血搏结，聚结成瘀。故以血瘀为关键，病情缠绵，证候虚实错杂。临证需结合全身症状及舌脉辨别寒热、虚实。一般而言，本病以实证或虚实夹杂证多见，纯虚证少见。

（二）**治疗原则**

治疗以活血化瘀，行气止痛为主，配合清热利湿、疏肝行气、散寒除湿、补肾健脾益气等治疗。在内治法的基础上，配合中药直肠导入、中药外敷、中药离子导入等综合疗法，以提高临床疗效。

（三）**分型论治**

1. 湿热蕴结证

【主要证候】 下腹胀痛，或痛连腰骶，经行或劳累时加重，或有下腹癥块，带下量多，色黄；脘闷纳呆，口腻不欲饮，大便溏或秘结，小便黄赤；舌暗红，苔黄腻，脉滑或弦滑。

【证候分析】 湿热之邪蕴结冲任、胞宫，日久致气血瘀阻，或瘀久成癥，则致下腹胀痛，或痛连腰骶，或见下腹癥块；经行、劳累耗伤气血，正气受损，则病势加重；湿热下注，则带下量多，色黄；湿热内伤，则脘闷纳呆，口腻不欲饮，便溏或秘结，小便黄赤。舌暗红，苔黄腻，脉滑或弦滑，均为湿热瘀结之象。

【治法】 清热利湿，化瘀止痛。

【方药】 银甲丸（《王渭川妇科经验选》）或当归芍药散（《金匮要略》，方见子满）。

银甲丸：金银花 连翘 升麻 红藤 蒲公英 生鳖甲 紫花地丁 生蒲黄 椿根皮 大青叶 茵陈 琥珀末 桔梗

银甲丸主治湿热蕴结下焦诸证。方以金银花、连翘、蒲公英、紫花地丁、红藤、大青叶、升麻清热解毒；以茵陈、椿根皮清热除湿；伍生鳖甲、生蒲黄、琥珀末活血化瘀，软坚散结；桔梗辛散行气。全方合用，共奏清热除湿，化瘀行滞之效。

湿邪甚，腹胀痛者，加茯苓、厚朴、大腹皮行气祛湿；带下多，黄稠如脓者，加黄柏、车前子、椿根皮清热利湿止带；便溏者，加白术、薏苡仁健脾燥湿。

2. 气滞血瘀证

【主要证候】 下腹胀痛或刺痛，情志不畅则腹痛加重，经行量多有瘀块，瘀块排出则痛缓，胸胁、乳房胀痛，或伴带下量多，色黄质稠，或婚久不孕；舌紫暗或有瘀点，苔白或黄，脉弦涩。

【证候分析】 肝气郁结，气机不利，血行瘀阻，结于冲任、胞脉，故下腹胀痛或刺痛，情志不畅则腹痛加重，经行量多有瘀块，瘀块排出则痛缓；肝失条达，肝经阻滞，故胸胁、乳房胀痛；气血瘀结，带脉失约，故带下量多，色黄质稠；胞脉闭阻，不能摄精成孕，则婚久不孕。舌紫暗或有瘀点，苔白或黄，脉弦涩，均为气滞血瘀之象。

【治法】 行气活血，化瘀止痛。

【方药】 膈下逐瘀汤（《医林改错》，方见闭经）。

下腹有包块者，加三棱、莪术活血消癥；烦躁易怒，口苦者，加栀子、夏枯草疏肝清热；带下量多，黄稠者，加黄柏、薏苡仁、土茯苓利湿止带。

3. 寒湿瘀滞证

【主要证候】 下腹冷痛或刺痛，腰骶冷痛，得温则减，带下量多，色白质稀；月经量少或月经错后，经色暗或夹血块，形寒肢冷，大便溏泄，或婚久不孕；舌淡暗或有瘀点，苔白腻，脉沉迟或沉涩。

【证候分析】 寒湿伤及胞脉，血为寒湿所凝，冲任阻滞，血行不畅，故下腹冷痛或刺痛，腰骶冷痛，得温则减；冲任阻滞，带脉失约，故带下量多；寒性凝滞，故月经量少或月经错后；寒湿伤阳，气血不畅，故形寒肢冷，大便溏泄，婚久不孕。舌淡暗或有瘀点，苔白腻，脉沉迟或沉涩，均为寒湿瘀滞之象。

【治法】 祛寒除湿，化瘀止痛。

【方药】 少腹逐瘀汤（《医林改错》，方见痛经）。

若下腹冷痛较甚，加乌药、艾叶温经止痛；大便溏薄者，去当归，加炒白术、山药健脾利湿；带下量多、质稀者，加芡实、金樱子以化湿止带。

4. 气虚血瘀证

【主要证候】 小腹隐痛或坠痛，缠绵日久，或痛连腰骶，或有下腹癥块，带下量多，色白质稀；经期延长或量多，经血淡暗，伴精神萎靡，体倦乏力，食少纳呆；舌淡暗，或有瘀点，苔白，脉弦细或沉涩。

【证候分析】 正气亏虚，血行不畅，瘀血内停，或积久成癥，故小腹隐痛或坠痛，痛连腰骶，或有下腹癥块；气虚不摄，水湿下注，故带下量多；气虚冲任不固，故经期延长或量多；久病脾失健运，气血耗伤，中气不足，故精神萎靡，体倦乏力，食少纳呆。舌淡暗，或有瘀点，苔白，脉弦细或沉涩，均为气虚血瘀之象。

【治法】 益气健脾，化瘀止痛。

【方药】 理冲汤（《医学衷中参西录》）去天花粉、知母合失笑散（《太平惠民和剂局方》，方见月经过多）。

理冲汤：生黄芪　党参　白术　生山药　天花粉　知母　三棱　莪术　生鸡内金

理冲汤主治瘀血成癥瘕，气郁满闷，脾弱不能饮食等。方以生黄芪、党参、白术、生山药健脾益气；三棱、莪术破瘀散结止痛；生鸡内金健脾胃，消瘀结；加失笑散活血化瘀止痛。全方有益气健脾，化瘀止痛之功。

若下腹痛较甚，加延胡索、香附以行气止痛；湿盛者，加薏苡仁、萆薢以利湿；腹泻者，重用白术。

5. 肾虚血瘀证

【主要证候】 下腹绵绵作痛或刺痛，痛连腰骶，遇劳累则加重，喜温喜按，头晕耳鸣，畏寒肢冷，或伴月经后期或量少，经血暗夹块，夜尿频多，或婚久不孕；舌暗淡，苔白，脉沉涩。

【证候分析】 肾气不足，血行不畅，瘀血内停，故下腹绵绵作痛或刺痛，痛连腰骶；肾阳不足，不能温煦全身，故喜温喜按，头晕耳鸣，畏寒肢冷；阳虚寒凝，血行不畅，故月经后期或量少；肾气虚衰，膀胱失约，故夜尿频多；肾虚瘀血阻滞胞脉，不能摄精成孕，则婚久不孕。舌暗淡，苔白，脉沉涩，均为肾虚血瘀之象。

【治法】 温肾益气，化瘀止痛。

【方药】 温胞饮（《傅青主女科》方见不孕症）合失笑散（《太平惠民和剂局方》，方见月经过多）。

温胞饮：巴戟天　补骨脂　菟丝子　肉桂　附子　杜仲　白术　山药　芡实　人参

方中巴戟天、补骨脂、菟丝子、肉桂、附子、杜仲温肾助阳；白术、山药、芡实、人参健脾益气。两方同用，共达温肾助阳，活血止痛之功。若经来量多有血块，加益母草、炒茜草化瘀止血；若经来量少加牛膝、川芎、泽兰活血调经。

肾阳虚明显者，可选内补丸加减；腹痛较甚者，加延胡索、苏木活血化瘀止痛；夹湿者，加薏苡仁、苍术健脾燥湿。

六、临证要点

本病多因湿热之邪入侵，阻滞气机，影响气血运行，致瘀血内阻，湿热与瘀血胶结，则致病势缠绵，日久难愈。临床以湿热瘀结证最常见，其次为寒湿瘀滞证、气滞血瘀证。病程日久，正气受损，致病虚实夹杂而见肾虚血瘀证、气虚血瘀证。瘀血是其核心病机，治以活血化瘀为主，但也应根据患者禀赋强弱、病程长短等辨证施治。

本病常病情缠绵难愈，应充分发挥中医药的治疗优势，在辨证论治的原则指导下内外同治、多途径给药，以达到缓解盆腔疼痛，改善盆腔炎性粘连，消散盆腔炎性包块，从而降低不孕症、异位妊娠等盆腔炎性疾病后遗症发生的概率。若输卵管积水、输卵管阻塞、盆腔炎性粘连严重影响生育，经药物治疗疗效不理想者，考虑手术治疗。

七、预后与转归

盆腔炎性疾病后遗症经积极、有效的治疗，大多可好转或治愈。因本病常反复缠绵，可导致月经不调、癥瘕、不孕症或异位妊娠，对患者生殖健康和生活质量有较大影响。若经期或产后摄生不慎，亦可急性发作。

第十一节 子宫内膜异位症与子宫腺肌病

一、概　述

子宫内膜异位症（endometriosis，EMT）简称内异症，是指具有活性的子宫内膜组织（腺体和间质）出现在子宫体以外的部位[现多定义为：子宫内膜异位症（内异症）是指子宫内膜组织（腺体和间质）在子宫腔被覆内膜及子宫以外的部位出现、生长、浸润，反复出血，继而引发疼痛、不孕及结节或包块等]。卵巢型子宫内膜异位症形成囊肿者，称为卵巢子宫内膜异位囊肿，俗称"卵巢巧克力囊肿"。本病多见于育龄妇女，与卵巢周期性变化有关，为性激素依赖性疾病。其虽为良性病变，但具有类似恶性肿瘤的种植、侵蚀、转移和复发能力。

子宫腺肌病（adenomyosis）是指子宫内膜腺体及间质侵入子宫肌层。本病多发于30~50岁经产妇，约半数患者合并子宫肌瘤，约15%合并子宫内膜异位症。

根据子宫内膜异位症与子宫腺肌病临床表现，其可归属于中医学的"痛经""月经过多""经期延长""癥瘕""不孕"等病证中。

二、病因病机

本病主要病机为瘀血阻滞，多由于外邪入侵、情志内伤、素体因素、饮食不节或手术损伤等，导致机体脏腑功能失调，气血失和，冲任损伤，致部分经血不循常道而逆行，"离经"之血瘀积留结于下腹，阻滞冲任、胞宫、胞脉、胞络而发病。

（1）气滞血瘀　素性抑郁，或恚怒伤肝，肝郁气滞，血行不畅，瘀血内生，瘀阻冲任、胞宫而发病。

（2）寒凝血瘀　经期、产后胞脉空虚，血室正开，余血未净，若摄生不慎，感受寒邪，或过食生冷，寒客冲任，与血相搏，气血凝滞不畅而发病。

（3）瘀热互结　素体阳盛，或肝郁化热，或外感热邪，或过食辛辣，致邪热内盛，热伏冲任血海，凝滞气血，蕴结于胞宫，热壅血瘀，瘀热阻于冲任而发病。

（4）气虚血瘀　素体脾虚，或因饮食、劳倦、思虑所伤，或大病、久病耗气，气虚运血无力，血行迟滞，冲任瘀阻而发病。

（5）肾虚血瘀　先天不足，或大病久病、房劳多产、堕胎小产，损伤肾气，肾阳不足则血失温煦，运行迟滞，肾阴不足，虚火内生，热灼血瘀，瘀血结于胞宫而发病。

（6）痰瘀互结　素有痰湿内蕴，或饮食不节，劳倦过度，思虑过极，损伤脾气，脾失健运，水湿不化，凝而为痰，痰浊与气血相搏，凝滞气血，痰湿瘀结，积聚不散，壅滞冲任而发病。

三、诊　　断

1. 病史

患者有进行性加剧的痛经史，或有不孕史，或剖宫产、人工流产等手术史。

2. 症状

因人而异，且可因病变部位的不同而出现不同症状，约25%患者无任何症状。

（1）下腹痛和痛经　疼痛是子宫内膜异位症的主要症状，典型症状为继发性、进行性加剧的痛经，疼痛多位于下腹和腰骶部，可放射至会阴、肛门或大腿。常于经前1～2日开始，经期加剧。可伴有性交痛、肛门坠胀感，经期加剧。疼痛程度与病灶大小不一定成正比，粘连严重的卵巢子宫内膜异位囊肿患者可能并无疼痛，盆腔内小的散在病灶可导致剧烈疼痛。若卵巢子宫内膜异位囊肿破裂时，可引起突发性剧烈腹痛，伴恶心、呕吐和肛门坠胀。

（2）月经异常　15%～30%患者表现为经量增多、经期延长或月经淋漓不净。

（3）不孕或流产　约40%的患者伴有原发性或继发性不孕。

（4）其他　肠道内异症可出现腹痛、腹泻或便秘，甚至周期性少量便血，严重者发生肠梗阻；膀胱内异症可在经期出现尿痛、尿频和血尿；异位病灶压迫或侵犯输尿管可引起输尿管阻塞、肾盂积水。呼吸道内异症可见经期咯血及气胸；瘢痕内异症可见瘢痕处结节于经期增大，周期性瘢痕疼痛并逐渐加重。

3. 体征

卵巢内膜异位囊肿较大时可在妇科检查时扪及囊性包块。囊肿破裂可出现腹膜刺激征。典型盆腔内异症在妇科检查时可发现子宫后倾固定，直肠子宫陷凹、宫骶韧带或子宫后壁下段扪及触痛结节，一侧或双侧附件区扪及囊性不活动包块。若病变累及腹壁切口及脐部等其他部位，在相应部位可触及硬韧、不活动、边界不甚清楚的触痛性结节，经期增大。病变累及直肠阴道隔可在阴道后穹隆部扪及或看到隆起的紫蓝色斑点、小结节或包块。

4. 辅助检查

①血液检查：血清CA125可增高，并可作为药物疗效评价的参考指标。②影像学检查：B超检查有助于发现盆腔或其他病变累及部位的包块，了解病灶位置、大小和形状，对诊断卵巢内膜异位囊肿有重要意义。必要时行盆腔CT及MRI检查。③腹腔镜检查：是目前子宫内膜异位症诊断的金标准。

5. 临床分期

目前子宫内膜异位症的临床分期多采用美国生育医学协会（ARSM）1997年第三次修订的rAFS分期标准，即经腹腔镜检查或剖腹探查确诊，对病灶的部位、数目、大小、深浅、粘连的范围和程度等进行评分（表11-3）。

表11-3　子宫内膜异位症ASRM分期评分表（分）

类别	异位病灶				粘连				直肠子宫陷凹封闭的程度	
	位置	大小（cm）			程度	范围				
		<1	1～3	>3		<1/3包裹	1/3～2/3包裹	>2/3包裹	部分	完全
腹膜	浅	1	2	3						
	深	2	4	6						

续表

类别	异位病灶				粘连				直肠子宫陷凹封闭的程度	
	位置	大小（cm）			程度	范围			部分	完全
		<1	1~3	>3		<1/3包裹	1/3~2/3包裹	>2/3包裹		
卵巢	右侧，浅	1	2	4	右侧，轻	1	2	4		
	右侧，深	4	16	20	右侧，重	4	8	16		
	左侧，浅	1	2	4	左侧，轻	1	2	4		
	左侧，深	4	16	20	左侧，重	4	8	16		
输卵管					右侧，轻	1	2	4		
					右侧，重	4	8	16		
					左侧，轻	1	2	4		
					左侧，重	4	8	16		
直肠子宫陷凹封闭									4	40

注：1.如果输卵管伞端完全包裹，评16分；2. Ⅰ期：1~5分；Ⅱ期：6~15分；Ⅲ期：16~40分；Ⅳ期：>40分。

四、鉴别诊断

子宫内膜异位症主要与原发性痛经、盆腔炎性包块、卵巢恶性肿瘤和子宫腺肌病相鉴别。子宫腺肌病除与子宫内膜异位症鉴别外，还要与子宫肌瘤相鉴别（表11-4）。

表11-4 子宫内膜异位症与子宫腺肌病的鉴别诊断

疾病	病史及症状	检查
子宫内膜异位症	继发性、进行性加剧的痛经史，放射至阴道、会阴、肛门或大腿内侧，可伴性交痛、肛门坠胀感	子宫正常或稍大，多后倾固定，可触及包块，不活动，B超检查可见一侧或双侧附件包块
子宫腺肌病	可合并子宫内膜异位症，痛经症状与子宫内膜异位症相似，但多位于小腹正中且更剧烈	子宫呈球形增大、质硬，经期触痛。B超和腹腔镜检查可帮助鉴别
原发性痛经	经行小腹疼痛，呈阵发性、痉挛性或胀痛下坠感，常1~2日内消失	无阳性体征，B超检查盆腔无异常
盆腔炎性包块	多有盆腔炎性疾病反复发作史，疼痛无周期性，平时亦有下腹部隐痛，可伴有发热和白细胞增高等。抗感染治疗有效	子宫活动度差，附件区可扪及边界不清包块，有压痛
卵巢恶性肿瘤	早期无症状，但病情发展迅速，腹痛、腹胀为持续性，与月经周期无关，患者一般情况差	除扪及盆腔内包块外，常有腹水。B超示包块以实性或混合性居多，形态多不规则。血CA125值多大于200IU/L。凡诊断不明确时应尽早剖腹探查
子宫肌瘤	月经量多，一般无明显痛经及进行性加剧的腹痛史，可有压迫症状	子宫增大或有不规则突出，浆膜下肌瘤可扪及肌瘤质硬、活动度差，表面光滑。B超检查肌瘤结节为边界清晰的局限性低回声区

五、辨证论治

（一）辨证要点

应根据疼痛发生的时间、性质、部位、程度、伴随症状、体征，结合月经的量、色、质及舌脉辨别寒热、虚实。

（二）治疗原则

其病机主要为瘀血阻滞，治疗以活血化瘀为主，瘀久成癥者，又当散结消癥。由于本病疗程较长，恐攻伐之剂徒伤正气，宜酌情佐以益气、养血、补肾之品，培补其损。临床应结合辨证、病程长短及体质强弱分型论治。同时注意辨病与辨证相结合，以痛经为主者重在祛瘀止痛；月经不调或不孕者要配合调经、助孕；癥瘕结块者要散结消癥。

（三）分型证治

1. 气滞血瘀证

【主要证候】 经前或经期小腹胀痛或刺痛，拒按，甚或前后阴坠胀欲便，经量或多或少，或经期延长，经色暗有血块，块下而痛稍减，下腹结块，固定不移；经前心烦易怒，胸胁、乳房胀痛；舌紫暗或有瘀斑、瘀点，苔薄白，脉弦涩。

【证候分析】 素性抑郁，或恚怒伤肝，肝失条达，气郁血滞，冲任二脉不利，导致经血不畅，不通则痛，故经前或经期小腹胀痛或刺痛，经色暗有血块，块下而痛稍减；瘀久而成癥瘕，故下腹结块，固定不移；肝郁气滞，入络不畅，故经前心烦易怒，胸胁、乳房胀痛。舌紫暗或有瘀斑、瘀点，苔薄白，脉弦涩，均为血瘀之象。

【治法】 理气活血，化瘀止痛。

【方药】 膈下逐瘀汤（《医林改错》，方见闭经）。

痛甚伴有恶心呕吐者，加半夏、白芍柔肝和胃止痛；肛门坠胀，便结者，加大黄化瘀通腑；前阴坠胀者，加柴胡、川楝子理气行滞。盆腔有结块，加三棱、莪术、血竭化瘀消癥；经量多夹块加炒蒲黄、三七以化瘀止血。

2. 寒凝血瘀证

【主要证候】 经前或经期小腹冷痛或绞痛，拒按，得热痛减，经行量少，色紫暗有块，或见月经延后，下腹结块；形寒肢冷；舌淡胖而紫暗，有瘀斑、瘀点，苔白，脉沉迟而涩。

【证候分析】 寒邪凝滞于胞宫、冲任，气血运行受阻，故经前或经期小腹冷痛或绞痛，拒按；寒得热则化，血行稍畅，故得热痛减；寒凝血瘀，冲任受阻，则月经延后，经色紫暗有块；寒凝血瘀，瘀阻胞宫，积久成癥，故下腹结块；寒邪盛于内，阳气被遏，则形寒肢冷。舌淡胖而紫暗，有瘀斑、瘀点，苔白，脉沉迟而涩，均为寒凝血瘀之象。

【治法】 温经散寒，化瘀止痛。

【方药】 少腹逐瘀汤（《医林改错》，方见痛经）。

恶心呕吐者，加吴茱萸、半夏、生姜温胃止呕；腹泻者，加肉豆蔻、白术健脾止泻；腹痛甚，肢冷出汗者，加川椒、制川乌温中止痛；阳虚内寒者，加附子、淫羊藿温补脾肾。

3. 瘀热互结证

【主要证候】 经前或经期小腹灼热疼痛，拒按，遇热痛增，月经先期，量多，色红质稠，有血块或经血淋漓不净，下腹结块触痛明显；口苦咽干，心烦口渴，溲黄便结；舌紫红，苔黄，脉滑数或涩。

【证候分析】 邪热内盛，盘踞冲任、胞宫，气血失畅，热与血互结，故小腹灼热疼痛，拒按，遇热痛增，下腹结块触痛明显；热灼营血，故月经先期，量多，色红质稠，有血块或经血淋漓不净；灼热煎熬津液，上扰心神，则口苦咽干，心烦口渴，溲黄便结；舌紫红，苔黄，脉滑数或涩，均匀瘀热互结之象。

【治法】 清热凉血，化瘀止痛。

【方药】 清热调血汤（《古今医鉴》，方见痛经）加败酱草、红藤。

经行质稠，量多夹块者，加贯众、茜草炭、生蒲黄清热化瘀止血；下腹疼痛，有灼热感，带下黄稠者，加黄柏、土茯苓清热除湿。

4. 气虚血瘀证

【主要证候】 经期小腹痛，肛门坠胀不适，经量或多或少，色暗淡质稀或夹血块，或经期延长，下腹结块；面色淡而晦暗，神疲乏力，少气懒言，纳差便溏；舌淡胖，边尖有瘀斑，苔薄白，脉沉涩。

【证候分析】 气虚无力推动血行，渐成瘀血内阻，故经期小腹痛，肛门坠胀不适；经色暗淡质稀或夹血块，或经期延长，下腹结块，乃气虚血瘀之象；气虚则神疲乏力，少气懒言；脾气亏虚则纳差便溏。舌淡胖，边尖有瘀斑，苔薄白，脉沉涩，均为气虚血瘀之象。

【治法】 益气活血，化瘀止痛。

【方药】 举元煎（《景岳全书》，方见月经过多）合桃红四物汤（《医宗金鉴·妇科心法要诀》方见月经过少）。

腹冷痛甚者，加艾叶、小茴香、吴茱萸、干姜以温经止痛；腰腿酸软者，加续断、桑寄生补肝肾，强筋骨。

5. 肾虚血瘀证

【主要证候】 经前或经期小腹痛，月经先后无定期，经量或多或少，色暗有块，下腹结块，不孕或易流产；腰膝酸软，头晕耳鸣，性欲减退，面色晦暗；舌淡暗或有瘀点，苔薄白，脉沉细涩。

【证候分析】 肾气亏损，无力推动血行，则血行迟滞，故经前或经期小腹痛；肾主骨生髓，腰为肾之外府，肾开窍于耳，肾虚血瘀则腰膝酸软，头晕耳鸣，性欲减退，面色晦暗；瘀阻冲任，不能摄精成孕，或系胎无力，故不孕或易流产。舌暗淡，苔白，脉沉细涩，均为肾虚血瘀之象。

【治法】 补肾益气，活血化瘀。

【方药】 归肾丸（《景岳全书》，方见月经过少）加桃仁、生蒲黄。

若经行淋漓不净，加茜草、乌贼骨化瘀止血；小腹冷痛喜温，畏寒肢冷者，加补骨脂、肉桂、艾叶温肾助阳；若颧红唇赤，手足心热者，加地骨皮、鳖甲养阴清热。

6. 痰瘀互结证

【主要证候】 经前或经期小腹痛，拒按，下腹结块，月经量多，有血块，带下量多，色白质稠；形体肥胖，头晕沉重，胸闷纳呆，呕恶痰多；舌紫暗，或边尖有瘀斑，苔腻，脉弦滑或涩。

【证候分析】 痰瘀互结于下腹，气血运行不畅，经前及经期冲任气血瘀滞更甚，故经前或经期小腹痛，拒按，经行有血块；痰湿下注，故带下量多，色白质稠；痰湿阻滞，气机不利，故胸闷纳呆；痰湿内蕴，阻滞中焦，脾阳受困，运化不良，故形体肥胖，呕恶痰多。痰瘀互结，壅滞血脉，脑腑失养，故头晕沉重。舌紫暗，或边尖有瘀斑，苔腻，脉弦滑或涩，均为痰瘀互结之象。

【治法】 化痰散结，活血化瘀。

【方药】 苍附导痰丸（《叶氏女科证治》，方见月经后期）加三棱、莪术。

脾胃虚弱，正气不足者，加党参、黄芪、白术健脾益气；胸脘痞闷食少者，加山楂、神曲、鸡内金消积导滞；腰痛者，加续断、桑寄生补肾强腰。

（四）其他疗法

子宫内膜异位症痛经较剧，或盆腔包块、后穹隆结节触痛明显者，可根据辨证情况选择中药保留灌肠、中药外敷或穴位贴敷等治疗。

六、临证要点

子宫内膜异位症及子宫腺肌病以血瘀为主，中医药防治子宫内膜异位症可改善症状、体征，减少复发；补肾化瘀药还可诱发排卵、促进妊娠；手术切除子宫内膜异位症病灶，结合中医药治疗可防治术后复发。

青壮年气血尚盛，肾气未衰，宜调和气血，以攻为主，兼顾肾气；有生育要求者，宜补肾为主，兼以化瘀消癥。重视非经期治疗，采用周期疗法，经期或经前1周以调经止痛为主，平时重在化瘀攻破。本病的疗程较长，药物又多为攻伐之品，应注意治病不伤正，适时佐配养正之品。

子宫腺肌病临床表现为顽固性痛经，常伴经行淋漓，久病多虚，临床以虚实错杂为多见，宜攻补兼施。结合B超监测及血CA125测定，定期随访。

七、预后与转归

本病为良性疾病，但有恶性侵袭行为，少数病例会发生恶变。10%～15%的卵巢癌患者在手术后发现同时并存子宫内膜异位症。如长期不治疗或病程迁延日久可致不孕。术后极易复发，需随访及治疗。中西医干预可减轻痛经等症状，降低复发率，提高不孕患者妊娠率。

思维导图

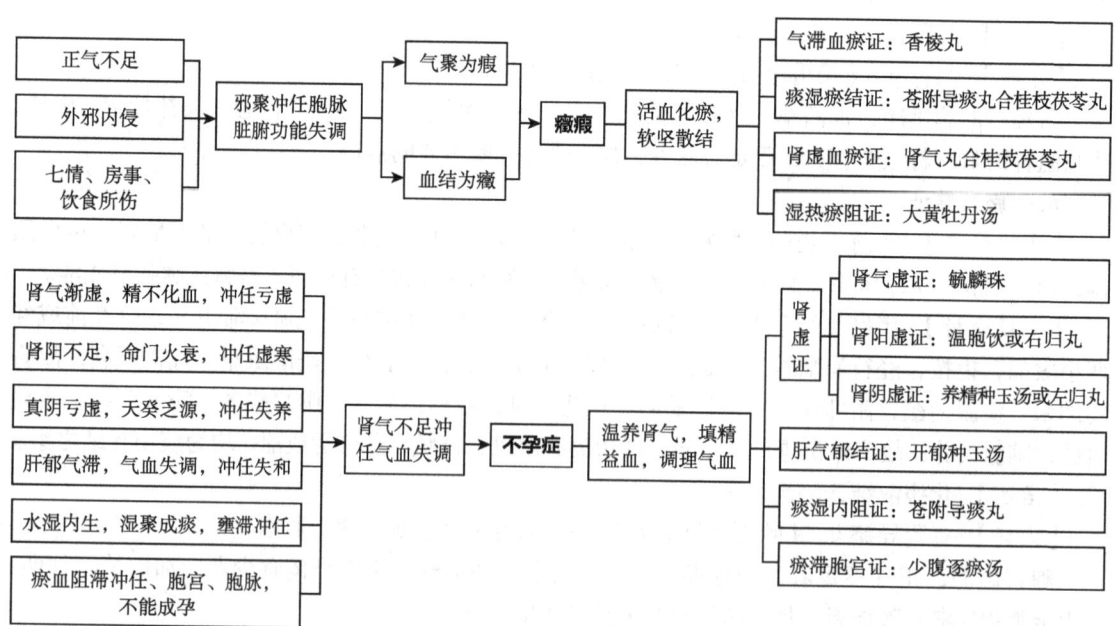

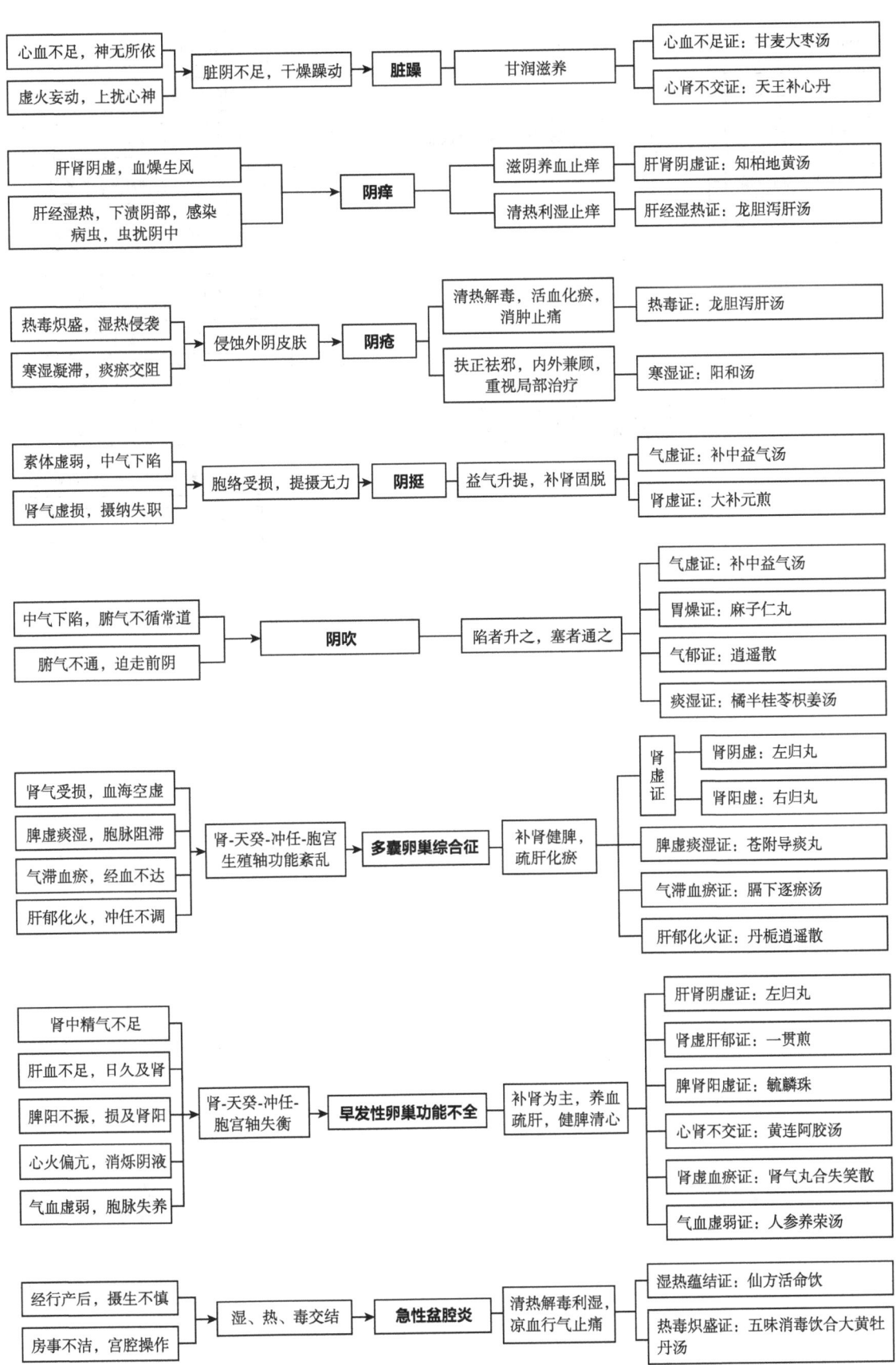

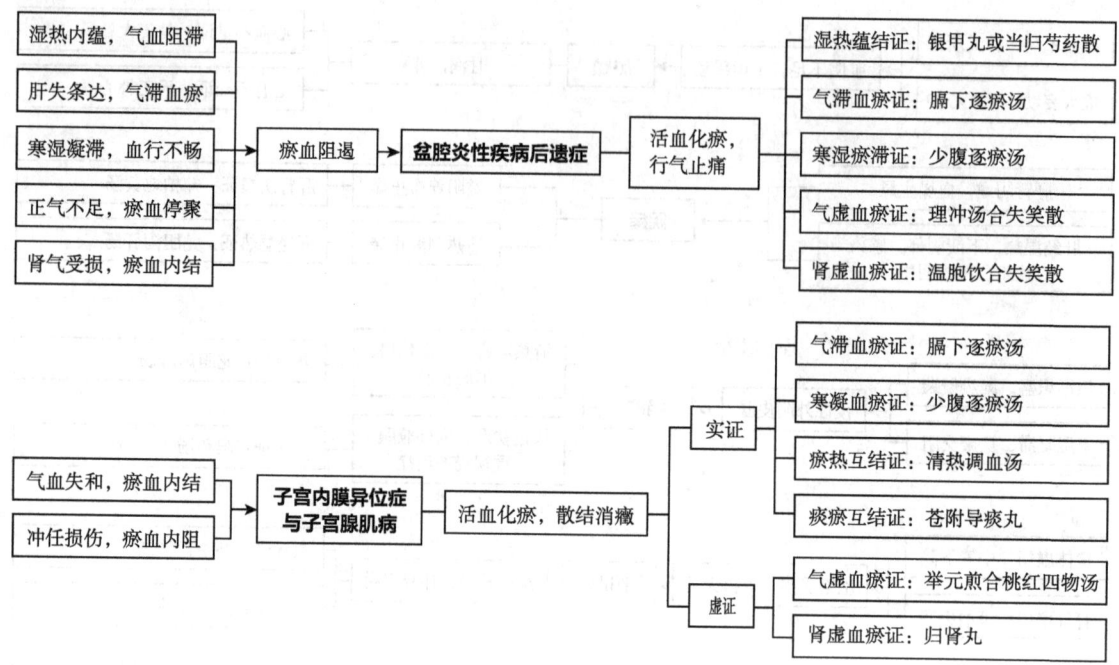

附 论

第十二章　女性生殖器官解剖

第一节　骨盆与骨盆底

一、骨　盆

骨盆是胎儿娩出的骨产道，骨盆的结构、形态及其骨间径与分娩密切相关。

（一）骨盆的基本构造

1. 骨骼

骨盆由骶骨、尾骨及左右两块髋骨组成，每块髋骨又由髂骨、坐骨及耻骨融合而成。骶骨由5～6块骶椎融合而成，呈三角形，它的上缘向前明显突出形成骶岬，是妇科腹腔镜手术的重要标志之一，亦是产科骨盆内测量对角径的重要据点（图12-1）。尾骨由4～5块尾椎组成。

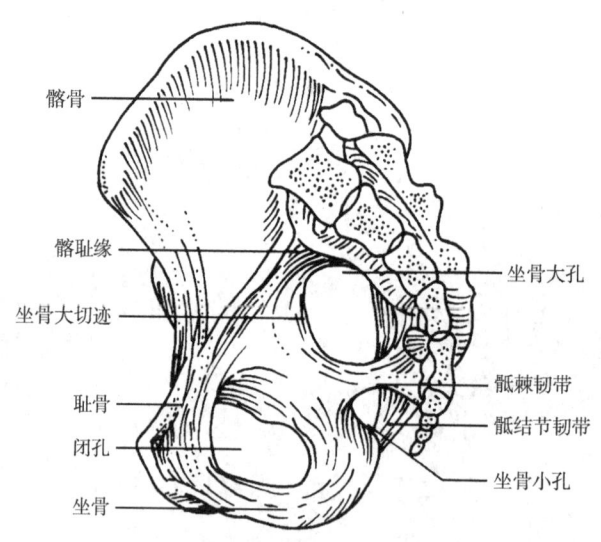

图12-1　骨盆的结构及韧带（侧面观）

2. 关节

骨盆关节包括耻骨联合、骶髂关节及骶尾关节。在髋骨前方的两耻骨之间由纤维软骨连接，称为耻骨联合。妊娠期间，耻骨联合在一定女性激素的作用下可松动，在分娩过程中有利于胎儿的娩出。耻骨两降支构成耻骨弓，其角度平均为90°～100°。在骨盆后方由骶骨和两侧髂骨相接，形成骶髂关节，此关节很坚韧。尾骨上缘与骶骨相连形成骶尾关节，其有一定的活动度，分娩时下降的胎头可使尾骨向后移动，能够加大骨盆出口的前后径。若骨折或病变可使骶尾关节硬化，尾骨翘向前方，导致骨盆出口狭窄，影响分娩。

3. 韧带

在连接骨盆各部之间有两对重要的韧带，均自骶骨背外侧面发出，分别止于坐骨结节及坐骨棘，称骶结节韧带及骶棘韧带。骶棘韧带宽度即坐骨切迹宽度，是判断中骨盆是否狭窄的重要指标。妊娠期受女性激素的影响，韧带松弛，使各关节有一定的伸展性，有利于胎儿的分娩。

（二）骨盆的分界

以耻骨联合上缘、髂耻缘和骶岬上缘连线为界，骨盆分成两部分。上部分为假骨盆（大骨盆），下部分为真骨盆（小骨盆）。假骨盆的前方为腹壁下部组织，两侧为髂骨翼，后方为第5腰椎。假骨盆与产道无直接关系，但其某些径线的长短可作为了解真骨盆大小的参考。真骨盆是胎儿娩出的骨产道，可分为3个部分：骨盆入口、骨盆腔及骨盆出口。骨盆腔为一前壁短、后壁长的弯曲管道，前壁是耻骨联合和耻骨支，后壁是骶骨与尾骨，两侧为坐骨、坐骨棘及骶棘韧带。坐骨棘位于真骨盆中部，肛诊或阴道诊可触及，在产程中是判断胎先露下降程度的重要骨性标志，两坐骨棘连线的长度即坐骨棘间径，是中骨盆最短的径线（图12-2）。

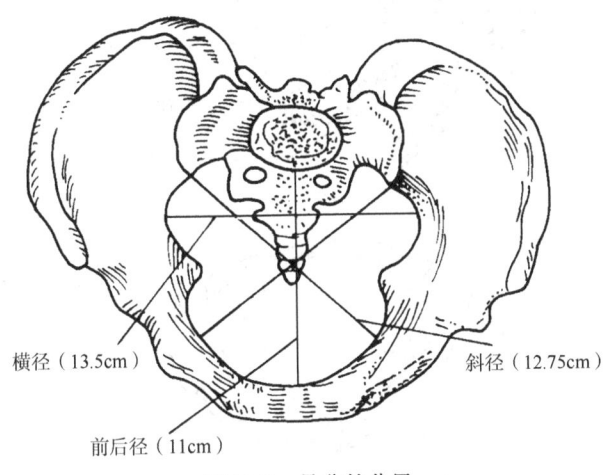

图12-2 骨盆的分界

（三）骨盆的类型

根据骨盆的形状，其分为4种类型。

（1）**女型** 骨盆入口呈横椭圆形，入口横径较前后径稍长。骨盆侧壁直，坐骨棘不突出，耻骨弓较宽，坐骨棘间径≥10cm。此型最常见，为女性正常骨盆，最适宜分娩，我国妇女中此型占52%～58.9%。女型骨盆的典型特征是盆腔浅而宽，入口、出口均比男型骨盆大，耻骨联合短而宽，耻骨弓角度较大，骶岬突出较小，骶骨宽而短，弯度小。

（2）**扁平型** 骨盆入口呈扁椭圆形，入口横径大于前后径。耻骨弓宽，骶骨失去正常弯度，变直后翘或呈深弧形，故骶骨短而骨盆浅。此较常见，我国妇女中此型占23.2%～29%。

（3）**类人猿型** 骨盆入口呈长椭圆形，骨盆入口、中骨盆和骨盆出口的横径均缩短，且入口前后径大于横径。骨盆两侧壁稍内聚，坐骨棘较突出，坐骨切迹较宽，耻骨弓较窄，骶骨向后倾斜，故骨盆前部较窄而后部较宽。骨盆的骶骨往往有6节，此型较其他类型深。我国妇女中此型占14.2%~18%。

（4）**男型** 骨盆入口略呈三角形，两侧壁内聚，坐骨棘突出，耻骨弓较窄，坐骨切迹窄，呈高弓形，骶骨较直而前倾，致出口后矢状径较短。骨盆腔呈漏斗形，往往造成难产。此型少见，我国妇女中此型仅占1%~3.7%。

骨盆的形态、大小除有种族差异外，其生长发育还受遗传、营养与性激素的影响。上述4种基本类型只是理论上的归类，临床所见多为混合型骨盆。

（四）骨盆腔主要的平面结构

骨产道在分娩过程中无明显变化，但其形状和骨间径线的大小与能否顺利分娩密切相关。可将真骨盆分为3个平面，以进一步了解胎儿分娩的过程（图12-3）。

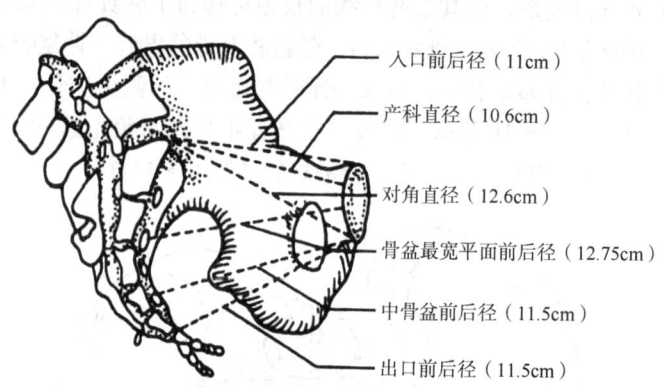

(1) 骨盆各径

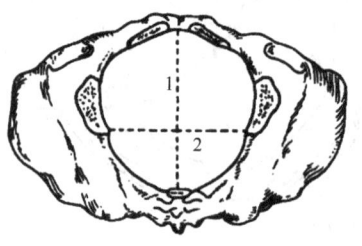

1. 前后径11cm；2. 横径13.5cm；3. 斜径12.75cm
（2）骨盆入口平面各径线

1. 前后径11cm；2. 横径10cm
（3）中骨盆平面各径线

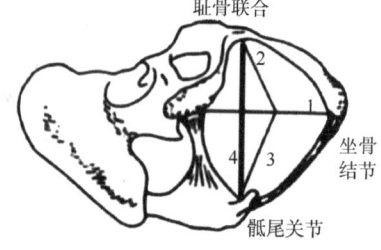

1.出口横径9cm；2.出口前矢状径6cm；3.出口后矢状径8.5cm；4.出口前后径11.5cm
（4）骨盆出口平面各径线（斜面观）

图12-3　骨盆各平面及各径

1. 骨盆入口平面

骨盆入口平面呈横椭圆形，其前方为耻骨联合上缘，两侧为髂耻缘，后方为骶岬上缘，共有4条径线。

（1）**入口前后径**　称真结合径。耻骨联合上缘中点至骶岬前缘正中间的距离，平均长约11cm，其长短与分娩关系密切。

（2）**入口横径**　两髂耻缘间的最大距离，平均长约13.5cm。

（3）**入口斜径**　左右各一。左侧骶髂关节至右侧髂耻隆突间的距离为左斜径；右骶髂关节至左髂耻隆突间的距离为右斜径。平均长约12.75cm。

2. 中骨盆平面

中骨盆平面是骨盆腔最狭窄的部分，亦是骨盆最小平面，在产科有重要临床意义。其前方为耻骨联合下缘，两侧为坐骨棘，后方为骶骨下端。其有2条径线。

（1）**中骨盆前后径**　耻骨联合下缘中点通过两侧坐骨棘连线中点至骶骨下端间的距离，平均长约11.5cm。

（2）**中骨盆横径**　即坐骨棘间径，为两坐骨棘间的距离，平均长约10cm。两侧坐骨棘连线是衡量中骨盆大小的重要径线，同时坐骨棘又是分娩过程衡量胎先露下降程度的标志。

3. 骨盆出口平面

骨盆出口平面为骨盆腔下口，实际上是由前后两个不在同一平面的三角形所组成，前三角平面顶端为耻骨联合下缘，侧边为耻骨降支；后三角平面顶端为骶尾关节，两侧为骶结节韧带。其有4条径线。

（1）**出口前后径**　耻骨联合下缘至骶尾关节间的距离，平均长约11.5cm。

（2）**出口横径**　也称坐骨结节间径，是两坐骨结节间的距离，平均长约9cm。是胎先露通过骨盆出口的径线。

（3）**出口后矢状径**　骶尾关节至坐骨结节间径中点间的距离，平均长约8.5cm，后矢状径在产科临床上甚为重要，当出口横径稍短，而出口横径与后矢状径之和>15cm时，一般正常大小胎儿可通过后三角区经阴道娩出。

（五）骨盆轴

骨盆轴亦称产轴，是连接骨盆各个平面中心点所形成的一条假想曲线，其上段向下向后，中段向下，下段向前向下，分娩时胎儿沿此轴娩出（图12-4）。

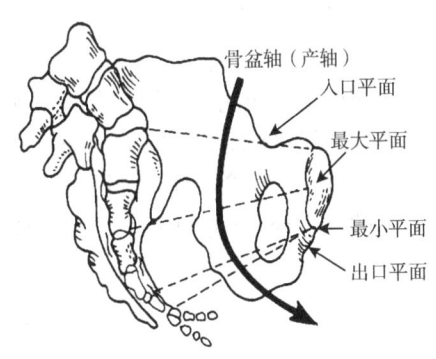

图12-4　骨盆轴、骨盆各平面

二、骨盆底

骨盆底由多层肌肉及筋膜组成，封闭骨盆出口，为尿道、阴道及直肠所贯穿，承托并保持盆腔器官（如内生殖器、膀胱及直肠等），使之位于正常位置。若骨盆底结构和功能出现异常，可导致盆腔脏器膨出、脱垂或引起功能障碍；而分娩处理不当，亦可损伤骨盆底。

骨盆底前面为耻骨联合和耻骨弓，后面为尾骨尖，两侧为耻骨降支、坐骨升支及坐骨结节。两侧坐骨结节前缘的连线将骨盆底分为前、后两个三角区。前者为尿生殖三角，又称尿生殖区，向后下倾斜，有尿道和阴道通过；后者为肛门三角，又称肛区，向前下倾斜，有肛管通过。

（一）骨盆底组织

骨盆底组织分为3层，即外层、中层和内层。

1. 外层

外层由会阴浅层筋膜及深面的3对肌肉与肛门外括约肌组成。在外生殖器、会阴皮肤及皮下组织的下面，有一层会阴浅筋膜，其深面由球海绵体肌、坐骨海绵体肌、会阴浅横肌及肛门外括约肌组成浅肌肉层。球海绵体肌又称阴道括约肌，位于阴道两侧，覆盖前庭球及前庭大腺，向前附着于阴蒂海绵体根部，向后与肛门外括约肌互相交叉混合，收缩时能紧缩阴道。坐骨海绵体肌从坐骨结节内侧沿坐骨升支内侧与耻骨降支向上，最终集合于阴蒂海绵体（阴蒂脚处）。会阴浅横肌自两侧坐骨结节内侧面中线汇合于中心腱。肛门外括约肌为围绕肛门的环形肌束，前端汇合于中心腱。

2. 中层

中层即泌尿生殖膈。由上、下两层坚韧的筋膜及一对由两侧坐骨结节至中心腱的会阴深横肌及环绕尿道的尿道括约肌组成，覆盖于耻骨弓与两坐骨结节所形成的骨盆出口前部三角形平面上，又称三角韧带，尿道及阴道由此穿过。

3. 内层

内层即盆膈，为骨盆底最里层且最坚韧的一层，由肛提肌（耻尾肌、髂尾肌、坐尾肌）及其内、外面各覆一层筋膜所组成，有尿道、阴道及直肠穿过。肛提肌起于骨盆前壁及侧壁，斜向内下方，止于会阴中心腱、直肠壁、尾骨和肛尾韧带，左右交汇成漏斗状。肛提肌收缩时可括约直肠与阴道，并上提肛门。每侧肛提肌从前内向后外由3部分组成，即耻尾肌、髂尾肌、坐尾肌。耻尾肌为肛提肌的主要部分，位于最内侧，肌纤维从耻骨降支内面绕过阴道、直肠，向后终止于尾骨，其中有小部分肌纤维终止于阴道和直肠周围，此层组织受损伤可导致膀胱、直肠膨出。髂尾肌为居中部分，从腱弓（即闭孔内肌表面筋膜的增厚部分）后部开始，向中间及向后走行，与耻尾肌汇合，再经肛门两侧至尾骨。坐尾肌为靠外后方的肌束，自两侧坐骨棘至尾骨与骶骨。肛提肌有加强盆底托力的作用，又因部分肌纤维在阴道及直肠周围密切交织，还有加强肛门与阴道括约肌的作用。

（二）会阴

会阴有广义和狭义之分。广义的会阴是指封闭骨盆出口的所有软组织，前起于耻骨联合下缘，后为尾骨尖，两侧为耻骨降支、坐骨升支、坐骨结节和骶结节韧带。狭义的会阴是指位于阴道口及肛门之间的软组织，厚3~4cm，由外向内逐渐变窄呈楔状，表面为皮肤及皮下脂肪，内层为会阴中心腱，又称会阴体。会阴组织有很大的伸展性，妊娠期组织变软；分娩时，其厚度可由非妊娠期的3~4cm变成薄膜状，有利于分娩的进行。分娩时需要保护会阴组织，避免发生会阴裂伤。

第二节 外生殖器与内生殖器

女性生殖器官包括内生殖器、外生殖器。内生殖器位于真骨盆内，外生殖器指生殖器官的外露部分。

一、外生殖器

外生殖器（external genitalia）又称外阴，位于两股内侧之间，前面为耻骨联合，后面以会阴为界。包括阴阜、大阴唇、小阴唇、阴蒂、阴道前庭（图12-5）。

（1）**阴阜**（mons pubis） 耻骨联合前面隆

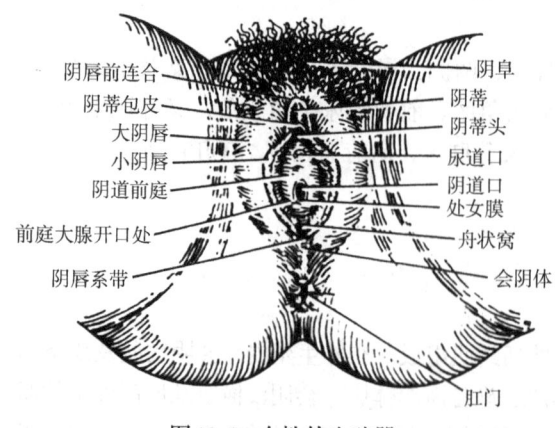

图12-5 女性外生殖器

起的脂肪垫,青春期开始生长阴毛,分布呈尖端向下的倒三角形。阴毛疏密、粗细、色泽可因人或种族而异。

（2）**大阴唇**（labium majus） 两股内侧的一对隆起的皮肤皱襞。起自阴阜,止于会阴。大阴唇皮下为疏松结缔组织和脂肪组织,其内含有丰富的血管、淋巴管及神经。当局部外伤时,可形成大阴唇血肿。

（3）**小阴唇**（labium minus） 位于两侧大阴唇内侧的一对薄皮肤皱襞,表面湿润无毛,富含神经末梢。小阴唇顶端分为两叶,前叶形成阴蒂包皮,后叶形成阴蒂系带。末端与大阴唇会合,形成阴唇系带。

（4）**阴蒂**（clitoris） 位于两小阴唇顶端的联合处,前端为阴蒂头,中部为阴蒂体,后部为左、右阴蒂脚,附着于两侧的耻骨支。阴蒂由海绵体构成,富含神经末梢,在性兴奋时勃起。

（5）**阴道前庭**（vaginal vestibule） 为两侧小阴唇之间的菱形区,在此区域内有以下结构:

1）尿道口：位于阴蒂头后下方,略呈圆形。尿道口后壁处有一对腺体,称尿道旁腺,是细菌易于潜伏的场所。

2）前庭大腺（major vestibular gland）：又称巴氏腺,位于大阴唇后部,如黄豆大,左右各一。腺管细长（长1~2cm）,向内侧开口于前庭后方小阴唇与处女膜之间的沟内。性兴奋时分泌黏液样物,起润滑作用。正常情况下不能触及,若腺管口闭塞,可形成脓肿或囊肿。

3）前庭球（vestibular bulb）：又称球海绵体,位于前庭两侧,由具有勃起性的静脉丛构成。前方与阴蒂相接,后部邻近前庭大腺,表面被球海绵体肌覆盖。

4）阴道口及处女膜（hymen）：阴道口位于尿道外口后方,其周缘覆有一层较薄的黏膜,称处女膜。其内含结缔组织、血管和神经末梢,膜中央有一小孔,其形状、大小、厚薄等因人而异。骑车、运动及性交等可使处女膜破裂,阴道分娩时进一步损伤,产后仅留有处女膜痕。

二、内生殖器

女性内生殖器位于真骨盆内,包括阴道、子宫、输卵管及卵巢。后两者常被称为子宫附件（图12-6）。

（一）阴道

阴道是性交器官,也是排出月经及娩出胎儿的通道。其位于子宫及外阴之间,上端包绕子宫颈,下端开口于阴道前庭后部。子宫颈与阴道间的圆周状隐窝,称为阴道穹隆,按其位置分为前、后、左、右4部分,其中后穹隆最深。前壁长7~9cm,阴道后壁长10~12cm。后穹隆与直肠之间是腹腔的最低部位,称为直肠子宫陷凹,在临床上具有重要意义,可经此穿刺或引流。

（二）子宫

子宫是产生月经及孕育胚胎、胎儿的器官,位于盆腔中央,前方为膀胱,后方为直肠,下端接阴道,两侧有输卵管和卵巢（图12-7）。子宫的正常位置依靠子宫韧带及骨盆底肌和筋膜的支托,任何原因引起盆底组织结构破坏或功能障碍,均可导致子宫脱垂。

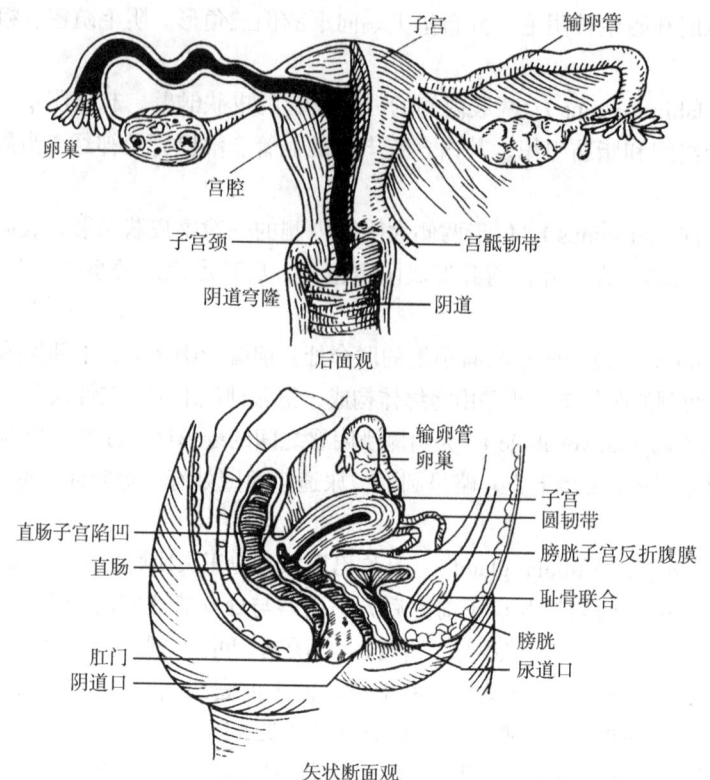

图12-6 女性内生殖器

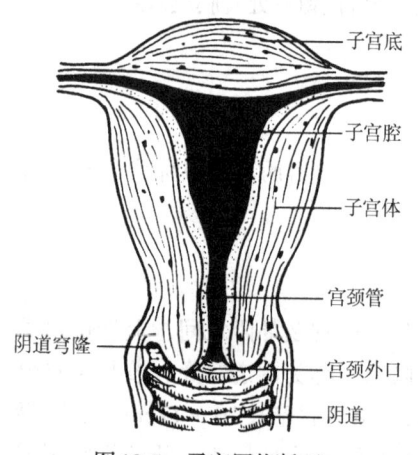

图12-7 子宫冠状断面

1. 形态

子宫是一个有腔壁厚的肌性器官，呈倒置略扁梨形。成年妇女的子宫重50～70g，长7～8cm，宽4～5cm，厚2～3cm，容量约5mL。子宫上部较宽，称为子宫体（简称宫体），子宫体顶部称为子宫底（简称宫底）。子宫底两侧称为子宫角。子宫下部较窄呈圆柱状，称为子宫颈，习称宫颈。子宫体与子宫颈的长度比例因年龄和卵巢功能而异，青春期前为1：2，育龄期为2：1，绝经后为1：1。

子宫腔（简称宫腔）为上宽下窄的三角形，两侧通输卵管，下部与子宫颈管相连。子宫体与子宫颈之间最狭窄的部位，称为子宫峡部，在非妊娠期长约1cm，其上端因解剖学上狭窄，称为解剖学内口；其下端因在此处子宫内膜转变为子宫颈黏膜，称为组织学内口。妊娠期子宫峡部逐渐伸展变长，妊娠末期可达7～10cm，形成子宫下段，成为软产道的一部分。子宫颈管呈梭形，下端称为宫颈外口，通向阴道。子宫颈通入阴道后以穹隆为界又分为子宫颈阴道上部和子宫颈阴道部。未产型的子宫颈外口呈圆形；经产妇呈横裂形，将子宫颈分为前唇和后唇。

2. 结构

（1）子宫体 子宫体壁由外层的浆膜层、中间的肌层及内层的内膜层构成：①子宫内膜层：衬于子宫腔表面，无内膜下层组织。受卵巢性激素的影响，内膜表面2/3层能发生周期性变化而脱落，称为功能层；余下靠近子宫肌层的1/3内膜不受卵巢性激素影响，不发生周期性变化，称为基底层。②子宫肌层：较厚，由大量平滑肌组织、少量弹力纤维与胶原纤维所组成，非妊娠时厚约0.8cm，肌束排列交错，外层纵行，内层环形，中层交叉排列。肌层中有血管，子宫收缩时可压迫血管，有效控制子宫出血。③子宫浆膜层：为覆盖子宫底部及前后面的脏腹膜。在子宫前面，近子宫峡部处的腹膜向前反折覆盖膀胱，形成膀胱子宫陷凹。在子宫后面，腹膜沿子宫壁向下，至子宫颈后方及阴道后穹隆再折向直肠，形成直肠子宫陷凹。

（2）子宫颈　主要由结缔组织构成，含有少量平滑肌纤维、血管及弹力纤维。宫颈管黏膜为单层高柱状上皮，内有许多腺体，分泌碱性黏液，形成黏液栓堵塞宫颈管，使其与外界隔开。宫颈阴道部由复层鳞状上皮覆盖，表面光滑。宫颈外口柱状上皮与鳞状上皮交界处是宫颈癌的好发部位。

（3）子宫韧带　①圆韧带：呈圆索状，由平滑肌和结缔组织构成，起于子宫角两侧的前面，输卵管近端的下方，在阔韧带前叶的覆盖下向前外侧走行到达两侧骨盆壁后，再经腹股沟管止于大阴唇前端，有维持子宫呈前倾位置的作用。②阔韧带：位于子宫两侧的一对翼状的双层腹膜皱襞，由覆盖子宫前后的腹膜自子宫侧缘向外伸展达到骨盆侧壁，能够限制子宫向两侧倾斜，并将骨盆腔分为前后两部。韧带的上缘呈游离状，其内侧2/3包绕输卵管（伞端无腹膜遮盖），外侧1/3包绕卵巢动静脉由输卵管伞端向骨盆壁延伸，称为骨盆漏斗韧带，具有支持卵巢的作用，又称卵巢悬韧带，内有卵巢血管通过。阔韧带内有丰富的血管、神经、淋巴管及大量疏松结缔组织，统称为宫旁组织，阔韧带基底部还有子宫动静脉及输尿管穿过。③主韧带：又称子宫颈横韧带。在阔韧带的下部，横行于子宫颈两侧和骨盆侧壁之间，为一对坚韧的平滑肌和结缔组织纤维束，是固定子宫颈位置、防止子宫下垂的主要结构。④宫骶韧带：起自子宫体和子宫颈交界处后面的上侧方伸向两旁，绕过直肠终止在第2、3骶椎前面的筋膜，韧带外覆腹膜，内含平滑肌、结缔组织和支配膀胱的神经，宫骶韧带短厚有力，向后向上牵引子宫颈，维持子宫前倾位置。

（三）输卵管

输卵管为一对细长而弯曲的肌性管道，为卵子与精子结合场所及运送受精卵的通道。其内侧与子宫角相连，外端游离，长8～14cm。根据输卵管的形态，由内向外分为4部分：①间质部：潜行于子宫壁内的部分，长约1cm，管腔最窄。②峡部：位于间质部外侧，细而较直，管腔较窄，长2～3cm。③壶腹部：位于峡部外侧壁薄，管腔宽大且弯曲，长5～8cm，内含丰富皱襞，受精常发生于此。④伞部：为输卵管末端，开口于腹腔，长1～1.5cm，管口处有许多指状突起，有拾卵作用。

输卵管壁自外向内由浆膜层、平滑肌层及黏膜层组成，浆膜层为阔韧带的上缘，由腹膜延伸包绕输卵管而成；中层为平滑肌层，该层平滑肌的收缩有协助拾卵、运送受精卵及一定程度的阻止经血逆流和子宫腔内感染向腹腔内扩散的作用；内层为黏膜层，由单层高柱状上皮覆盖，上皮细胞分为纤毛细胞、无纤毛细胞、楔状细胞及未分化细胞4种。纤毛细胞的纤毛自外端向子宫方向摆动，有利于受精卵的运送（图12-8）。

（四）卵巢

卵巢为一对扁椭圆形的性腺，是产生与排出卵子，并分泌甾体激素的性器官。其位于子宫两侧，输卵管的后下方，内侧以卵巢固有韧带与子宫相连，外侧以骨盆漏斗韧带连于骨盆壁。卵巢系膜连于阔韧带后叶的部位称为卵巢门，卵巢血管与神经在此出入卵巢。卵巢的大小、形状随年龄大小而有差异。青春期前,卵巢表面光滑;青春期开始排卵后,表面逐渐凹凸不平;育龄期妇女的卵巢约4cm×3cm×1cm大小,重5~6g,灰白色;绝经后卵巢逐渐萎缩变小、变硬。

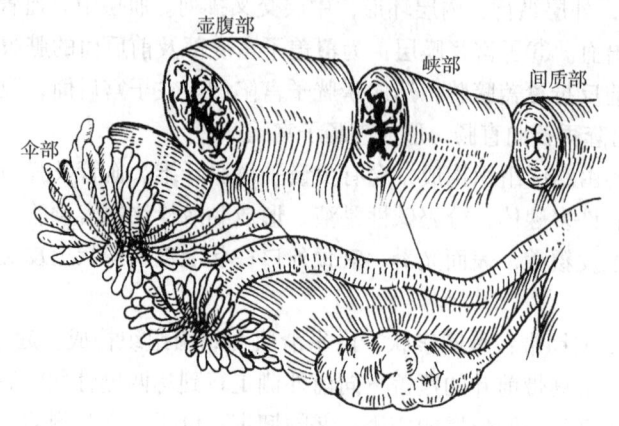

图12-8 输卵管各部及其横断

卵巢实质可分为皮质与髓质两部分。皮质是卵巢的主体,由大小不等的各级发育卵泡、黄体和它们退化形成的残余结构及间质组织组成;髓质与卵巢门相连,由疏松结缔组织及丰富的血管、神经、淋巴管,以及少量与卵巢韧带相延续的平滑肌纤维构成(图12-9)。

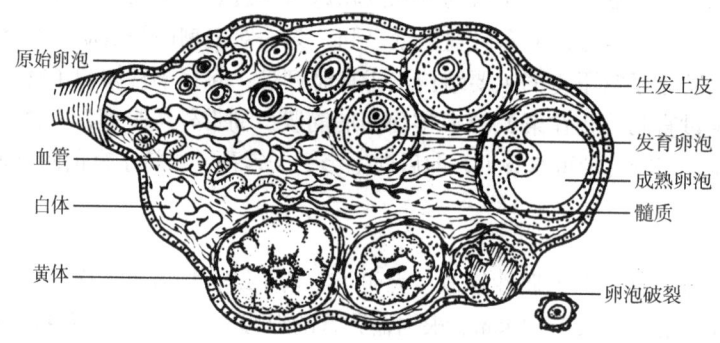

图12-9 卵巢的构造(切面)

第十三章　女性生殖系统生理

女性一生各阶段具有不同的生理特征，其中生殖系统改变最显著。生殖系统生理变化与卵巢的生殖内分泌功能变化息息相关，也与其他系统的功能相互影响。

一、女性一生各时期的生理特点

女性从胎儿形成到衰老是一个渐进的生理过程，也是下丘脑-垂体-卵巢轴功能发育、成熟和衰退的过程。根据年龄和生理特点可将此过程分为7个阶段，但各阶段并无明显界限，可因遗传、环境、营养等因素的影响而有个体差异。

1. 胎儿期

受精卵是由父系、母系来源的23对（46条）染色体组成的新个体，其中1对染色体在性发育中起决定性作用，称为性染色体。性染色体X与Y决定着胎儿的性别，即XX合子发育为女性，XY合子发育为男性。胚胎6周后原始性腺开始分化。若胚胎细胞不含Y染色体或Y染色体短臂上缺少决定男性性别的睾丸决定因子（TDF）基因时，性腺分化缓慢，至胚胎8～10周性腺组织才出现卵巢的结构。原始生殖细胞分化为初级卵母细胞，性索皮质的扁平细胞围绕卵母细胞构成原始卵泡。卵巢形成后，因无雄激素及副中肾管抑制因子，故中肾管退化，两条副中肾管发育成为女性生殖道。

2. 新生儿期

出生4周内为新生儿期。女性胎儿在母体内受胎盘及母体卵巢所产生的女性激素影响，出生的新生儿外阴较丰满，乳房略隆起或有少许泌乳。出生后离开母体环境，血中女性激素水平迅速下降，可见少量阴道流血。上述生理变化短期内均能自然消退。

3. 儿童期

出生后4周到12岁左右称儿童期。儿童早期（8岁之前）下丘脑-垂体-卵巢轴的功能处在抑制状态，这与下丘脑、垂体对低水平雌激素（≤10pg/mL）的负反馈及中枢性抑制因素高度敏感有关。此期生殖器官为幼稚型，阴道狭长，上皮薄，无皱襞，细胞内缺乏糖原，阴道酸度低，抗感染力弱，容易发生炎症；子宫小，宫颈较长，约占子宫全长的2/3，子宫肌层也很薄；输卵管细而弯曲；卵巢长而窄，卵泡虽能大量自主生长（非促性腺激素依赖性），但仅发育到窦前期即萎缩、退化。在儿童后期（约8岁以后），下丘脑促性腺激素释放激素（GnRH）抑制状态解除，卵巢内的卵泡受垂体促性腺激素的影响有一定发育并分泌性激素，但仍达不到成熟阶段。卵巢形态逐步转变呈扁卵圆形。子宫、输卵管及卵巢逐渐向骨盆腔内下降。皮下脂肪在胸、髋、肩部及耻骨前面堆积，乳房开始发育，初显女性特征。

4. 青春期

青春期是儿童期到成人的转变期，是生殖器、内分泌、体格逐渐发育至成熟的阶段。世界卫生组织（WHO）将青春期规定为10～19岁。

青春期发动通常始于8～10岁，此时中枢性负反馈抑制状态解除，GnRH开始呈脉冲式释放，继而引起促性腺激素和卵巢性激素水平升高、第二性征出现，并最终获得成熟的生殖功能。青春期发动的时间主要取决于遗传因素，此外，尚与居住地的地理位置、个人体质、营养状况以及心理精神因素有关。

女性青春期第一性征的变化是在促性腺激素作用下，卵巢增大，卵泡开始发育和分泌雌激素，生殖器从幼稚型变为成人型。阴阜隆起，大、小阴唇变肥厚并有色素沉着；阴道长度及宽度增加，阴道黏膜变厚并出现皱襞；子宫增大，尤其子宫体明显增大，子宫体与子宫颈的比例为2∶1；输卵管变粗，弯曲度减小，黏膜出现许多皱襞与纤毛；卵巢增大，皮质内有不同发育阶段的卵泡。此时虽已初步具有生育能力，但整个生殖系统的功能尚未完善。

除生殖器以外，女性其他特有的性征即第二性征出现，包括音调变高、乳房发育、阴毛及腋毛分布、骨盆横径发育大于前后径，以及胸、肩部皮下脂肪增多等，这些变化呈现女性特征。

青春期按照顺序先后经历以下四个阶段，各阶段有重叠，约需4.5年时间。

（1）**乳房萌发**　是女性第二性征的最初特征。一般近10岁时乳房开始发育，约经过3.5年时间发育成熟。

（2）**肾上腺功能初现**　指青春期肾上腺雄激素分泌增加引起阴毛及腋毛生长，称为肾上腺功能初现。阴毛首先发育，约2年后腋毛开始发育。此期肾上腺皮质功能逐渐增强，血液循环中脱氢表雄酮（DHEA）、硫酸脱氢表雄酮（DHEAS）和雄烯二酮升高。肾上腺功能初现提示下丘脑-垂体-肾上腺雄性激素轴功能渐趋完善。

（3）**生长加速**　11～12岁青春期少女体格生长呈直线加速，年均生长9cm，月经初潮后生长缓慢。青春期生长加速系雌激素、生长激素（GH）和胰岛素样生长因子-1（IGF-1）分泌增加所致。

（4）**月经初潮**　女性第一次月经来潮称月经初潮，是青春期的重要标志。平均晚于乳房发育2.5年时间。月经来潮提示卵巢产生的雌激素足以使子宫内膜增殖，雌激素达到一定水平并明显波动时，引起子宫内膜脱落即出现月经。由于此时中枢对雌激素的正反馈机制尚未成熟，即使卵泡发育成熟也不能排卵，故月经周期常不规律，经5～7年建立规律的周期性排卵后，月经才逐渐正常。

此外，青春期女孩发生较大心理变化。出现性意识，情绪和智力发生明显变化，容易激动，想象力和判断力明显增强。

5. 性成熟期

性成熟期亦称生育期，是卵巢生殖功能与内分泌功能最旺盛的时期，以卵巢功能成熟、性激素周期性分泌及排卵为标志。一般自18岁左右开始，历时30年左右，此期性功能旺盛，卵巢功能成熟，分泌性激素并有规律地周期性排卵。生殖器官各部及乳房在卵巢分泌的性激素的作用下呈周期性变化。

6. 绝经过渡期

绝经过渡期是从开始出现绝经趋势直至最后一次月经的时期。可始于40岁，整个过程长短不一，短至1～2年，长至10～20年。此期卵巢功能逐渐衰退，卵泡数量明显减少且易发生卵泡发育不全，导致月经不规律，常为无排卵性月经。最终由于卵巢内卵泡自然耗竭或剩余的卵泡对垂体促性腺激素丧失反应，导致卵巢功能衰竭。月经永久性停止，称绝经。我国妇女平均绝经年龄为49.5岁，80%在44～54岁。卵巢功能开始衰退至绝经后1年内的时期称为围绝经期。在围绝经期由于雌激素水平降低，可出现血管舒缩障碍和神经精神症状，表现为潮热、出汗、情绪不稳定、不安、抑郁或烦躁、失眠等，称为绝经综合征。

7. 绝经后期

绝经后期指绝经后的生命时期。在早期阶段，虽然卵巢停止分泌雌激素，但卵巢间质仍可分泌少量雌激素，后者在外周转化为雌酮，是循环中的主要雌激素。一般60岁以后妇女机体逐渐老化进入老年期。此时卵巢功能完全衰竭，雌激素水平低落，不足以维持女性第二性征，生殖器官进一步萎缩老化。骨代谢异常引起骨质疏松，容易发生骨折。

二、月经的生理现象

月经是女性特有的生理现象，具有周期性。在月经周期中，女性的生殖生理发生了一系列的变化。

月经是指伴随卵巢周期性变化所出现的子宫内膜周期性剥脱和出血。规律的月经是生殖功能成熟的重要标志。第一次月经来潮称为月经初潮，初潮年龄多在13～14岁，可早至11岁，或晚至16岁。16岁以后月经尚未初潮者应查找原因。月经初潮年龄主要受遗传因素影响，其他因素如营养、体重等也起着重要作用。近年来，月经初潮年龄有提前的趋势。

出血的第1日为月经周期的开始，两次月经第1日的间隔时间为1个月经周期，正常月经周期一般为21～35日，平均28日；每次月经持续的天数称经期，一般为2～8日，平均4～6日；一次月经的总失血量称为经量，一般20～60mL，超过80mL为月经过多。月经血多呈暗红色，除血液外，尚有子宫内膜碎片、宫颈黏液及脱落的阴道上皮细胞。因经血中纤维蛋白溶酶对纤维蛋白的溶解作用，使得月经血不凝，偶尔有小凝血块。一般月经期无特殊症状，部分妇女于经前或经期可出现下腹疼痛及腰骶部坠胀不适，或乳房轻微胀痛，并可出现轻度恶心、腹泻或便秘等胃肠功能紊乱症状，少数患者可有头痛及轻度神经系统不稳定症状，若这些症状不影响正常生活，可视为生理现象。

三、卵巢的功能及周期性变化

卵巢是女性的性腺。卵巢的主要功能是产生卵子并排卵的生殖功能及分泌性激素的内分泌功能。在女性一生的不同阶段，卵巢功能有较大变化。卵巢的周期性变化主要发生于月经初潮以后至绝经以前，这种变化包括卵巢形态和功能上的周期性变化，称为卵巢周期，又称性周期。

（一）卵泡的发育及成熟

新生儿出生时卵巢内约有200万个卵泡。儿童期多数卵泡退化，至青春期只剩下约30万个。青春期后，卵泡由自主发育至发育成熟的过程依赖于促性腺激素的刺激。生育期每月发育一批卵泡（3～11个），但经过募集、选择，一般只有一个优势卵泡发育成熟并排出卵子，其余的卵泡发育到一定阶段则通过细胞凋亡机制而自行退化，称为卵泡闭锁。女性一生中，能发育至成熟并排出的卵细胞只有400～500个，仅占总数的0.1%左右。

卵泡的发育及成熟经历了始基卵泡、窦前卵泡、窦卵泡及成熟卵泡几个阶段。青春期后，有的始基卵泡内的卵母细胞增大，其周围颗粒细胞增生成复层，细胞表面卵泡刺激素（FSH）受体增多。卵母细胞的周围形成一层透明膜，称为透明带。透明带之外的颗粒细胞呈放射状排列，称为放射冠。同时在FSH作用下卵泡周围的间质细胞分化成内外两层卵泡膜细胞。卵泡膜细胞分泌雄激素，经颗粒细胞中已活化的芳香化酶的作用转化为雌激素。雌激素与FSH的协同作用又使卵泡膜细胞和颗粒细胞膜上合成黄体生成素（LH）受体。这些激素和卵泡膜血管渗出液及卵泡分泌的多种生物活性物质聚于颗粒细胞群之间的间隙中，称为卵泡液。卵泡液逐渐增多，空隙随之增大，卵母细胞连同增殖的颗粒细胞层凸入空腔内形成卵丘。至此卵泡发育成熟，并移行至卵巢表面，呈透明的小泡状，称为成熟卵泡，成熟卵泡直径可达18～23mm（图13-1）。

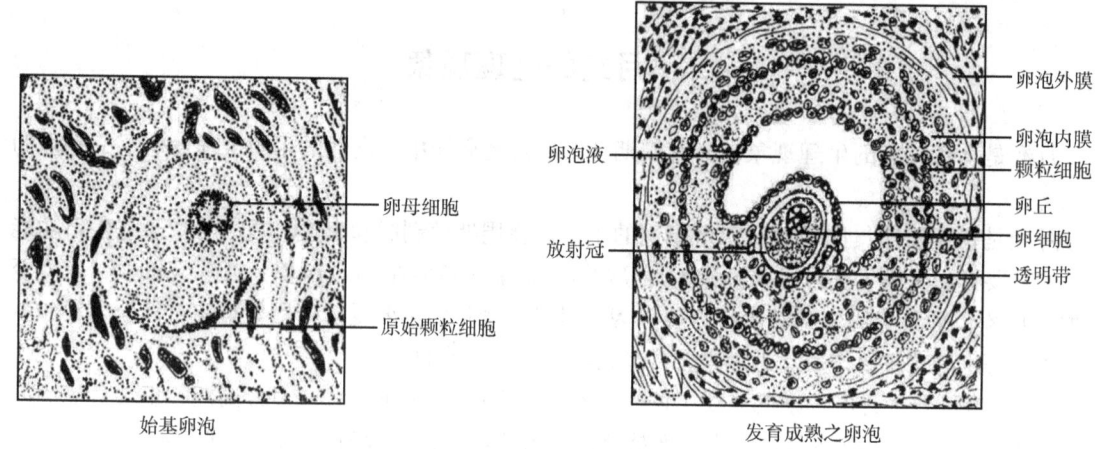

图13-1 卵泡的发育及成熟

（二）排卵

卵细胞及其外面的透明带、放射冠和卵丘共同形成的卵冠丘复合体一起从卵巢排出的过程称为排卵。目前认为导致排卵的内分泌调节为排卵前血LH/FSH峰的出现，LH峰是即将排卵的可靠指标，出现于卵泡破裂前36小时。具体机制为，排卵前的雌二醇（E_2）高峰对下丘脑、垂体的正反馈调节作用，出现LH/FSH峰；在LH峰作用下排卵前卵泡黄素化，产生少量孕酮；LH/FSH峰与孕酮的协同作用，激活卵泡液内蛋白溶酶活性，使卵泡壁隆起尖端部分的胶原消化形成小孔，称为排卵孔。关于成熟卵泡破裂的原因，目前认为有几个方面：①卵泡内存在一些蛋白溶解酶、淀粉酶、胶原蛋白溶解酶等，这些酶能在卵泡腔内压力维持不变的情况下使卵泡壁溶解。②在促性腺激素特别是LH的作用下，成熟卵泡能分泌前列腺素$F_{2\alpha}$（$PGF_{2\alpha}$），$PGF_{2\alpha}$能使成熟卵泡周围间质内的平滑肌纤维收缩，促使卵泡破裂。排卵一般发生在下次月经来潮前的14日左右。排卵可由两侧卵巢轮流发生，或持续见于某一侧卵巢。排出的卵子经输卵管伞端捡拾、输卵管壁的蠕动及输卵管黏膜纤毛的摆动等协同作用，到达输卵管壶腹部等待受精。

（三）黄体的形成和退化

排卵后卵泡液流出，卵泡腔内压下降，卵泡壁塌陷，卵泡壁的卵泡颗粒细胞和卵泡内膜细胞向内侵入，周围由结缔组织的卵泡外膜包围，共同形成黄体。卵泡颗粒细胞和卵泡内膜细胞在LH排卵峰的作用下进一步黄素化，分别形成颗粒黄体细胞及卵泡膜黄体细胞，两种黄体细胞内都含有胡萝卜素。于排卵后的7～8日，黄体发育达鼎盛期，直径1～2cm，色黄，突出于卵巢表面。

若卵子受精，则黄体继续发育为妊娠黄体，到妊娠3个月末其功能由胎盘取代。若卵子未受精，黄体于排卵后9～10日（即月经周期第24～25日）开始退化，黄色消退，细胞变性，最后细胞被吸收，逐渐由结缔组织代替，组织纤维化，外观色白，称为白体。黄体寿命一般为12～16日，平均14日。黄体衰退后，月经来潮。

（四）卵巢分泌的激素

卵巢主要合成及分泌的女性激素有雌激素、孕激素和少量的雄激素等甾体激素。

甾体激素属类固醇激素。首先以胆固醇为基础合成孕烯醇酮，孕烯醇酮又经过两条线路合成雄烯二酮、睾酮，二者又分别合成雌酮、雌二醇。甾体激素主要在肝脏代谢，其代谢产物大部分经肾由尿排出。除甾体激素外，卵巢通过自分泌可分泌一定量的多肽激素，如抑制素、激活素、卵泡抑制素，以及生长因子、细胞因子等。卵巢作为女性的性腺，其分泌的性激素及其生理作用至关重要。

1. 雌激素

雌激素主要由卵泡的卵泡膜细胞、颗粒细胞、黄体细胞分泌。在卵泡开始发育时，雌激素的分泌量较少，随着卵泡的发育成熟，分泌量逐渐增高，至排卵前达高峰，排卵后因卵泡液中雌激素释放到腹腔而使血循环中雌激素暂时减少。黄体发育过程中雌激素分泌量又逐渐增加，黄体成熟时分泌量达第二个高峰，但峰的均值低于第一个高峰，以后逐渐减少，至月经来潮前急剧下降到最低水平。其主要作用靶点和生理作用为：

（1）**卵巢**　促进卵泡的发育。在卵泡发育过程中起作用，如不足将致卵泡发育停止而闭锁。

（2）**子宫肌**　促使子宫发育，促进子宫肌细胞增生和肥大，使肌层增厚；增进血运，促使和维持子宫发育；增加子宫平滑肌对缩宫素的敏感性。

（3）**子宫内膜**　促使子宫内膜腺体和间质增生、修复。

（4）**子宫颈**　使宫颈口松弛、扩张，宫颈管黏液分泌量增多，质变稀薄，易拉成丝状，以利于精子通过。

（5）**输卵管**　促进输卵管肌层发育及上皮的分泌活动，并加强输卵管肌节律性收缩的振幅，有利于孕卵的输送。

（6）**阴道上皮、外生殖器**　使阴道上皮细胞增生和角化，黏膜变厚，增加细胞内糖原，保持阴道呈酸性，使阴唇发育、丰满，色素加深。

（7）**乳腺**　促进乳腺管增生，乳头、乳晕着色，促进其他第二性征的发育。

（8）**下丘脑、垂体**　通过对下丘脑和垂体的正负反馈调节，控制促性腺激素的分泌，从而间接对卵巢功能产生调节作用。

（9）**代谢作用**　促进水钠潴留；降低循环中胆固醇水平，可以防止冠状动脉硬化的发生；促进骨中钙的沉积，加速骨骺闭合，缺乏时可致骨质疏松。

2. 孕激素

孕激素为雄激素和雌激素的前体，故卵巢、睾丸、肾上腺皮质和胎盘内均有孕激素存在。主要由排卵后的颗粒黄体细胞和卵泡膜黄体细胞分泌，排卵前卵泡中颗粒细胞及肾上腺皮质亦能分泌少量孕激素。卵泡早期，孕激素在血中含量极微，至排卵前LH峰使成熟卵泡的颗粒细胞黄素化而略有升高；排卵后随黄体的发育，孕激素分泌量显著增加，至排卵后7～8日黄体成熟时达高峰，以后逐渐下降，黄体的后半期急剧下降，月经来潮时达最低水平。其主要作用靶点和生理作用为：

（1）**子宫内膜**　使子宫内膜由增生期转变为分泌期，为受精卵的着床做好准备。

（2）**子宫肌**　降低子宫平滑肌兴奋性及其对缩宫素的敏感性，抑制子宫收缩，以利于受精卵植入和胚胎发育。

（3）**子宫颈**　使宫颈口闭合，黏液分泌减少，性状变黏稠。

（4）**输卵管** 抑制输卵管肌节律性收缩的振幅。

（5）**阴道上皮** 使阴道上皮细胞脱落加快，糖原沉积和阴道乳酸杆菌减少，酸性降低。

（6）**乳腺** 促进乳腺腺泡发育。

（7）**体温** 兴奋下丘脑体温调节中枢，使基础体温在排卵后上升0.3～0.5℃。临床上可以此作为判定排卵日期的标志之一。

（8）**下丘脑、垂体** 在月经中期具有增强雌激素对垂体LH排卵峰释放的正反馈作用；在黄体期对下丘脑、垂体有负反馈作用，抑制促性腺激素分泌。

（9）**代谢作用** 能促进水钠排泄。

3. 雄激素

女性体内雄激素主要来源于肾上腺皮质，卵泡膜细胞和卵巢间质细胞可以产生极少量雄激素。雄激素可促使阴蒂、阴唇和阴阜的发育，促进阴毛、腋毛的生长；促进蛋白质合成，促进肌肉生长，并刺激骨髓中红细胞的增生。在性成熟期前，促使长骨骨基质生长和钙的保留；性成熟后可致骨骺闭合、生长停止。还可促进水、钠的重吸收并保留钙。大量雄激素与雌激素有拮抗作用。

上述3种女性激素对女性生理有重要作用和影响，特别是雌激素、孕激素，二者既有协同作用，也有拮抗作用。协同作用表现为在雌激素作用的基础上，孕激素进一步促进生殖器官和乳房的发育，为妊娠做准备。拮抗作用表现在雌激素促进子宫内膜增生与修复，孕激素则限制子宫内膜过度增生，使增生期子宫内膜转变为分泌期内膜，为孕卵植入做准备。此外，在子宫收缩、输卵管蠕动、子宫颈黏液变化、阴道上皮角化和脱落，以及钠和水的潴留与排泄等方面，均表现拮抗作用。

四、生殖器官的周期性变化与月经

卵巢周期性变化时所产生的两种主要激素——雌激素、孕激素，影响生殖系统的变化，其中最明显的是子宫内膜的周期性变化，并使之产生月经。此外，子宫颈、输卵管和阴道上皮细胞及乳房也发生相应的周期性变化。

子宫内膜的周期性变化主要包括子宫内膜的组织学和生物化学的相应性变化（图13-2）。

（一）子宫内膜的组织学变化

子宫内膜从形态学上分为功能层和基底层。功能层受卵巢激素变化的调节，具有周期性增殖、分泌和脱落性变化；基底层不受卵巢激素的周期性调节，不发生剥脱，月经后再生并修复了宫内膜创面，重新形成子宫内膜功能层。根据组织学变化将月经周期分为增殖期、分泌期和月经期。

1. 增殖期

月经周期第5～14日，相当于卵巢周期的卵泡期，子宫内膜显著增殖是本期的主要特点，在新生卵泡分泌的雌激素作用下，月经后的子宫内膜由基底层细胞再生修复。此期可分为早、中、晚3期：①增殖早期：月经周期第5～7日。内膜的增生与修复在月经期即已开始，此期内膜较薄，仅1～2mm；腺上皮细胞呈立方形或低柱状；间质致密，细胞呈星形，间质中的小动脉较直，壁薄。②增殖中期：月经周期第8～10日。腺体数量增多、伸长，呈弯曲形；腺上皮细胞增生活跃，细胞呈柱状，开始有分裂象；间质水肿在此期最为明显，小动脉逐渐发育，管壁变厚。③增殖晚期：月经周期第11～14日。此期内膜增厚至3～5mm，表面高低不平，略呈波浪形；腺上皮细胞呈高柱状，增殖为假复层上皮，核分裂象增多，腺体更长，形成弯曲状；间质细胞呈星状，并相互结合成网状；组织内水肿明显，小动脉增生，管腔增大，呈弯曲状。

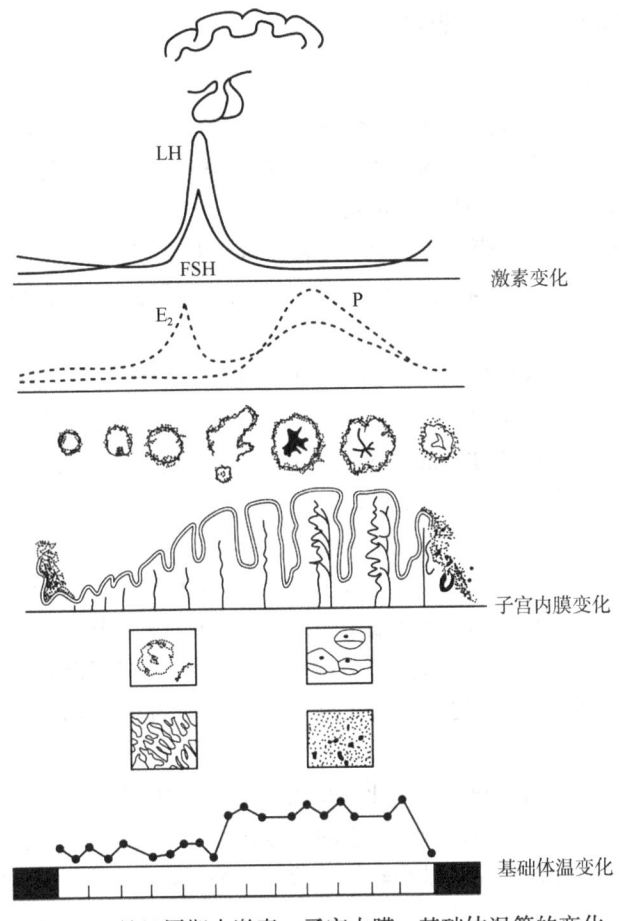

图13-2 月经周期中激素、子宫内膜、基础体温等的变化

2. 分泌期

月经周期的第15~28日，与卵巢周期中的黄体期对应。黄体分泌孕激素及雌激素，共同作用于已增殖的子宫内膜，使之继续增厚，腺体更增长弯曲，出现分泌现象；血管迅速增加，更加弯曲；间质疏松并水肿。此时内膜厚且松软，有丰富的营养物质，有利于受精卵着床发育。整个分泌期亦可分为3期：①分泌早期（月经周期第15~19日）：腺上皮细胞出现含糖原的核下空泡为该期的组织学特征；间质水肿，螺旋小动脉继续增生、弯曲。②分泌中期（月经周期第20~23日）：子宫内膜增厚呈锯齿状，腺体内的分泌上皮细胞出现顶浆分泌现象，内膜的分泌活动在LH峰后第7日达到高峰，与囊胚植入同步；此期间质更加疏松、水肿，螺旋小动脉继续增生、卷曲。③分泌晚期（月经周期第24~28日）：相当于黄体退化阶段，子宫内膜呈海绵状，厚达10mm；间质更加疏松、水肿，螺旋小动脉快速增长，超出内膜厚度，更加弯曲，此期内膜明显分为3层，即基底层、海绵层、致密层，致密层和海绵层合称功能层。

3. 月经期

月经周期的第1~4日，此期为子宫内膜海绵状功能层从基底层崩解脱落期，这是孕酮和雌激素撤退的最后结果。黄体退化后，雌、孕激素水平下降，使内膜中前列腺素的合成活化，前列腺素能刺激子宫肌层收缩而引起内膜功能层的螺旋小动脉持续痉挛。经前24小时，内膜螺旋动脉出现逐渐加强的血管痉挛性收缩，导致远端血管壁及组织缺血坏死、剥脱，脱落的内膜碎片及血液一起从阴道流出，即月经来潮。因此，月经期实际上是上一周期的结束，又是新一周期的开始。

（二）子宫内膜的生物化学变化

1. 甾体激素和蛋白激素受体

（1）**甾体激素受体** 增殖期子宫内膜腺细胞和间质细胞富含雌、孕激素受体。雌激素受体在增殖期子宫内膜含量最高，排卵后明显减少。孕激素受体在排卵时达到高峰，随后腺上皮孕激素受体逐渐减少，而间质细胞孕激素受体含量相对增加。

（2）**蛋白激素受体** 子宫内膜上皮和腺上皮存在hCG/LH受体的表达，功能尚不清楚。子宫内膜中亦存在生长激素受体/生长激素结合蛋白的表达，可能对子宫内膜发育有一定影响。

2. 各种酶类

一些组织水解酶，如酸性磷酸酶、β-葡萄糖醛酸酶等，使蛋白质、磷酸和黏多糖分解。这些酶平时被限制在溶解酶体内，不具活性。排卵后若卵子未受精，黄体经一定时间后萎缩，雌、孕激素水平下降，溶酶体膜的通透性增加，多种水解酶释放入组织，影响子宫内膜的代谢，对组织有破坏作用，从而造成内膜的剥脱和出血。

3. 酸性黏多糖

在雌激素的作用下，子宫内膜间质细胞能产生一种和蛋白质结合的糖，称为酸性黏多糖（AMPS）。雌激素能促使AMPS在间质中浓缩聚合，成为内膜间质的基础物质，对增殖期子宫内膜的生长起支架作用。排卵后，孕激素可抑制AMPS的生成和聚合，促使其降解，致使子宫内膜黏稠的基质减少，血管壁的通透性增加，有利于营养及代谢产物的交换，并为受精卵的着床和发育做好准备。

4. 血管收缩因子

月经来潮前24小时子宫内膜缺血、坏死，释放$PGF_{2\alpha}$和内皮素-1（ET-1）等，使月经期血管收缩因子达到最高水平。另外，血小板凝集产生的血栓素A_2（TXA_2）也具有血管收缩作用，从而引起子宫血管和肌层节律性收缩，而且整个经期血管的收缩呈进行性加强，导致内膜功能层迅速缺血坏死、崩解脱落。

（三）生殖器其他部位的周期性变化

1. 输卵管的周期性变化

输卵管的周期性变化包括形态和功能两方面。卵泡期，输卵管上皮细胞受雌激素影响，在雌激素的作用下，输卵管黏膜上皮纤毛细胞生长，体积增大；非纤毛细胞分泌增加，为卵子提供运输和种植前的营养物质。雌激素还促进输卵管发育及输卵管肌层的节律性收缩。黄体期，孕激素抑制输卵管平滑肌节律性收缩的振幅和频率，抑制输卵管黏膜上皮纤毛细胞的生长，降低分泌细胞分泌黏液的功能。孕激素与雌激素协同作用，以保证受精卵在输卵管内的正常运行。

2. 子宫颈黏液的周期性变化

子宫颈黏膜周期性变化不明显，但其腺细胞分泌黏液却有周期性变化。月经干净后，体内雌激素水平较低，子宫颈黏液分泌量很少，随着雌激素水平的不断增加，子宫颈黏液的分泌量逐渐增多，且变得稀薄而透明，状若蛋清。至排卵期分泌量达高峰，黏液可拉成细丝状，拉丝度可达10cm以上，将其涂于玻片上干燥后，显微镜下可见羊齿植物叶状结晶，这种结晶在月经周期第6～7日开始出现，至排卵前最为清晰而典型。排卵后，在孕激素作用下，黏液变黏稠而混浊，延展性差，易断裂，涂片干燥后镜检，羊齿植物叶状结晶消失，代之以排列成行的椭圆体。

3. 阴道黏膜的周期性变化

排卵前，阴道上皮在雌激素影响下，底层细胞增生，逐渐演变成中层与表层细胞，使阴道上皮增厚；表层细胞出现角化，其程度在排卵期最明显。细胞内富含糖原，糖原经寄生于阴道内的阴道杆菌分解而成乳酸，使阴道内保持一定的酸度，可抑制致病菌的繁殖，称为阴道的自洁作用。排卵后阴道的上皮细胞在孕激素作用下，加速脱落，脱落的细胞主要为表层细胞。临床上常根据阴道脱落细胞的变化了解卵巢功能。

4. 乳房的周期性变化

雌激素可促进乳腺管增生，孕激素则促进乳腺小叶及腺泡的发育，故在月经来潮前由于雌、孕激素的作用，部分女性在经前可出现乳房胀痛。雌、孕激素撤退，月经来潮后上述症状大多可消失。

五、性周期的调节——下丘脑 - 垂体 - 卵巢轴

性成熟以后，由于卵巢周期性变化，使生殖器官的其他部位也发生相应的周期性变化，这种周期性的变化称为性周期。卵巢功能受下丘脑分泌 GnRH 及垂体分泌促性腺激素的调控，而卵巢分泌的性激素对下丘脑和垂体又有反馈调节作用。下丘脑、垂体与卵巢之间相互调节，相互影响，形成一个完整而协调的神经内分泌系统，称为下丘脑-垂体-卵巢轴（HPO），此轴又受中枢神经系统的调控。月经只是性周期的重要标志，它正常与否可反映整个神经内分泌系统的调节功能（图13-3）。

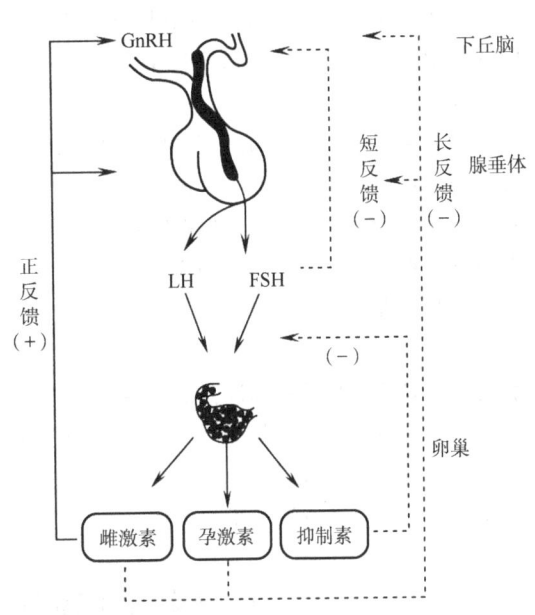

图13-3 下丘脑-垂体-卵巢轴之间的关系
—— 表示正反馈
------ 表示负反馈

（一）下丘脑对腺垂体的调节

下丘脑通过分泌 GnRH 调节腺垂体促性腺激素的分泌，而其自身的分泌又受垂体和卵巢激素的反馈调节，以及高级神经中枢神经递质的调节。GnRH 由下丘脑弓状核神经细胞合成和分泌，通过垂体门脉系统到达并作用于腺垂体，调节垂体两种激素——FSH 和 LH 的合成与释放，使垂体的两种促性腺激素离开细胞，进入血液循环。GnRH 呈脉冲式分泌，脉冲间隔为 60～120 分钟，其频率与月经周期时相有关。

（二）腺垂体对卵巢的调节

1. 促性腺激素

垂体前叶通过分泌促性腺激素（包括 FSH 和 LH）及催乳素（PRL）来调节卵巢的生殖和内分泌功能。腺垂体分泌的两种促性腺激素（FSH、LH）都是糖蛋白激素，能直接影响卵巢的周期活动。在卵巢的颗粒细胞和间质细胞膜上有 FSH、雌二醇（E_2）、睾酮（T）的受体，在 FSH 作用下，颗粒细胞的芳香化酶被活化，靠近卵泡的间质细胞分化成内外两层卵泡膜细胞。同时，FSH 与雌激素的协同作用使颗粒细胞和卵泡膜细胞膜上合成 LH、前列腺素（PG）受体。

卵泡期：FSH 可使卵母细胞增大，卵泡发育、成熟，并使卵泡内膜细胞及颗粒细胞产生雌激素。在排卵前24小时雌激素水平出现第一个高峰。LH 在卵泡期刺激卵泡膜细胞合成雄激素，主要是雄烯二酮，为雌二醇的合成提供底物。

排卵期：FSH和LH协同作用，特别是LH的峰式释放，导致成熟卵泡的破裂与排卵。

黄体期：LH主要作用于黄体细胞（颗粒细胞黄素化）产生孕激素，在排卵后7～8日达峰值。同时FSH作用于卵泡内膜细胞继续产生雌激素，与孕激素同时出现第二个雌激素高峰。

2. 催乳素

催乳素（PRL）与雌、孕激素协同作用，促进乳房的发育和乳腺的分泌。下丘脑释放的多巴胺能抑制PRL分泌，而促甲状腺素释放激素（TRH）能刺激PRL分泌。非妊娠期PRL水平升高，可表现为闭经泌乳综合征。

（三）卵巢激素的反馈作用

卵巢分泌的雌、孕激素对下丘脑和垂体具有反馈调节作用。卵巢分泌的性激素逆向地影响下丘脑和腺垂体产生和释放其内分泌激素，这种作用称为卵巢激素的反馈调节作用。

1. 雌激素

雌激素对下丘脑有正、负两方面的反馈作用。在卵泡早期，一定水平的雌激素对下丘脑产生负反馈，抑制GnRH的分泌，减少垂体的促性腺激素分泌；在卵泡期晚期，当雌激素的分泌达到阈值并维持48小时以上，雌激素可发挥正反馈作用，刺激LH分泌高峰，诱发排卵。在黄体期，协同孕激素对下丘脑有负反馈作用。

2. 孕激素

在排卵前，低水平的孕激素可增强雌激素对促性腺激素的正反馈作用。在黄体期，高水平的孕激素对促性腺激素的脉冲分泌产生负反馈抑制作用。

综上，下丘脑-垂体-卵巢轴在大脑皮质神经中枢控制下，通过调节与反馈，相互依存，相互制约，相互联系，保持着内分泌的动态平衡，从而使卵巢发生周期性变化。因此，神经系统在月经周期的调节中占有极其重要的地位。

六、影响女性生殖系统的主要内分泌腺和激素

1. 甲状腺

甲状腺所分泌的甲状腺素（T_4）和三碘甲状腺原氨酸（T_3）参与机体各种物质的新陈代谢，并对组织的分化、生长发育、生殖生理等过程起直接作用。甲状腺激素对于性腺的发育成熟、维持正常的月经和生殖功能亦十分重要。

若轻度甲状腺功能亢进，甲状腺素的分泌与释放增多，内膜过度增生，临床可表现为月经过多、过频，甚至发生排卵障碍性子宫出血。当甲状腺功能亢进发展至中、重度时，甲状腺素的分泌、释放及代谢等过程受到抑制，临床表现为月经稀发、月经减少甚至闭经。

若甲状腺功能低下发生在性成熟后，则影响月经、排卵。临床表现为月经过少、稀发，甚至闭经和不孕症，可致自然流产和畸胎发生率增加。而胚胎期性腺、生殖器官的发育与分化均需要足量甲状腺激素的作用，若甲状腺功能低下可能出现先天性女性生殖器官畸形、先天性无卵巢、原发性闭经、月经初潮延迟等。

2. 肾上腺

肾上腺有合成并分泌甾体激素的功能，其皮质能分泌多种激素，有中层束状带分泌的糖皮质激素，有外层球状带分泌的盐皮质激素和内层网状带分泌的性激素。肾上腺皮质为女性雄激素的主要来源，雄激素包括睾酮、脱氢表雄酮及雄烯二酮。

若雄激素分泌过多，可抑制下丘脑分泌GnRH，并对抗雌激素，使卵巢功能受到抑制而出现闭经，甚至男性化表现。此外，肾上腺源性的雄激素过高也是引起多囊卵巢综合征的病因之一。

先天性肾上腺皮质增生（CAH）时，由于21-羟化酶缺陷，使皮质激素合成不足，引起促肾上腺皮质激素（ACTH）代偿性增加，促使肾上腺皮质网状带雄激素分泌增多，临床上可导致女性假两性畸形（女性男性化）表现。

3. 胰腺

胰岛细胞分泌的胰岛素不仅参与糖代谢，而且对维持正常的卵巢功能有重要影响。胰岛素依赖型糖尿病患者常伴有卵巢功能低下。在胰岛素拮抗的高胰岛素血症患者，过多胰岛素将促进卵巢产生过多雄激素，从而发生高雄激素血症，导致月经失调，甚至闭经。

4. 前列腺素

前列腺素（PG）广泛存在于体内各主要组织和体液中。在女性生殖系统中，子宫内膜、月经血、卵巢、输卵管黏膜中均有分布，含量极微，但效应极强。PG可诱发释放GnRH、LH，也可促使卵泡发育、卵巢激素分泌、诱发排卵、黄体维持及溶解过程。此外，子宫内膜能合成PG，$PGF_{2\alpha}$在分泌期子宫内膜较增生期多，月经血中含量又较分泌期多。$PGF_{2\alpha}$能使子宫内膜螺旋小动脉收缩，加速内膜缺血、坏死及血管断裂，导致月经来潮。PGE能使非妊娠子宫肌松弛，妊娠子宫肌收缩；PGF则使非妊娠、已妊娠子宫肌均收缩。原发性痛经患者经血中$PGF_{2\alpha}$含量较正常妇女增高，可能是引起痛经的原因之一。同时PG促进黄体溶解，增强宫缩，不利于受孕和着床，可促使胚胎早期死亡，并使胚胎从子宫内排出。

七、中西医月经理论的对应关系

西医学认为，月经是女性性周期的标志。月经是伴随卵巢周期性变化而出现的子宫内膜周期性脱落及出血。月经周期主要是通过下丘脑-垂体-卵巢-子宫轴调节的。此轴受高级中枢神经系统的调控，同时受卵巢性激素的反馈调节作用。

中医学认为，肾-天癸-冲任-胞宫在女性成长发育过程中，特别是在月经调节机制中，肾是起主导作用的。肾藏精，是人体生长、发育和生殖的根本。心主神明，为五脏六腑之大主，故《灵枢·海论》载"脑为髓之海"。心主神明之功相当于脑的功能，说明肾与心（脑）之间调节活动有密切的对应关系，在月经产生的机制中至关重要。

肾中产生的天癸，有促进人体生长、发育和生殖的作用，是导致月经来潮的重要物质，在月经产生的生理活动中，始终对冲任、胞宫起关键的作用。天癸在月经产生过程中，有相当于垂体前叶产生促性腺激素的作用（垂体前叶同时还分泌生长激素、PRL等促进人体生长发育）。因此，可以认为天癸具有垂体一级的调节功能。

"任脉通，太冲脉盛，月事以时下。"可见冲任是直接作用于胞宫使月经来潮的。西医学认为，卵巢分泌的性激素，直接作用于子宫内膜使其发生周期性变化，并使内膜剥脱出血，月经来潮。因此，冲任与卵巢、胞宫与子宫，在月经产生机制中两者有明确的对应关系。可以认为，冲任的调节具有类似于卵巢的功能。督脉的调节，带脉的约束，可能与月经周期性有关，也可能与西医学的反馈机制相对应，值得进一步研究和探索。

可见，在阐述月经产生机制的理论中，中医学的肾-天癸-冲任-胞宫的月经机制，与西医学的下丘脑-垂体-卵巢-子宫的作用环路相对应。

中西医月经理论的对应，为中西医结合治疗月经病提供了理论根据。

第十四章　正常妊娠

妊娠是胚胎和胎儿在母体内生长发育的生理过程。成熟卵子的受精是妊娠的开始，胎儿及其附属物从母体排出是妊娠的终止。妊娠是非常复杂而变化又极为协调的生理过程。为了方便临床计算，通常以末次月经的第一日算起，以28日（4周）为一个妊娠月。妊娠全过程为40周（10个妊娠月）。妊娠未达14周称为早期妊娠，第14～27^{+6}周称为中期妊娠，第28周及其以后称为晚期妊娠。

第一节　妊娠生理

一、受精与受精卵的着床和发育

（一）受精

精子和次级卵母细胞结合形成受精卵的过程称为受精，多在排卵数小时内发生，一般不超过24小时。受精一般发生于输卵管，受精后的卵子称为孕卵或受精卵。正常发育成熟并已获能的精子和正常发育成熟的卵子相遇是受精的必要条件。

1. 精子的获能

当精子经宫颈管进入宫腔及输卵管腔时，其顶体表面的糖蛋白被生殖道分泌物中的α-淀粉酶、β-淀粉酶降解，同时顶体膜结构中的胆固醇与磷脂比率和膜电位发生变化促使顶体膜稳定性降低，此过程称为精子获能。精子在睾丸精曲小管中发生，在附睾中成熟。精子在女性生殖道内的寿命一般是1～3天，受精能力约可维持20小时，大部分精子在阴道酸性环境中即失去活力或死亡，到达输卵管壶腹部者不超过200个。

2. 卵子的成熟

卵巢中的卵泡刚一成熟，约在排卵前36～48小时，初级卵母细胞开始了第一次成熟分裂，即减数分裂。卵巢排出的卵子进入输卵管，停留在壶腹部与峡部交界处等待精子。

3. 受精过程

获能的精子进入女性生殖道与卵子在输卵管相遇，精子头部的外膜与顶体前膜融合、破裂，释放出顶体酶，溶解卵子外周的放射冠和透明带，称为顶体反应。只有发生顶体反应的精子才能与次级卵母细胞融合，精子穿过次级卵母细胞的透明带为受精的开始。穿过透明带的精子外膜与卵子胞膜接触并融合，精子进入卵子内。随后，卵细胞进行第二次减数分裂形成卵原核，卵原核与精原核融合，核膜消失，形成二倍体的受精卵，受精完成。

（二）受精卵着床

1. 卵裂

受精后30小时，受精卵随着输卵管蠕动和输卵管上皮纤毛推动向宫腔方向移动，同时开始进行有丝分裂，称为卵裂。受精后72小时，细胞分裂形成含有16个细胞的实心细胞团，称为桑椹胚。

2. 着床

桑椹胚在宫腔内游离3～4日，细胞继续分裂并按一定规律排列，细胞间出现间隙呈囊状，称为囊胚或胚泡。在受精后5～6日早期囊胚透明带消失，体积迅速增大，受精6～7日后形成晚期囊胚，晚期囊胚经过定位、黏附和侵入3个阶段植入子宫内膜，这个过程称为受精卵着床。受精卵着床必须具备：①透明带消失；②囊胚细胞滋养细胞分化出合体滋养细胞；③囊胚和子宫内膜同步发育且功能协调；④体内分泌足量的雌激素和孕酮。

（三）胚胎的发育

妊娠10周（受精后8周）内的胚体称为胚胎，是主要器官分化、形成时期。

1. 二胚层时期

囊胚着床后，内细胞团继续增生和分化，形成羊膜囊和卵黄囊，两囊壁相接处呈盘状，称为胚盘。近羊膜囊一侧细胞大、高柱状、排列不规则，即外胚层；近卵黄囊一侧为整齐的立方细胞，即内胚层。

2. 三胚层时期

外胚层细胞增生较快，并转向外胚层与内胚层的间隙分生，形成一新的细胞层，即胚内中胚层。此即三胚层时期，约在受精后的第3周形成。这3个胚层是胚体发生的始基，由此发生胎儿身体的各个器官。外胚层主要分化成神经系统、皮肤表皮、毛发、指甲、眼睛的晶状体及内耳的膜迷路等；中胚层主要分化成肌肉、骨骼、血液、结缔组织、循环系统及泌尿生殖系统的大部分；内胚层主要分化成消化系统和呼吸系统的上皮组织及其有关腺体、膀胱、阴道下段及前庭。

约在孕8周时（受精后6周）胚胎渐具人形，其头部大，可以看到眼、耳、口、鼻，四肢已具雏形。

二、胎儿发育

（一）胎儿发育一般情况

自妊娠第11周起至分娩前称胎儿，是各器官进一步发育渐趋成熟的时期。通常以4周为一个孕龄单位描述胎儿发育的特征。

（二）足月胎头的特点

足月胎儿的胎头占全身的1/4，是胎儿身体的最大部分，分娩时如果胎头能顺利通过产道，胎儿其他部分通过产道则无困难（畸形儿例外），故应熟悉胎头特点。颅骨之间的缝隙为颅缝，两额骨之间者称为额缝，两顶骨之间者称为矢状缝，顶骨与额骨之间称为冠状缝，枕骨与顶骨之间为人字缝。颅缝相会合处有较大的空隙，称为囟门，额缝、矢状缝和冠状缝会合处的菱形空隙为前囟门（大囟门），矢状缝和人字缝会合处的三角形空隙为后囟门（小囟门）。颅缝和囟门都有软组织覆盖，使颅骨有一定的活动余地，分娩时颅骨在颅缝处可以重叠，以缩小胎头体积，有利于胎儿娩出，此称胎头可塑性。胎头的大小以胎头径线和头围来表示。

（三）胎儿附属物的形成及其功能

1. 胎盘

胎盘介于母体与胎儿之间，由底蜕膜、叶状绒毛膜和羊膜构成。胎盘可使胎儿与母体进行气体交换，供给胎儿发育的营养物质，排泄胎儿的代谢废物，防御病毒、细菌毒素及化学毒物、药物对胎儿的伤害；胎盘滋养层细胞产生免疫抑制因子，同时机械地阻断细胞抗原，使胎儿不被母体排斥而具免疫功能；同时具有内分泌功能而产生数种激素。

2. 胎膜

胎膜由外层的平滑绒毛膜和内层的羊膜组成。胎膜在分娩发动上有一定作用。另外，胎膜可防止细菌进入宫腔，故早期破膜容易引起宫腔感染。

3. 脐带

脐带是连接胎儿与胎盘的条索状结构。妊娠足月胎儿的脐带长度为30～100cm，平均约55cm，直径0.8～2cm。脐带内有一条脐静脉，两条脐动脉。其为母体与胎儿气体交换、营养物质供应和代谢产物排出的重要通道。

4. 羊水

羊水为充满在羊膜腔内的液体。足月妊娠时羊水量为800mL，呈碱性或中性。妊娠早期羊水主要是母体血清经胎膜进入羊膜腔的透析液，妊娠后期主要来源于胎儿尿液。羊水能防止羊膜与胎儿体表粘连；保持胎儿免受外来的伤害；使胎儿周围环境温度保持恒定；临产后羊水还可传导宫腔压力，促使宫颈口扩张；破膜时羊水还有冲洗产道的作用，可减少感染。

三、妊娠期母体变化

由于胚胎、胎儿生长发育的需要，在胎盘产生的激素参与下，以及神经内分泌的影响下，孕妇体内各系统发生一系列适应性的解剖和生理变化。

（一）生殖系统的变化

1. 子宫

（1）**宫体** 逐渐增大变软。妊娠足月时约35cm×25cm×22cm，宫腔容量约为非妊娠时的1000倍，子宫重量约为非妊娠时的20倍。子宫肌壁厚度非妊娠时约1cm，妊娠16周厚达2～2.5cm，妊娠足月时厚度为1～1.5cm。子宫增大最初受内分泌激素的影响，以后的子宫增大则是由于宫腔内压力的增加。

（2）**子宫峡部** 位于宫体与宫颈之间最狭窄部位。非妊娠时长约1cm，妊娠10周时子宫峡部明显变软。妊娠12周以后，子宫峡部逐渐伸展、拉长、变薄，扩展成为宫腔的一部分，临产后可伸展至7～10cm，成为软产道的一部分，此时称为子宫下段。

（3）**宫颈** 妊娠早期，宫颈黏膜充血及组织水肿，致使外观肥大、呈紫蓝色并变软。宫颈管内腺体肥大，宫颈黏液增多，形成黏稠的黏液栓，有保护宫腔免受外来感染侵袭的作用。接近临产时，宫颈管变短并出现轻度扩张。

2. 卵巢

卵巢在妊娠期略增大,停止排卵。一侧卵巢可见妊娠黄体,合成雌激素及孕激素,以维持妊娠的继续。黄体功能于妊娠10周后由胎盘取代,开始萎缩。

3. 输卵管

输卵管在妊娠期伸长,但肌层并不增厚。黏膜上皮细胞变扁平,在基质中可见蜕膜细胞。有时黏膜呈蜕膜样改变。

4. 阴道

妊娠期阴道黏膜变软,充血水肿,呈紫蓝色。皱襞增多,伸展性增加。阴道脱落细胞增加,分泌物增多,常呈白色糊状。阴道上皮细胞含糖原增加,乳酸含量增多,有利于防止感染。

5. 外阴

妊娠期充血,皮肤增厚,大、小阴唇色素沉着,小阴唇皮脂腺分泌增多,大阴唇内血管增多及结缔组织变松软,伸展性增加。

(二)乳房的变化

妊娠期受垂体催乳素、胎盘生乳素、雌激素、孕激素、生长激素及胰岛素的影响,乳腺腺管和腺泡增生,脂肪沉积。乳房增大,充血明显。孕妇自觉乳房发胀或有触痛。腺泡增生使乳房较硬韧,乳头增大变黑,易勃起。乳晕变黑,乳晕外围的皮脂腺增大,形成散在的结节状小隆起,称为蒙氏结节。妊娠末期,尤其在接近分娩期挤压乳房时,可有数滴稀薄黄色液体溢出,称为初乳。

(三)循环系统的变化

1. 心脏

妊娠后期因膈肌升高,心脏向左、向上、向前移位,更贴近胸壁,心尖搏动左移约1cm,心浊音界稍扩大,至妊娠末期心脏容量约增加10%。在多数孕妇的心尖区可听及Ⅰ~Ⅱ级柔和吹风样收缩期杂音,心率于妊娠晚期每分钟增加10~15次。

2. 心排出量

心排出量增加对维持胎儿生长发育极为重要。心排出量自妊娠8~10周开始增加,至妊娠32~34周达高峰,每次心排出量平均约为80mL,此后持续此水平直至分娩。

3. 血压

妊娠早期及中期血压偏低,妊娠晚期血压轻度升高。孕妇体位影响血压,坐位稍高于仰卧位。

(四)血液的变化

1. 血容量

血容量于妊娠6~8周开始增加,至妊娠32~34周达高峰,增加40%~45%,平均约增加1450mL,维持此水平直至分娩。

2. 血液成分

(1)**红细胞** 妊娠期骨髓不断产生红细胞,网织红细胞轻度增多。由于血液稀释,红细胞计数约为$3.6\times10^{12}/L$,容易缺铁,应在妊娠中、晚期开始补充铁剂,以防血红蛋白值过分降低。

(2)**白细胞** 从妊娠7~8周开始轻度增加,至妊娠30周达高峰,为$(5\sim12)\times10^9/L$,有时可达$(14\sim16)\times10^9/L$,主要为中性粒细胞增多,淋巴细胞增加不多,而单核细胞和嗜酸性粒细胞几乎无改变。

（3）凝血因子 妊娠期血液处于高凝状态。血浆纤维蛋白原含量比非妊娠期增加40%~50%，于妊娠末期可达4.5g/L，红细胞沉降率加快，可高达100mm/h。

（4）血浆蛋白 从妊娠早期开始降低，至妊娠中期血浆蛋白为60~65g/L，主要是白蛋白减少。

（五）泌尿系统的变化

1. 肾脏

妊娠期略增大，肾血浆流量（RPF）比非妊娠期约增加35%，肾小球滤过率（GFR）约增加50%。由于GFR增加，肾小管对葡萄糖再吸收能力不能相应增加，约15%孕妇饭后可出现妊娠生理性糖尿病。

2. 输尿管

受孕激素影响，输尿管增粗及蠕动减弱，尿流缓慢，且右侧输尿管受右旋妊娠子宫压迫，可致右侧肾盂积水更明显，易患急性肾盂肾炎。

3. 膀胱

妊娠期膀胱受增大子宫压迫，排尿次数增多。

（六）呼吸系统的变化

妊娠期膈肌上升，孕妇胸廓周径加大，妊娠中期有过度通气现象，妊娠晚期以胸式呼吸为主，呼吸深大。肺活量无明显改变，潮气量增加40%，残气量减少20%，每分钟通气量增加40%，但呼吸道抵抗力下降，易发生感染。

（七）消化系统的变化

受大量雌激素影响，孕妇齿龈肥厚，易患齿龈炎，致齿龈出血。牙齿易松动及出现龋齿。妊娠期胃肠平滑肌张力降低，贲门括约肌松弛，胃内酸性内容物可反流至食管下部，产生烧心感。胃酸及胃蛋白酶分泌量减少，胃排空时间延长，容易出现上腹部饱满感。肠蠕动减弱，出现便秘，常引起痔疮或使原有痔疮加重。肝脏不增大，肝功能无明显改变。胆囊排空时间延长，胆道平滑肌松弛，胆汁稍黏稠，使胆汁淤积，易诱发胆囊炎及胆结石。

（八）皮肤的变化

妊娠期垂体分泌促黑素细胞激素（MSH）增加，加之雌、孕激素大量增多，使黑色素增加，导致孕妇乳头、乳晕、腹白线、外阴等处出现色素沉着。皮肤的弹力纤维断裂，呈多量紫色或淡红色不规则平行的条纹状萎缩斑，称为妊娠纹。

（九）内分泌系统的变化

1. 垂体

妊娠期腺垂体增大1~2倍。嗜酸细胞肥大、增多，形成妊娠细胞。

（1）促性腺激素 在妊娠期间雌、孕激素抑制下丘脑及腺垂体，使FSH和LH分泌减少，卵泡不再发育成熟，也无排卵。

（2）催乳素 从妊娠7周开始增多，妊娠足月分娩前达高峰，为非妊娠期的10倍，为产后泌乳做准备。

2. 肾上腺皮质

（1）**皮质醇** 为主要的糖皮质激素。因妊娠期雌激素大量增加，使中层束状带分泌的皮质醇增多3倍，进入血液循环后，90%与血浆蛋白结合，血循环中皮质醇虽大量增加，但血中游离皮质醇不多，故孕妇无肾上腺皮质功能亢进表现。

（2）**醛固酮** 为主要的盐皮质激素，外层球状带分泌的醛固酮于妊娠期增加3～5倍，但起活性作用的游离醛固酮较少，故不致过多水钠潴留。

（3）**睾酮** 妊娠期，内层网状带分泌睾酮略有增加，表现为孕妇阴毛及腋毛增多、增粗。

3. 甲状腺

妊娠期甲状腺呈均匀增大，甲状腺素水平自妊娠8周开始增高，至妊娠18周达平台期，维持至分娩。由于妊娠期肝脏产生较多的甲状腺素结合球蛋白，血循环中的甲状腺素虽增多，但游离甲状腺素未增多，故孕妇通常无甲状腺功能亢进表现。孕妇与胎儿体内的促甲状腺素均不能通过胎盘，而是各自负责自身甲状腺功能的调节。

4. 甲状旁腺

孕早期血清甲状旁腺素水平降低，随着妊娠进展，血浆钙浓度降低；妊娠中晚期，甲状旁腺素水平逐渐升高，有利于为胎儿提供钙。

（十）骨骼、关节及韧带的变化

骨质在妊娠期间一般无改变，部分孕妇自觉腰骶部及肢体疼痛不适，可能与松弛素使骨盆韧带及椎骨间的关节、韧带松弛有关。

（十一）新陈代谢的变化

1. 基础代谢率（BMR）

为满足母体与胎儿的需要，孕妇BMR自妊娠中期逐渐增高，至妊娠晚期可增高15%～20%。

2. 体重

早期妊娠体重无明显变化，中期妊娠起体重平均每周增加350g，直至妊娠足月时体重平均约增加12.5kg。

3. 糖类代谢

妊娠期胰岛功能旺盛，分泌胰岛素增多，使血循环中的胰岛素增加，由于靶细胞有拮抗胰岛素功能或因胎盘产生胰岛素酶破坏胰岛素，故对糖类代谢影响不大。

4. 脂肪代谢

妊娠期肠道吸收脂肪能力增强，血脂较孕前增加50%，母体脂肪储备增多。因糖原储备减少，当能量消耗过多时，脂肪分解加速可发生酮血症。

5. 蛋白质代谢

孕妇对蛋白质的需要量增加，以满足胎儿生长与母体需要，呈正氮平衡。

6. 水代谢

妊娠期机体水分平均增加7.5L，水钠潴留与排泄形成适当比例而不引起水肿，但至妊娠末期组织间液可增加1～2L，可致水肿。

7. 矿物质代谢

妊娠期母儿需要大量钙、磷、铁等，应补充维生素D及钙、铁等。

第二节 妊娠诊断与产前检查

临床上常将妊娠全过程分为3个时期，妊娠13周之前称为早期妊娠，第14~27^{+6}周称为中期妊娠，第28周及其后称为晚期妊娠。

一、早期妊娠诊断

（一）临床表现

1. 停经

已婚育龄妇女，平时月经周期规则，一旦停经，应首先考虑妊娠。

2. 早孕反应

一般在停经6周后有头晕嗜睡、食欲不振、恶心、轻度呕吐及乏力等现象，称为早孕反应。孕12周后多自行消失。

3. 尿频

因妊娠子宫增大，压迫膀胱，出现尿频，当增大的子宫越出盆腔时，症状即逐渐消失。

4. 乳房的变化

从妊娠第8周起，乳房开始增大，可有胀痛，初孕妇较明显。乳头和乳晕着色加深。

5. 妇科检查

阴道及宫颈松软，呈紫蓝色。有时子宫峡部特别柔软，宫颈和宫体似不相连，称为黑加征。妊娠6周后，宫体呈圆球形，以后子宫逐渐增大，12周后子宫底越出盆腔时，可在耻骨联合上方触及。

6. 脉象

停经12周以上，六脉滑利，尺脉按之不绝，可考虑为妊娠。

（二）辅助检查

1. 妊娠试验

通常受精后8~10日即可检测到血hCG升高，早期妊娠血hCG的倍增时间为1.4~2日。现临床多用简便快速的试纸法进行定性检测，结果阳性时，要结合临床表现与体征综合分析，才能明确妊娠诊断。

2. 超声检查

阴道超声较腹部超声可提前近1周确定早期妊娠。妊娠囊是早期妊娠的超声标志，阴道超声最早在妊娠4~5周即可探测到，早期妊娠囊易与宫腔积血或积液混淆，探及卵黄囊方可确定宫内妊娠。妊娠6周后则能探测到原始心管搏动，测定头臀长度可较准确地估计孕周。

3. 基础体温测定

具有双相型体温的妇女，停经后高温持续18日以上仍不见下降者，早孕可能性大。如高温持续超过3周，则早孕的可能性更大。

二、中期及晚期妊娠诊断

（一）临床表现

1. 子宫增大

随着妊娠的发展，子宫逐渐增大，孕妇也自觉腹部膨胀，并可根据子宫底高度判断妊娠月份。

2. 胎动

孕妇多在妊娠20周后自觉胎儿在子宫内活动，此称胎动。妊娠18周后超声检查可发现。妊娠32～34周胎动达高峰，妊娠38周后胎动逐渐减少。

3. 胎儿心音

妊娠18～20周用听诊器经孕妇腹壁可听到胎心音，如钟表的"滴答"声，每分钟110～160次，以在胎儿背部听诊最清楚。

4. 胎体

妊娠20周后，可经腹壁触到胎体，妊娠24周后更为清楚，可区分胎体各部位，胎头圆而硬，有浮球感，胎臀宽而软，形状不规则，胎背宽而平坦，四肢小而不规则。

5. 皮肤变化

在孕妇面部、乳头、乳晕及腹壁正中线有色素沉着。

（二）辅助检查

1. 超声检查

超声检查不仅能够显示胎儿数目、胎产式、胎先露、胎方位、胎心搏动、胎盘位置、羊水量，评估胎儿体重，还可以测量胎头双顶径、头围、腹围、肱骨长度、股骨长度等多条径线，了解胎儿生长发育情况。妊娠20～24周，可应用超声进行胎儿系统检查，筛查胎儿结构畸形。

2. 胎儿心电图

常用间接法检测胎儿心电图，通常于妊娠12周后即能显示较规律的图形，于妊娠20周后的成功率更高。对诊断胎心异常有一定价值。

三、胎产式、胎先露、胎方位

胎儿在子宫内采取一定姿势，即胎头俯屈，颏部贴近胸壁，脊柱略向前弯，四肢屈曲交叉于胸前，整个胎体是椭圆形，胎儿在子宫内的位置是否正常，对分娩的难易关系很大，甚至影响胎儿生命。临产前应明确诊断胎位，对异常胎位应及时尽量纠正为正常胎位。

1. 胎产式

胎体纵轴和母体纵轴的关系称为胎产式。两者相一致时称为纵产式（直产式），如头位、臀位。两纵轴垂直时称为横产式，如横位。胎体纵轴与母体纵轴交叉者，称斜产式。在足月胎儿中约99.75%是纵产式，斜产式是暂时的，在分娩过程中可转成纵产式或横产式。

2. 胎先露

最先进入骨盆入口的胎儿部分称为胎先露。纵产式有头先露和臀先露，横产式为肩先露。头先露因胎头屈伸程度不同可分为枕先露、前囟先露、额先露和面先露。臀先露时由于入盆的先露部分不同，可分为完全臀先露（混合臀先露）、单臀先露及足先露。

3. 胎方位

胎儿先露部的指示点与母体骨盆的关系称为胎方位。枕先露以枕骨、面先露以颏骨、臀先露以骶骨、肩先露以肩胛骨为指示点。

四、产前检查

产前检查应自早期妊娠开始,对有遗传代谢疾病可疑者,应及早进行产前诊断,以降低先天性遗传病儿和畸形儿的出生率。根据我国《孕前和孕期保健指南（2018年）》,目前推荐产前检查孕周分别为：妊娠6～13^{+6}周、14～19^{+6}周、20～24周、25～28周、29～32周、33～36周、37～41周（每周1次）。有高危因素或发现异常者,应增加检查次数。

（一）询问病史

1. 询问基本情况

孕妇姓名、年龄、结婚年龄、孕次、产次、籍贯、职业、住址及爱人姓名、职业。

2. 推算预产期

从末次月经第1日起计算,月份加9或减3,日数加7（农历日数加14）,所得日期即为预产期。如孕妇记不清末次月经日期,或月经不规律,或哺乳期尚未来月经而妊娠者,可根据早孕反应、初次检查子宫大小、胎动开始时间、子宫底高度及胎儿大小来推测。有条件者应根据妊娠早期超声检查的报告来核对预产期。

3. 了解本次妊娠情况

有无恶心、呕吐、头晕、头痛、心慌、气急、下肢浮肿、阴道出血等症状,胎动开始时间,孕期服药史等。

4. 月经史及孕产史

月经情况及过去妊娠、分娩、产后经过情况,包括有无流产、早产、难产史（难产原因、胎儿大小及出生情况,所施手术及手术后情况）,有无产后出血及其他合并症,新生儿情况如何。

5. 既往病史

有无输血史,有无心脏病、肺结核、肝炎、肾炎、高血压、出血性疾病及其发病时间和治疗情况,是否避孕及所采取的措施。

6. 家族史

家族中有无高血压、传染病（如结核）及可能与遗传有关的疾病及多胎史。

（二）全身检查

观察发育、营养、体态、身高及有无畸形,测量体重与血压。正常晚期妊娠,每周体重增加不应超过500g。检查心、肺、肝、脾有无异常；乳头有无内陷,腹部及下肢有无水肿。

（三）产科检查

1. 腹部检查

主要了解子宫大小及胎位,检查前先排空小便。仰卧于检查床上,腹部袒露,双腿屈曲,检查者站于孕妇右侧。

（1）**视诊** 注意腹形及大小,腹部有无水肿、妊娠纹和手术瘢痕等。

（2）**触诊** 用四步触诊法检查子宫大小、胎产式、胎先露、胎方位及先露部是否衔接。

（3）**听诊** 胎心音在靠近胎背上方的孕妇腹壁上听得最清楚，听胎心音时要注意其节律与速率。

2. 骨盆测量

了解骨盆的大小及形态，预测足月胎儿能否顺利通过产道。

（1）**骨盆外测量** 外测量虽不能测出骨盆内径，但能间接估计内径的概况，临床上仍经常应用。常测的径线有：①髂棘间径：两髂前上棘外缘的距离，正常值为23～26cm。②髂嵴间径：两髂嵴外缘最宽的距离，正常值为25～28cm。③骶耻外径：第5腰椎棘突下至耻骨联合上缘中点的距离，正常值为18～20cm。④坐骨结节间径（出口横径）：两坐骨结节内侧缘的距离，正常值为8.5～9.5cm。⑤出口后矢状径：坐骨结节间径中点至骶尾尖端的长度，正常值为8～9cm。⑥耻骨弓角度：反映骨盆出口横径的宽度，正常值为90°，小于80°为异常。

（2）**骨盆内测量** ①对角径：耻骨联合下缘至骶岬前缘中点的距离，正常值为12.5～13cm。②坐骨棘间径：两坐骨棘间的距离，正常值约为10cm。③坐骨切迹宽度：坐骨棘与骶骨下部间的距离，若能容纳3横指（5.5～6cm）为正常，否则属中骨盆狭窄。

3. 超声检查

超声检查可了解宫内胎儿及羊水、胎盘等情况。对胎位不清、听不清胎心者，也应行超声检查。

4. 羊水检查

羊水检查可诊断胎儿畸形、遗传性疾病、胎儿胎盘功能、胎儿成熟度等。

5. 阴道检查

阴道检查可了解软产道有无畸形、狭窄或其他异常；了解宫颈容受和宫口开大程度以及先露部。在检查中须同时注意骨盆侧壁是否内聚，坐骨棘是否突出，骶骨凹度、骶尾关节活动度等，从而估计坐骨棘间径的大小及中骨盆有无狭窄。

（四）一般实验室检查

常规检查血红蛋白、红细胞计数、血细胞比容、白细胞总数及分类、血小板计数、血型、肝肾功能及尿蛋白、尿糖等。

产前检查的复诊时间按妊娠月份而定，复诊时要询问前次检查后有无特殊情况，如浮肿、头痛、阴道出血及其他症状等。每次复诊均应测血压，量体重，注意胎方位、胎心音及下肢有无浮肿。如有血压增高、体重增加过快或水肿现象，要注意妊娠高血压疾病，做有关的实验室检查。复诊时做好孕期卫生宣教，并预约下次复诊时间，如病情严重，孕妇不能及时复诊，应及时随访。

第十五章　正常分娩

第一节　决定分娩的因素

决定分娩的因素是产力、产道、胎儿及社会心理因素。各因素正常并相互适应，胎儿经阴道顺利自然娩出，为正常分娩。

一、产　力

将胎儿及其附属物从子宫内逼出的力量称为产力，产力包括子宫收缩力（简称宫缩）、腹壁肌及膈肌收缩力（统称腹压）和肛提肌收缩力。

1. 子宫收缩力

子宫收缩力是临产后的主要产力，贯穿于整个分娩的过程中。临产后的宫缩能迫使宫颈管消失、宫口扩张、胎先露下降、胎盘和胎膜娩出。临产后正常宫缩的特点包括：

（1）节律性　子宫节律性收缩是临产的重要标志，每次子宫收缩都是由弱渐强（进行期），维持一段时间（极期），一般30～40秒，随后从强渐弱（退行期），直至消失进入间歇期（图15-1）。间歇期一般5～6分钟。随产程进展宫缩持续时间逐渐延长，间歇期逐渐缩短。当宫口全开后，宫缩可持续达60秒，间歇期仅1～2分钟。如此反复，直至分娩结束。宫缩极期使宫腔压力于第一产程末可达40～60mmHg，于第二产程期间增至100～150mmHg，而间歇期仅为6～12mmHg。宫缩时，子宫肌壁血管受压，子宫血流量减少，但间歇期子宫血流量又恢复，对胎儿血流灌注有利。

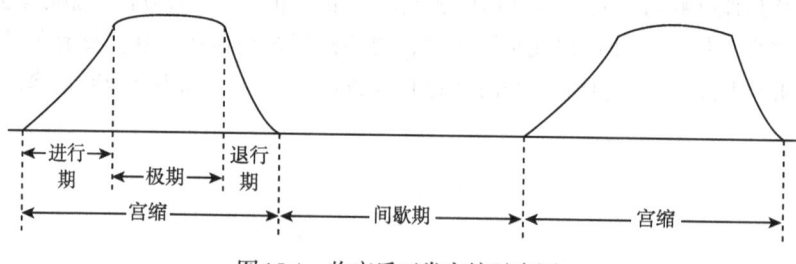

图15-1　临产后正常宫缩示意图

（2）对称性和极性　正常宫缩自子宫两侧子宫角部，迅速向子宫底中线集中，左右对称，再以2cm/s的速度向子宫下段扩散，约15秒可均匀协调地遍及整个子宫，此为子宫收缩的对称性。宫缩以子宫底部最强最持久，向下逐渐减弱，此为子宫收缩的极性（图15-2）。子宫底部收缩力的强度是子宫下段的2倍。

（3）**缩复作用** 每当宫缩时，子宫体部肌纤维缩短变宽，间歇期虽松弛，但不能完全恢复到原来长度，经过反复收缩，肌纤维越来越短，这种现象称为缩复作用（retraction）。缩复作用使宫腔容积逐渐缩小，迫使胎先露下降，宫颈管消失及宫口扩张。

2. 腹壁肌及膈肌收缩力

腹壁肌及膈肌收缩力（简称腹压）是第二产程时娩出胎儿的重要辅助力量。宫口开全后，每当宫缩时，前羊水囊或胎先露压迫骨盆底组织及直肠，反射性地引起排便动作，产妇主动屏气向下用力，腹壁肌及膈肌强有力地收缩使腹内压增高。腹压在第二产程末期配以宫缩时运用最有效，能迫使胎儿娩出，在第三产程亦可促使已剥离的胎盘娩出。过早用腹压易使产妇疲劳和宫颈水肿，使产程延长。

3. 肛提肌收缩力

肛提肌收缩力有协助胎先露在骨盆腔进行内旋转的作用。当胎头枕部位于耻骨弓下时，能协助胎头仰伸及娩出。当胎盘娩出至阴道时，肛提肌收缩力有助于胎盘娩出。

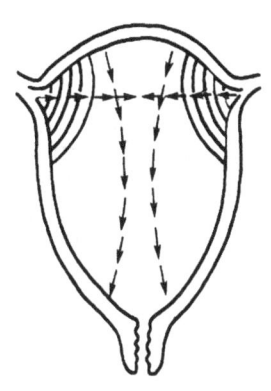

图15-2　子宫收缩力的对称性和极性

二、产　道

产道是胎儿从母体娩出的通道，包括骨产道和软产道两部分。

（一）骨产道

骨产道指真骨盆，是产道的重要组成部分，其大小及形状与分娩关系密切。骨盆腔分为3个假想平面，即通常所称的骨盆平面：骨盆入口平面、中骨盆平面、骨盆出口平面（见第十二章骨盆相关内容）。

骨盆倾斜度是指妇女直立时，骨盆入口平面与地面所成的角度，一般为60°。若倾斜度过大，则常影响胎头的衔接。改变体位可改变骨盆倾斜度（图15-3）。

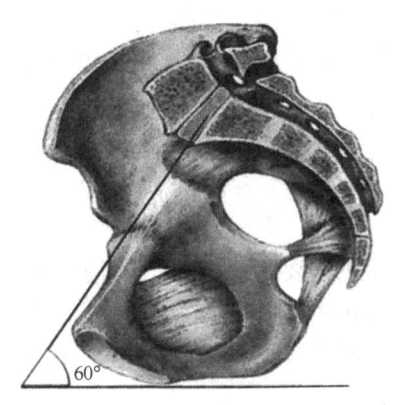

图15-3　骨盆倾斜度

（二）软产道

软产道是由子宫下段、宫颈、阴道及盆底软组织共同组成的弯曲管道。

1. 子宫下段的形成

子宫下段的形成由未孕时的子宫峡部形成。子宫峡部上界为宫颈管最狭窄的解剖学内口，下界为宫颈管的组织学内口。未孕时子宫峡部长约1cm，妊娠12周后逐渐伸展成为宫腔的一部分，随着妊娠的进展被逐渐拉长，至妊娠末期形成子宫下段。临产后，规律的宫缩使子宫下段进一步拉长达7～10cm。子宫体部肌纤维的缩复作用，使上段肌壁越来越厚，下段肌壁被动牵拉而越来越薄（图15-4）。在子宫内面的上、下段交界处形成环状隆起，称生理性缩复环（physiological retraction ring）。生理情况时，此环不能从腹部见到（图15-5）。

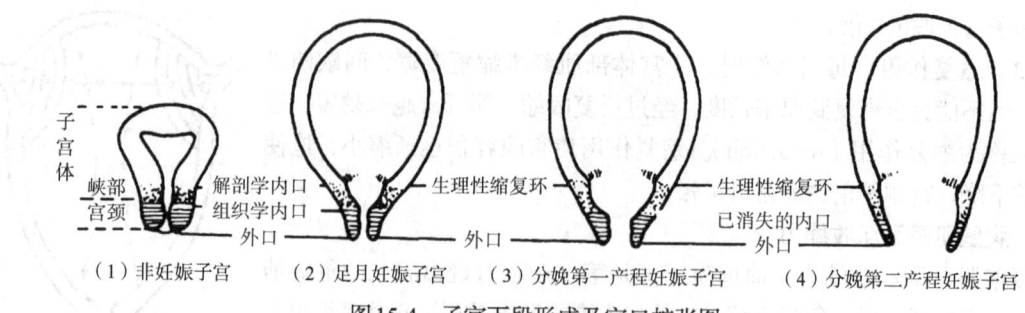

（1）非妊娠子宫　　（2）足月妊娠子宫　　（3）分娩第一产程妊娠子宫　　（4）分娩第二产程妊娠子宫

图15-4　子宫下段形成及宫口扩张图

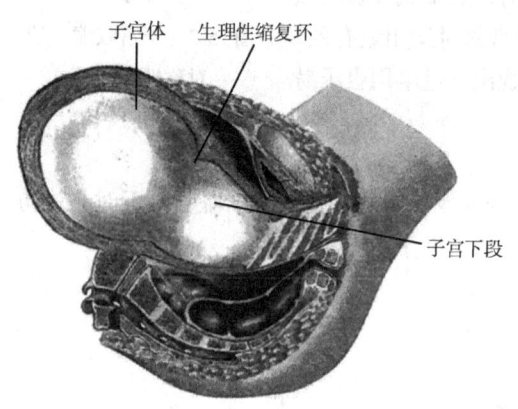

图15-5　生理性缩复环

2. 宫颈管消失及宫口扩张

临产后宫颈管发生两个变化：①宫颈管消失；②宫口扩张。初产妇通常是先宫颈管消失，随后宫口扩张。临产后宫口扩张主要是子宫收缩及缩复向上牵拉的结果。临产前宫颈管长约2～3cm，临产后由于宫缩牵拉及胎先露、前羊膜囊的直接压迫，使宫颈内口向上向外扩张，宫颈管形成漏斗状，随后宫颈管逐渐变短、消失。宫缩使胎先露衔接，在宫缩时前羊水不能回流，加之子宫下段的胎膜容易与该处蜕膜分离而向宫颈管突出，形成前羊膜囊，协助宫口扩张。宫口近开全时胎膜多自然破裂，破膜后胎先露直接压迫宫颈，使宫口扩张明显加快。当宫口开全时，妊娠足月胎头方能通过。经产妇一般是宫颈管消失与宫口扩张同时进行（图15-6）。

3. 阴道、骨盆底及会阴的变化

正常阴道伸展性良好，一般不影响分娩。临产后前羊膜囊及胎先露将阴道上部撑开，破膜以后胎先露直接压迫盆底，软产道下段形成一个向前向上弯曲的筒状通道，阴道壁黏膜皱襞展平、阴道扩张变宽。肛提肌向下及两侧扩展，肌纤维逐步拉长，使会阴由5cm厚变成2～4mm，以利胎儿通过。但由于会阴体部承受压力大，分娩时可造成裂伤。

三、胎　儿

胎儿的大小、胎位及有无畸形是影响分娩及决定分娩难易程度的重要因素之一。主要通过超声检查并结合测量宫高来估计胎儿体重。一般估计胎儿体重与实际出生体重相差在10%以内即视为评估准确。分娩时，即使骨盆大小正常，但如果胎儿过大致胎头径线过长，可造成头盆不称导致难产。胎头是胎体的最大部分，也是胎儿通过产道最困难的部分。

（一）胎头各径线及囟门

1. 胎头各径线

胎头各径线主要有4条：双顶径、枕额径、枕下前囟径及枕颏径（图15-7）。双顶径可用于判断胎儿大小,胎儿一般以枕额径衔接,以枕下前囟径通过产道。胎头各径线的测量及长度见表15-1。

2. 囟门

胎头两颅缝交界空隙较大处称囟门。大囟门又称前囟,是由两侧额骨、两侧顶骨及额缝、冠状缝、矢状缝形成的菱形骨质缺如部位。小囟门又称后囟,由两侧顶骨、枕骨及颅缝形成的三角形骨质缺如部位。囟门是确定胎方位的重要标志(图15-7)。在分娩过程中,颅缝与囟门使头颅骨板有一定的活动余地,胎头在通过产道时受到挤压,颅缝轻度重叠,使胎头变形、变小,有利于胎儿娩出。

(二)胎位

产道为一纵行管道。纵产式(头先露或臀先露)时,胎体纵轴与骨盆轴相一致,容易通过产道。头先露时,胎头先通过产道,较臀先露易娩出,通过触清矢状缝及前后囟,可以确定胎方位。其中枕前位更有利于完成分娩机转,易于分娩,其他胎方位会不同程度增加分娩难度。臀先露时,胎臀先娩出,较胎头周径小且软,产道不能充分扩张,胎头后娩出时无变形机会,因此胎头娩出较臀部困难。未足月时胎头相对胎臀更大,故更易发生后出头困难。肩先露时,胎体纵轴与骨盆轴垂直,足月活胎不能通过产道,对母儿威胁极大。

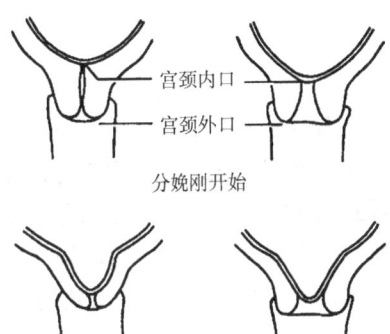
分娩刚开始

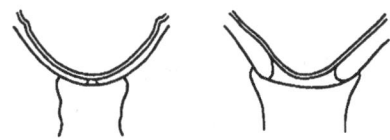
宫颈管未全消失

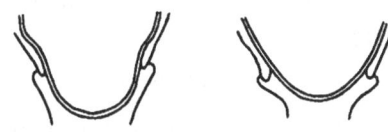
宫颈管全部消失

宫颈口开全

(1)初产妇　　(2)经产妇

图15-6　宫颈管消失与宫口扩张

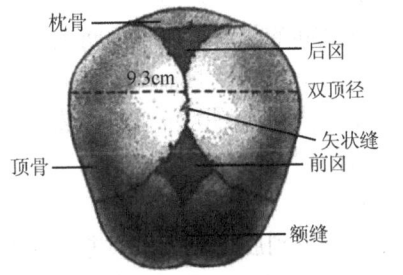
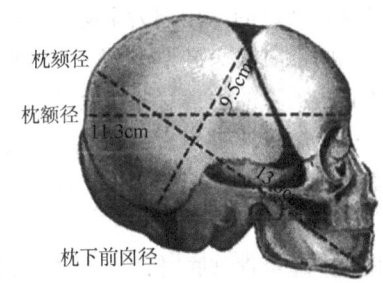

图15-7　胎儿颅骨、颅缝、囟门及径线

表15-1　胎头各径线的测量及长度

名称	测量方法	长度(cm)
双顶径(BDP)	两顶骨隆突间的距离,为胎头最大横径	9.3
枕额径	鼻根上方至枕骨隆突间的距离	11.3
枕下前囟径	前囟中央至枕骨隆突下方的距离	9.5
枕颏径	颏下方中央至后囟门顶部的距离	13.3

(三)胎儿畸形

胎儿某一部分发育异常,如脑积水、联体双胎等,由于胎头或胎体过大,通过产道常发生困难。

四、社会心理因素

分娩虽属于生理过程，但对产妇确实可产生心理上的应激。产妇的社会心理因素可引起机体产生一系列变化从而影响产力，因而也是决定分娩的重要因素之一。对分娩疼痛的恐惧和紧张可导致宫缩乏力、宫口扩张缓慢、胎头下降受阻、产程延长，甚至可导致胎儿窘迫、产后出血等。所以在分娩过程中，应给产妇心理支持，耐心讲解分娩的生理过程，尽量消除产妇的焦虑和恐惧心理，使产妇掌握分娩时必要的呼吸和躯体放松技术。

第二节 分娩机制

分娩机制（mechanism of labor）指胎儿先露部在通过产道时，为适应骨盆各平面的不同形态，被动地进行一系列适应性转动，以其最小径线通过产道的全过程。临床上枕先露左前位最多见，故以枕左前位的分娩机制为例，详加说明，包括衔接、下降、俯屈、内旋转、仰伸、复位及外旋转、胎肩及胎儿娩出等动作（图15-8）。分娩机制各动作虽然分别描述，但其过程实际是连续的。

1. 衔接（engagement）

胎头双顶径进入骨盆入口平面，颅骨的最低点接近或达到坐骨棘水平，称为衔接。胎头呈半俯屈状态进入骨盆入口，以枕额径衔接。由于枕额径大于骨盆入口前后径，胎头矢状缝多在骨盆入口右斜径上。部分初产妇在预产期前1～2周内衔接，经产妇多在临产后才衔接。

2. 下降（descent）

胎头沿骨盆轴前进的动作称为下降。下降贯穿于分娩全过程，并与其他动作同时进行。当宫缩时胎头下降，间歇时胎头又稍退缩，因此胎头与骨盆之间的相互挤压也呈间歇性，这样对母婴均有利。促使胎头下降的因素有：①宫缩时通过羊水传导，压力经胎轴传至胎头；②宫缩时宫底直接压迫胎臀；③胎体伸直伸长；④腹肌收缩使腹压增加。初产妇因宫口扩张缓慢，软组织阻力大，胎头下降速度较经产妇慢。观察胎头下降程度是临床判断产程进展的重要标志。

3. 俯屈（flexion）

当胎头继续下降至骨盆底时，处于半俯屈状态的胎头遇到肛提肌阻力，进一步俯屈，使胎儿下颏更加接近胸部，使胎头衔接时的枕额径变为枕下前囟径，有利于胎头继续下降。

4. 内旋转（internal rotation）

当胎头下降至骨盆底遇到阻力时，胎头为适应前后径长、横径短的特点，枕部向母体中线方向旋转45°达耻骨联合后方，使其矢状缝与中骨盆及骨盆出口前后径相一致的动作称内旋转。胎头于第一产程末完成内旋转。枕先露时胎头枕部最低，遇到骨盆底肛提肌阻力，肛提肌收缩将胎头枕部推向阻力小、部位宽的前方。

5. 仰伸（extension）

当胎头内完成内旋转后，俯屈的胎头即达到阴道口。宫缩、腹压迫使胎头下降，而肛提肌收缩又将胎头向前推进，两者的合力使胎头沿骨盆轴下段向下向前的方向转向上。当胎头枕骨下部达到耻骨联合下缘时，即以耻骨弓为支点，胎头逐渐仰伸，胎头的顶、额、鼻、颏相继娩出。当胎头仰伸时，胎儿双肩径进入骨盆入口左斜径。

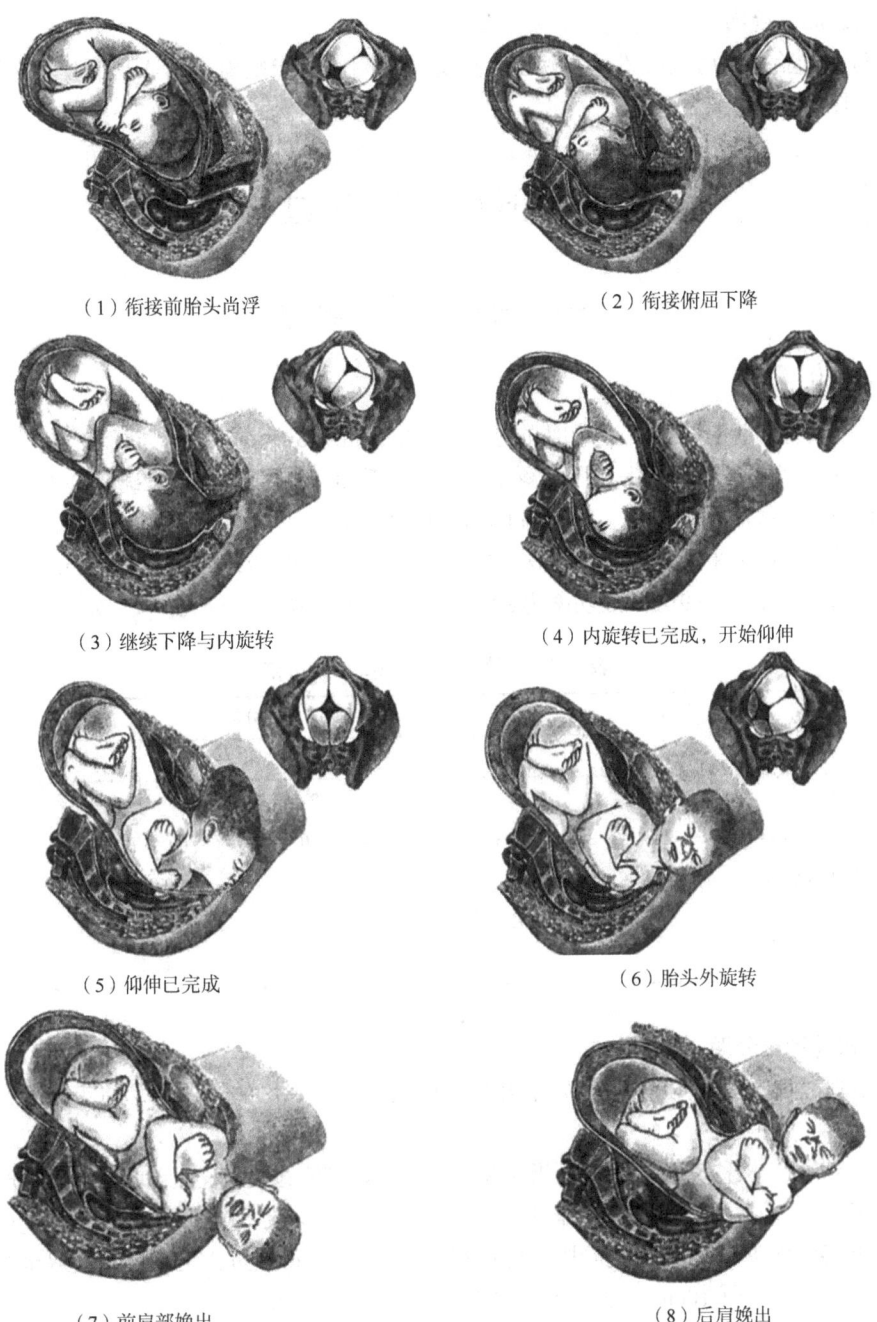

(1)衔接前胎头尚浮 (2)衔接俯屈下降
(3)继续下降与内旋转 (4)内旋转已完成,开始仰伸
(5)仰伸已完成 (6)胎头外旋转
(7)前肩部娩出 (8)后肩娩出

图15-8 枕左前位分娩机制示意图

6. 复位及外旋转

胎头娩出时,胎儿双肩径沿骨盆入口左斜径下降。胎头娩出后,为使胎头与胎肩恢复正常解剖关系,胎头枕部向母体左外旋转45°,称复位(restitution)。胎肩在盆腔内继续下降,前肩向前向母体中线旋转45°时,胎儿双肩径转成与骨盆出口前后径相一致的方向,胎儿枕部需在外继续向母体左外侧旋转45°,以保持胎头与胎肩的垂直关系,称外旋转(external rotation)。

7. 胎肩及胎儿娩出

外旋转后，胎儿前肩在耻骨弓下娩出，后肩从会阴体前缘娩出，胎体及下肢随之娩出，完成分娩全部过程。

第三节　分娩的临床经过与处理

一、分娩的临床经过

1. 临产诊断

临产的重要标志为有规律且逐渐增强的子宫收缩，持续30秒或以上，间歇5~6分钟，同时伴随进行性宫颈管消失、宫口扩张和胎先露下降。用镇静剂不能抑制临产。确定是否临产需严密观察宫缩的频率，持续时间及强度。消毒外阴后行阴道检查，了解宫颈长度、位置、质地、扩张情况及先露高低。目前多采用Bishop评分法判断宫颈成熟度（表15-2），估计试产的成功率，满分为13分，>9分均成功，7~9分的成功率为80%，4~6分的成功率为50%，≤3分均失败。

表15-2　宫颈成熟度Bishop评分法

指标	分数			
	0	1	2	3
宫口开大（cm）	0	1~2	3~4	≥5
宫颈管消退（%）（未消退为2~3cm）	0~30	40~50	60~70	≥80
先露位置（坐骨棘水平=0）	-3	-2	-1~0	+1~+2
宫颈硬度	硬	中	软	
宫口位置	朝后	居中	超前	

2. 总产程及产程分期

分娩全过程即总产程，指从规律宫缩开始至胎儿、胎盘娩出的全过程，临床上分为如下三个产程：

（1）**第一产程**　又称宫颈扩张期，指从规律宫缩开始到宫颈口开全（10cm）。第一产程又分为潜伏期和活跃期：①潜伏期为宫口扩张的缓慢阶段，初产妇一般不超过20小时，经产妇不超过14小时。②活跃期为宫口扩张的加速阶段，可在宫口开至4~5cm即进入活跃期，最迟至6cm才进入活跃期，直至宫口开全（10cm）。此期宫口扩张速度应≥0.5cm/h。

（2）**第二产程**　又称胎儿娩出期，指从宫口开全至胎儿娩出。未实施硬膜外麻醉者，初产妇最长不应超过3小时，经产妇不应超过2小时；实施硬膜外麻醉镇痛者，可在此基础上延长1小时，即初产妇最长不应超过4小时，经产妇不应超过3小时。值得注意的是，第二产程不应盲目等待至产程超过上述标准方才进行评估，初产妇第二产程超过1小时即应关注产程进展，超过2小时必须由有经验的医师进行母胎情况全面评估，决定下一步的处理方案。

（3）**第三产程**　又称胎盘娩出期，指从胎儿娩出到胎盘娩出。一般约5~15分钟，不超过30分钟。

二、分娩的处理

（一）第一产程

第一产程为正式临产到宫口开全（10cm）。由于临产时间有时难以确定，孕妇过早住院，可能带来不必要的干预，增加剖宫产率。因此推荐初产妇确定正式临产后，宫颈管完全消退可住院待产，经产妇则确定临产后尽快住院分娩。

1. 临床表现

第一产程表现为宫缩规律、宫口扩张、胎先露下降及胎膜破裂。

（1）**宫缩规律** 第一产程开始时，子宫收缩力弱，持续时间较短，约30秒，间歇期较长，约5~6分钟。随产程进展，宫缩强度增加，持续时间延长，间歇期缩短。当宫口开全时，宫缩持续时间可长达1分钟，间歇期仅1~2分钟。

（2）**宫口扩张** 表现为宫颈管逐渐变软、变短、消失，宫颈展平并逐渐扩大。开始宫口扩张速度较慢，后期速度加快。当宫口开全（10cm）时，子宫下段、宫颈及阴道共同形成桶状的软产道。

（3）**胎先露下降** 是决定能否经阴道分娩的重要指标。随着产程进展，先露部逐渐下降，并在宫口开大4~6cm后快速下降，直到先露部达到外阴及阴道口。

（4）**胎膜破裂** 胎先露衔接后，将羊水分隔为前后两部，在胎先露前面的羊水称前羊水。当宫缩时羊膜腔内压力增加到一定程度时胎膜自然破裂，前羊水流出。自然分娩胎膜破裂多发生在宫口近开全时。

2. 产程的临床经过及处理

在整个分娩过程中，需要观察产程进展，密切监护母儿安危，尽早发现异常，及时处理。

（1）产程观察及处理

1）子宫收缩包括宫缩频率、强度、持续时间、间歇时间及子宫放松情况。常用观察子宫收缩的方法包括腹部触诊及仪器监护。

腹部触诊：最简单也是最重要的方法。助产人员将手掌放于产妇的腹壁上，宫缩时可感到宫体部隆起变硬、间歇期松弛变软。

仪器监护：最常用的是外监护。将电子监护仪的宫腔压力探头放置于孕妇腹壁宫体部，连续描记40分钟，可显示子宫收缩开始、高峰、结束及相对强度。10分钟内出现3~5次宫缩即为有效产力，可使宫颈管消失、宫口扩张和胎先露下降；10分钟内＞5次宫缩定义为宫缩过频。

2）宫口扩张及胎先露下降：经阴道指诊检查宫口扩张和胎先露下降情况。消毒外阴，通过示指和中指直接触摸了解骨盆、产道情况，了解宫颈管消退和宫口扩张情况、胎先露高低、确定胎方位、胎先露下方有无脐带，并进行Bishop宫颈成熟度评分。

胎头于活跃期下降加快，平均每小时下降0.86cm。胎头下降情况有两种评估方法：①腹部触诊在骨盆入口平面（真假骨盆分界）上方可触及的剩余胎头部分，以国际五分法表示，用于初步判断：双手掌置于胎头两侧，触及骨盆入口平面时，双手指尖可在胎头下方彼此触及为剩余5/5；双手掌指尖在胎头两侧有汇聚但不能彼此触及为剩余4/5；双手掌在胎头两侧平行为剩余3/5；双手掌在胎头两侧呈外展为剩余2/5；双手掌在胎头两侧呈外展且手腕可彼此触及为剩余1/5（图15-9）。②胎儿颅骨最低点与坐骨棘平面的关系：阴道检查可触及坐骨棘，胎头颅骨最低点平坐骨棘时，以"0"表示；在坐骨棘平面上1cm时，以"-1"表示；在坐骨棘平面下1cm时，以"+1"表示，余依此类推（图15-10）。

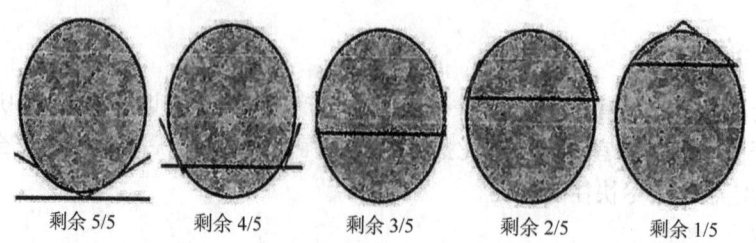

图15-9 骨盆入口平面触诊胎头入盆情况的国际五分法示意图

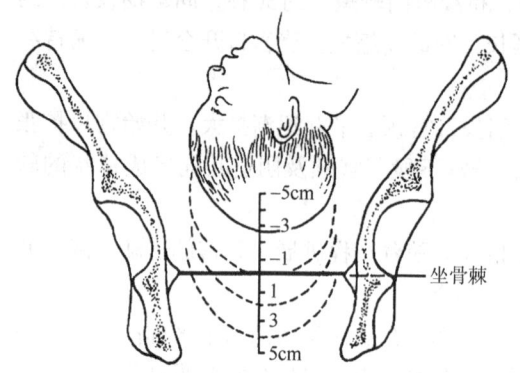

图15-10 阴道检查判断胎头高低示意图

3）胎膜破裂：一旦胎膜破裂，应立即监测胎心，并观察羊水性状（颜色和流出量），记录破膜时间，测量体温。若有胎心异常，应立即阴道检查排除脐带脱垂。破膜后应每2小时测量产妇体温，注意排查绒毛膜羊膜炎，根据临床指标决定是否启用抗生素预防或治疗感染。若无感染征象，破膜超过12小时尚未分娩可给予抗生素预防感染。

（2）胎心和母体观察及处理

1）胎心监测：胎心应在宫缩间歇期听诊，随产程进展适当增加听诊次数。高危妊娠或怀疑胎儿受累、羊水异常时建议连续电子胎心监护评估胎心率、基线变异及其与宫缩的关系等，密切监测胎儿宫内情况。

2）母体观察及处理：①生命体征：测量产妇生命体征并记录。第一产程宫缩时血压可升高5~10mmHg，间歇期恢复。产妇有不适或发现血压升高应增加测量次数，并给予相应处理。产妇有循环、呼吸等其他系统合并症或并发症时，还应监测呼吸、氧饱和度、尿量等。②阴道流血：观察有无异常阴道流血，警惕前置胎盘、胎盘早剥、前置血管破裂出血等情况。③饮食：产妇宜少量多次摄入无渣饮食，既保证充沛的体力，又利于在需要急诊剖宫产时的麻醉安全。④活动与休息：宫缩不强且未破膜，产妇可在室内适当活动。低危产妇适度活动和采取站立姿势有助于缩短第一产程。⑤排尿：鼓励产妇每2~4小时排尿一次，避免膀胱充盈影响宫缩及胎头下降，必要时导尿。⑥精神支持：产妇的精神状态可影响宫缩和产程进展。支持产妇克服阵痛带来的无助和恐惧感，增强产妇对自然分娩的信心，调动产妇的积极性与助产人员密切合作，有助于分娩顺利进行。

（二）第二产程

第二产程为胎儿娩出期，即从宫口开全至胎儿娩出。第二产程的正确评估和处理对母儿结局至关重要。鉴于第二产程时限过长与母胎不良结局（产后出血、产褥感染、严重会阴裂伤、新生儿窒息/感染等）风险增加相关，因此第二产程的处理不应只考虑时限长短，更应重点关注胎心监护、宫缩、胎头下降、有无头盆不称、产妇一般情况等。既要避免试产不充分，轻率改变分娩方式，又要避免因评估不正确盲目延长第二产程可能增加母儿并发症的风险，应该在适宜的时间点选择正确的产程处理方案。

1. 临床表现

宫口近开全或开全后，胎膜多会自然破裂。若仍未破膜，可影响胎头下降，应于宫缩间歇期行人工破膜。当胎头下降压迫盆底组织时，产妇有反射性排便感，并不自主地产生向下用力屏气的动作，会阴膨隆、变薄，肛门括约肌松弛。胎头于宫缩时露出于阴道口，在宫缩间歇期又缩回阴道内，称胎头拨露（head visible on vulval gapping）；当胎头双顶径越过骨盆出口，宫缩间歇期胎头不再回缩时称胎头着冠（crowning of head）（图15-11）。产程继续进展，胎头娩出，接着胎头复位及外旋转，随后前肩和后肩相继娩出，胎体很快娩出，后羊水随之涌出。经产妇第二产程短，有时仅需几次宫缩即可完成胎头娩出。

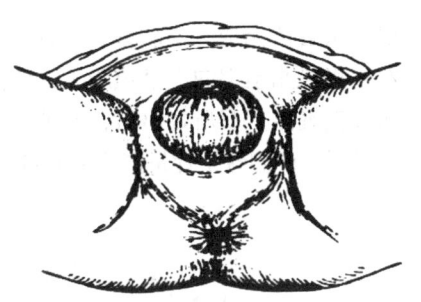

图15-11　胎头着冠

2. 产程观察及处理

（1）**密切监测胎心**　此期宫缩频而强，应增加胎心监测频率，每次宫缩过后或每5分钟监测一次，听诊胎心应在宫缩间歇期且至少听诊30～60秒。有条件者建议连续电子胎心监护，注意在每次宫缩后评估胎心率与宫缩的关系等，并区分胎心率与母体心率。若发现胎心异常，应立即进行阴道检查，综合评估产程进展情况，尽快结束分娩。

（2）**密切监测**　第二产程宫缩持续时间可达60秒，间隔时间1～2分钟。宫缩的质量与第二产程时限密切相关，必要时可给予缩宫素加强宫缩。

（3）**阴道检查**　每隔1小时或有异常情况时行阴道检查，评估羊水性状、胎方位、胎头下降、胎头产瘤及胎头变形情况。胎头下降的评估务必先行腹部触诊，后行阴道检查，排除头盆不称。

（4）**指导产妇用力**　推荐产妇在有向下屏气用力的感觉后再指导用力，从而更有效地利用好腹压。胎头下降有异常时需同时评估产妇用力方法是否得当有效，并给予正确指导。方法是让产妇双足蹬在产床上，两手握住产床把手，宫缩时深吸气后屏气，然后如排便样向下用力以增加腹压。于宫缩间歇期，产妇自由呼吸并全身肌肉放松。宫缩时，再做同样的屏气动作，以加速产程进展。

3. 接产

（1）**接产准备**　初产妇宫口开全、经产妇宫口扩张6cm以上且宫缩规律有力时，将产妇送上分娩床做分娩准备，提前打开新生儿辐射台预热。通常让产妇头高脚低位仰卧于产床上，两腿屈曲分开露出外阴部，消毒外阴部2～3次，顺序依次为大阴唇、小阴唇、阴阜、大腿内上1/3、会阴及肛门周围，臀下铺消毒巾。

（2）**接产**

1）接产要领：向产妇做好分娩解释，取得产妇配合。接生者在产妇分娩时协助胎头俯屈，控制胎头娩出速度，适度保护会阴，让胎头以最小径线（枕下前囟径）缓慢通过阴道口，减少会阴严重撕裂伤风险。

2）接产步骤：接生者站在产妇正面，当宫缩来临产妇有便意感时指导产妇屏气用力。胎头着冠时，指导产妇何时用力和呼气。会阴水肿、过紧、炎症，耻骨弓过低，胎儿过大、娩出过快等，均易造成会阴撕裂。接产者应在接产前作初步评估，接生时个体化指导产妇用力，并用手控制胎头娩出速度，同时左手轻轻下压胎头枕部，协助胎头俯屈，使胎头双顶径缓慢娩出，此时若娩出过急则可能撕裂会阴。当胎头枕部在耻骨弓下露出时，让产妇在宫缩间歇期稍向下屏气，左手协助胎头仰伸，使胎头缓慢娩出，清理口腔黏液。胎头娩出后，不宜急于娩出胎肩，而应等待宫缩使胎头自然完成外旋转复位,使胎肩旋转至骨盆出口前后径。再次宫缩时接生者右手托住会阴,左手将胎儿颈部向下牵拉胎头,使前肩从耻骨弓下顺势娩出,继之托胎颈向上,使后肩从会阴前缘缓慢娩出。双肩娩出后,保护会阴的右手放松,双手协助胎体娩出(图15-12)。胎儿娩出后用器皿置于产妇臀下计量产后失血量。

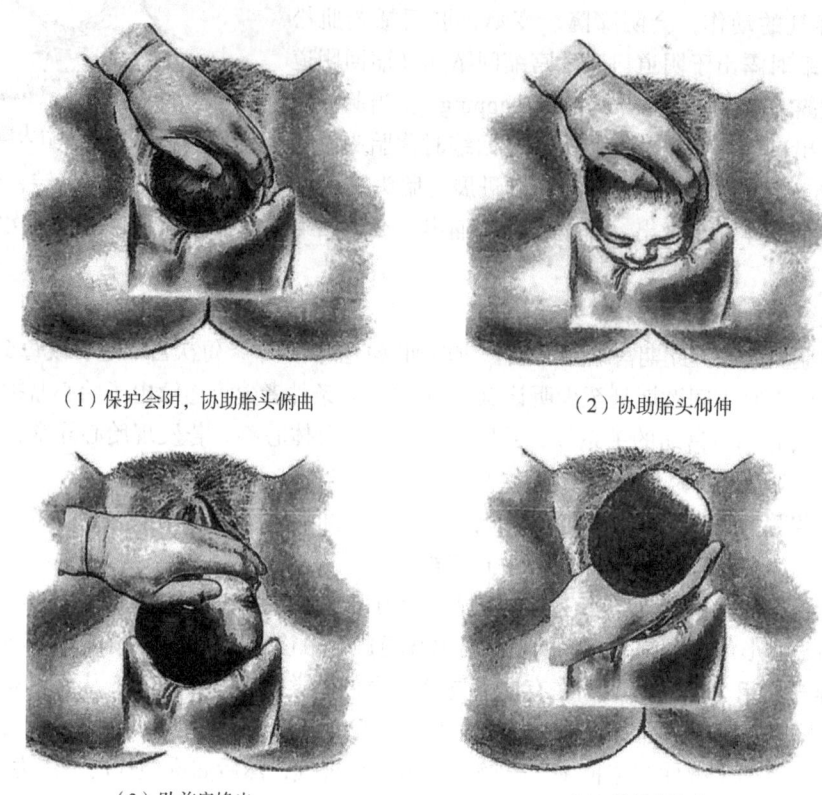

(1)保护会阴,协助胎头俯曲　　　　(2)协助胎头仰伸

(3)助前肩娩出　　　　　　　　　　(4)助后肩娩出

图15-12　接产步骤

3)限制性会阴切开:不应对初产妇常规会阴切开,当出现下列情况时才考虑会阴切开术:会阴过紧或胎儿过大、估计分娩时会阴撕裂不可避免者,或母儿有病理情况急需结束分娩者。产钳或胎头负压吸引器助产视母胎情况和手术者经验决定是否需要会阴切开。一般在胎头着冠时切开,可以减少出血,或决定手术助产时切开。

会阴切开缝合术(episiotomy and suture):阴部神经阻滞麻醉联合会阴切口局麻生效后常用以下两种术式:①会阴后-侧切开术(postero-lateral episiotomy):多为左侧,术者于宫缩时以左手示、中两指伸入阴道内撑起左侧阴道壁,右手用剪刀自会阴后联合中线向左向后45°剪开会阴,长4~5cm;②会阴正中切开术(median episiotomy):术者于宫缩时沿会阴后联合正中垂直剪开2cm。此法优点为剪开组织少、出血量少、术后组织肿胀疼痛轻微。但切口有自然延长撕裂肛门括约肌的危险,胎儿大或接产技术不熟练者不宜采用。

胎儿娩出前纱布压迫切口止血。胎儿胎盘娩出后缝合切口,注意彻底止血,恢复解剖结构。

4)延迟脐带结扎:推荐对早产儿(<37周)娩出后延迟脐带结扎至少60秒,有利于胎盘血液转运至新生儿,增加新生儿血容量、血红蛋白含量,有利于维持早产儿循环的稳定性并可减少

脑室内出血的风险。

（三）第三产程

第三产程为胎盘娩出期，即从胎儿娩出到胎盘娩出，约需5～15分钟，不超过30分钟。

1. 临床表现

胎儿娩出后，宫腔容积明显缩小，胎盘与子宫壁发生错位剥离，胎盘剥离面出血形成积血。子宫继续收缩，使胎盘完全剥离而娩出。胎盘剥离征象有：①宫体变硬呈球形，胎盘剥离后降至子宫下段，下段被动扩张，宫体呈狭长形被推向上方，宫底升高达脐上（图15-13）；②阴道口外露的脐带段自行延长；③阴道少量流血；④用手掌尺侧在产妇耻骨联合上方轻压子宫下段，宫体上升而外露的脐带不再回缩。胎盘剥离后从阴道排出体外。

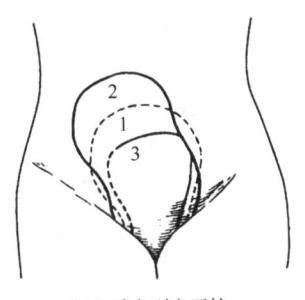 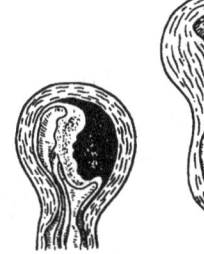 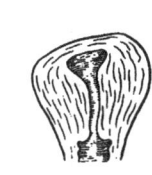

（1）胎盘剥离开始　　（2）胎盘降至子宫下段　　（3）胎盘娩出后

图15-13　胎盘剥离时子宫的形状

胎盘剥离及排出方式有两种：①胎儿面娩出式：多见，胎盘胎儿面先排出。胎盘从中央开始剥离，而后向周围剥离，其特点是胎盘先排出，随后见少量阴道流血。②母体面娩出式：少见，胎盘母体面先排出，胎盘从边缘开始剥离，血液沿剥离面流出，其特点是先有较多阴道流血，胎盘后排出。

2. 处理

（1）新生儿处理

1）一般处理：新生儿出生后置于辐射台上擦干、保暖。

2）清理呼吸道：用吸球吸去气道黏液及羊水，当确定气道通畅仍未啼哭时，可用手抚摸新生儿背部或轻拍新生儿足底，待新生儿啼哭后，即可处理脐带。

3）新生儿阿普加评分（Apgar score）及脐动脉血气pH测定的意义：Apgar评分是用于快速评估新生儿出生后一般状况的方法，由5项体征组成，包括心率、呼吸、肌张力、喉反射及皮肤颜色。5项体征中的每一项授予分值0分、1分或2分，然后将5项分值相加，即为Apgar评分的分值（表15-3）。1分钟Apgar评分评估出生时状况，反映宫内的情况，但窒息新生儿不能等1分钟后才开始复苏。5分钟Apgar评分则反映复苏效果，与近期和远期预后关系密切。脐动脉血气代表新生儿在产程中血气变化的结局，提示有无缺氧、酸中毒及其严重程度，反映窒息的病理生理本质，较Apgar评分更为客观、更具有特异性。

我国新生儿窒息标准：①5分钟Apgar评分≤7，仍未建立有效呼吸；②脐动脉血气pH<7.15；③排除其他引起低Apgar评分的病因；④产前具有可能导致窒息的高危因素。以上①～③为必要条件，④为参考指标。

表15-3 新生儿Apgar评分法

体征	0分	1分	2分
心率	0	<100次/分	≥100次/分
呼吸	0	浅慢，不规则	佳，哭声响亮
肌张力	松弛	四肢稍屈曲	四肢屈曲，活动好
喉反射	无反射	有些动作	咳嗽，恶心
皮肤颜色	全身苍白	身体红，四肢青紫	全身粉红

4）处理脐带：剪断脐带后在距脐根上方0.5cm处用丝线、弹性橡皮圈或脐带夹结扎，残端消毒后无菌纱布包扎，注意扎紧以防脐带出血。

5）其他处理：新生儿体格检查，将新生儿足底印及母亲拇指印留于新生儿病历上，新生儿手腕带和包被标明性别、体重、出生时间、母亲姓名。帮助新生儿早吸吮。

（2）**协助胎盘娩出** 正确处理胎盘娩出可预防产后出血。在胎儿前肩娩出后将缩宫素10～20U稀释于250～500mL生理盐水中静脉快速滴注，并控制性牵拉脐带，确认胎盘已完全剥离，以左手握住宫底，拇指置于子宫前壁，其余4指放于子宫后壁并按压，同时右手轻拉脐带，当胎盘娩至阴道口时，接生者双手捧起胎盘，向一个方向旋转并缓慢向外牵拉，协助胎盘胎膜完整剥离排出（图15-14）。若在胎膜排出过程中，发现胎膜部分断裂，可用血管钳夹住断裂上端的胎膜，再继续向原方向旋转，直至胎膜完全排出。

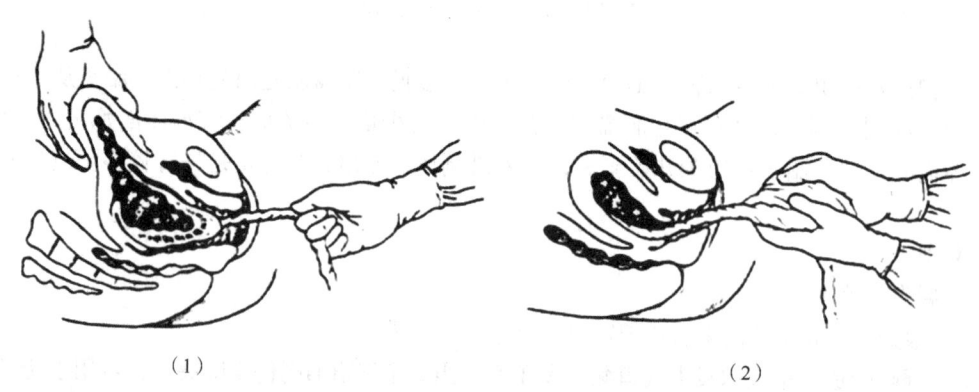

（1）　　　　　　　　　　（2）

图15-14 协助胎盘胎膜娩出

（3）**检查胎盘胎膜** 将胎盘铺平，先检查胎盘母体面胎盘小叶有无缺损，然后将胎盘提起，检查胎膜是否完整，再检查胎盘胎儿面边缘有无血管断裂，及时发现副胎盘（succenturiate placenta）（图15-15）。

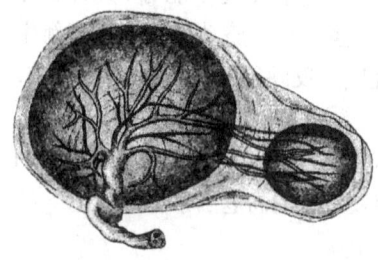

图15-15 副胎盘

（4）**检查软产道** 胎盘娩出后，应仔细检查会阴、小阴唇内侧、尿道口周围、阴道及宫颈有无裂伤。若有裂伤，应立即缝合。

（5）**预防产后出血** 为减少产后失血量，应用缩宫素等宫缩剂结合按摩子宫加强子宫收缩，注意观察并精确测量出血量。

（6）**观察产后一般情况** 胎盘娩出2小时内是产后出血的高危期，有时被称为第四产程。应在分娩室观察一般情况、产妇面色、结膜和甲床色泽，测量血压、脉搏和阴道流血量。注意子宫收缩、宫底高度、膀胱充盈否、会阴及阴道有无血肿等，发现异常情况及时处理。产后2小时无异常，将产妇和新生儿送回病房。

第四节 产褥期的临床表现与处理

一、产褥期临床表现

产妇在产褥期的临床表现属于生理性变化。

1. 生命体征

产后体温多数在正常范围内。体温可在产后24小时内略升高，一般不超过38℃，可能与产程延长致过度疲劳有关。产后3~4日出现乳房血管、淋巴管极度充盈，乳房胀大，伴体温升高，称为泌乳热（breast fever），一般持续4~16小时体温即下降，不属病态，但需排除其他原因尤其是感染引起的发热。产后脉搏在正常范围内。产后呼吸深慢，一般每分钟14~16次，是由于产后腹压降低，膈肌下降，由妊娠期的胸式呼吸变为胸腹式呼吸。产褥期血压维持在正常水平，变化不大。

2. 子宫复旧

在胎盘娩出后子宫逐渐恢复至未孕状态的全过程称为子宫复旧。胎盘娩出后，子宫圆而硬，宫底在脐下一指。产后第1日略上升至脐平，以后每日下降1~2cm，至产后1周在耻骨联合上方可触及，于产后10日子宫降至骨盆腔内，腹部检查触不到宫底。

3. 产后宫缩痛

在产褥早期因子宫收缩引起下腹部阵发性剧烈疼痛，称为产后宫缩痛。于产后1~2日出现，持续2~3日自然消失，多见于经产妇。哺乳时反射性缩宫素分泌增多使疼痛加重，不需特殊用药。

4. 恶露

产后随子宫蜕膜脱落，经阴道排出的含有血液、坏死蜕膜等组织的混合液体，称为恶露。恶露有血腥味，但无臭味，持续4~6周，总量为250~500mL。因其颜色、内容物及时间不同，恶露分为：

（1）**血性恶露** 因含大量血液得名，色鲜红，量多，有时有小血块。镜下见多量红细胞、坏死蜕膜及少量胎膜。血性恶露持续3~4日。出血逐渐减少，浆液增加，转变为浆液恶露。

（2）**浆液恶露** 因含多量浆液得名，色淡红。镜下见较多坏死蜕膜组织、宫腔渗出液、宫颈黏液，少量红细胞及白细胞，且有细菌。浆液恶露持续10日左右，浆液逐渐减少，白细胞增多，变为白色恶露。

（3）**白色恶露** 因含大量白细胞，色泽较白得名，质黏稠。镜下见大量白细胞、坏死蜕膜组织、表皮细胞及细菌等。白色恶露约持续3周干净。

若子宫复旧不全或宫腔内残留部分胎盘、胎膜或合并感染时，恶露增多，血性恶露持续时间延长并有臭味。

5. 褥汗

产后1周内皮肤排泄功能旺盛，排出大量汗液，以夜间睡眠和初醒时更明显，不属病态。但要注意补充水分，防止脱水及中暑。

二、产褥期处理

产褥期母体各系统变化很大，虽属生理范畴，但若处理和保健不当可转变为病理情况。

1. 产后2小时内的处理

产后2小时内极易发生严重并发症，如产后出血、子痫、产后心力衰竭等，故应在产房内严密观察产妇的生命体征、子宫收缩情况及阴道出血量，并注意宫底高度及膀胱是否充盈等。最好用计量方法评估阴道出血量的变化，尤其是产后出血的高危孕产妇。若发现子宫收缩乏力，应按摩子宫并同时使用子宫收缩剂。若阴道出血量虽不多，但子宫收缩不良、宫底上升，提示宫腔内有可能积血，应挤压宫底排出积血，并持续给予子宫收缩剂。若产妇自觉肛门坠胀，提示有阴道后壁血肿的可能，应进行肛查或阴道肛门联合检查，确诊后及时给予处理。在此期间还应协助产妇首次哺乳。若产后2小时一切正常，将产妇连同新生儿送回病房，仍需勤巡视。

2. 饮食

产后1小时可让产妇进流食或清淡半流食，以后可进普通饮食。食物应富有营养、足够热量和水分。若哺乳，应多进食蛋白质、热量丰富的食物，并适当补充维生素和铁剂，推荐补充铁剂3个月。

3. 排尿与排便

产后5日内尿量明显增多，应鼓励产妇尽早自行排尿。产后4小时内应让产妇排尿。若排尿困难，除鼓励产妇起床排尿，解除怕排尿引起疼痛的顾虑外，可选用以下方法：①用热水熏洗外阴，用温开水冲洗尿道外口周围诱导排尿。热敷下腹部，按摩膀胱，刺激膀胱肌收缩。②针刺关元、气海、三阴交、阴陵泉等穴位。③肌内注射甲硫酸新斯的明，兴奋膀胱逼尿肌促其排尿，但注射此药前要排除其用药禁忌。若使用上述方法均无效应予留置导尿。

产后因卧床休息、食物缺乏纤维素，加之肠蠕动减弱，产褥早期腹肌、盆底肌张力降低，容易发生便秘，应鼓励产妇多吃蔬菜及早日下床活动。若发生便秘，可口服缓泻剂。

4. 观察子宫复旧及恶露

应于每日同一时间手测宫底高度，以了解子宫复旧情况。测量前应嘱产妇排尿。应每日观察恶露数量、颜色及气味。若子宫复旧不良，红色恶露增多且持续时间延长，应及早给予子宫收缩剂。若合并感染，恶露有臭味且有子宫压痛，应给予广谱抗生素控制感染。

5. 会阴处理

选用对外阴无刺激的消毒液擦洗外阴，每日2~3次，平时应尽量保持会阴部清洁及干燥。会阴部有水肿者，可局部进行湿热敷，产后24小时后可用红外线照射外阴。会阴部有缝线者，应每日检查切口有无红肿、硬结及分泌物。若伤口感染，应提前拆线引流或行扩创处理，并定时换药。

6. 观察情绪变化

经历妊娠及分娩的激动与紧张后，精神疲惫、对哺育新生儿的担心、产褥期的不适等，均可造成产妇情绪不稳定，尤其在产后3~10日，可表现为轻度抑郁。应帮助产妇减轻身体不适，并给予精神关怀、鼓励、安慰，使其恢复自信。抑郁严重者，应尽早诊断及干预。

7. 乳房护理

推荐母乳喂养，按需哺乳。母婴同室，做到早接触、早吸吮。重视心理护理的同时，指导正确的哺乳方法。于产后1小时内开始哺乳，此时乳房内乳量虽少，但可通过新生儿吸吮动作刺激泌乳。哺乳时间及频率取决于新生儿的需要及乳母感到奶胀的情况。哺乳前，母亲应洗手并用温开水清洁乳房及乳头。哺乳时，母亲及新生儿均应选择最舒适的位置，一手拇指放在乳房上方，余四指放在乳房下方，将乳头和大部分乳晕放入新生儿口中，用手扶托乳房，防止乳房堵住新生儿鼻孔。让新生儿吸空一侧乳房后，再吸吮另一侧乳房。哺乳后佩戴合适棉质乳罩。每次哺乳后，应将新生儿抱起轻拍背部1~2分钟，排出胃内空气以防吐奶。哺乳开始后，遇到以下情况应分别处理：

（1）**乳胀** 多因乳房过度充盈及乳腺管阻塞所致。哺乳前湿热敷3~5分钟，并按摩乳房，频繁哺乳、排空乳房。

（2）**催乳** 若出现乳汁不足，鼓励乳母树立信心，指导哺乳方法，按需哺乳、夜间哺乳，适当调节饮食，喝营养丰富的肉汤。

（3）**退奶** 产妇不能哺乳，应尽早退奶。最简单的方法是停止哺乳，必要时可辅以药物。常用退奶药有：①生麦芽60~90g，水煎作茶饮，每日1剂，连服3~5日；②芒硝250g分装于两纱布袋内，敷于两乳房并包扎，湿硬时更换；③维生素B_6 200mg，每日3次，连服3~5日。甾体激素、溴隐亭等退奶药物不推荐作为一线药。

（4）**乳头皲裂** 轻者可以继续哺乳。哺乳前湿热敷3~5分钟，挤出少许乳汁，使乳晕变软，以利新生儿含吮乳头和大部分乳晕。哺乳后挤少许乳汁涂在乳头和大部分乳晕上，短暂暴露和干燥，加强护理。皲裂严重者应停止哺乳，可挤出或用吸乳器将乳汁吸出后喂给新生儿。

8. 预防产褥中暑

产褥期因高温环境使体内余热不能及时散发，引起中枢性体温调节功能障碍的急性热病，称产褥中暑，表现为高热、水电解质紊乱、循环衰竭和神经系统功能损害等。本病虽不多见，但起病急骤，发展迅速，若处理不当可能发生严重后遗症，甚至死亡。其常见原因是由于旧风俗习惯而要求关门闭窗，使身体处于高温、高湿状态，导致体温调节中枢功能障碍。临床诊断根据病情程度分为：①中暑先兆：发病前多有短暂的先兆症状。表现为口渴、多汗、心悸、恶心、胸闷、四肢无力。此时体温正常或低热。②轻度中暑：产妇体温逐渐升高达38.5℃以上，随后出现面色潮红、胸闷、脉搏增快、呼吸急促、口渴、痱子满布全身。③重度中暑：产妇体温继续升高达41~42℃，呈稽留热型，可出现面色苍白、呼吸急促、谵妄、抽搐、昏迷。若处理不及时可在数小时内因呼吸、循环衰竭而死亡。幸存者也常遗留中枢神经系统不可逆的后遗症。治疗原则是立即改变高温和不通风环境，迅速降温，及时纠正水、电解质紊乱及酸中毒。其中迅速降低体温是抢救成功的关键。正确识别产褥中暑对及时正确地处理十分重要。

第十六章 妇科检查及妇产科常用特殊检查

第一节 妇科检查

妇科检查也称盆腔检查,包括外阴、阴道、宫颈、宫体及双侧附件检查。

一、基本要求

1) 检查者应做到态度严肃、语言亲切、检查仔细、动作轻柔。检查前应告知患者盆腔检查可能引起不适,不必紧张并尽可能放松腹肌。

2) 除尿失禁患者外,检查前应嘱患者排空膀胱,必要时导尿。大便充盈者应在排便或灌肠后进行检查。

3) 置于臀部下方的垫单或纸单应一人一换,以免交叉感染。

4) 应避免月经期做妇科检查。若为异常阴道出血必须检查,检查前应先消毒外阴,并使用无菌手套及器械,以防感染。

5) 患者取膀胱截石位,臀部置于台缘,头部略抬高,两手平放于身旁,以使腹肌松弛。检查者面向患者,立在患者两腿之间。危重患者不宜搬动时可在病床上检查。

6) 对无性生活史者禁做阴道窥器检查及双合诊检查,应行直肠-腹部诊。确有检查必要时,应先征得患者及其家属同意后,方可进行。男医生检查患者时,需有其他女性医护人员在场。

7) 疑有盆腔内病变的腹壁肥厚、高度紧张不合作者,若盆腔检查不满意时,可在麻醉下进行盆腔检查,或改用超声检查。

二、检查方法及步骤

1. 外阴部检查

观察外阴发育及阴毛多少和分布情况,有无畸形、皮炎、溃疡、赘生物或肿块,注意皮肤和黏膜色泽及质地变化,有无增厚、变薄或萎缩。分开小阴唇,暴露阴道前庭观察尿道口和阴道口。查看尿道口周围黏膜色泽及有无赘生物。无性生活的女性,处女膜一般完整未破,其阴道口勉强可容示指;已有性生活的女性,阴道口能容两指通过;经产妇的处女膜仅余残痕或可见会阴后一侧切瘢痕。检查时还可让患者用力向下屏气或咳嗽,观察有无阴道前壁或后壁膨出、子宫脱垂或尿失禁等。

2. 阴道窥器检查

应根据患者阴道宽窄选用大小合适的阴道窥器。

（1）放置和取出 放置阴道窥器时，应先将窥器两叶前端合并，表面涂润滑剂以利插入，避免损伤。若拟做宫颈细胞学检查或取阴道分泌物做涂片检查时，为避免影响涂片结果，不应用润滑剂，改用生理盐水。放置窥器时，检查者用一手拇指、示指分开两侧小阴唇，暴露阴道口，另一手将窥器避开敏感的尿道周围区，斜行沿阴道侧后壁缓慢插入阴道内，边推进边将窥器两叶转正并逐渐张开，暴露宫颈、阴道壁和穹隆部。取出窥器前，先将窥器两叶合拢再沿阴道侧后壁缓慢取出。

（2）视诊

1）阴道：观察阴道前后壁和侧壁黏膜颜色、皱襞多少，是否有阴道隔或双阴道等先天畸形，有无溃疡、赘生物或囊肿等。注意阴道内分泌物量、色泽、性质、有无异味。阴道分泌物异常者应做滴虫、假丝酵母菌、线索细胞、淋病奈瑟球菌、衣原体、支原体培养等检查。

2）宫颈：暴露宫颈后，观察宫颈大小、颜色、外口形状，有无出血、肥大、糜烂样改变、撕裂、外翻、腺囊肿、息肉、赘生物，宫颈管内有无出血或分泌物。同时可行宫颈刮片或液基薄层细胞学检查（TCT）和HPV检测。

3. 双合诊

检查者用一手的两指或一指放入阴道，另一手在腹部配合检查，又称阴道腹部联合检查。目的在于扪清阴道、宫颈、宫体、输卵管、卵巢、子宫韧带和宫旁结缔组织，以及盆腔内其他器官和组织是否异常。

（1）检查阴道 了解阴道通畅度和深度，触摸阴道的弹性，有无触痛，畸形、肿物、后穹隆结节及饱满感。

（2）检查宫颈 触扪宫颈大小、形状、软硬度、活动度、有无痒痛、肿物或接触性出血等。若上抬宫颈时患者感觉疼痛，称宫颈举痛。

（3）检查子宫 将阴道内两指放在宫颈后方，另手掌心朝下手指平放在患者腹部脐下，当阴道内手指向上向前方抬举宫颈时，腹部手指向下向后按压腹壁，并逐渐向耻骨联合部移动，通过内、外手指同时分别抬举和按压，相互协调，即可扪清子宫的位置、大小、形状、软硬度、活动度以及有无压痛。

（4）检查附件 将阴道内两指由宫颈后方移至一侧穹隆部，尽可能往上向盆腔深部扪触；另一手从同侧下腹壁髂嵴水平开始，由上往下按压腹壁，与阴道内手指相互对合，以触摸该侧子宫附件处有无肿块、增厚或压痛。若扪及肿块，应查清其位置、大小、形状、软硬度、活动度、边界、与子宫的关系以及有无压痛等。正常卵巢偶可扪及，触之稍有酸胀感。正常输卵管不能扪及。

4. 三合诊

经直肠、阴道、腹部联合检查，称为三合诊。双合诊检查结束后，以一手示指伸入阴道，中指伸入直肠，另一手置于下腹部协同触诊。可扪清后倾后屈子宫的大小，子宫后壁、直肠子宫陷凹、宫骶韧带、阴道直肠隔、盆腔内侧壁及直肠等情况，注意有无增厚、压痛及肿瘤，估计盆腔内病变范围。对子宫颈癌患者必须做三合诊检查，以确定临床分期。

5. 直肠-腹部诊

检查者一手示指伸入直肠，另一手在腹部配合检查，称为直肠-腹部诊。该法适用于无性生活史、阴道闭锁或有其他原因不宜行双合诊的患者。

行双合诊、三合诊或直肠-腹部诊时，除应按常规操作外，应注意以下几点，以便检查能够顺利进行：当两手指放入阴道后，患者感疼痛不适时，可单用示指替代双指进行检查；三合诊时，在将中指伸入肛门时，嘱患者像解大便一样同时用力向下屏气，使肛门括约肌自动放松，可减轻患者疼痛和不适感；若患者腹肌紧张，可边检查边与患者交谈，使其张口呼吸而使腹肌放松；当检查者无法查明盆腔内解剖关系时，继续强行扪诊，不但患者难以耐受，且往往徒劳无益，此时应停止检查，待下次检查时，多能获得满意结果。

三、记　录

盆腔检查结束后，应将检查结果按解剖部位先后顺序记录。

（1）**外阴**　发育情况及婚产式（未婚、已婚未产或经产式）。有异常发现时，应详加描述。

（2）**阴道**　是否通畅，黏膜情况，分泌物量、色、性状及有无气味。

（3）**宫颈**　大小，硬度，有无糜烂样改变、撕裂、息肉、腺囊肿，有无接触性出血、举痛及摇摆痛等。

（4）**宫体**　位置，大小，硬度，活动度，表面是否平整，有无突起，有无压痛等。

（5）**附件**　有无块物、增厚或压痛。若扪及块物，记录其位置、大小、硬度、表面光滑与否、活动度，有无压痛及与子宫、盆壁的关系。左右两侧情况分别记录。

第二节　妇产科常用特殊检查

一、生殖道细胞学检查

女性生殖道细胞包括来自阴道、宫颈、子宫及输卵管的上皮细胞。生殖道脱落细胞包括阴道上段、宫颈阴道部、子宫、输卵管及腹腔的上皮细胞，其中以阴道上段、宫颈阴道部的上皮细胞为主。生殖道上皮细胞受性激素的影响可出现周期性的变化。检查生殖道脱落细胞可反映其生理和病理变化。但生殖道脱落细胞检查发现恶性细胞只能作为初步筛选，还需进一步组织学检查才能确诊。

（一）生殖道细胞学检查取材、制片及相关技术

1. 涂片种类及标本采集

采取标本前24小时内禁止性生活、阴道检查、阴道灌洗或用药。取材用具必须清洁干燥。

（1）**阴道涂片**　主要了解卵巢或胎盘功能。对已婚妇女，一般在阴道侧壁上1/3处用小刮板轻轻刮取浅层细胞，避免将深层细胞混入而影响诊断，薄而均匀地涂于玻片上，置95%乙醇中固定。对未婚女性，可将消毒棉签用生理盐水浸湿，然后伸入阴道，在其侧壁上1/3处轻卷后取出棉签，在玻片上涂片并固定。

（2）**宫颈细胞涂片**　是筛查早期宫颈癌的重要方法。1941年首次报道宫颈细胞学诊断宫颈癌，诊断阳性率可达85%～95.4%。

1）宫颈刮片：取材应在宫颈外口鳞柱上皮交接处，以宫颈外口为圆心，将木质铲形小刮板轻轻顺时针刮取一周，避免损伤组织引起出血而影响检查结果，刮片与玻片呈45°均匀地涂于玻片上，用95%乙醇固定。

2）液基薄层细胞学技术：改用特制的刷子取材，拭净宫颈表面分泌物，将"细胞刷"置于宫颈管内，达宫颈外口上方10mm左右，在宫颈管内旋转360°后取出，立即固定或洗脱于保存液中，液基薄层细胞学制片，制作的单层细胞涂片效果清晰，使细胞均匀分布在玻片上，提高了发现鳞状上皮低度和高度病变的敏感度。可消除宫颈刮片检查的50%~60%假阴性率。目前有Thinprep和AutoCyte Prep两种方法。其原理类似。

世界卫生组织建议，凡是有过性生活的妇女，应该每年进行一次宫颈细胞学检查；若连续3次阴性，可延长间隔时间至每2~3年。我国癌症基金会宫颈病变筛查指南建议：在经济发达地区开始筛查时间为25~30岁，经济欠发达地区为35~40岁，高危人群的筛查年龄适当提前。65岁以上妇女可不再进行宫颈癌筛查。

（3）**人乳头瘤病毒检测** 高危型HPV感染是发生宫颈癌的主要因素。持续高危型HPV感染者，有可能发展为癌前病变和宫颈癌，在HPV感染人群中，最终只有<5%可能进展为宫颈癌。

高危型HPV的检测方法很多，目前主要采用核酸杂交检测，也称第二代杂交捕获方法（HC-Ⅱ），可以检测与宫颈癌关系密切的高危型HPV（16、18、31、33、35、39、45、51、52、56、58、59、68型等）。其阴性预测值达98%以上。

取材方法：取膀胱截石位，用窥器打开阴道暴露宫颈后，用采样器（特制毛刷）伸入宫颈管内，同一方向旋转三圈，停留10秒，取出采样器，放入盛有特制检测样的小瓶中供做HPV DNA检测。

2013年，美国阴道镜检查和宫颈病理学会（ASCCP）公布了《宫颈癌筛查和癌前病变管理》共识指南，其中对筛查年龄和间隔周期提出了新的建议，并强调进行细胞学和HPV检测联合筛查，以及对细胞学异常结果提出了详细的处理建议，对我国的宫颈癌筛查工作也具有重要的参考意义。其主要内容包括：

1）宫颈癌筛查应从21岁开始，年龄<21岁的女性不应行巴氏试验或HPV检测。

2）年龄在21~29岁之间的女性应每3年做一次巴氏试验；该年龄段女性不应进行HPV检测，除非巴氏试验检查异常者。

3）年龄在30~65岁的女性应每5年行巴氏试验加HPV检测（称为联合测试）。这是首选的，也可每3年行一次单纯巴氏试验。

4）年龄>65岁、定期巴氏试验结果正常的女性，不需行宫颈癌筛查。一旦停止筛查，不应再次进行。有严重宫颈癌癌前病变的女性在确诊后，即使持续筛查时>65岁，也需至少测试20年。

5）行子宫切除术但切除原因与宫颈癌无关的女性，没有宫颈癌或严重癌前病变的女性不应进行筛查。

6）已接种HPV疫苗的女性也遵循针对所属年龄组的筛查建议。

（4）**宫腔吸片** 怀疑宫腔内有恶性病变时，可采用宫腔吸片检查。较阴道涂片及诊断性刮宫阳性率高。选择直径1~5mm不同型号塑料管，一端连于干燥消毒的注射器，将塑料管另一端送入宫腔内达宫底部，上下左右转动方向，轻轻抽吸注射器，将吸出物涂片、固定、染色。取出吸管时停止抽吸，以免将宫颈管内容物吸入。宫腔吸片标本中可能含有输卵管、卵巢或盆腹腔上皮细胞成分。还可用宫腔灌洗法，用注射器将10mL无菌0.9%氯化钠注射液注入宫腔，轻轻抽吸洗涤内膜面，然后收集洗涤液，离心后取沉渣涂片。此法简单，取材效果好，适合绝经后出血妇女，与诊断性刮宫效果比，患者痛苦小，易于接受，但取材不够全面。

（5）**局部印片** 用清洁玻片直接贴按病灶处作印片，经固定、染色后镜检。常用于外阴、脱出的宫颈及阴道部位可疑病灶。

2. 染色方法

染色方法最常用的是巴氏染色法,可用于检查雌激素水平或查找癌细胞。此外,还有邵氏染色法和其他改良染色法。

3. 辅助诊断技术

辅助诊断技术包括免疫组化、原位杂交技术、影像分析、流式细胞技术及自动筛选或人工智能系统等。

(二)正常生殖道脱落细胞的形态特征

1. 鳞状上皮细胞

鳞状上皮细胞可分为表层、中层、底层。其生长与成熟受雌激素影响。

(1) **底层细胞** 圆形,为中性多核白细胞的5~10倍,胞质幅缘大于或等于胞核直径,巴氏染色胞质呈淡蓝或蓝染;核为圆形或椭圆形,染色质细而疏松。

(2) **中层细胞** 接近底层者细胞呈舟状;接近表层者细胞大小与形状接近表层细胞。胞质巴氏染色淡蓝;核呈圆形或卵圆形,染色质疏松为网状核。

(3) **表层细胞** 细胞大,为多边形,胞质薄而透明;胞质粉染或淡蓝,核小固缩。

2. 柱状上皮细胞

柱状上皮细胞包括宫颈黏膜细胞和子宫内膜细胞。

(1) **宫颈黏膜细胞** 分为黏液细胞和带纤毛细胞。黏液细胞呈高柱状,核在底部,呈圆形或卵圆形,染色质均匀分布,胞质内有空泡,易分解而留下裸核。带纤毛细胞呈立方形或矮柱状,带有纤毛,核为圆形或卵圆形,位于细胞底部,胞质易退化融合成多核,多见于绝经后。

(2) **子宫内膜细胞** 较宫颈黏液细胞小,细胞为低柱状,为中性多核白细胞的1~3倍;核呈大小、形状一致的圆形,多成堆出现,胞质少,边界不清。

3. 非上皮成分

非上皮成分有吞噬细胞、白细胞、淋巴细胞、红细胞等。

(三)生殖道脱落细胞在妇科肿瘤诊断中的应用

1. 癌细胞特征

癌细胞特征主要表现在细胞核、细胞及细胞间关系的改变。

2. 宫颈/阴道细胞学诊断的报告形式

宫颈/阴道细胞学诊断的报告形式主要为分级诊断和描述性诊断。

(1) **巴氏分类法**

1) 巴氏Ⅰ级:正常。为正常的宫颈细胞涂片。

2) 巴氏Ⅱ级:炎症。细胞核普遍增大,淡染或有双核,有时染色质稍多。胞质可有变形,有时可见核周晕及浆内空泡。

3) 巴氏Ⅲ级:可疑癌。胞质变少,主要改变在细胞核。核增大,核型可以不规则或有双核,染色加深,此种改变称为核异质或称间变细胞,细胞核与胞质比例改变不大。

4) 巴氏Ⅳ级:高度可疑癌。细胞具有恶性改变,核大、深染,核型不规则,核染色质颗粒粗、分布不匀,胞质少。但在涂片中癌细胞量较少。

5) 巴氏Ⅴ级:癌。具有典型癌细胞的特征且量多。

(2) **TBS分类法及其描述性诊断内容** 1988年美国国家癌症研究所(NCI)制定了TBS

（the Bethesda system）诊断系统，国际癌症协会于1991年对宫颈/阴道细胞学的报告正式采用TBS分类法。

TBS分类法将涂片制作质量作为细胞学检查结果报告的一部分；描述有关发现；给予细胞病理学诊断并提出治疗建议。从而使细胞学报告与临床处理密切结合。描述性诊断报告包括以下内容：

1）感染：如原虫、细菌、真菌、病毒感染。

2）反应性和修复性改变：包括细胞对炎症、损伤、放化疗、宫内节育器以及萎缩性阴道炎、激素治疗等出现的反应或修复性改变。

3）鳞状上皮细胞异常：①不典型鳞状细胞：包括不明确诊断意义的不典型鳞状上皮细胞（ASCUS）和不典型鳞状细胞（ASC），不除外上皮内高度病变的不典型细胞（ASC-H）；②低级别鳞状上皮内病变（LSIL）：宫颈上皮内瘤变（CIN）Ⅰ级；③高级别鳞状上皮内病变（HSIL）：包括鳞状上皮细胞中、重度不典型增生（即CINⅡ、CINⅢ）和原位癌；④鳞状细胞癌：包括角化型鳞癌、非角化型鳞癌、小细胞型鳞癌。

4）腺上皮细胞改变：①不典型腺上皮细胞（AGC），包括宫颈管细胞AGC和子宫内膜细胞AGC；②腺原位癌（AIS）；③腺癌：若可能，则判断来源：宫颈管、子宫内膜或子宫外。

5）不能分类的癌细胞。

6）其他恶性肿瘤。

7）激素水平的评估（阴道涂片）。

细胞学诊断为ASCUS、LSIL、HSIL者，宫颈癌前病变（CIN）及宫颈癌治疗后随访，均应做HPV检测。

二、生殖器官活组织检查

生殖器官活组织检查是取生殖道病变部位或可疑部位活组织进行病理检查，可作为诊断的可靠依据。

1. 外阴活组织检查

（1）**适应证** 外阴部赘生物或久治不愈的溃疡需明确诊断及排除恶变者；确定外阴色素减退疾病的类型及排除恶变者；外阴特异型感染。

（2）**方法** 小赘生物可自蒂部剪下或用活检钳钳取，局部压迫止血，病灶面积大者行部分切除。标本置10%甲醛溶液中固定后送病理检查。

（3）**禁忌证** 外阴急性化脓性感染、月经期及可疑恶性黑色素瘤者。

2. 阴道活组织检查

（1）**适应证** 阴道赘生物、阴道溃疡灶。

（2）**方法** 活检钳咬取可疑部位组织，对表面有坏死的肿物，要取至深层新鲜组织，无菌纱布压迫止血，必要时阴道内置无菌带尾棉球压迫止血，嘱其24～48小时后自行取出。活检组织固定后送常规病理检查。

（3）**禁忌证** 急性外阴炎、阴道炎、宫颈炎、盆腔炎及月经期。

3. 宫颈活组织检查

（1）**适应证** 宫颈脱落细胞涂片检查巴氏Ⅲ级或以上者；宫颈脱落细胞涂片检查巴氏Ⅱ级经抗感染治疗后仍Ⅱ级；宫颈脱落细胞涂片TBS分类法诊断鳞状细胞异常者；疑有宫颈癌或特异性

炎症，需进一步明确诊断者。

（2）**方法** 用活检钳在宫颈外口鳞-柱状上皮交接处或肉眼糜烂较深或特殊病变处取材。为提高准确性，还可在阴道镜指导下或应用肿瘤固有荧光诊断仪定位活检，或在宫颈阴道部涂碘溶液，选择不着色区取材。宫颈局部填带尾棉球压迫止血，嘱患者24小时后自行取出。

（3）**注意事项** 阴道炎应治愈后再活检。妊娠期原则上不进行活检，但临床高度怀疑宫颈恶性病变者仍应检查。月经前期不宜做活检。

4. 诊断性刮宫

（1）**适应证** 异常子宫出血或阴道排液，需证实或排除子宫内膜癌、宫颈癌，或其他病变如流产、子宫内膜炎等；不孕症需了解有无排卵或疑有子宫内膜结核者；月经失调如排卵障碍性异常子宫出血或闭经，需了解子宫内膜变化及其对性激素的反应；因宫腔内有组织残留或排卵障碍性异常长期多量出血时。刮宫不仅有助于诊断，还有止血作用。

（2）**方法** 用专用活检钳，以取到适量的子宫内膜组织为标准。如果没有专用活检钳，可用小刮匙代替，由内向外沿宫腔四壁及两侧宫角有次序地将内膜刮除，并注意宫腔壁有无变形及高低不平。夹出组织，置于无菌纱布上。收集全部组织固定于10%甲醛溶液或95%乙醇溶液中，送病理检查。

需鉴别子宫内膜癌和宫颈癌，应做分段刮宫。先不探查宫腔深度，以免将宫颈管组织带入宫腔，混淆诊断。用小刮匙按自宫颈管内口至外口顺序刮宫颈管一周，将所刮取宫颈管组织置纱布上；然后刮匙进入宫腔刮取子宫内膜。刮出宫颈管组织及宫腔内组织分别装瓶、固定，送病理检查。

5. 诊断性宫颈锥切术

（1）**适应证** 宫颈刮片细胞学检查多次找到恶性细胞，而宫颈多处活检及分段诊刮病理检查均阴性者；宫颈活检为原位癌或镜下早期浸润癌，而临床可疑为浸润癌，为明确病变累及程度及决定手术范围者；宫颈活检证实有高级别鳞状上皮内病变者。

（2）**禁忌证** 阴道、宫颈、子宫及盆腔急性或亚急性炎症，月经期，有血液病等出血倾向者。

三、输卵管通畅检查

1. 输卵管通液术

（1）**适应证** 不孕症，男方精液正常，疑输卵管堵塞者；检查和评价输卵管绝育术、输卵管再通术或输卵管形成术的效果；输卵管黏膜轻度粘连（有疏通作用）。

（2）**方法** 患者取膀胱截石位，常规消毒，铺无菌巾。双合诊了解子宫的位置及大小。放置阴道窥器充分暴露宫颈，再次消毒阴道穹隆部及宫颈，以宫颈钳夹宫颈前唇。沿宫腔方向置入通液导管，并使其与宫颈外口紧密相贴以防漏液。放好后可用20mL注射器连接于通液导管，将无菌生理盐水缓缓注入，若无阻力，无液体外溢，注完后回吸液体在2mL以内，则表示输卵管通畅。若注入6～8mL后即有阻力，患者感下腹胀痛，立刻停止注入，待症状好转后再注入。如仍有阻力表示输卵管不通，可待下次月经干净后再试。

（3）**注意事项** 月经干净后3～7日，禁性生活；术前必须确定无内、外生殖器官炎症。

2. 输卵管造影术（HSG）

（1）**适应证** 了解输卵管是否通畅及其形态、阻塞部位；了解宫腔形态，确定有无子宫畸形及类型，有无宫腔粘连、子宫黏膜下肌瘤、子宫内膜息肉及异物等；内生殖器结核非活动期；不明原因的习惯性流产，了解宫颈内口是否松弛，宫颈及子宫有无畸形。

（2）**方法** 沿宫腔方向将通液导管置入宫颈管内，注入40%碘化钠或泛影葡胺，在X线透视下观察药物流经输卵管情况及宫腔情况并摄片。

（3）**注意事项** 注入造影剂时避免因空气进入造成充盈缺损，引起误诊；避免子宫损伤及穿孔；推注不要过快，以防损伤输卵管；造影后2周禁盆浴及性生活。

3. 妇产科内镜输卵管通畅检查

近年妇产科内镜的大量应用，提供了新的输卵管通畅检查方法，包括腹腔镜直视下输卵管通液检查、宫腔镜下经输卵管口插管通液试验和腹腔镜联合检查等方法，其中腹腔镜直视下输卵管通液检查准确率可达90%～95%。但由于内镜手术对器械要求较高，且腹腔镜仍是创伤性手术，故并不推荐作为常规检查方法。

四、穿刺检查

1. 经阴道后穹隆穿刺术

直肠子宫陷凹是直立位时腹腔最低部位，故腹腔内的积血、积液、积脓易积于此。经阴道后穹隆顶端与直肠子宫陷凹贴近，由此处行经阴道后穹隆穿刺术，对抽出物行肉眼观察、化验、病理检查，是妇科临床常用的辅助诊断方法。

（1）**适应证** 疑有腹腔内出血时，如宫外孕、卵巢黄体破裂等。疑盆腔内有积液、积脓时，可做穿刺抽液检查，以了解积液性质；盆腔脓肿的穿刺引流及局部注射药物；盆腔肿块位于直肠子宫陷凹内，经后穹隆穿刺直接抽取肿块内容物做涂片，行细胞学检查以明确性质。若高度怀疑恶性肿瘤，应尽量避免穿刺。一旦穿刺诊断为恶性肿瘤，应及早在短期内手术。可做超声介入治疗，如在超声介导下进行卵巢子宫内膜异位囊肿或输卵管妊娠部位注射治疗。在超声介导下经后穹隆穿刺取卵，用于各种助孕技术。

（2）**禁忌证** 盆腔严重粘连，直肠子宫陷凹被较大肿块完全占据，并已凸向直肠者；疑有肠管与子宫后壁粘连者；临床高度怀疑恶性肿瘤者。异位妊娠准备采用非手术治疗时，尽量避免穿刺，以免引起感染，影响疗效。

（3）**方法** 患者取膀胱截石位，阴道窥器暴露宫颈及阴道穹隆部并消毒。用宫颈钳夹住宫颈后唇向上提，暴露后穹隆。用18号腰麻针接10mL注射器刺入后穹隆中点2～3cm，有落空感即可抽吸，如抽出血液5～6分钟不凝固，为内出血；如为血水或脓液，可能为炎性或肿瘤渗出液，应送镜检、病理检查及细菌培养。

2. 经腹壁腹腔穿刺检查

（1）**适应证** 明确腹腔积液的性质。鉴别贴近腹壁的肿物性质。腹水过多者，可通过腹腔穿刺放出积液，缓解临床症状。腹腔穿刺注入药物行腹腔内化疗。

（2）**禁忌证** 腹腔内严重粘连，特别是妇科恶性肿瘤盆、腹腔转移致肠梗阻者；疑为巨大卵巢囊肿。

（3）**方法** 术前患者应排空膀胱，一般取仰卧位；穿刺点一般选择在脐与左髂前上棘连线中、外1/3交界处。常规消毒铺无菌巾，可于穿刺点局部麻醉。穿刺针垂直刺入皮肤，入腹腔时有阻力突然消失的感觉。穿刺完毕后，拔出穿刺针，局部盖以无菌纱布。

（4）**注意事项** 严格无菌操作，以免腹腔感染。控制好针头进针深度，以免刺伤血管及肠管。放液速度不宜太快，每小时放液量不超过1000mL，一次放液不超过4000mL。严密监测患者血压、脉搏、呼吸等生命体征，随时控制放液量及放液速度。若出现休克征象，应立即停止放液。术后卧床休息8～12小时，给予抗生素预防感染。

五、基础体温测定

在月经后及卵泡期基础体温较低，排卵后有黄体形成，产生的孕酮作用于下丘脑体温调节中枢，使体温上升0.3～0.5℃，一直持续到经前1～2日或月经第1日，体温又降至原来水平。

（1）**适应证** 指导避孕与受孕；协助诊断妊娠；协助诊断月经失调。

（2）**方法** 将基础体温计于睡前放在枕边可随手拿到之处，于次日睡醒，尚未起床活动时，放在舌下测量5～10分钟后读数，并记录在基础体温表上，绘成基础体温曲线图，以了解卵巢功能，有无排卵、排卵日期及卵巢黄体功能。

（3）**注意事项** 注意测量体温前严禁起床、大小便、进食、说话等。月经来潮和同房日须附加记号标示，遇有发烧饮酒过度晚睡晚起等会影响体温的状况，亦应特别注记说明。

（4）**临床意义**

1）反映黄体功能：以排卵日为分界前低后高的双相体温显示黄体功能正常，黄体期少于12日、体温上升幅度不足0.3～0.5℃属于黄体功能不足。

2）掌握排卵期：排卵后基础体温升高，通过监测基础体温可以找到排卵发生在哪一天。如曲线呈单相型，表示无排卵。

3）诊断早孕：黄体期延长、基础体温上升20日不下降，被认为是怀孕的标志。而确认处在妊娠前3个月时，如果基础体温出现了明显的下降趋势，则可能是早期流产的先兆。

4）诱导排卵：在无排卵性功能失调性子宫出血或不孕症患者诱导排卵时，可以通过基础体温的变化来判断是否已经发生了排卵。

5）协助诊断出血类型：对于不规则阴道出血的患者而言，主诉的出血时间常难于判断月经周期，而应用基础体温可以了解相对真实可靠的月经周期全貌。

6）反映低热：如果基础体温基线温度过高，在妇科内分泌患者中需考虑盆腔结核与子宫内膜异位症。

六、女性内分泌激素测定

（一）下丘脑促性腺激素释放激素（GnRH）测定

GnRH由下丘脑释放。由于外周血中GnRH含量很少，半衰期短，测定困难，目前采用GnRH刺激试验与氯米芬试验，以了解下丘脑和垂体的功能及其生理病理状态。

1. GnRH刺激试验

GnRH刺激试验又称垂体兴奋试验。目的是了解垂体功能减退的病变部位在垂体还是下丘脑。人工合成的10肽GnRH能使垂体分泌LH，故也称为黄体生成激素释放激素（LHRH）。将LHRH 100μg溶于5mL生理盐水中，30秒内静脉注射完毕。注射前及注射后15、30、60、120分钟分别采取2mL静脉血，用放射免疫法测定LH含量。若注射后15～60分钟LH值较注射前高2～4倍以上，说明垂体功能正常，对LHRH反应良好，病变在下丘脑；若经多次重复试验，LH值仍无升高或升高不显著，提示病变在垂体。

2. 氯米芬试验

氯米芬是一种弱雌激素药物，可与内源性雌激素竞争雌激素受体，有抗雌激素作用，可刺激 GnRH 及促性腺激素增多。用以评估闭经患者下丘脑-垂体-卵巢轴的功能，鉴别下丘脑和垂体病变。方法是从月经第5日开始口服氯米芬 50～100mg/d，共5日。分别在服药第1、3、5日测血清 FSH、LH 值。在服用氯米芬第5日时，血 FSH、LH 升高，LH 可增加 85%，FSH 增加 50%，停药后 FSH、LH 水平下降。

下丘脑病变时，对 GnRH 刺激试验有反应，而对氯米芬试验无反应。

（二）垂体促性腺激素测定

FSH、LH 是腺垂体分泌的促性腺激素，均为糖蛋白。生育年龄妇女这些激素随月经周期出现周期性变化。

1. 来源和生理作用

（1）**FSH** 作用于卵泡颗粒细胞上的受体，刺激卵泡生长、发育、成熟，并促进雌激素分泌。在卵泡早期 FSH 维持较低水平，随卵泡发育至晚期，雌激素水平升高，FSH 略下降，至排卵前24小时出现低值，随即迅速升高，24小时后又下降，LH 和 FSH 共同作用，引起排卵，黄体期维持低水平，并促进雌、孕激素合成。FSH 的生理作用主要是促进卵泡成熟及分泌雌激素。

（2）**LH** 在卵泡早期处于低水平，以后逐渐上升，至排卵前24小时左右与 FSH 同时出现高峰，而且是较 FSH 更高的陡峰，24小时后最高值骤降，黄体后期逐渐下降。排卵期出现的 LH 陡峰是预测排卵的重要指标。LH 的生理作用是促进女性排卵和黄体生成，以促使黄体分泌雌、孕激素。

2. 临床应用

（1）**协助判断闭经原因** FSH 及 LH 水平低于正常值，提示闭经原因在腺垂体或下丘脑。LH 水平明显升高，表明病变在下丘脑；LH 水平不增高，病变在腺垂体；FSH 及 LH 水平均高于正常，病变在卵巢。

（2）**了解排卵情况** 测定 LH 峰值，可以估计排卵时间和了解排卵情况，有助于不孕症的治疗及研究避孕药物的作用机制。

（3）**协助诊断多囊卵巢综合征** 测定 LH/FSH 比值，如 LH/FSH＞3，表明 LH 呈高值，FSH 处于低水平，有助于诊断多囊卵巢综合征。

（4）**诊断性早熟** 有助于区分真性和假性性早熟。真性性早熟由促性腺激素分泌增多引起，FSH 及 LH 呈周期性变化；假性性早熟，FSH 及 LH 水平较低，且无周期性变化。

（三）垂体催乳素测定

1. 来源和生理作用

垂体催乳素（PRL）是由腺垂体催乳激素细胞分泌的一种多肽蛋白激素，主要功能是促进乳房发育及泌乳，以及与卵巢类固醇激素共同作用促进分娩前乳房导管及腺体发育。

2. 临床应用

垂体肿瘤患者伴 PRL 异常增高时，应考虑有垂体催乳素瘤。PRL 水平升高还见于性早熟、原发性甲状腺功能低下、卵巢早衰、黄体功能欠佳、长期哺乳、神经精神刺激及某些药物作用如氯丙嗪、避孕药、大量雌激素、利血平等。PRL 降低多见于垂体功能减退、单纯性催乳素分泌缺乏症等。

（四）卵巢性激素测定

1. 雌激素

（1）**来源及生理变化** 雌激素主要由卵巢、胎盘产生，少量由肾上腺产生，包括雌酮（E_1）、雌二醇（E_2）及雌三醇（E_3）。雌激素的生物活性以雌二醇最强，是卵巢产生的主要激素之一，对维持女性生殖功能及第二性征有重要作用。绝经后妇女以雌酮为主，主要来自肾上腺皮质分泌的雄烯二酮，在外周转化为雌酮。雌三醇是雌酮和雌二醇的代谢产物。妊娠期间，胎盘产生大量雌三醇，测定血或尿中雌三醇水平，可反映胎儿胎盘功能状态。

（2）**临床应用**

1）判断闭经原因：雌激素水平符合正常周期变化，表明卵泡发育正常，应考虑为子宫性闭经。雌激素水平偏低，闭经可能因原发性或继发性卵巢功能低下或受药物影响抑制卵巢功能；也可见于下丘脑-垂体功能失调、高催乳素血症等。

2）诊断无排卵：雌激素无周期性变化，常见于无排卵性异常子宫出血、多囊卵巢综合征、某些绝经后子宫出血。

3）监测卵泡发育：应用药物诱导排卵时，测定血中雌二醇作为监测卵泡发育、成熟的指标之一，用以指导hCG用药及确定取卵时间。

4）诊断女性性早熟：临床多以8岁以前出现第二性征发育诊断性早熟，血E_2水平升高＞275pmol/L为诊断性早熟的激素指标之一。

5）检测胎儿-胎盘单位功能：妊娠期雌三醇主要由胎儿-胎盘单位产生，测定孕妇尿雌三醇含量可反映胎儿-胎盘功能状态。

2. 孕激素

（1）**来源及生理作用** 孕激素由卵巢、胎盘及肾上腺皮质产生。孕酮的作用主要是进一步使子宫内膜增厚，血管和腺体增生，利于胚胎着床；降低母体免疫排斥反应；防止子宫收缩，使子宫在分娩前处于静止状态。同时孕酮还有促进乳腺腺泡导管发育，为泌乳做准备的作用。孕酮缺乏时可引起早期流产。

（2）**临床应用**

1）监测排卵：血孕酮＞15.6nmol/L，提示有排卵。

2）了解黄体功能：黄体期孕酮水平低于生理值，提示黄体功能不足；月经来潮4～5日血孕酮仍高于生理水平，提示黄体萎缩不全。

3）了解妊娠状态：排卵后，若卵子受精，黄体继续分泌孕酮。自妊娠第7周开始，胎盘分泌孕酮在数量上超过卵巢黄体。妊娠期胎盘功能减退时，血中孕酮水平下降。异位妊娠时孕酮水平较低。先兆流产时，孕酮值若有下降趋势，有发生流产的可能。

4）其他：血中孕酮升高，也可见于肾上腺皮质功能亢进或肾上腺肿瘤。

（五）雄激素测定

1. 来源及生理变化

女性体内雄激素主要有睾酮及雄烯二酮，来自卵巢及肾上腺皮质。睾酮主要由卵巢和肾上腺分泌的雄烯二酮转化而来。雄烯二酮50%来自卵巢，50%来肾上腺，其生物活性介于活性很强的睾酮和活性很弱的脱氢表雄酮之间。血清中的脱氢表雄酮主要由肾上腺皮质产生。绝经后肾上腺是产生雄激素的主要部位。

2. 临床应用

（1）**协助诊断卵巢男性化肿瘤**　短期内进行性加重的雄激素过多症状往往提示卵巢男性化肿瘤。

（2）**多囊卵巢综合征**　患者血清雄激素可能正常，也可能升高。若治疗前雄激素水平升高，治疗后下降，可作为评价疗效的指标之一。

（3）**肾上腺皮质增生或肿瘤**　血清雄激素异常升高。

（4）**两性畸形的鉴别**　男性假两性畸形及真两性畸形，睾酮水平在男性正常范围内；女性假两性畸形睾酮水平则在女性正常范围内。

（5）**女性多毛症**　若睾酮水平正常时，多考虑毛囊对雄激素敏感所致。

（6）**检测药物影响**　应用睾酮或具有雄激素作用的内分泌药物如达那唑等，用药期间有时需做雄激素测定。

（7）**高催乳激素血症**　有雄激素过高的症状和体征，常规雄激素测定在正常范围者，应测定血催乳素。

（六）人绒毛膜促性腺激素测定

1. 来源及生理变化

人绒毛膜促性腺激素（hCG）是由合体滋养细胞分泌的一种糖蛋白激素。在受精后开始少量分泌。在妊娠早期分泌量增快，1.7～2日即增长1倍，至妊娠8～10周血清浓度达到最高峰，持续1～2周后迅速下降，妊娠中晚期血清浓度仅为峰值的10%，持续至分娩。分娩后若无胎盘残留，约在产后2周内消失。

2. 临床应用

（1）**诊断早期妊娠**　血hCG定量免疫测定＜3.1U/L时为妊娠阴性，血hCG浓度＞25U/L为妊娠阳性。

（2）**异位妊娠**　血hCG维持在低水平，间隔2～3日测定无成倍上升，应怀疑异位妊娠。

（3）**妊娠滋养细胞肿瘤的诊断和监测**　血hCG水平异常增高，甚至＞100kU/L，子宫明显超过孕周大小；血hCG维持高水平不降，提示葡萄胎。在葡萄胎块清除后，血hCG应呈大幅度下降，且在清除后的16周应转为阴性；若下降缓慢或下降后又上升，在排除宫腔内残留组织后，则可能为侵蚀性葡萄胎。血hCG是侵蚀性葡萄胎疗效监测的最主要的指标，血hCG下降与治疗疗效呈一致性。

（4）**性早熟和肿瘤**　常见下丘脑或松果体胚细胞的绒毛膜上皮瘤或肝胚细胞瘤及卵巢无性细胞瘤、未成熟畸胎瘤分泌hCG导致性早熟。分泌hCG的肿瘤尚见于肠癌、肝癌、肺癌、卵巢腺癌、胰腺癌、胃癌，在成年妇女引起月经紊乱。

七、肿瘤标志物检查

1. 糖类抗原125（CA125）

（1）**检查方法**　CA125检测方法多选用放射免疫检测法（RIA）和酶联免疫法（ELISA）。

（2）**临床意义**　鉴别盆腔肿瘤（上皮性卵巢癌、宫颈腺癌、子宫内膜癌）；监测治疗效果；判断预后。子宫内膜异位症患者多有CA125轻度升高。

2. NB70/K

（1）**检查方法** NB70/K测定多选用单体克隆抗体RIA法。

（2）**临床意义** NB70/K对诊断卵巢上皮性肿瘤有意义；对卵巢癌患者早期诊断有益。

3. 糖类抗原19-9（CA19-9）

（1）**检查方法** CA19-9测定方法有单抗或双抗RIA法。

（2）**临床意义** 除对消化道肿瘤如胰腺癌、结肠直肠癌、胃癌及肝癌有标志作用外，卵巢上皮性肿瘤也有约50%的阳性表达，卵巢黏液性囊腺癌阳性表达率可达76%，而浆液性肿瘤则为27%。子宫内膜癌及宫颈管腺癌也可阳性。

4. 甲胎蛋白（AFP）

（1）**检查方法** AFP通常应用RIA和ELISA法检测。

（2）**临床意义** 对卵巢恶性生殖细胞肿瘤尤其是内胚窦瘤的诊断及监视有较高价值。

5. 癌胚抗原（CEA）

（1）**检查方法** CEA检测多采用RIA和ELISA法。

（2）**临床意义** CEA在多种妇科恶性肿瘤如宫颈癌、子宫内膜癌、卵巢上皮性癌、阴道癌及外阴癌等均可表达阳性；血浆水平持续升高的患者常发展为复发性卵巢肿瘤，且生存时间短。

6. 鳞状细胞癌抗原（SCCA）

（1）**检查方法** SCCA通用的测定方法为RIA和ELISA法，也可采用化学发光法，其敏感度明显提高。

（2）**临床意义** SCCA是从子宫颈鳞状上皮细胞癌分离制备得到的一种肿瘤糖蛋白相关抗原，对绝大多数鳞状上皮细胞癌有较高特异性。70%以上的宫颈鳞癌患者血浆SCCA升高，而宫颈腺癌仅有15%左右升高，外阴及阴道鳞状上皮细胞癌SCCA阳性率为40%～50%。SCCA的血浆水平还与宫颈鳞癌患者的病情进展及临床分期有关。SCCA对宫颈癌患者有判断预后、监测病情发展的作用。

八、影像学检查

（一）超声检查

1. B型超声检查

B型超声检查应用二维超声诊断仪，以显示探头所在部位器官或病灶的断面形态及其与周围器官的关系。检测途径有经腹部和经阴道两种。在产科方面，可用于诊断早期妊娠，鉴别胎儿是否存活；测定胎盘位置、胎盘成熟度及羊水量，有无胎儿畸形。还可诊断葡萄胎、异位妊娠，判断前置胎盘、胎盘早剥、多胎妊娠等；测量胎头双顶径，估计胎儿体重。探查有无宫内节育器及是否带器妊娠。在妇科方面，可诊断子宫肌瘤、子宫腺肌病和腺肌瘤、盆腔炎，监测卵泡发育，鉴别卵巢肿瘤为囊性或实性，鉴别巨大卵巢囊肿与腹水，鉴别结核性腹膜炎与卵巢囊肿等。

2. 彩色多普勒超声检查

彩色多普勒超声检查主要用于评估血管收缩期和舒张期的血流状态。可判断盆腹腔肿瘤边界及肿瘤血流分布；测定子宫动脉的血流指数（RI、PI和S/D）；并可以对胎儿脐带血流进行监测，亦可进行胎儿心脏超声检查。

3. 三维超声诊断

三维超声诊断可构成超声立体图像，诊断胎儿异常。有助于检出胎儿唇裂、腭裂、脑畸形、心脏异常、耳朵和颅骨异常等。同时有助于对盆腔脏器疾病，特别是良、恶性肿瘤的诊断和鉴别诊断。

（二）X线检查

X线检查可借助造影剂了解子宫腔和输卵管腔内形态；对骨产道各径线的测定、骨盆入口形态、骶骨屈度、骶坐骨切迹大小等方面的诊断，可为临床判断有无自然分娩可能性提供重要依据。

（三）计算机体层扫描（CT）

用X线束对人体层面进行扫描，取得信息，经计算机处理而获得该层面的重建图像，是数字化成像。除显示组织器官形态外，高分辨显示组织密度。可用于卵巢肿瘤的鉴别诊断；显示肿瘤与肠道粘连、输尿管受侵、腹膜后淋巴结转移、横膈下区病变。

（四）磁共振成像（MRI）

MRI是利用人体中的氢原子核在磁场中受到射频脉冲的激励而发生磁共振现象，产生磁共振信号，经过信号采集和计算机处理而获得重建断层图像的成像技术。有助于准确判断肿瘤大小及转移情况和直接区分流空的血管和肿大的淋巴结；常用于卵巢、子宫、宫颈等恶性肿瘤术前分期。MRI还可用于大于18孕周的胎儿畸形的诊断，主要检查超声检查难以明确的病变。

（五）正电子发射体层成像（PET）

PET是一种通过示踪原理，以解剖结构方式显示体内生化和代谢信息的影像技术。主要用于卵巢癌的诊断和术后随访。在诊断原发和复发/转移性卵巢癌时，灵敏度和特异度高于CT和MRI。假阳性结果见于良性浆液性囊腺瘤、子宫内膜异位症、子宫肌瘤、子宫内膜炎症以及育龄妇女卵巢月经末期的高浓聚；假阴性结果见于微小潜在病灶。

然而，对于肿瘤的诊断，任何影像学方法都不能完全地替代探查手术。

第十七章 计划生育

计划生育是以避孕为主,创造条件保障使用者知情,选择安全、有效、适宜的避孕措施的做法。其根本是做好避孕方法的选择。

第一节 避　　孕

避孕是指采用科学的方法,使妇女暂时不受孕。主要通过以下3个环节达到目的:①抑制精子或卵子的产生;②阻止精子和卵子结合;③改变宫内环境,使之不利于精子获能、生存,干扰受精卵着床和发育。避孕方法选择要遵循的原则有可获得性、有效性、可接受性、可负担性、安全性。本节以宫内节育器、激素避孕及其他避孕方法分类介绍。

一、宫内节育器

宫内节育器(intrauterine device,IUD)是一种安全、有效、简便、经济、可逆的避孕工具,为我国育龄妇女的主要避孕措施。

1. 宫内节育器的种类

(1) 惰性宫内节育器(第一代IUD) 由惰性材料制成,如金属、硅胶、塑料等。由于脱落率及带器妊娠率高,目前已被淘汰。

(2) 活性宫内节育器(第二代IUD) 其内含有活性物质,如铜离子、激素、药物及磁性物质等,可提高避孕效果,减少副反应。分为带铜宫内节育器和带药物缓释宫内节育器。

1)带铜宫内节育器:①带铜T形节育器:呈"T"字形,纵杆末端系以尾丝,是我国目前常用的一种IUD。②带铜宫形节育器:呈宫腔形,在钢丝螺旋腔内加入铜丝,具有妊娠率、脱落率低,可长期放置的优点。③其他:带铜V形节育器、母体乐(MLCu375)、爱母功能型宫内节育器、含铜无支架IUD(吉妮IUD),也是我国常用的IUD。

2)带药物缓释宫内节育器:①含孕激素T形IUD:常用左炔诺孕酮IUD(LNG-IUD,又称曼月乐),有抑制排卵,影响精子获能和受精卵着床的作用。其优点为妊娠率、脱落率低,主要副作用是点滴出血,经量减少,甚至闭经,取器后恢复正常。有效期5年。②含吲哚美辛的带铜IUD:其特点为妊娠率、脱落率及出血率低。

2. 避孕机制

1)子宫内膜长期受异物刺激,引发无菌性炎症反应,产生大量的炎症细胞及巨噬细胞,覆盖于子宫内膜,能吞噬精子,影响受精卵的着床,对胚胎有毒性作用。

2)子宫内膜损伤及慢性炎症产生前列腺素,改变输卵管蠕动,影响受精卵着床。

3）子宫内膜受压缺血，激活纤溶酶原，局部纤溶活性增强，囊胚被溶解吸收。

4）带铜IUD长期释放铜离子，影响受精卵着床、囊胚发育及精子获能。

5）含孕激素IUD释放的孕激素引起宫颈黏液和子宫内膜改变，不利于精子的穿透和受精卵的着床。

3. 宫内节育器放置术

（1）**适应证**　凡育龄妇女自愿要求以IUD避孕而无禁忌证者。

（2）**禁忌证**

1）妊娠或可疑妊娠者。

2）生殖道急性炎症。

3）人工流产、分娩或剖宫产后疑有妊娠组织物残留或感染可能者。

4）宫颈过松、重度裂伤、重度狭窄等。

5）生殖器官肿瘤、畸形，重度子宫脱垂等。

6）严重的全身疾病。

7）宫腔长度＜5.5cm或＞9.0cm（除外足月分娩后，大月份引产后，或放置含铜无支架IUD）。

8）近3个月内有月经不调、阴道不规则流血。

9）有铜过敏史者，禁用带铜节育器。

（3）**放置时间**

1）月经干净后3～7日，无性交。

2）人工流产术后立即放置。

3）自然流产于转经后放置，药物流产2次正常月经后放置。

4）产后42日恶露已净，会阴伤口愈合，子宫恢复正常；剖宫产术后满半年。

5）哺乳期，应排除早孕后放置。

6）性交后5日内放置为紧急避孕方法之一。

7）含孕激素IUD在月经第4～7日放置。

（4）**放置方法**

1）受术者排空膀胱后，取膀胱截石位，常规消毒外阴、阴道后铺巾，双合诊复查子宫位置、大小、倾曲度及附件情况。

2）阴道窥器暴露宫颈并消毒。

3）以宫颈钳钳夹宫颈前唇，子宫探针沿宫腔方向探测宫腔深度，以选择合适节育器。

4）用放置器将节育器推送入宫腔，其上缘必须抵达宫底。带有尾丝者在距宫口2cm处剪断。观察无出血取出宫颈钳和阴道窥器。

（5）**注意事项**

1）严格无菌操作，以防感染。

2）节育器要一次放至宫底部，不可扭动放置器。

3）哺乳期子宫小而软，易穿孔，操作必须谨慎。

4）术后休息3日，1周内忌重体力劳动，2周内忌性交及盆浴。

5）定期随访，一般在术后第1、3、6、12月各随访1次，以后每年随访1次，特殊情况应予随时就诊。

4. 宫内节育器的取出

（1）**取器指征**　因副反应治疗无效及并发症需取器者；改用其他避孕措施或绝育者；计划再

生育或已无性生活不再需避孕者；放置年限已到需更换者；围绝经期停经1年内或月经紊乱者；带器妊娠者，包括宫内和宫外妊娠。

（2）**取器时间** 月经干净后3～7日；因出血多需取器，随时可取；带器早期妊娠，行人工流产时同时取器；带器异位妊娠，在术前诊断刮宫时或在术后出院前取器。

（3）**取器方法**

1）有尾丝者，常规消毒后，用血管钳夹住尾丝后轻轻牵引取出。

2）无尾丝者，前三步与放置方法相同，然后用子宫探针查清节育器位置，再用取环钩或取环钳将节育器取出。取器困难可在B超辅助下进行操作，必要时在宫腔镜下取出。

5. 宫内节育器的副反应

宫内节育器的副反应主要表现为经量增多、经期延长或点滴出血；有的白带增多，伴有下腹胀痛。在明确诊断后可采用中医、西医方法对症处理。

6. 常见并发症

宫内节育器的常见并发症包括出血、疼痛、子宫穿孔、节育器异位、感染、节育器嵌顿或断裂、带器妊娠、节育器下移或脱落等。

二、激素避孕

激素避孕是指用女性甾体激素避孕，是一种高效避孕方法。甾体避孕药的激素成分是雌激素和孕激素。

1. 作用机制

1）干扰下丘脑-垂体-卵巢轴的正常功能，抑制排卵。

2）改变宫颈黏液性状，不利于精子穿透。

3）改变子宫内膜形态与功能，使子宫内膜与胚胎发育不同步，不适宜受精卵着床。

4）改变输卵管正常的分泌与蠕动，改变受精卵在输卵管内正常运动，干扰受精卵着床。

2. 禁忌证

1）严重的心血管疾病、血液病或血栓性疾病。

2）急、慢性肝炎或肾炎。

3）内分泌疾病，如糖尿病、甲状腺功能亢进症。

4）恶性肿瘤、癌前病变。

5）哺乳期不宜应用。

6）年龄＞35岁吸烟者，不宜长期服用。

7）精神病不能自理者。

8）严重偏头痛，反复发作者。

3. 药物种类及使用方法

（1）**短效避孕药** 适用于长期同居的夫妇，有效率为99%以上，常用的有：①复方炔诺酮片（避孕片1号）。②复方甲地孕酮片（避孕片2号）。③复方避孕片（0号）。④复方去氧孕烯片。⑤复方孕二烯酮片。⑥炔雌醇环丙孕酮片。⑦屈螺酮炔雌醇片。⑧三相片：分为第一相、第二相、第三相，各相含炔雌醇和左炔诺孕酮量不同。

前3种药物均在月经周期的第5日起每晚服1片，连服22日。如漏服，应在24小时内补服。一般停药后2～3日有撤药性出血；如月经来潮，则于月经第5日开始服用下一周期药物；停药7

后月经未来者，应次日起开始服下一周期药。连续3个月经周期停药后月经不来者应停药，改用其他方法避孕。复方去氧孕烯片、复方孕二烯酮片、炔雌醇环丙孕酮片、屈螺酮炔雌醇片均是从月经周期的第1日开始，每晚服1片，连续21日服完，停药7日后，继服第2个周期。三相片第1周期从月经周期第7日开始服用，第2周期后改为第3日后开始。若停药7日无撤药性出血，则自停药第8日开始服下一周期三相片。

（2）**长效避孕药**

1）复方长效口服避孕药：由长效雌激素和人工合成孕激素配伍而成，服药1次可避孕1个月。复方长效口服避孕药激素含量大，副作用多，市场上已很少见。

2）长效避孕针：包括单孕激素制剂和雌、孕激素复合制剂，有效率达98%以上。

（3）**探亲避孕药** 适用于短期探亲夫妇。由于探亲避孕药的剂量大，目前已很少使用。

（4）**缓释避孕药**

1）皮下埋植剂：左炔诺孕酮硅胶棒Ⅰ型（六根）和Ⅱ型（两根）。于月经周期开始的7日内，在上臂内侧做皮下扇形埋入，可避孕3~5年。

2）缓释阴道避孕环（CVR）：甲地孕酮硅胶环内含甲地孕酮200mg或250mg，每只环可持续使用1年。

3）其他：其他缓释系统避孕药还包括微球和微囊避孕针、避孕贴片等。

4. 药物不良反应及治疗

（1）**类早孕反应** 恶心、头晕、乏力、食欲不振、呕吐等类早孕反应，轻者不需处理，严重者可更换制剂或停药。

（2）**不规则阴道流血** 或因漏服、迟服、错服避孕药，或因药片质量受损，或因个人体质等，不能维持正常生长的子宫内膜完整性引起。出血量少者，不用处理，可随着服药时间延长而血量逐渐减少直至停止。出血偏量多者，每晚在服避孕药同时加服雌激素直至停药。流血如月经量或出血已近月经期者，可停止服药，将此次出血作为月经处理，于出血第5日开始重新服药。或更换制剂或停药。

（3）**闭经** 停药后月经不来潮，除外妊娠，停药7日后可继续服药，出现连续停经3个月者，需停药观察。

（4）**体重增加** 不影响健康，只要均衡饮食，减少盐分摄入，适当运动，可减少此不良反应。

（5）**色素沉着** 少数妇女颜面部皮肤出现淡褐色色素沉着。停药后多数会自然减轻或消失，无须处理。

（6）**其他** 如头痛、乳房胀痛、性欲减低、食欲增强、皮疹、瘙痒等，可对症处理，必要时停药。

三、其他避孕方法

1. 紧急避孕

紧急避孕用于无防护性生活，或避孕失败（如阴茎套破裂、阴茎套滑脱）后几小时或几日内的紧急补救，以预防非意愿妊娠发生，减少人工流产。

（1）**紧急避孕药**

1）雌、孕激素复方制剂：我国现有复方左炔诺孕酮片，每片含炔雌醇30μg、左炔诺孕酮150μg，剂量显著降低。在无保护性生活后72小时内即服4片，12小时再服4片。

2）单孕激素制剂：现有左炔诺孕酮片，每片含左炔诺孕酮0.75mg。无保护性生活72小时内服1片。12小时重复1片。

3）抗孕激素制剂：目前国内使用的抗孕激素制剂为米非司酮片。在无保护性生活120小时之内服用米非司酮10mg即可。

（2）**紧急放置带铜宫内节育器** 于无防护性交后5日内放入带铜宫内节育器。

2. 外用避孕药具

（1）**阴茎套** 适于每次性交时全程使用。因具有防止性传播疾病的作用，故应用甚广。

（2）**女用避孕套** 简称阴道套，既能避孕，又能防止性传播疾病。目前我国尚无供应。

（3）**阴道杀精剂** 目前常用的有避孕栓、胶冻、片剂、避孕药膜等。性交前5~10分钟将药具置入阴道深处，待其溶解后即可性交。若使用不当可影响避孕效果，不作为首选措施。

3. 安全期避孕法

多数妇女在下次月经前14日排卵，排卵日及其前后4~5日以外时间即为安全期。通常根据基础体温测定、宫颈黏液检查或通过月经周期规律来推算排卵日。由于妇女的排卵受情绪、健康状况或外界环境等因素影响而推迟或提前，还可能发生额外排卵，故此法并不十分可靠，不宜推广。

第二节 绝 育

输卵管绝育术是通过手术将输卵管结扎或用药物粘连堵塞输卵管管腔，使精子与卵子不能相遇而达到绝育目的，是一种安全、永久性节育措施。目前临床上常用的方法有经腹输卵管结扎术或腹腔镜下输卵管绝育术。

一、经腹输卵管结扎术

1. 适应证

1）已婚妇女，夫妇双方自愿绝育且无禁忌证者。

2）患有严重全身疾病或有严重遗传疾病不宜生育者。

2. 禁忌证

1）24小时内体温两次高于37.5℃或以上。

2）全身情况不良不能胜任手术者。

3）严重的神经官能症或对绝育手术有顾虑者。

4）感染，如全身性急性感染性疾病、急慢性盆腔炎、腹壁皮肤感染等。

3. 手术时间

1）非妊娠期以月经干净3~7日为宜。

2）人工流产或分娩后48小时内进行。

3）剖宫产及其他腹部手术时同时进行。

4）哺乳期或闭经妇女应在排除妊娠后施行。

4. 术前准备

1）解除受术者思想顾虑，做好解释和咨询。

2）询问病史，常规体检及妇科检查。
3）检查血尿常规及凝血功能、肝功能及阴道分泌物常规等。
4）按妇科腹部手术前常规准备。

5. 手术步骤与方法
1）排空膀胱后取仰卧位，手术野按常规消毒铺巾。
2）在下腹正中耻骨联合上3～4cm处做2～3cm纵切口，产后则在宫底下2～3cm做纵切口。
3）寻找并确认输卵管：术者可用指板或输卵管吊钩或无齿弯头卵圆钳沿宫底后方滑向一侧，到达卵巢或输卵管处后，提取输卵管，并追溯到输卵管伞端，证实为输卵管，检查卵巢。
4）结扎输卵管：多采用抽芯包埋法。两把鼠齿钳夹持输卵管，在输卵管峡部浆膜下注射0.5%利多卡因1mL使浆膜膨胀，用尖刀切开膨胀的浆膜层，再用弯蚊钳游离该段输卵管，剪除输卵管约1cm长；两断端用4号丝线结扎，1号丝线连续缝合浆膜层；将近端包埋于浆膜内，远端游离于浆膜外。同法结扎对侧输卵管。

6. 经腹输卵管结扎术并发症
经腹输卵管结扎术有出血或血肿、感染、损伤邻近器官、绝育失败等并发症。

二、经腹腔镜输卵管绝育术

1. 禁忌证
禁忌证主要为腹腔粘连、心肺功能不全、膈疝等，余同经腹输卵管结扎术。

2. 术前准备
术前准备同经腹输卵管结扎术，受试者应取头低臀高仰卧位。

3. 手术步骤
采用局部麻醉、连续硬膜外麻醉或静脉全身麻醉。脐孔下做1cm横弧形切口，将气腹针插入腹腔，充CO_2 2～3L，然后放置腹腔镜。在腹腔镜直视下将弹簧夹或硅胶环置于输卵管峡部，阻断输卵管通道。也可采用双极电凝烧灼输卵管峡部1～2cm。机械性绝育术比电凝术毁损组织少，可能为以后输卵管复通提供更高的成功率。

4. 术后处理
术后静卧4～6小时方可下床活动。观察生命体征有无改变。

第三节 避孕失败的补救措施

人工流产是采用人工的方法终止妊娠，是避孕失败的补救措施。终止早期妊娠的人工流产方法包括手术流产和药物流产。

一、手 术 流 产

手术流产包括负压吸引术和钳刮术。

1. 负压吸引术
负压吸引术利用负压吸引原理，将妊娠物从宫腔内吸出。

（1）**适应证**
1）妊娠10周内要求终止妊娠而无禁忌证者。
2）妊娠10周内因患某种疾病不宜继续妊娠者。

（2）**禁忌证**
1）生殖道炎症。
2）各种疾病的急性期，或严重的全身性疾病不能耐受手术者。
3）术前两次体温在37.5℃以上者。

（3）**术前准备**　详细询问病史，进行全身及妇科检查；血或尿hCG检测、超声检查确诊；实验室检查包括阴道分泌物常规、血常规、凝血功能检查；术前测量体温、脉搏、血压。

（4）**手术步骤**
1）前两步与放置宫内节育器相同。
2）探测宫腔：宫颈钳夹持宫颈前唇后，用子宫探针探测子宫屈向和深度。
3）扩张宫颈：宫颈扩张器扩张宫颈管，由小号到大号，循序渐进，扩张到比选用吸管大半号或1号。对于精神紧张恐惧或疼痛敏感者，扩张宫颈前宜用宫颈黏膜麻醉药、宫旁阻滞麻醉或静脉麻醉。其中静脉麻醉应有麻醉医师监护，以防出现麻醉意外。
4）吸管吸引：吸引前，进行负压吸引试验。无误后，按孕周选择吸管粗细及负压大小，负压一般控制在400～500mmHg，顺时针方向吸引宫腔1～2周，将妊娠物吸引干净，当感到宫腔缩小、宫壁粗糙、吸管抽动有涩滞感时，表明已吸净，可将橡皮管折叠后取出吸管。
5）检查宫腔是否吸净：用小号刮匙轻刮宫腔，尤其注意宫底及两侧宫角部以防吸宫不全，必要时重新放入吸管，再次用低负压吸宫腔一圈。检查吸出物有无绒毛及胚胎组织，与妊娠月份是否相符，有异常情况时应送病理检查。

2. 钳刮术

钳刮术适用于妊娠10～14周，通过机械或药物方法使宫颈松软，然后用卵圆钳钳夹胎儿及胎盘，但易造成出血多、宫颈裂伤、子宫穿孔等并发症，现在多数用药物使胎儿排出后再进行清宫（详见药物流产）。

3. 手术流产并发症的诊断与防治

（1）**术中出血**　多发生在妊娠月份较大时，主要为组织不能迅速排出，影响子宫收缩。可在扩宫后，注射缩宫素促进子宫收缩，同时尽快钳取或吸取胎盘及胚胎。

（2）**子宫穿孔**　器械进入宫腔突然出现"无底"感觉，或其深度明显超过检查时子宫的大小，提示子宫穿孔。应立即停止手术，给予缩宫素和抗生素，严密观察患者生命体征、腹痛、阴道流血及腹腔内出血征象。若患者情况稳定，手术已完成，可行保守治疗；若胚胎组织尚未吸净，可换有经验的医师避开穿孔部位，也可在B超引导下或腹腔镜下完成手术。若出现内出血增多或疑有脏器损伤者，应立即剖腹探查或腹腔镜检查，根据情况做相应处理。尚未进行吸宫操作者，则等待1周后再清除宫腔内容物。

（3）**人工流产综合反应**　指受术者在人工流产术中或结束时，出现恶心呕吐、心动过缓、心律失常、面色苍白、出冷汗、头晕、胸闷，甚至血压下降、晕厥和抽搐等迷走神经兴奋症状。出现症状应立即停止手术，给予吸氧，一般能自行恢复，重者静脉注射阿托品0.5～1mg。

（4）**吸宫不全**　宫腔内部分妊娠组织物残留，术后阴道流血时间长，血量过多或流血停止后又有多量流血，应考虑为吸宫不全，B超检查有助于诊断。如无明显感染征象，尽早行诊刮术，刮出物送病理检查，术后用抗生素预防感染。伴感染者，应控制感染后再行刮宫术。

（5）**漏吸** 确定为宫内妊娠，术中未能吸到胚胎及胎盘绒毛，术中吸出物过少，尤其未见胚囊时，应复查子宫位置、大小及形状，并重新探查宫腔，能及时发现问题而解决。确属漏吸，应再次行负压吸引术。

（6）**羊水栓塞** 偶可发生在人工流产钳刮术中。

（7）**感染** 可发生急性子宫内膜炎、盆腔炎等，治疗不及时可扩散至子宫肌层、附件、腹膜，甚至发展为败血症。

（8）**远期并发症** 宫颈粘连、宫腔粘连、慢性盆腔炎、月经失调、继发性不孕等。

二、药物流产

药物流产是指应用药物终止早期妊娠的方法，目前临床常用方案为米非司酮配伍米索前列醇。米非司酮具有抗孕激素、糖皮质醇作用。米索前列醇是前列腺素类似物，有促进子宫收缩及宫颈软化作用。两者合用，抗早孕效果良好。

1. 适应证

1）正常宫内妊娠，孕龄7周以内，本人自愿，18～40岁的健康育龄妇女。

2）超声确诊为宫内妊娠且胎囊最大径线≤2.5cm。

3）高危人工流产对象，如有瘢痕子宫、哺乳期、多次人工流产及严重骨盆畸形等。

4）对手术流产有恐惧或顾虑心理者。

2. 禁忌证

1）有使用米非司酮的禁忌证：肾上腺及其他内分泌疾病、肝肾功能异常、妊娠期皮肤瘙痒史、血液病和血栓性疾患、与甾体激素有关的肿瘤。

2）有使用前列腺素药物禁忌证：心血管疾病、青光眼、胃肠功能紊乱、高血压、哮喘、癫痫等。

3）其他：过敏体质、带器妊娠、异位妊娠或可疑异位妊娠、妊娠剧吐、长期服用抗结核、抗癫痫、抗抑郁、抗前列腺素药物等。

3. 用药方法

米非司酮分为顿服法和分服法。顿服法于用药第1日顿服200mg。分服法即150mg米非司酮分次口服，服药第1日晨服50mg，8～12小时再服25mg；用药第2日早晚各服米非司酮25mg；第3日上午7时再服25mg。每次服药前后至少空腹1小时。顿服法于服药的第3日早上口服米索前列醇片0.6mg，前后空腹1小时；分服法于第3日服用米非司酮后1小时服米索前列醇。

服药后应严密随访，除服药过程中可出现恶心、呕吐、腹痛、腹泻等胃肠道症状外，药物流产后出血量多、出血时间长是其主要不良反应。出血量多者需急诊刮宫。

教材方药汇总

（以首字母拼音排序）

A

安冲汤《医学衷中参西录》
组成　黄芪　白术　生地黄　白芍　续断　海螵蛸　茜草　龙骨　牡蛎
方歌　安冲汤用芪术芍，螵蛸龙牡收涩好，地黄续断茜草根，坚固冲任崩漏疗。
主治　崩漏　脾虚证

安老汤《傅青主女科》
组成　人参　黄芪　熟地黄　白术　当归　山茱萸　阿胶　黑芥穗　甘草　香附　木耳炭
方歌　年老精亏肝脾虚，经水复行安者奇，参芪归术阿萸地，香附木耳草芥穗。
主治　经断复来　脾虚肝郁证

B

八物汤《医垒元戎》
组成　当归　川芎　芍药　熟地黄　延胡索　川楝子　炒木香　槟榔
方歌　延川香槟及四物，方名八物除湿郁，理气行滞除湿肿，经行浮肿此方主。
主治　经行浮肿　气滞湿郁证

八珍汤《正体类要》
组成　当归　川芎　白芍　熟地黄　人参　白术　茯苓　炙甘草
方歌　气血双补八珍汤，四君四物合成方，煎加姜枣调营卫，气血亏虚服之康。
主治　经行头痛　气血虚弱证
　　　子晕　气血虚弱证
　　　产后发热　血虚证

白术散《全生指迷方》
组成　白术　茯苓　大腹皮　生姜皮　陈皮
方歌　白术散中用四皮，姜陈苓腹五般奇，妊娠水肿肢浮胀，子肿病名此可医。
主治　子肿　脾虚证

百合固金汤《医方集解》
组成　百合　熟地黄　生地黄　麦冬　玄参　当归　白芍　贝母　桔梗　生甘草
方歌　百合固金二地黄，玄参贝母甘桔藏。麦冬芍药当归配，喘咳痰血肺家伤。
主治　妊娠咳嗽　阴虚肺燥证

半夏白术天麻汤《医学心悟》
组成　半夏　白术　天麻　茯苓　陈皮　甘草　生姜　大枣　蔓荆子
方歌　半夏白术天麻汤，苓草陈皮枣生姜，眩晕头痛风痰盛，痰化风熄复正常。
主治　经行头痛　痰湿中阻证
　　　经行眩晕　痰浊上扰证
　　　子晕　脾虚肝旺证

保阴煎《景岳全书》
组成　生地黄　熟地黄　黄芩　黄柏　白芍　山药　续断　甘草
方歌　滋阴清火保阴煎，山药芩柏合芍草；生熟二地续断联，血崩胎漏总相宜。
主治　月经过多　血热证
　　　胎漏、胎动不安　血热证
　　　产后恶露不绝　血热证

萆薢渗湿汤《疡科心得集》
组成　萆薢　薏苡仁　黄柏　赤苓　牡丹皮　泽泻　滑石　通草
方歌　萆薢渗湿苡仁重，泽滑通草赤苓同，

丹皮黄柏共煎熬，湿热下注诸症用。
主治 经断复来 湿毒瘀结证

补肾固冲丸《中医学新编》
组成 菟丝子 续断 巴戟天 杜仲 当归 熟地黄 鹿角霜 枸杞 阿胶 党参 白术 大枣 砂仁
方歌 补肾固冲断丝仲，术枣党砂益气共，熟地归杞胶鹿霜，滑胎肾虚新编方。
主治 滑胎 肾气亏虚证

补中益气汤《脾胃论》
组成 黄芪 人参 白术 当归 陈皮 升麻 柴胡 甘草
方歌 补中参草术归陈，芪得升柴用更神，劳倦内伤功独擅，气虚下陷亦堪珍。
主治 月经先期 脾气虚证
经行发热 血气虚弱证
产后恶露不绝 气虚证
产后小便不通 气虚证
产后乳汁自出 气虚失摄证
阴挺 气虚证
阴吹 气虚证

C

苍附导痰丸《叶氏女科证治》
组成 茯苓 陈皮 甘草 苍术 香附 南星 枳壳 生姜 神曲
方歌 苍附导痰叶氏方，陈苓神曲南星姜；甘草枳壳行气滞，痰浊经闭此方商。
主治 月经后期 痰湿证
月经过少 痰湿证
产后缺乳 痰浊阻滞证
癥瘕 痰湿瘀结证
不孕症 痰湿内阻证
子宫内膜异位症和子宫腺肌病 痰瘀互结证
多囊卵巢综合征 脾虚痰湿证

柴胡疏肝散《景岳全书》
组成 柴胡 枳壳 香附 陈皮 芍药 川芎 炙甘草
方歌 柴胡疏肝香附芎，枳壳陈皮芍草从，疏肝行气兼活血，胁肋胀痛可收功。
主治 经行乳房胀痛 肝气郁证

肠宁汤《傅青主女科》
组成 当归 熟地黄 阿胶 人参 山药 续断 麦冬 肉桂 甘草
方歌 肠宁傅青归地药，肉桂冬参断阿胶，养血补气兼止痛，加入甘草此方用。
主治 产后腹痛 血虚证

沉香散《医宗必读》
组成 沉香 石韦 滑石 瞿麦 冬葵子 当归 王不留行 赤芍 白术 甘草
方歌 沉香散用滑石归，瞿麦冬葵与石韦；白芍甘草王不留，利气疏导气淋推。
主治 产后小便淋痛 肝经郁热证

D

大补元煎《景岳全书》
组成 人参 山药 熟地黄 杜仲 当归 山茱萸 枸杞 炙甘草
方歌 大补元煎景岳方，山药山萸熟地黄，参草枸杞归杜仲，真阴方耗此方尝。
主治 月经后期 血虚证
闭经 肾气虚证
阴挺 肾虚证

大黄牡丹汤《金匮要略》
组成 大黄 牡丹皮 桃仁 冬瓜子 芒硝
方歌 金匮大黄牡丹桃，又加瓜仁与芒硝，肠痈初起腹按痛，尚未成脓服之消。
主治 癥瘕 湿热瘀阻证
盆腔炎性疾病
急性盆腔炎 热毒炽盛证

丹溪治湿痰方《丹溪心法》
组成 苍术 白术 半夏 茯苓 滑石 香附 川芎 当归
方歌 苍术半夏术茯滑，当归川芎香附加，健脾祛湿活气血，血海无阻通经佳。
主治 闭经 痰湿阻滞证

丹栀逍遥散《内科摘要》
组成 牡丹皮 栀子 当归 白芍 柴胡 白术 茯苓 煨姜 薄荷 炙甘草
方歌 逍遥散用当归芍，柴苓术草加姜薄，疏肝养血又理脾，丹栀加入清热着。
主治 月经先期 肝郁血热证
产后乳汁自出 肝经郁热证
多囊卵巢综合征 肝郁化火证

当归地黄饮《景岳全书》
组成 当归 熟地黄 山药 杜仲 牛膝 山茱萸 炙甘草
方歌 景岳当归地黄饮，山萸山药杜仲引，再加牛膝炙甘草，滋肾养血通经灵。

主治　月经后期　肾虚证

当归芍药散《金匮要略》
组成　当归　白芍　川芎　白术　茯苓　泽泻
方歌　当归芍药散川芎，茯苓白术泽泻从；
　　　妊娠血虚少腹痛，养血行气并止痛。
主治　子满　脾气虚弱证
　　　盆腔炎性疾病
　　　　盆腔炎性疾病后遗症　湿热蕴结证

当归饮子《外科正宗》
组成　当归　川芎　白芍　生地黄　防风　荆芥　黄芪　甘草　白蒺藜　何首乌
方歌　当归饮子脓疥久，痒添血燥不能除，
　　　四物黄芪何首草，荆防蒺入风自疏。
主治　经行风疹块　血虚证

荡鬼汤《傅青主女科》
组成　枳壳　厚朴　桃仁　红花　牡丹皮　川牛膝　雷丸　大黄　人参　当归
方歌　荡鬼汤中当归参，大黄雷丸小桃仁，
　　　牛膝红花丹厚朴，再加枳壳力更雄。
主治　鬼胎　气滞血瘀证

导赤散《小儿药证直诀》
组成　生地黄　甘草梢　木通　淡竹叶
方歌　导赤生地与木通，草梢竹叶四味同，
　　　口糜淋痛小肠火，引热渗入小便中。
主治　妊娠小便淋痛　心火偏亢证

定经汤《傅青主女科》
组成　菟丝子　白芍　当归　熟地黄　山药　白茯苓　芥穗　柴胡
方歌　定经汤用菟丝子，白芍当归大熟地；
　　　山药茯苓荆芥柴，疏肝解郁经水期。
主治　月经先后无定期　肝郁肾虚证

独活寄生汤《备急千金要方》
组成　独活　桑寄生　细辛　肉桂　防风　秦艽　杜仲　牛膝　当归　白芍　干地黄　川芎　人参　茯苓　甘草
方歌　独活寄生艽防辛，归芎地芍桂苓均，
　　　杜仲牛膝人参草，冷风顽痹屈能伸。
主治　产后身痛　外感证

夺命散《妇人大全良方》
组成　没药　血竭
方歌　没药血竭夺命散，产后血晕瘀阻闭，
　　　再加当归与川芎，行血逐瘀建奇功。
主治　产后血晕　瘀阻气闭证

E

二仙汤《中医方剂临床手册》
组成　仙茅　淫羊藿　当归　巴戟天　黄柏　知母
方歌　二仙汤能温肾阳，柏母戟归泻火方；
　　　肾阳不足虚火旺，七七之年用之康。
主治　经断前后诸证　肾阳阴两虚证
　　　绝经后骨质疏松症　肾虚血瘀证
　　　绝经后骨质疏松症　阴阳两虚证

二至丸《医便》
组成　女贞子　旱莲草
方歌　二至女贞与旱莲，桑椹熬膏和成丸，
　　　肝肾阴虚得滋补，强腰乌须医晕眩。
主治　经期延长　阴虚血热证
　　　经间期出血　肾阴虚证
　　　崩漏　肾阴虚证
　　　经断前后诸证　肾阴虚证
　　　经断前后诸证　肾阴阳两虚证

F

茯苓导水汤《医宗金鉴》
组成　木香　木瓜　槟榔　大腹皮　白术　茯苓　猪苓　泽泻　桑皮　砂仁　苏叶　陈皮
方歌　茯苓导水猪泽健，香砂陈术苏叶添，
　　　木瓜大腹桑皮水，再加槟榔行气痊。
主治　子满　气滞湿阻证

G

甘麦大枣汤《金匮要略》
组成　甘草　小麦　大枣
方歌　金匮甘麦大枣汤，妇人脏躁喜悲伤，
　　　精神恍惚常欲哭，养心安神效力彰。
主治　经行情志异常　心血不足证
　　　脏躁　心血不足证

膈下逐瘀汤《医林改错》
组成　当归　川芎　赤芍　桃仁　红花　枳壳　延胡索　五灵脂　乌药　香附　牡丹皮　甘草
方歌　膈下逐瘀桃牡丹，当归枳壳元胡甘，
　　　赤芍乌药五灵脂，川芎红花香附掺。
主治　闭经　气滞血瘀证
　　　痛经　气滞血瘀证

　　　　　盆腔炎性疾病
　　　　　　　盆腔炎性疾病后遗症　气滞血瘀证
　　　　　子宫内膜异位症和子宫腺肌病　气滞血
　　　　　瘀证
　　　　　多囊卵巢综合征　气滞血瘀证

宫外孕Ⅰ号方《山西医学院第一附属医院经验方》
　　组成　赤芍　丹参　桃仁
　　方歌　宫外孕方第Ⅰ号，丹参赤芍桃仁俏；
　　　　　Ⅱ号莪术三棱加，活血止痛癥瘕消。
　　主治　异位妊娠　胎元阻络证
　　　　　异位妊娠　气血亏脱证
　　　　　异位妊娠　正虚血瘀证

宫外孕Ⅱ号方《山西医学院第一附属医院经验方》
　　组成　丹参　赤芍　桃仁　三棱　莪术
　　方歌　见宫外孕Ⅰ号方。
　　主治　异位妊娠　胎瘀阻滞证
　　　　　异位妊娠　瘀结成癥证

固本止崩汤《傅青主女科》
　　组成　人参　黄芪　白术　熟地黄　当归　黑姜
　　方歌　固本止崩参术芪，黑姜当归共熟地，
　　　　　脾虚不摄崩漏血，血山崩倒温理脾。
　　主治　崩漏　脾虚证

固阴煎《景岳全书》
　　组成　菟丝子　熟地黄　山茱萸　人参　山药
　　　　　炙甘草　五味子　远志
　　方歌　固阴煎是景岳方，山药山萸参草商，
　　　　　菟丝熟地五味远，补肾益气服后康。
　　主治　月经先期　气虚证　肾气虚证
　　　　　月经先后无定期　肾虚证

归脾汤《严氏济生方》
　　组成　人参　白术　茯神　黄芪　龙眼肉　酸
　　　　　枣仁　木香　当归　远志　甘草　生姜
　　　　　大枣
　　方歌　归脾汤用参术芪，归草茯神远志齐，
　　　　　酸枣木香龙眼肉，煎加姜枣益心脾。
　　主治　月经先后无定期　脾虚证
　　　　　经间期出血　脾气虚证
　　　　　经行眩晕　血虚证
　　　　　产后情志异常　心脾两虚证

归肾丸《景岳全书》
　　组成　菟丝子　盐杜仲　枸杞　山茱萸　当归
　　　　　熟地黄　山药　茯苓
　　方歌　景岳全书归肾丸，杜仲枸杞菟丝含，
　　　　　归地药苓山茱萸，调经补肾又养肝。
　　主治　月经过少　肾虚证
　　　　　闭经　精血亏虚证
　　　　　子宫内膜异位症和子宫腺肌病　肾虚血
　　　　　瘀证

桂枝茯苓丸《金匮要略》
　　组成　桂枝　茯苓　芍药　桃仁　牡丹皮
　　方歌　金匮桂枝茯苓丸，芍药桃仁和牡丹，
　　　　　等分为末蜜丸服，活血化瘀癥块散。
　　主治　经断复来　湿毒瘀结证
　　　　　滑胎　瘀血阻滞证
　　　　　癥瘕　肾虚血瘀证
　　　　　癥瘕　肾虚血瘀证
　　　　　胎漏、胎动不安　癥瘕伤胎

H

黄连阿胶汤《伤寒论》
　　组成　黄连　阿胶　黄芩　鸡子黄　芍药
　　方歌　黄连阿胶鸡子黄，芍药黄芩合自良，
　　　　　更有驻车归醋用，连胶姜炭病阴伤。
　　主治　早发性卵巢功能不全　心肾不交证

黄芪桂枝五物汤《金匮要略》
　　组成　黄芪　桂枝　白芍　生姜　大枣
　　方歌　黄芪桂枝五物汤，芍药大枣与生姜，
　　　　　益气温经和营卫，肌肤不仁血痹康。
　　主治　产后身痛　血虚证

黄芪汤《济阴纲目》
　　组成　黄芪　白术　防风　熟地黄　煅牡蛎
　　　　　茯苓　麦冬　大枣　甘草
　　方歌　济阴纲目黄芪汤，白术防风熟地黄。
　　　　　牡蛎茯苓专止汗，且加甘麦大枣汤。
　　主治　产后自汗、盗汗　气虚证

J

济生肾气丸《济生方》
　　组成　熟地黄　山茱萸　牡丹皮　山药　茯苓
　　　　　泽泻　肉桂　附子　川牛膝　车前子
　　方歌　肾气丸补肾阳虚，地黄山药及茱萸，
　　　　　苓泽丹皮合桂附，水中生火在温煦。
　　　　　济生加入车牛膝，温肾利水消肿需。
　　主治　产后小便不通　肾虚证

加减苁蓉菟丝子丸《中医妇科治疗学》
　　组成　熟地黄　肉苁蓉　覆盆子　当归　枸杞
　　　　　桑寄生　菟丝子　艾叶
　　方歌　加减苁蓉菟丝子，熟地当归覆盆子；

艾叶寄生枸杞子，固冲止血益肾气。
主治　崩漏　肾气虚证

加减一阴煎《景岳全书》
组成　生地黄　熟地黄　白芍　地骨皮　知母　麦冬　炙甘草
方歌　一阴煎是景岳方，麦冬芍药二地黄，
　　　丹参膝草或杜仲，滋阴清热保安康。
主治　闭经　阴虚血燥证
　　　产后发热　血虚阴亏证

加味地骨皮饮《医宗金鉴》
组成　生地黄　白芍　当归　川芎　牡丹皮　地骨皮　胡黄连
方歌　加味地骨金鉴方，生地白芍当归入，
　　　川芎丹皮胡连好，经来内热最相宜。
主治　经行发热　肝肾阴虚证

加味四物汤《医宗金鉴》
组成　熟地黄　白芍　当归　川芎　蒲黄　桃仁　牛膝　木香　瞿麦　滑石　木通　甘草梢
方歌　四物补血为基础，桃仁蒲黄牛膝疏。
　　　瞿石草梢木香通，化瘀利尿有专功。
主治　产后小便不通　血瘀证

加味五淋散《医宗金鉴》
组成　黑栀子　赤茯苓　当归　白芍　黄芩　甘草梢　生地黄　泽泻　车前子　木通　滑石
方歌　加味五淋散子淋，栀子赤苓归芍芩，
　　　甘草再加生地泽，车前滑石木通寻。
主治　妊娠小便淋痛　湿热下注证
　　　产后小便淋痛　湿热蕴结证

健固汤《傅青主女科》
组成　人参　白术　茯苓　巴戟天　薏苡仁
方歌　健固方中用术参，茯苓巴戟共苡仁，
　　　补脾渗湿兼温肾，经前泄水自不生。
主治　经行泄泻　肾虚证

解毒活血汤《医林改错》
组成　连翘　葛根　柴胡　枳壳　当归　赤芍　生地黄　红花　桃仁　甘草
方歌　解毒活血连翘桃，红花归壳葛赤芍，
　　　柴胡甘草同生地，产后发热服之良。
主治　产后发热　感染邪毒证

荆防四物汤《张皆春眼科证治》
组成　荆芥　防风　生地黄　当归　白芍　川芎
方歌　四物汤中加荆防，地芍归芎方中用，

和血调经将病祛，解表散寒服之良。
主治　产后发热
　　　外感证　外感风寒证

救母丹《傅青主女科》
组成　人参　当归　川芎　益母草　赤石脂　荆芥穗
方歌　救母丹中芎归参，芥穗石脂益母增，
　　　胎死腹中时冷痛，益气活血救母生。
主治　鬼胎　气血虚弱证

桔梗散《妇人大全良方》
组成　天门冬　桑白皮　桔梗　紫苏　赤茯苓　麻黄　贝母　人参　甘草
方歌　桔梗散中用天冬，桑皮贝母赤茯苓，
　　　紫苏麻黄参甘草，妊娠感嗽可用之。
主治　妊娠咳嗽　外感风寒证

橘半桂苓枳姜汤《温病条辨》
组成　茯苓　桂枝　生姜　橘皮　制半夏　枳实
方歌　橘半桂苓枳姜汤，补中健脾是效方，
　　　燥湿祛痰又散寒，饮家阴吹服之康。
主治　阴吹　痰湿证

举元煎《景岳全书》
组成　人参　黄芪　白术　升麻　炙甘草
方歌　景岳书中举元煎，参芪炙草升术添，
　　　升阳举陷摄气血，血崩血脱服之敛。
主治　月经过多　气虚证
　　　子宫内膜异位症和子宫腺肌病　气虚血瘀证

K

开郁种玉汤《傅青主女科》
组成　当归　白芍　牡丹皮　香附　白术　茯苓　天花粉
方歌　开郁种玉归芍丹，苓术香附花粉掺，
　　　清肝解郁和脾胃，经调胀消孕不难。
主治　不孕症　肝气郁结证

L

理冲汤《医学衷中参西录》
组成　生黄芪　党参　白术　生山药　天花粉　知母　三棱　莪术　生鸡内金
方歌　理冲汤用术芪参，莪术三棱鸡内金，
　　　山药花粉知母醋，癥瘕经闭此方斟。
主治　盆腔炎性疾病

盆腔炎性疾病后遗症　气虚血瘀证

鲤鱼汤《备急千金要方》
　　组成　鲤鱼　当归　白芍　白术　茯苓　生姜
　　方歌　千金鲤鱼白术苓，当归白芍生姜群，
　　　　　妊娠水肿下肢甚，羊水过多效亦灵。
　　主治　子满　脾气虚弱证

凉膈散《太平惠民和剂局方》
　　组成　大黄　朴硝　甘草　栀子　薄荷叶　黄芩　连翘　淡竹叶
　　方歌　凉膈硝黄栀子翘，黄芩甘草薄荷饶；
　　　　　再加竹叶调蜂蜜，上中郁热服之消。
　　主治　经行口糜　胃热熏蒸证

两地汤《傅青主女科》
　　组成　生地黄　地骨皮　玄参　麦冬　阿胶　白芍
　　方歌　两地胶芍玄麦冬，滋阴降火此方用；
　　　　　肾水不足相火旺，先期点滴建奇勋。
　　主治　月经先期　阴虚血热证
　　　　　经期延长　阴虚血热证
　　　　　经间期出血　肾阴虚证
　　　　　产后大便难　阴虚火旺证

苓桂术甘汤《伤寒论》
　　组成　茯苓　桂枝　白术　甘草
　　方歌　苓桂术甘化饮剂，健脾又温膀胱气，
　　　　　饮邪上逆气冲胸，水饮下行眩晕医。
　　主治　经行浮肿　脾肾阳虚证

羚角钩藤汤《重订通俗伤寒论》
　　组成　羚羊角　桑叶　贝母　生地黄　钩藤　菊花　茯神　白芍　甘草　竹茹
　　方歌　羚角钩藤茯菊桑，贝草竹茹芍地黄，
　　　　　阳邪亢盛成痉厥，肝热生风急煎尝。
　　主治　子痫　肝风内动证

六君子汤《校注妇人良方》
　　组成　党参　白术　茯苓　甘草　半夏　陈皮　生姜　大枣
　　方歌　四君子汤中和义，参术茯苓甘草比。
　　　　　加以陈夏名六君，健脾化痰又理气。
　　主治　妊娠咳嗽　脾虚痰饮证

龙胆泻肝汤《医方集解》
　　组成　龙胆草　黄芩　柴胡　栀子　车前子　木通　泽泻　生地黄　当归　甘草
　　方歌　龙胆泻肝栀芩柴，生地车前泽泻偕，
　　　　　木通甘草当归合，肝胆实火湿热排。
　　主治　阴痒　肝经湿热证
　　　　　阴疮　热毒证

漏芦散《济阴纲目》
　　组成　漏芦　蛇蜕　瓜蒌
　　方歌　漏芦散治乳不下，蛇蜕瓜蒌服之佳，
　　　　　痰浊阻滞乳胀痛，化痰通乳效最佳。
　　主治　产后缺乳　痰浊阻滞证

M

麻子仁丸《金匮要略》
　　组成　火麻仁　芍药　枳实　大黄　厚朴　杏仁　白蜜
　　方歌　麻子仁丸治脾约，枳朴大黄蜜杏芍，
　　　　　土燥津枯便难解，肠润热泻诸症却。
　　主治　阴吹　胃燥证

木通散《妇人大全良方》
　　组成　枳壳　槟榔　木通　滑石　冬葵子　甘草
　　方歌　木通枳壳与槟榔，冬葵甘草合成方，
　　　　　又加滑石利小便，产后不通行气康。
　　主治　产后小便不通　气滞证

N

内补丸《女科切要》
　　组成　鹿茸　菟丝子　潼蒺藜　黄芪　肉桂　肉苁蓉　制附子　白蒺藜　紫菀　桑螵蛸
　　方歌　鹿茸菟丝内补丸，芪桂苁蓉附紫菀，
　　　　　潼白蒺藜桑螵蛸，温肾培元止带专。
　　主治　带下过多　肾阳虚证

牛黄清心丸《痘疹世医心法》
　　组成　牛黄　郁金　黄连　黄芩　栀子　朱砂
　　方歌　牛黄清心朱芩连，山栀郁金蜜和圆；
　　　　　清热解毒又开窍，中风惊厥急救先。
　　主治　子痫　痰火上扰证

P

平胃散《太平惠民和剂局方》
　　组成　苍术　厚朴　陈皮　甘草　生姜　大枣
　　方歌　平胃散用朴陈皮，苍术甘草姜枣益，
　　　　　燥湿宽胸消胀满，调胃和中此方宜。
　　主治　鬼胎　痰浊凝滞证

Q

杞菊地黄丸《医级》
　　组成　熟地黄　山茱萸　山药　茯苓　牡丹皮　泽泻　枸杞　菊花
　　方歌　六味地黄益肾肝，山药丹泽萸苓掺，

方中再加杞与菊，头痛眩晕治可瘥。
    主治　经行头痛　阴虚阳亢证
　　　　子晕　阴虚肝旺证

芩术汤《女科秘要大全》
    组成　黄芩　白术
    方歌　胎气上逆用芩术，肺胃积热喘息除，
　　　　或加瓜蒌桑栀枳，胸胁胀满黄痰消。
    主治　胎气上逆　肺胃积热证

清肝引经汤《中医妇科学》四版教材
    组成　当归　白芍　生地黄　牡丹皮　栀子
　　　　黄芩　川楝子　茜草　牛膝　甘草　白
　　　　茅根
    方歌　清肝引经归芍地，丹皮栀芩川楝膝，
　　　　茜草茅根甘草济，经来吐衄效验奇。
    主治　经行吐衄　肝经郁火证

清肝止淋汤《傅青主女科》
    组成　白芍　当归　生地黄　阿胶　牡丹皮
　　　　黄柏　牛膝　红枣　香附　黑豆
    方歌　清肝止淋当归芍，生地丹柏大红枣，
　　　　黑豆牛膝香附配，亦可方中加阿胶。
    主治　经间期出血　湿热证

清金化痰汤《杂病广要》引《医学统旨》
    组成　黄芩　栀子　桑白皮　麦冬　知母　橘
　　　　红　茯苓　瓜蒌仁　贝母　桔梗　甘草
    方歌　清金化痰黄芩栀，桔梗麦冬桑贝知。
　　　　瓜蒌橘红茯苓草，痰火犯肺咳嗽止。
    主治　妊娠咳嗽　痰火犯肺证

清经散《傅青主女科》
    组成　牡丹皮　地骨皮　白芍　熟地黄　青蒿
　　　　黄柏　茯苓
    方歌　清经散治经多早，清火滋水此方好，
　　　　丹皮地骨黄柏芍，茯苓熟地嫩青蒿。
    主治　月经先期　血热证
　　　　　　　　　阳盛血热证

清热固经汤《简明中医妇科学》
    组成　黄芩　栀子　生地黄　地骨皮　地榆
　　　　阿胶　藕节　棕榈炭　龟甲　牡蛎　生
　　　　甘草
    方歌　清热固经芩栀榆，生地地骨藕节棕。
　　　　龟板牡蛎阿胶草，经血淋漓此方予。
    主治　崩漏　血热证
　　　　　　　　实热证

清热调血汤《古今医鉴》
    组成　牡丹皮　黄连　生地黄　当归　白芍
　　　　川芎　红花　桃仁　莪术　香附　延胡索

    方歌　清热调血黄连丹，归芎芍地桃红参，
　　　　延胡莪术香附入，清热除湿止痛安。
    主治　痛经　湿热下注证
　　　　子宫内膜异位症和子宫腺肌病　瘀热互
　　　　结证

R

人参养荣汤《太平惠民和剂局方》
    组成　人参　黄芪　白术　茯苓　远志　陈皮
　　　　五味子　当归　白芍　熟地黄　肉桂
　　　　甘草　大枣　生姜
    方歌　人参养荣黄芪四君，地归白芍姜枣陈，
　　　　肉桂远志五味子，益气补血养心神。
    主治　闭经　气血虚弱证
　　　　早发性卵巢功能不全　气血虚弱证

乳香没药散《普济方》
    组成　乳香　没药　当归　砂仁　枳壳（麸
　　　　炒）甘草
    方歌　乳香没药普济方，砂仁枳草行气良，
　　　　更以当归兼活血，年老骨疏服之康。
    主治　绝经后骨质疏松症　肾虚血瘀证

润燥汤《万氏妇人科》
    组成　人参　甘草　枳壳　槟榔　当归　生地
　　　　黄　火麻仁　桃仁
    方歌　润燥参草生地归，枳核槟榔二仁煨。
　　　　产后便难气虚证，煎服此方气可回。
    主治　产后大便难　脾肺气虚证

S

三甲复脉汤《温病条辨》
    组成　阿胶　白芍　鳖甲　龟甲　牡蛎　麦冬
　　　　干地黄　火麻仁　炙甘草
    方歌　三甲复脉蛎龟鳖，地芍麻仁胶草麦，
　　　　温邪伤阴肢瘛疭，息风潜阳又养阴。
    主治　产后痉证　阴血亏虚证

参附汤《校注妇人良方》
    组成　人参　附子
    方歌　参附汤是脱救方，益气固阳效力彰，
　　　　肢厥汗出脉欲绝，气阳暴脱急煎尝。
    主治　产后血晕　血虚气脱证

参苓白术散《太平惠民和剂局方》
    组成　人参　白术　茯苓　白扁豆　甘草　山
　　　　药　莲子肉　桔梗　薏苡仁　砂仁
    方歌　参苓白术扁豆陈，山药甘莲砂薏仁，
　　　　桔梗上浮兼保肺，枣汤调服益脾神。

主治　闭经　脾虚证
　　　经行泄泻　脾虚证

上下相资汤《石室秘录》
组成　人参　沙参　玄参　麦冬　玉竹　五味子　熟地黄　山茱萸　车前子　牛膝　当归
方歌　上下相资用三参，归地五味车前追，
　　　萸葽麦冬牛膝入，虚热崩漏此方推。
主治　崩漏　血热证
　　　　　　虚热证

少腹逐瘀汤《医林改错》
组成　小茴香　干姜　延胡索　没药　当归　川芎　肉桂　赤芍　蒲黄　五灵脂
方歌　少腹逐瘀芎炮姜，元胡灵脂芍茴香，
　　　蒲黄肉桂当没药，调经止痛是良方。
主治　痛经　寒凝胞中证
　　　　　　寒湿凝滞证
　　　盆腔炎性疾病
　　　　盆腔炎性疾病后遗症　寒湿瘀滞证
　　　不孕症　瘀滞胞宫证
　　　子宫内膜异位症和子宫腺肌病　寒凝血瘀证

蛇床子散《金匮要略》
组成　蛇床子　苦参　花椒　百部　明矾
方歌　蛇床子散外用方，苦参花椒百部汤，
　　　更加明矾入方中，阴痒带多用之良。
主治　阴痒　外用方

身痛逐瘀汤《医林改错》
组成　当归　川芎　桃仁　秦艽　红花　甘草　羌活　没药　香附　五灵脂　牛膝　地龙
方歌　身痛逐瘀膝地龙，香附羌秦草归芎，
　　　黄芪苍柏量加减，要紧五灵没桃红。
主治　产后身痛　血瘀证

肾气丸《金匮要略》
组成　茯苓　桂枝　附子　干地黄　山药　山茱萸　泽泻　牡丹皮
方歌　肾气丸补肾阳虚，地黄山药及山萸，
　　　苓泽丹皮合桂附，水中生火在温煦。
主治　经行浮肿　脾肾阳虚证
　　　子肿　肾虚证
　　　妊娠小便不通　肾虚证
　　　早发性卵巢功能不全　肾虚血瘀证
　　　癥瘕　肾虚血瘀证

生化汤《傅青主女科》
组成　当归　川芎　桃仁　炮姜　炙甘草
方歌　生化汤是产后方，归芎桃草与炮姜，
　　　祛瘀生新功偏擅，止痛温经效亦彰。
主治　堕胎、小产　胎堕不全证
　　　产后发热　血瘀证
　　　产后腹痛　血瘀证
　　　产后恶露不绝　血瘀证

生脉散《医学启源》
组成　人参　麦冬　五味子
方歌　生脉麦冬五味参，保肺清心治暑淫，
　　　气少汗多兼口渴，病危脉绝急煎斟。
主治　妊娠恶阻　气阴两亏证
　　　异位妊娠　气血亏脱证
　　　产后自汗、盗汗　阴虚证

生铁落饮《医学心悟》
组成　天冬　麦冬　贝母　胆南星　橘红　远志　连翘　茯苓　茯神　玄参　钩藤　丹参　辰砂　石菖蒲　生铁落
方歌　生铁连翘钩藤玄，朱砂二茯二冬远，
　　　丹参蒲贝橘星胆，镇心涤痰肝火泻。
主治　经行情志异常　痰火上扰证

圣愈汤《兰室秘藏》
组成　人参　黄芪　当归　川芎　熟地黄　生地黄
方歌　圣愈汤有参芪归，川芎生地熟地随，
　　　气虚血虚血瘀证，益气养血活血瑞。
主治　痛经　气血虚弱证
　　　胎漏、胎动不安　血瘀证

失笑散《太平惠民和剂局方》
组成　蒲黄　五灵脂
方歌　失笑灵脂与蒲黄，等分为散醋煎尝，
　　　血瘀胸腹时作痛，祛瘀止痛效非常。
主治　月经过多　血瘀证
　　　经期延长　气滞血瘀证
　　　盆腔炎性疾病
　　　　盆腔炎性疾病后遗症　肾虚血瘀证
　　　早发性卵巢功能不全　肾虚血瘀证

十补丸《济生方》
组成　熟地黄　山茱萸　山药　鹿茸　茯苓　牡丹皮　泽泻　附子　肉桂　五味子
方歌　十补鹿茸倍附味，地山萸泽苓丹桂，
　　　肾阳虚损精气亏，温补肾阳填精髓。
主治　闭经　肾阳虚证

寿胎丸《医学衷中参西录》
组成　菟丝子　桑寄生　续断　阿胶
方歌　寿胎丸中用菟丝，寄生续断阿胶施，

妊娠中期小腹坠，固肾安胎此方资。
主治　胎漏、胎动不安　肾虚证
　　　胎漏、胎动不安　血瘀证
　　　胎萎不长　脾肾不足证

顺经汤《傅青主女科》
组成　当归　熟地黄　沙参　白芍　茯苓　黑荆芥　牡丹皮
方歌　傅氏女科顺经汤，当归熟地丹芍藏，
　　　沙参茯苓黑荆芥，经来吐衄效验彰。
主治　经行吐衄　肺肾阴虚证

四君子汤《太平惠民和剂局方》
组成　人参　白术　茯苓　炙甘草
方歌　四君子汤中和义，参术茯苓甘草比。
　　　益以夏陈名六君，健脾化痰又理气。
主治　胎萎不长　脾肾不足证

四神丸《证治准绳》
组成　补骨脂　吴茱萸　肉豆蔻　五味子　生姜　大枣
方歌　四神骨脂与吴萸，肉蔻五味四般齐，
　　　大枣生姜同煎合，五更肾泻最相宜。
主治　经行泄泻　肾虚证

四物合二陈汤《陈素庵妇科补解》
组成　当归　生地黄　赤芍药　川芎　陈皮　半夏　茯苓　海藻　红花　牡丹皮　甘草　香附
方歌　四物二陈半夏陈，苓藻红花香附生，
　　　丹皮甘草方中入，胃虚痰滞乳胀珍。
主治　经行乳房胀痛　胃虚痰滞证

四物汤《太平惠民和剂局方》
组成　当归　熟地黄　白芍　川芎
方歌　四物地芍与归芎，营血虚滞此方宗，
　　　妇女经病凭加减，临证之时可变通。
主治　产后大便难　血虚津亏证

苏叶黄连汤《温热经纬》
组成　苏叶　黄连
方歌　苏叶黄连清热湿，肝胃不和可用之，
　　　妊娠恶阻肝热症，和胃止呕效最灵。
主治　妊娠恶阻　肝胃不和证

T

塌痒汤《外科正宗》
组成　鹤虱草　苦参　威灵仙　当归尾　蛇床子　狼毒
方歌　塌痒汤中有苦参，狼毒灵仙床子真，
归尾鹤虱同煎洗，瘙痒之人笑眼生。
主治　阴痒　外用方

胎元饮《景岳全书》
组成　人参　杜仲　白芍　熟地黄　白术　陈皮　炙甘草　当归
方歌　胎元饮用参归芍，杜仲熟地白术迎，
　　　再加陈皮炙甘草，固肾补胎功效灵。
主治　胎漏、胎动不安　气血虚弱证
　　　胎萎不长　气血虚弱证

泰山磐石散《古今医统大全》
组成　人参　黄芪　白术　当归　续断　黄芩　川芎　白芍　熟地黄　砂仁　糯米　炙甘草
方歌　泰山磐石八珍先，去苓加芪芩断联，
　　　再益砂仁及糯米，妇人胎动可安全。
主治　滑胎　气血虚弱证

桃红四物汤《医宗金鉴·妇科心法要诀》
组成　桃仁　红花　当归　熟地黄　白芍　川芎
方歌　桃红四物重熟地，白芍归芎桃红继，
　　　一切瘀血阻滞用，养血活血凉血功。
主治　月经过少　血瘀证
　　　经期延长　气滞血瘀证
　　　子宫内膜异位症和子宫腺肌病　气虚血瘀证

天麻钩藤饮《杂病证治新义》
组成　天麻　钩藤　栀子　黄芩　杜仲　生石决明　川牛膝　益母草　桑寄生　夜交藤　朱茯神
方歌　天麻钩藤益母桑，栀芩清热决潜阳，
　　　杜仲牛膝益肾损，茯神夜交安服良。
主治　经行眩晕　阴虚阳亢证

天王补心丹《校注妇人良方》
组成　人参　玄参　当归　天冬　麦冬　丹参　茯苓　五味子　远志　桔梗　酸枣仁　生地黄　朱砂　柏子仁
方歌　补心丹用柏枣仁，二冬生地与归身。
　　　三参桔梗朱砂味，远志茯苓共养神。
主治　经断前后诸证　心肾不交证
　　　脏躁　心肾不交证

天仙藤散《校注妇人良方》
组成　天仙藤　香附　陈皮　甘草　乌药　生姜　紫苏叶　木瓜
方歌　天仙藤散治子气，香附陈甘乌药继，
　　　再入木瓜苏叶姜，足浮喘闷此方贵。

主治　子肿　气滞证

调肝汤《傅青主女科》
　　组成　山药　阿胶　当归　白芍　山茱萸　巴戟天　甘草
　　方歌　调肝汤来山药胶，归芍萸肉巴戟草；
　　　　　行经之后少腹痛，调补肝肾此方好。
　　主治　痛经　肝肾亏损证

调经散《太平惠民和剂局方》
　　组成　当归　肉桂　没药　琥珀　赤芍　细辛
　　方歌　调经散没细肉桂，琥珀赤芍及当归，
　　　　　瘀血内阻产后郁，活血化瘀静安神。
　　主治　产后情志异常　瘀血内阻证

通窍活血汤《医林改错》
　　组成　赤芍　川芎　桃仁　红花　老葱　麝香　生姜　红枣
　　方歌　通窍活血红桃芎，赤芍黄酒大枣同，
　　　　　瘀阻头面须活血，通窍全靠麝姜葱。
　　主治　经行头痛　瘀血阻滞证

通乳丹《傅青主女科》
　　组成　人参　黄芪　当归　麦冬　木通　桔梗　猪蹄
　　方歌　通乳丹中用猪蹄，人参黄芪麦归桔，
　　　　　再加木通或通草，益气通乳效力济。
　　主治　产后缺乳　气血虚弱证

托里消毒散《外科正宗》
　　组成　人参　川芎　白芍　黄芪　当归　白术　茯苓　金银花　白芷　甘草　皂角刺　桔梗
　　方歌　托里消毒芪四君，归芎芷桔刺银，
　　　　　疮疡体虚脓不溃，托里排脓宜扶正。
　　主治　阴疮　寒湿证

脱花煎《景岳全书》
　　组成　当归　川芎　红花　肉桂　牛膝　车前子
　　方歌　景岳全书脱花煎，归芎肉桂同车前。
　　　　　再加红花与牛膝，祛瘀下胎保安全。
　　主治　堕胎、小产　胎堕难留证
　　　　　鬼胎　肾气不足证

W

完带汤《傅青主女科》
　　组成　人参　白术　白芍　山药　苍术　陈皮　柴胡　荆芥穗　车前子　甘草
　　方歌　完带术芍与党参，芥穗柴胡甘草陈，
　　　　　山药车前又苍术，健脾燥湿效如神。
　　主治　带下过多　脾虚证

温胞饮《傅青主女科》
　　组成　巴戟天　补骨脂　菟丝子　肉桂　附子　杜仲　白术　山药　芡实　人参
　　方歌　温胞饮暖子宫寒，参术桂附巴戟天，
　　　　　山菟杜芡补骨脂，心肾火衰服之痊。
　　主治　盆腔炎性疾病
　　　　　　盆腔炎性疾病后遗症　肾虚血瘀证
　　　　　不孕症　肾虚证
　　　　　　肾阳虚证

温经汤《金匮要略》
　　组成　当归　吴茱萸　桂枝　白芍　川芎　生姜　牡丹皮　半夏　麦冬　人参　阿胶　甘草
　　方歌　金匮温经药不同，姜夏胶丹又麦冬，
　　　　　归芍桂萸芎参草，调经亦可治崩中。
　　主治　月经后期　血寒证
　　　　　　虚寒证
　　　　　痛经　寒凝胞中证
　　　　　　阳虚内寒证

温经汤《妇人大全良方》
　　组成　当归　川芎　白芍　桂心　牡丹皮　莪术　人参　甘草　牛膝
　　方歌　妇人良方温经汤，白芍芎归丹皮尝，
　　　　　莪术肉桂并牛膝，参草活血调经方。
　　主治　月经后期　血寒证
　　　　　　实寒证
　　　　　闭经　寒凝血瘀证

乌药汤《兰室秘藏》
　　组成　乌药　香附　木香　当归　甘草
　　方歌　乌药汤方用乌药，香附木香当归增；
　　　　　行气活血以调经，经迟气滞胀痛灵。
　　主治　月经后期　气滞证

五味消毒饮《医宗金鉴》
　　组成　蒲公英　金银花　野菊花　紫花地丁　天葵子
　　方歌　五味消毒银公英，野菊天葵紫地丁，
　　　　　疔毒痈疮阳证疗，加翘生甘芳更好。
　　主治　带下过多　热毒蕴结证
　　　　　盆腔炎性疾病
　　　　　　急性盆腔炎　热毒炽盛证

X

下乳涌泉散《清太医院配方》
　　组成　柴胡　青皮　当归　白芍　川芎　生地黄　天花粉　白芷　穿山甲　王不留行

漏芦　通草　桔梗　甘草
方歌　下乳涌泉四物先，柴青花粉漏芦添；
　　　草芷留行甲梗通，理气宣络下乳勤。
主治　产后缺乳　肝郁气滞证

仙方活命饮《校注妇人良方》
组成　金银花　防风　白芷　当归　陈皮　赤芍　穿山甲　天花粉　贝母　乳香　没药　皂角刺　甘草
方歌　仙方活命金银花，防芷归陈草芍加，
　　　贝母花粉兼乳没，穿山皂刺酒煎佳。
　　　一切痈毒能溃散，溃后忌服用勿差。
主治　盆腔炎性疾病
　　　　　急性盆腔炎　湿热蕴结证

香棱丸《严氏济生方》
组成　木香　丁香　三棱　枳壳　青皮　川楝子　小茴香　莪术
方歌　香棱丸中用青皮，丁茴木香兼莪术宜。
　　　再入枳壳川楝子，行气导滞癥块移。
主治　癥瘕　气滞血瘀证

香砂六君子汤《名医方论》
组成　党参　白术　茯苓　甘草　半夏　陈皮　木香　砂仁　生姜　大枣
方歌　香砂六君参术甘，苓半陈姜共水煎，
　　　脾胃气虚痰气阻，脘腹胀痛呕吐痊。
主治　妊娠恶阻　脾胃虚弱证

逍遥散《太平惠民和剂局方》
组成　柴胡　白术　茯苓　当归　白芍　薄荷　煨生姜　甘草
方歌　逍遥散用当归芍，柴苓术草加姜薄；
　　　肝郁血虚脾气弱，调和肝脾功效卓。
主治　月经先后无定期　肝郁证
　　　经行情志异常　肝气郁结证
　　　产后情志异常　肝气郁结证
　　　阴吹　气郁证

消风散《外科正宗》
组成　荆芥　防风　当归　生地黄　苦参　炒苍术　蝉蜕　木通　胡麻仁　生知母　煅石膏　生甘草　牛蒡子
方歌　消风散中有荆防，蝉蜕胡麻苦参苍，
　　　知膏蒡通归地草，风疹湿疹服之康。
主治　经行风疹块　风热证

小营煎《景岳全书》
组成　熟地黄　当归　芍药　山药　枸杞　炙甘草
方歌　小营四物去川芎，加杞炙草山药中，

再加内金鸡血藤，血虚经闭亦见功。
主治　带下过少　血枯瘀阻证

芎归泻心汤《胎产心法》
组成　当归尾　川芎　延胡索　蒲黄　五灵脂　牡丹皮　桂心
方歌　胎产芎归泻心汤，归芎延胡蒲黄入；
　　　桂心五灵益牡丹，活血逐瘀心神安。
主治　产后情志异常　瘀血内阻证

血府逐瘀汤《医林改错》
组成　桃仁　红花　当归　生地黄　川牛膝　川芎　桔梗　赤芍　枳壳　甘草　柴胡
方歌　血府逐瘀生地桃，红花当归草赤芍；
　　　桔梗枳壳柴芎膝，血化下行免作劳。
主治　经行发热　瘀热壅阻证

Y

芫花散《妇科玉尺》
组成　芫花　吴茱萸　川乌　巴戟天　秦艽　白僵蚕　柴胡
方歌　芫花散治鬼胎证，茱萸乌芫加僵蚕，
　　　柴胡巴戟入方中，祛寒化瘀证自消。
主治　鬼胎　寒湿瘀滞证

阳和汤《外科证治全生集》
组成　熟地黄　鹿角胶　炮姜炭　肉桂　麻黄　白芥子　生甘草
方歌　阳和汤方主阴疽，鹿胶桂麻地黄具，
　　　姜炭芥草同煎服，温补通滞疽自愈。
主治　阴疮　寒湿证

养精种玉汤《傅青主女科》
组成　当归　白芍　熟地黄　山茱萸
方歌　养精种玉贵子生，服药节欲三月整，
　　　当归熟地白芍药，山萸四味滋肝肾。
主治　不孕症　肾虚证
　　　　　肾阴虚证

养荣壮肾汤《叶氏女科证治》
组成　当归　川芎　独活　肉桂　防风　杜仲　续断　桑寄生　生姜
方歌　叶氏养荣壮肾汤，产后身痛夜尿长，
　　　杜仲强腰生姜桂，归芎独断寄生防。
主治　产后身痛　肾虚证

养心汤《证治准绳》
组成　黄芪　人参　茯苓　茯神　半夏曲　当归　川芎　柏子仁　酸枣仁　五味子　远志　肉桂　甘草　生姜　大枣
方歌　养心汤用草芪参，二茯芎归柏子寻，

夏曲远志兼桂味，再加酸枣总宁心。
主治　经行情志异常　心血不足证

一贯煎《续名医类案》
组成　沙参　麦冬　当归　生地黄　川楝子　枸杞
方歌　一贯煎中生地黄，沙参归杞麦冬藏，少佐川楝疏肝气，阴虚胁痛此方良。
主治　经行乳房胀痛　肝肾阴虚证
　　　早发性卵巢功能不全　肾虚肝郁证

易黄汤《傅青主女科》
组成　黄柏　山药　芡实　车前子　白果
方歌　傅氏女科易黄汤，山药白果芡实强，黄柏车前除湿热，带黄腥秽此可尝。
主治　经断复来　湿热下注证
　　　带下过多　脾虚湿蕴化热证

益气导溺汤《中医妇科治疗学》
组成　党参　白术　白扁豆　茯苓　桂枝　升麻　桔梗　通草　乌药
方歌　益气导溺苓术参，桂枝桔梗扁豆升，再加乌药与通草，妊娠溲艰效如神。
主治　妊娠小便不通　气虚证

银甲丸《王渭川妇科经验选》
组成　金银花　连翘　升麻　红藤　蒲公英　生鳖甲　紫花地丁　生蒲黄　椿根皮　大青叶　茵陈　琥珀末　桔梗
方歌　银甲银翘升麻藤，公英鳖甲紫地丁，椿蒲青叶并琥珀，茵桔湿热带下停。
主治　盆腔炎性疾病
　　　盆腔炎性疾病后遗症　湿热蕴结证

银翘散《温病条辨》
组成　金银花　连翘　竹叶　荆芥穗　牛蒡子　薄荷　桔梗　淡豆豉　甘草　芦根
方歌　银翘散主上焦疴，竹叶荆牛豉薄荷，甘桔芦根凉解法，清疏风热煮无过。
主治　产后发热　外感证
　　　　　　　　外感风热证

右归丸《景岳全书》
组成　附子　肉桂　熟地黄　山药　山茱萸　枸杞　菟丝子　鹿角胶　当归　杜仲
方歌　右归丸中地附桂，山药茱萸菟丝归，杜仲鹿胶枸杞子，益火之源此方魁。
主治　崩漏　肾虚证
　　　　　　肾阳虚证
　　　经断前后诸证　肾阳虚证
　　　绝经后骨质疏松症　脾肾阳虚证

不孕症　肾虚证
　　　　肾阳虚证
多囊卵巢综合征　肾阳虚证

玉真散《外科正宗》
组成　白附子　天南星　天麻　羌活　防风　白芷
方歌　玉真散治破伤风，牙关紧急反张弓，星麻白附羌防芷，外敷内服一方通。
主治　产后痉证　邪毒感染证

玉烛散《儒门事亲》
组成　熟地黄　当归　白芍　川芎　大黄　芒硝　甘草
方歌　玉烛散中四物先，大黄芒硝甘草煎，阳明腑实便不行，腹胀经闭用可痊。
主治　产后大便难　阳明腑实证

毓麟珠《景岳全书》
组成　当归　熟地黄　白芍　川芎　人参　白术　茯苓　炙甘草　菟丝子　杜仲　鹿角霜　川椒
方歌　毓麟珠中八珍汤，杜仲川椒菟鹿霜，温肾养肝调冲任，经乱无胎此方商。
主治　不孕症　肾虚证
　　　　　　肾气虚证
　　　早发性卵巢功能不全　脾肾阳虚证

Z

增液汤《温病条辨》
组成　玄参　麦冬　生地黄
方歌　增液汤中参地冬，鲜乌或入润肠通。黄龙汤用大承气，甘桔参归妙不同。
主治　妊娠恶阻　气阴两亏证

真武汤《伤寒论》
组成　附子　生姜　茯苓　白术　白芍
方歌　温阳利水真武汤，茯苓术芍附生姜，小便不利水湿停，阳虚水肿用治疗。
主治　子肿　肾虚证

正气天香散《医学纲目》引刘河间方
组成　乌药　陈皮　苏叶　香附　干姜
方歌　正气天香散行气，香附干姜苏叶陈。乌药舒郁兼除痛，气行血活经自匀。
主治　子肿　气滞证

知柏地黄汤（丸）《医宗金鉴》
组成　知母　黄柏　熟地黄　山茱萸　山药　泽泻　茯苓　牡丹皮
方歌　知柏地黄山茱萸，薯丹苓泽八味齐，

滋阴降火功兼备，阴虚阳亢是病机。
- **主治** 经行口糜　阴虚火旺证
  经断复来　肾阴亏虚证
  带下过多　阴虚夹湿热证
  妊娠小便淋痛　阴虚津亏证
  产后小便淋痛　肾阴亏虚证
  阴痒　肝肾阴虚证

止带方《世补斋不谢方》
- **组成** 猪苓　茯苓　车前子　泽泻　茵陈　赤芍　牡丹皮　黄柏　栀子　川牛膝
- **方歌** 止带泽泻猪茯苓，茵陈赤芍丹皮寻。
  车前黄柏牛膝栀，清热利湿止带灵。
- **主治** 带下过多　湿热下注证

逐瘀止血汤《傅青主女科》
- **组成** 生地黄　大黄　赤芍　牡丹皮　当归尾　枳壳　龟甲　桃仁
- **方歌** 闪跌逐瘀止血汤，归芍丹皮枳大黄。
  桃红龟板与生地，急治其标止崩良。
- **主治** 经间期出血　血瘀证
  崩漏　血瘀证

滋水清肝饮《医宗己任编》
- **组成** 熟地黄　当归　白芍　酸枣仁　山萸肉　茯苓　山药　柴胡　栀子　牡丹皮　泽泻
- **方歌** 滋水清肝用六味，柴苓山栀黄归芍，
  少有枣仁来配合，滋阴清肝疗效著。
- **主治** 经行乳房胀痛　肝肾阴虚证
  经断前后诸证　肾虚肝郁证

滋血汤《女科证治准绳》
- **组成** 人参　山药　黄芪　茯苓　川芎　当归　白芍　熟地黄
- **方歌** 滋血汤治经衰少，精血亏虚四物疗，
  参芪怀茯益生化，气充血足经自调。
- **主治** 月经过少　血虚证

紫苏饮《普济本事方》
- **组成** 紫苏　陈皮　大腹皮　当归　白芍　川芎　人参　甘草
- **方歌** 紫苏陈皮大腹皮，芎芍当归参草添，
  肝气犯脾胎气逆，疏肝健脾气逆痊。
- **主治** 胎气上逆　肝气犯脾证

左归丸《景岳全书》
- **组成** 熟地黄　山药　枸杞　山茱萸　川牛膝　菟丝子　鹿角胶　龟甲胶
- **方歌** 左归丸内山药地，萸肉枸杞与牛膝，
  菟丝龟鹿二胶合，壮水之主方第一。
- **主治** 崩漏　肾阴虚证
  闭经　肾阴虚证
  经断前后诸证　肾阴虚证
  绝经后骨质疏松症　肝肾阴虚证
  带下过少　肝肾亏损证
  不孕症　肾虚证
  　　　　肾阴虚证
  多囊卵巢综合征　肾阴虚证
  早发性卵巢功能不全　肝肾阴虚证